"十二五"职业教育国家规划教材

经全国职业教育教材审定委员会审定

高等职业教育药学类与食品药品类专业第四轮教材

U0285764

中药制剂检测技术 第③版

（供药学类、中医药类、药品与医疗器械类专业用）

主　编　卓　菊　宋金玉

副主编　武　莹　陈宏降　崔海燕　魏　巍

编　者　（以姓氏笔画为序）

韦德群（遵义医药高等专科学校）　　　牛晓东（重庆医药高等专科学校）

孙全乐（长春医学高等专科学校）　　　吴水华（福建生物工程职业技术学院）

何　礼（四川中医药高等专科学校）　　宋金玉（山西药科职业学院）

张　婷（广西卫生职业技术学院）　　　张府君（山西药科职业学院）

陈宏降（浙江医药高等专科学校）　　　武　莹（北京卫生职业学院）

卓　菊（广东食品药品职业学院）　　　崔海燕（山东中医药高等专科学校）

焦豪妍（广东食品药品职业学院）　　　蔡洪鲲（益阳医学高等专科学校）

熊雁鸣［广州白云山星群（药业）　　　魏　巍（天津生物工程职业技术学院）
　　　　股份有限公司］

中国健康传媒集团

中国医药科技出版社

内容提要

本教材是"高等职业教育药学类与食品药品类专业第四轮教材"之一，根据中药制剂检测技术教学大纲的基本要求和课程特点编写而成。内容上涵盖中药制剂检测的基础知识、仪器分析技术、鉴别技术、常规检查技术、杂质检查技术、指纹图谱和特征图谱检测技术、含量测定技术以及中药典型剂型的理化检测及其他药品简介，并设21个实训内容。本教材为书网融合教材，即纸质教材有机融合电子教材、教学配套资源（PPT、微课、视频等）、题库系统、数字化教学服务（在线教学、在线作业、在线考试）。

本教材主要供高等职业教育药学类、中医药类、药品与医疗器械类专业使用，亦可作为生产企业职工培训教材和参考用书。

图书在版编目（CIP）数据

中药制剂检测技术/卓菊，宋金玉主编. —3版. —北京：中国医药科技出版社，2021.8（2024.10重印）

高等职业教育药学类与食品药品类专业第四轮教材

ISBN 978 - 7 - 5214 - 2581 - 9

Ⅰ. ①中…　Ⅱ. ①卓… ②宋…　Ⅲ. ①中药制剂学 – 检验 – 高等职业教育 – 教材　Ⅳ. ①R283

中国版本图书馆 CIP 数据核字（2021）第 137588 号

美术编辑　陈君杞

版式设计　友全图文

出版　**中国健康传媒集团** | 中国医药科技出版社

地址　北京市海淀区文慧园北路甲 22 号

邮编　100082

电话　发行：010 - 62227427　邮购：010 - 62236938

网址　www.cmstp.com

规格　889 × 1194mm $\frac{1}{16}$

印张　22 $\frac{1}{4}$

字数　631 千字

初版　2013 年 1 月第 1 版

版次　2021 年 8 月第 3 版

印次　2024 年 10 月第 6 次印刷

印刷　北京印刷集团有限责任公司

经销　全国各地新华书店

书号　ISBN 978 - 7 - 5214 - 2581 - 9

定价　**59.00 元**

获取新书信息、投稿、为图书纠错，请扫码联系我们。

出 版 说 明

"全国高职高专院校药学类与食品药品类专业'十三五'规划教材"于2017年初由中国医药科技出版社出版，是针对全国高等职业教育药学类、食品药品类专业教学需求和人才培养目标要求而编写的第三轮教材，自出版以来得到了广大教师和学生的好评。为了贯彻党的十九大精神，落实国务院《国家职业教育改革实施方案》，将"落实立德树人根本任务，发展素质教育"的战略部署要求贯穿教材编写全过程，中国医药科技出版社在院校调研的基础上，广泛征求各有关院校及专家的意见，于2020年9月正式启动第四轮教材的修订编写工作。

党的二十大报告指出，要办好人民满意的教育，全面贯彻党的教育方针，落实立德树人根本任务，培养德智体美劳全面发展的社会主义建设者和接班人。教材是教学的载体，高质量教材在传播知识和技能的同时，对于践行社会主义核心价值观，深化爱国主义、集体主义、社会主义教育，着力培养担当民族复兴大任的时代新人发挥巨大作用。在教育部、国家药品监督管理局的领导和指导下，在本套教材建设指导委员会专家的指导和顶层设计下，依据教育部《职业教育专业目录（2021年）》要求，中国医药科技出版社组织全国高职高专院校及相关单位和企业具有丰富教学与实践经验的专家、教师进行了精心编撰。

本套教材共计66种，全部配套"医药大学堂"在线学习平台，主要供高职高专院校药学类、药品与医疗器械类、食品类及相关专业（即药学、中药学、中药制药、中药材生产与加工、制药设备应用技术、药品生产技术、化学制药、药品质量与安全、药品经营与管理、生物制药专业等）师生教学使用，也可供医药卫生行业从业人员继续教育和培训使用。

本套教材定位清晰，特点鲜明，主要体现在如下几个方面。

1. 落实立德树人，体现课程思政

教材内容将价值塑造、知识传授和能力培养三者融为一体，在教材专业内容中渗透我国药学事业人才必备的职业素养要求，潜移默化，让学生能够在学习知识同时养成优秀的职业素养。进一步优化"实例分析/岗位情景模拟"内容，同时保持"学习引导""知识链接""目标检测"或"思考题"模块的先进性，体现课程思政。

2. 坚持职教精神，明确教材定位

坚持现代职教改革方向，体现高职教育特点，根据《高等职业学校专业教学标准》要求，以岗位需求为目标，以就业为导向，以能力培养为核心，培养满足岗位需求、教学需求和社会需求的高素质技能型人才，做到科学规划、有序衔接、准确定位。

3. 体现行业发展，更新教材内容

紧密结合《中国药典》（2020年版）和我国《药品管理法》（2019年修订）、《疫苗管理法》（2019

年)、《药品生产监督管理办法》（2020年版）、《药品注册管理办法》（2020年版）以及现行相关法规与标准，根据行业发展要求调整结构、更新内容。构建教材内容紧密结合当前国家药品监督管理法规、标准要求，体现全国卫生类（药学）专业技术资格考试、国家执业药师职业资格考试的有关新精神、新动向和新要求，保证教育教学适应医药卫生事业发展要求。

4. 体现工学结合，强化技能培养

专业核心课程吸纳具有丰富经验的医疗机构、药品监管部门、药品生产企业、经营企业人员参与编写，保证教材内容能体现行业的新技术、新方法，体现岗位用人的素质要求，与岗位紧密衔接。

5. 建设立体教材，丰富教学资源

搭建与教材配套的"医药大学堂"（包括数字教材、教学课件、图片、视频、动画及习题库等），丰富多样化、立体化教学资源，并提升教学手段，促进师生互动，满足教学管理需要，为提高教育教学水平和质量提供支撑。

6. 体现教材创新，鼓励活页教材

新型活页式、工作手册式教材全流程体现产教融合、校企合作，实现理论知识与企业岗位标准、技能要求的高度融合，为培养技术技能型人才提供支撑。本套教材部分建设为活页式、工作手册式教材。

编写出版本套高质量教材，得到了全国药品职业教育教学指导委员会和全国卫生职业教育教学指导委员会有关专家以及全国各相关院校领导与编者的大力支持，在此一并表示衷心感谢。出版发行本套教材，希望得到广大师生的欢迎，对促进我国高等职业教育药学类与食品药品类相关专业教学改革和人才培养作出积极贡献。希望广大师生在教学中积极使用本套教材并提出宝贵意见，以便修订完善，共同打造精品教材。

数字化教材编委会

主　编　卓　菊　张　婷
副主编　崔海燕　陈宏降　魏　巍
编　者　(以姓氏笔画为序)

韦德群（遵义医药高等专科学校）
牛晓东（重庆医药高等专科学校）
孙全乐（长春医学高等专科学校）
吴水华（福建生物工程职业技术学院）
何　礼（四川中医药高等专科学校）
宋金玉（山西药科职业学院）
张　婷（广西卫生职业技术学院）
张府君（山西药科职业学院）
陈宏降（浙江医药高等专科学校）
武　莹（北京卫生职业学院）
卓　菊（广东食品药品职业学院）
崔海燕（山东中医药高等专科学校）
焦豪妍（广东食品药品职业学院）
蔡洪鲲（益阳医学高等专科学校）
熊雁鸣［广州白云山星群（药业）股份有限公司］
魏　巍（天津生物工程职业技术学院）

中药制剂检测技术是以中医药理论为指导，运用各种分析技术，研究中药制剂质量的一门应用性学科。与上一版教材相比，本教材紧紧围绕中药制剂质量标准的检验项目设计教材内容，各种检测技术和应用实例均取材于《中华人民共和国药典》（2020年版），按照"高等职业教育药学类与食品药品类专业第四轮教材"总体思路、原则与要求编写而成。全书共分为8章，包括中药制剂检测的基础知识、中药制剂的仪器分析技术、中药制剂的鉴别技术、中药制剂的常规检查技术、中药制剂的杂质检查技术、中药制剂指纹图谱和特征图谱检测技术、中药制剂的含量测定技术、中药典型剂型的理化检测及其他药品简介，并设21个实训项目（其中19个项目均有若干药物可供选择）。在各章中设"学习引导""学习目标""实例分析""即学即练""知识链接""目标检测"等模块，使教材具有可读性、实用性，理论和实践紧密联系，突出中药制剂检测各项技术操作规范化，培养学生正确掌握中药制剂的检测方法和技能，提升分析问题和解决问题的能力。同时，本教材为书网融合教材，即纸质教材有机融合电子教材、教学配套资源（PPT、微课、视频等）、题库系统、数字化教学服务（在线教学、在线作业、在线考试）。

本书内容突出高等职业教育特点，理论实践一体化，主要供全国高等职业教育药学类、中药学类、药品与医疗器械类专业（包括药学、中药学、中药制药、中药材生产与加工、药品质量与安全等专业）理论与实践教学使用，亦可作为生产企业职工培训教材和参考用书。

参加本教材编写人员有广东食品药品职业学院卓菊（负责全书统稿及第一章第一节）；广州白云山星群（药业）股份有限公司熊雁鸣（第一章第二、三节，实训一、二）；广东食品药品职业学院焦豪妍（第一章第四节、第六章）；遵义医药高等专科学校韦德群（第二章）；四川中医药高等专科学校何礼（第三章第一、三节，实训四）；山西药科职业学院宋金玉（第三章第二节，实训三），浙江医药高等专科学校陈宏降（第三章第四至六节，实训五；数字化教材一至三章课程知识点体系和题库统稿）；山西药科职业学院张府君（第四章第一至五节，实训六至十）；广西卫生职业技术学院张婷（第四章第六至十节，实训十一；数字化教材一至八章PPT制作）；重庆医药高等专科学校牛晓东（第五章第一至四节，实训十二）；天津生物工程职业技术学院魏巍（第五章第五至十节，实训十三、十四；数字化教材四至五章课程知识点体系和题库统稿）；长春医学高等专科学校孙全乐（第七章第一至四节，实训十五至十九）；山东中医药高等专科学校崔海燕（第七章第五至八节；数字化教材六至八章课程知识点体系和题库统稿）；益阳医药高等专科学校蔡洪鲲（第八章第一节）；北京卫生职业学院武莹（第八章第二节）；福建生物工程职业技术学院吴水华（第八章第三节，实训二十、二十一）。

本教材得到广东食品药品职业学院等各参编院校和企业的大力支持，在此表示衷心的感谢！由于受编者水平所限，书中难免存在不足之处，敬请读者予以指正，以便修订完善。

编　者
2021年5月

目录
CONTENTS

第一章　中药制剂检测的基本知识

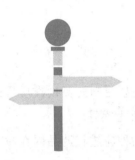

学习引导

中药制剂质量的优劣，密切关系到人民的健康和生命安全。为了保证中药制剂的质量，应当依据相应的药品质量标准，对中药制剂进行全面的质量控制。那么，什么是药品质量标准？药品质量标准包括哪些内容？

本章主要介绍中药制剂检测的分类和特点、药品质量标准的概念和分类、《中国药典》主要内容和分析方法的验证，以及中药制剂检验的依据和程序。

 学习目标

1. **掌握**　药品、中药制剂、中药制剂检测、药品标准的概念；《中国药典》的结构和主要内容以及凡例的有关规定；中药制剂检验的依据和程序；中药制剂质量标准的主要内容。

2. **熟悉**　中药制剂检测的特点；影响中药制剂质量的因素；药品标准类型；分析方法的验证。

3. **了解**　本课程学习的目的和意义。

第一节　简　述

▶▶ **实例分析 1－1**

　　实例　2011 年，某制药厂在投料环节，采用非法的替代物质苹果皮为原料生产板蓝根制剂，致使患者服用后没有疗效，此事件被称之为"苹果皮变板蓝根事件"。

　　问题　板蓝根颗粒（成品）检测结果符合规定，是否就可认为其为合格品？为什么？

答案解析

　　《中华人民共和国药品管理法》关于药品的定义：药品是指用于预防、治疗、诊断人的疾病，有目的地调节人的生理机能并规定有适应证或者功能主治、用法和用量的物质。包括药材、中药饮片、中药制剂、化学原料药及其制剂、抗生素、生化药品、放射性药品、血清、疫苗、血液制品和诊断药品等。

中药制剂系指在中医药理论指导下，按规定的处方和制法，将中药饮片加工制成的具有一定剂型和规格，用于防病治病的药品，《中国药典》称之为成方制剂和单味制剂。中药制剂广泛应用于临床，其质量的优劣直接影响健康与生命的安危。因此，对其质量必须严格控制和管理，确保人民群众用药的安全和有效。

为了确保中药制剂的质量，国家制订了药品的管理依据，即药品质量标准。药品质量标准是药品生产、供应、使用、检验和管理部门共同遵循的法定依据。

中药制剂检测技术系指以中医理论为指导，以相应的药品质量标准为依据，运用各种分析理论和方法，检测中药制剂质量的一门应用科学。

一、中药制剂检测分类

中药制剂检测包括药品生产检验、药品验收检验及药品监督和仲裁检验。

1. 药品生产检验　由制药企业承担，亦即第一方检验。药品生产检验主要是对药品内在质量进行检验，包括进厂原辅料、包装材料、工艺用水、成品的质量检验及质量稳定性考察等。

2. 药品验收检验　由药品经营企业承担，亦即第二方检验，首次经营品种应进行药品内在质量的检验。

3. 药品监督和仲裁检验　由各级药品检验所承担。国家依法设置的药品检验机构包括中国食品药品检定研究院；省、自治区、直辖市药品检验所；市（地）、自治州、盟药品检验所；县、市、旗药品检验所。

药品检验所的药品检验分为抽验、委托检验、复核检验、审批检验、优质品考核、仲裁检验和进出口检验等，其中进口药品由国家批准授权的口岸药品检验所进行检验。

二、中药制剂检测的特点

对于中药，特别是植物药，其所含成分是复杂的，由几味甚至几十味药组成的中药制剂所含成分则更为复杂，所以样品常需经提取、分离、富集等处理，尽可能除去非待测成分特别是干扰性成分，进而得到相对纯的供试品溶液。

含饮片粉末的丸剂、片剂、散剂、锭剂等，饮片已粉碎，其外部性状特征被破坏，难以辨认和鉴定，容易掺杂异物，使品质不纯，《中国药典》对含饮片粉末的中药制剂均采用了专属性强的显微鉴别，并对显微特征做了归属标注，确保其质量。显微鉴别技术已经达到国际领先水平。例如保济丸的显微鉴别：取本品，置显微镜下观察。不规则分枝状团块无色，遇水合氯醛试液溶化；菌丝无色或淡棕色，直径 4～6μm（茯苓）。草酸钙针晶细小，长 10～32μm，不规则地充塞于薄壁细胞中（苍术）。花粉粒类圆形，直径 24～34μm，外壁有刺，长 3～5μm，具 3 个萌发孔（菊花）。

由于中药制剂待测成分分离困难且普遍含量较低，经典的检测方法难以客观准确地反映制剂的内在质量。现阶段，中药制剂检测普遍使用高灵敏度、高分辨率的仪器分析技术，特别是具有分离和分析双重功能的色谱法，专属性和准确性均得到很大提高。薄层色谱法、薄层扫描法、高效液相色谱法、气相色谱法已被《中国药典》收载，成为药品检测的法定方法。

实例分析 1-2

实例 天和追风膏,其[含量测定]中测定麻黄时供试品溶液的制备:取本品2片,除去盖衬,剪碎,置125ml圆底烧瓶中,加1%盐酸溶液50ml,加热回流3小时,放冷,滤过,残渣用1%盐酸溶液30ml分3次洗涤,合并酸液,用氢氧化钠的饱和溶液调节pH至12,用乙醚振摇提取4次(40ml、30ml、30ml、30ml),合并乙醚液,加盐酸乙醇溶液(1→20)3ml,混匀,低温回收溶剂至干,残渣加50%甲醇适量使溶解,加在中性氧化铝柱(100~200目、1.5g,内径为1cm)上,用50%甲醇洗脱,收集洗脱液约9ml于10ml量瓶中,用50%甲醇稀释至刻度,摇匀,滤过,取续滤液,即得。

答案解析

问题 1. 用1%盐酸溶液提取的理由是什么?

2. 用1%盐酸溶液提取后,为什么后面还要进一步处理?

三、影响中药制剂质量的因素 🔘微课1

影响中药制剂质量的因素很多,主要包括原料、生产工艺、包装等方面。

1. 原料 中药制剂的原料是饮片,饮片的质量优劣直接关系到中药制剂的质量。饮片大部分来源于生物,活性成分含量高低跟药材产地、采收时间、药用部位和加工方法的不同等密切相关。《中国药典》对药材的来源作了规定。例如广藿香,规定为"本品为唇形科植物广藿香 *Pogostemon Cablin* (Blan-co) Benth. 的干燥地上部分。枝叶茂盛时采割,日晒夜闷,反复至干";广州道地药材石牌广藿香,活性成分"百秋李醇"含量较海南产广藿香高。槐花,规定为"本品为豆科植物槐 *Sophora japonica* L. 的干燥花及花蕾;夏季花开放或花蕾形成时采收,及时干燥,除去枝、梗及杂质;前者习称'槐花',后者习称'槐米'",槐米(花蕾)中芦丁含量可高达23.5%,而槐花中仅含13%,《中国药典》规定槐花中的芦丁含量不得少于6.0%,槐米中的芦丁含量不得少于15.0%。

饮片在投料前应按药品标准进行检测,合格的才可以投料。中药制剂质量受原料的影响最大,只有饮片的质量好,中药制剂的质量才能好。

2. 生产工艺 在中药制剂生产中,应根据不同产品,设计合理的制剂工艺,严格遵守操作规程,使活性成分尽可能完全转移至中药制剂中,确保中药制剂质量。

例如石淋通片,虽然广金钱草化学成分已知,但活性成分目前尚未明确,故采用水提醇沉法除去无效成分,使产品能保持饮片的所有综合成分。

3. 包装 中药制剂的包装应能保证药品的质量,包括运输、贮藏等环节,并便于医疗使用。盛装药品的各种容器(包括塞子等)均应无毒、洁净,与内容药品不发生化学反应,且不影响药品的质量和检测。例如保济丸,过去用纸袋包装,现多改用聚苯乙烯透明塑料圆形指头瓶包装。

4. 其他 辅料及贮藏条件亦会影响中药制剂的质量。目前中药剂型多种,所用辅料多种多样。如蜂蜜、蜂蜡、硬脂酸镁、羧甲淀粉钠、糊精等,一定要检测其质量,合格的才可以投料。

中药制剂的贮藏应符合药品标准规定,避免尘土、异物进入及潮湿、高温、氧化、光照等环境因素对制剂质量的影响。中药制剂一般要求密封(闭)、阴凉、干燥条件下贮藏:如复方黄连素片等大多数中药制剂,其贮藏为"密封";少数中药制剂由于所含活性成分的性质或剂型要求,规定了相适宜的贮藏条件,如十滴水软胶囊的贮藏为"密封、置阴凉处",追风透骨丸的贮藏为"密封、防潮",九一散贮藏为"密封、避光、防潮",注射用双黄连的贮藏为"避光、密闭、防潮"。

第二节 药品标准

实例分析1-3

实例 "梅花K"事件:2001年8月24日,湖南省株洲市药监局接到群众举报该市多人服用"梅花K"黄柏胶囊中毒住院。经株洲市药检所抽样检验,检出非法添加的四环素成分,其含有的降解产物远远超过国家允许的安全范围,特别是差向脱水四环素,服用后引起肾小管性酸中毒,临床上表现为多发性肾小管功能障碍综合征的症状。

问题 1. 此"黄柏胶囊",按其质量标准检测,如果所有项目均符合标准规定,能否判断其符合规定?

2. "黄柏胶囊"质量标准,修订时是否要添加"四环素成分"的检测?

答案解析

药品标准是国家对药品质量规格及检验方法所作出的技术规定,是药品生产、供应、使用、检验和管理部门共同遵循的法定依据。

一、《中华人民共和国药典》

《中华人民共和国药典》(简称《中国药典》),是药品生产和管理的法典,英文名称为 Pharmacopoeia of the People's Republic of China;英文简称为 Chinese Pharmacopoeia,英文缩写为 ChP。

1953年至2020年共出版了十一版《中国药典》,包括1953年版、1963年版、1977年版、1985年版、1990年版、1995年版、2000年版、2005年版、2010年版、2015年版和2020年版。其中1953年版中药和化学药合订为一册;1963年版始分为一、二部;2005年版和2010年版分为一、二、三部,一部收载药材和饮片、植物油脂和提取物、成方制剂和单味制剂等,二部收载化学药品、抗生素、生化药品、放射性药品以及药用辅料等,三部收载生物制品;自2015年版起分为四部,对各部药典共性附录进行整合,将原附录更名为通则,包括制剂通则、检定方法、标准物质、试剂试药和指导原则;重新建立规范的编码体系,并首次将通则、药用辅料单独作为《中国药典》四部。

《中国药典》现行版为2020年版,由一部、二部、三部、四部及其增补本组成。一部收载中药,二部收载化学药品,三部收载生物制品及相关通用技术要求,四部收载通用技术要求和药用辅料。除特别注明版次外,《中国药典》均指现行版。

《中国药典》主要由凡例、通用技术要求和品种正文构成。

凡例是为正确使用《中国药典》,对品种正文、通用技术要求以及药品质量检验和检定中有关共性问题的统一规定和基本要求。

通用技术要求包括《中国药典》收载的通则、指导原则以及生物制品通则和相关总论等。

《中国药典》各品种项下收载的内容为品种正文。

《中国药典》依据《中华人民共和国药品管理法》组织制定和颁布实施。《中国药典》一经颁布实施,其所载同品种或相关内容的上版药典标准或原国家药品标准即停止使用。

《中国药典》收载的药品标准是国家药品标准体系的核心,《中国药典》以外的上市药品也必须执行其通用规定及相关要求。

二、部（局）颁药品标准

《中华人民共和国卫生部药品标准》（简称《部颁药品标准》），有"中药成方制剂"21 册，其中1989 年 2 月，公布了第一批 170 种中成药部颁标准、中药成方制剂第 1 册，1990 年 12 月至 1998 年 12月，公布了部颁标准"中药成方制剂"第 2 册至第 21 册以及藏药第一册、蒙药分册、维吾尔药分册。

为了强化药品管理，保证用药的安全、有效，从 1996 年开始对中药地方标准进行整顿，凡能上升为国家标准的，由原国家食品药品监督管理局编制颁发了《国家中成药标准汇编》。《国家食品药品监督管理局国家药品标准》简称《局颁药品标准》。

三、企业标准

企业标准是指药品生产企业自订的内控标准，要求高于国家药品标准，使药品自出厂之日起，直到有效期内仍能符合国家药品标准的规定。

四、国外药典

常用的国外药典见表 1 - 1。

表 1 - 1　常用的国外药典

类别	名称	缩称
美国药典	The Unitis States Pharmacopoeia National Formulary	USP - NF
英国药典	British Pharmacopoeia	BP
日本药局方	The Japanese Pharmacopoeia	JP
欧洲药典	European Pharmacopoeia	EuP

五、《中国药典》（一部）简介

（一）《中国药典》一部品种收载情况

《中国药典》2020 年版一部收载品种 2711 种，其中新增品种 117 种、修订品种 452 种、未收载2015 年版品种 4 种（马兜铃、天仙藤、穿山甲、黄连羊肝丸）。品种正文分为药材和饮片、植物油脂和提取物、成方制剂和单味制剂三部分。

历版《中国药典》一部收载品种见表 1 - 2。

表 1 - 2　历版《中国药典》一部收载情况

版本（年）	药材和饮片	植物油脂和提取物	成方制剂和单味制剂	合计（种）
1953	植物药和油脂类 65 种，成方制剂和单味制剂 46 种			111
1963	中药材 446 种，中药成方制剂 197 种			643
1977	中草药（包括少数民族药材）、中草药提取物、植物油脂以及单味制剂等 882 种，成方制剂（包括少数民族药成方）270 种			1152
1985	中药材、植物油脂及单味制剂 506 种，成方制剂 207 种			713

续表

版本（年）	药材和饮片	植物油脂和提取物	成方制剂和单味制剂	合计（种）
1990	中药材、植物油脂等 509 种，中药成方和单味制剂 275			784
1995	中药材、植物油脂等 522 种，中药成方和单味制剂 398 种			920
2000	中药材、植物油脂等 534 种，中药成方和单味制剂 458 种			992
2005	551 种	31 种	564 种	1146
2010	1055 种	47 种	1063 种	2165
2015	1057 种	47 种	1494 种	2598
2020	1056 种	47 种	1608 种	2711

（二）《中国药典》一部的特点

1. 药材拉丁（学）名 按国际习惯用法，药材拉丁名，属名或属名 + 种加词在先，药用部位在后；药材拉丁学名，基源植物的科名、拉丁学名主要参照《Flora of China》和《中国高等植物》。

2. 具有中医药特色

（1）收载的饮片标准，完全覆盖了中医临床常用饮片目录，明确中药饮片的定义，中药制剂入药者均为"饮片"。

（2）处方药味名称为饮片名称表述；多来源药材分列的品种在中成药处方中有明确的规定。

（3）炮制品均使用炮制品名称，如炒麦芽、蜜百部等。广泛采用具有中药特色的专属性的显微鉴别和薄层色谱鉴别方法，基本结束"丸、散、膏、丹，神仙难辨"的历史。

（4）加强了对多药味、多成分的检测，成方制剂中测定两种以上药味含量和测定两种以上成分总量或含量的品种越来越多，更好地控制药品质量。

3. 注重专属性、有效性 所有药材和饮片以及含饮片粉末的成方制剂和单味制剂均对应有专属性的横切面或粉末显微特征，显微鉴别技术已经达到国际领先水平。

除矿物药外，药材和饮片、植物油脂和提取物、成方制剂和单味制剂标准中基本都增加或修订补齐了薄层色谱鉴别。

由测定指标性成分逐渐转向测定有效活性成分，使质量控制更有实际意义；由原来的单一定性定量转向活性成分、多指标成分质量控制；测定成分与功效相结合，更有效地控制药品质量；制剂中测定成分与药材测定成分保持一致。见表 1 – 3。

表 1 – 3 部分药物含量检测成分或方法

药物		含量检测成分或方法
肿节风		迷迭香酸，为活性强的活性成分
独一味		山栀苷甲酯和 8 – O – 乙酰山栀苷甲酯，为独一味专属
黄连		HPLC 一测多评技术，盐酸小檗碱对照品可同时测定五种成分
大黄	分清五淋丸	测定总大黄酚和总大黄素总量、游离大黄酚和游离大黄素总量
	大黄清胃丸	测定大黄素和大黄酚的总量
何首乌		二苯乙烯苷，多个含何首乌或制何首乌的品种测定此成分

4. 扩大成熟分析技术应用 紧跟国际前沿，不断扩大成熟检测技术在药品质量控制中的推广和应用，积极将新技术、新方法纳入药品标准中，如液相色谱 – 串联质谱联用技术（LC – MS）、DNA 分子鉴定技术、薄层 – 生物自显影技术等。

LC - MS 主要应用于毒性成分定量限量测定，保证用药安全。如千里光（含阿多尼弗林碱）、川楝子（含川楝素）和苦楝皮（含川楝素）等。

薄层 - 生物自显影技术主要应用于乌药、熟地、紫苏梗等，除可鉴别真伪外，还可知道哪些成分有清除自由基和抗氧化等活性作用。

建立能反映中药整体特性的方法，保证质量的稳定均一，将色谱指纹图谱纳入药典质量标准，能够表征被测中药样品主要化学成分的特征，具有整体、宏观、模糊分析特点。

5. 安全性 《中国药典》自 2015 年版始，全面禁用苯作溶剂，所有含苯的分析方法均重新修订，工艺使用有机溶剂的均检查有机溶剂残留。

6. 减少濒危药材使用 为了保护资源、促进中药可持续发展，《中国药典》原则上不再收载濒危野生药材。如"穿山甲"已不收载；制剂中原使用"麝香"和"牛黄"的，除极少数品种获林业总局批准外，绝大多数已改成"人工麝香"和"人工牛黄"；"独一味"藏药材，药用部位为"地上部分"，保留根部。

（三）《中国药典》一部的结构

《中国药典》一部主要包括凡例、品名目次、正文品种和索引四部分。

1. 凡例 是正确使用《中国药典》进行药品质量检定的基本原则，是对《中国药典》正文、通则及与质量检定有关的共性问题的统一规定，避免在全书中重复说明。凡例中的有关规定具有法定约束力。

2. 品名目次 列有药材和饮片、植物油脂和提取物、成方制剂和单味制剂三部分。

3. 正文品种 品种项下收载的内容统称为正文，系根据药物自身的理化与生物学特性，按照批准的来源、处方、制法和运输、贮藏等条件所制定的、用以检测药品质量是否达到用药要求并衡量其质量是否稳定均一的技术规定。正文部分为药典的主体，收载的是各品种的药品标准。

正文项下根据品种和剂型的不同，按顺序可分别列有：品名、来源、处方、制法、性状、鉴别、检查、浸出物、特征图谱和指纹图谱、含量测定、炮制、性味与归经、功能与主治、用法与用量、注意、规格、贮藏、制剂、附注等。其中品名、来源、处方、制法、性状、鉴别、检查、浸出物、特征图谱和指纹图谱、含量测定、规格等项内容是控制药品质量和全面评价药品质量的依据，具有严格的法定约束力。用法与用量、注意、贮藏和制剂等项内容为指导性条文。

4. 索引 包括中文索引、汉语拼音索引、拉丁名索引、拉丁学名索引，其中中文索引按汉语拼音顺序排列，可快速查询各有关药物品种的质量标准。

（四）《中国药典》一部凡例简介

凡例包括总则及分类项目四十八条。

凡例是药典的总说明，是药典的重要组成部分，它规定了药典中各有关术语的含义以及其在使用时应注意的事项。药品检验工作人员应逐条阅读、正确地理解和执行相关的条文。

1. 总则 《中国药典》主要由凡例、通用技术要求和品种正文构成。

凡例是为正确使用《中国药典》，对品种正文、通用技术要求以及药品质量检验和检定中有关共性问题的统一规定和基本要求。

通用技术要求包括《中国药典》收载的通则、指导原则以及生物制品通则和相关总论等。

《中国药典》各品种项下收载的内容为品种正文。

药品标准由品种正文及其引用的凡例、通用技术要求共同构成。

《中国药典》收载的凡例、通则/生物制品通则、总论的要求对未载入本版药典的其他药品标准具同等效力。

凡例和通用技术要求中采用"除另有规定外"这一用语，表示存在与凡例或通用技术要求有关规定不一致的情况时，则在品种正文中另作规定，并据此执行。

品种正文所设各项规定是针对符合《药品生产质量管理规范》（Good Manufacturing Practices，GMP）的产品而言。任何违反 GMP 或有未经批准添加物质所生产的药品，即使符合《中国药典》或按照《中国药典》未检出其添加物质或相关杂质，亦不能认为其符合规定。

2. 通用技术要求　通则主要包括制剂通则、其他通则、通用检测方法。

（1）制剂通则　系为按照药物剂型分类，针对剂型特点所规定的基本技术要求。

（2）通用检测方法　系为各品种进行相同项目检验时所应采用的统一规定的设备、程序、方法及限度等。

（3）指导原则　系为规范药典执行，指导药品标准制定和修订，提高药品质量控制水平所规定的非强制性、推荐性技术要求。

（4）生物制品通则　是对生物制品生产和质量控制的基本要求，总论是对某一类生物制品生产和质量控制的相关技术要求。

3. 项目与要求

（1）溶解度是药品的一种物理性质。除另有规定外，称取研成细粉的供试品或量取液体供试品，置于25℃±2℃一定容量的溶剂中，每隔5分钟强力振摇30秒钟；观察30分钟内的溶解情况，如无目视可见的溶质颗粒或液滴时，即视为完全溶解。药品的近似溶解度的各名词术语及其含义见表1-4。

表1-4　药品的近似溶解度的名词术语

近似溶解度	溶质量（g 或 ml）	溶剂量（ml）	溶解情况
极易溶解	1	不到1	溶解
易溶	1	1~不到10	溶解
溶解	1	10~不到30	溶解
略溶	1	30~不到100	溶解
微溶	1	100~不到1000	溶解
极微溶解	1	1000~不到10000	溶解
几乎不溶或不溶	1	10000	不能完全溶解

（2）［贮藏］项下的规定。系对药品贮藏与保管的基本要求，除矿物药应置干燥洁净处不作具体规定外，一般以下列名词术语表示，见表1-5。

表1-5　［贮藏］项下的名词术语

名词术语	含义
遮光	系指用不透光的容器包装，例如棕色容器或黑色包装材料包裹的无色透明、半透明容器
避光	系指避免日光直射
密闭	系指将容器密闭，以防止尘土与异物进入
密封	系指将容器密封，以防止风化、吸潮、挥发或异物进入
熔封或严封	系指将容器熔封或用适宜的材料严封，以防止空气与水分的侵入并防止污染
阴凉处	系指不超过20℃

续表

名词术语	含义
凉暗处	系指避光并不超过20℃
冷处	系指2～10℃
常温	系指10～30℃，除另有规定外，［贮藏］项未规定贮存温度的一般系指常温

（3）制剂中使用的饮片和辅料，均应符合药典的规定；药典未收载的药材和饮片，应符合国务院药品监督管理部门或省、自治区、直辖市的有关规定；药典未收载的制剂用辅料，应制定相应的标准。

（4）制剂处方中的药味，均指饮片，需经炒、蒸、煮等或加辅料炮炙的，处方中用炮制品名；同一饮片炮炙方法含两种以上的，采用在饮片名称后加注"（制）"来表述。某些毒性较大或必须注明生用者，在名称前，加注"生"字，以免误用。

（5）除另有规定外，凡饮片均照药典规定的相应方法炮制；制剂中使用的饮片规格，应符合相应品种实际工艺的要求。药典规定的各饮片规格，系指临床配方使用的饮片规格。制剂处方中规定的药量，系指品种正文［制法］项规定的切碎、破碎或粉碎后的药量。

（6）涉及国家秘密技术的，处方和制法从略；或只写出部分药味，不注明药量；或写出处方药味和简要制法，不注明药量。

4. 检测方法和限度

（1）药典正文收载的所有品种，均应按规定的方法进行检验。采用药典规定的方法进行检验时，应对方法的适用性进行确认。如采用其他方法，应进行方法学验证，并与规定的方法比对，根据试验结果选择使用，但应以本版药典规定的方法为准。

（2）药典中规定的各种纯度和限度数值以及制剂的重（装）量差异，系包括上限和下限两个数值本身及中间数值。规定的这些数值不论是百分数还是绝对数字，其最后一位数字都是有效位。

试验结果在运算过程中，可比规定的有效数字多保留一位数，而后根据有效数字的修约规定进舍至规定有效位。计算所得的最后数值或测定读数值均可按修约规则进舍至规定的有效位，取此数值与标准中规定的限度数值比较，以判断是否符合规定的限度。

（3）药品和饮片、植物油脂和提取物的含量（％）均按重量计。成方制剂与单味药制剂的含量，除另有规定外，一般按每一计量单位（1片、1丸、1袋、1ml等）的重量计；单一成分制剂如规定上限为100％以上时，系指用药典规定的分析方法测定时可能达到的数值，它为药典规定的限度或允许偏差，并非真实含量；如未规定上限时，系指不超过101.0％。

制剂的含量限度范围，是根据该药味含量的多少、测定方法、生产过程和贮存期间可能产生的偏差或变化而制定的，生产中应按处方量或成分标示量100％投料。

5. 对照品、对照药材、对照提取物、标准品　系指用于鉴别、检查、含量测定的标准物质。对照品应按其使用说明书上规定的方法处理后按标示含量使用。

对照品与标准品的建立或变更批号，应与国际对照品、国际标准品或原批号对照品、标准品进行对比，并经过一定的工作程序进行标定和技术审定。

对照品、对照药材、对照提取物和标准品均应附有使用说明书，标明批号、用途、使用期限、储存条件和装量等。

6. 计量

（1）**滴定液和试液**　药典使用的滴定液和试液的浓度，以 mol/L（摩尔/升）表示者，其浓度及表示形式等见表1-6。

表 1-6 滴定液和试液

溶液类别	表示形式	浓度要求
滴定液	XXX 滴定液（YYY mol/L）	精密标定
试液	YYYmol/L XXX 溶液	不需精密标定

（2）温度　温度描述，一般以下列名称术语表示，见表 1-7。

表 1-7 描述温度的名词术语

名称术语	含义
水浴温度	除另有规定外，均指 98~100℃
热水	系指 70~80℃
微温或温水	系指 40~50℃
室温（常温）	系指 10~30℃
冷水	系指 2~10℃
冰浴	系指约 0℃
放冷	系指放冷至室温

（3）有关符号或缩写　有关符号或缩写见表 1-8。

表 1-8 有关符号或缩写

符号或缩写	含义
%	重量百分比，系指重量的比例 溶液百分比，系指溶液 100ml 中含有溶质若干克 乙醇的百分比，系指在 20℃时容量的比例
%（g/g）	表示溶液 100g 中含有溶质若干克
%（ml/ml）	表示溶液 100ml 中含有溶质若干毫升
%（ml/g）	表示溶液 100g 中含有溶质若干毫升
%（g/ml）	表示溶液 100ml 中含有溶质若干克
ppm	表示百万分比，系指重量或体积的比例
ppb	表示十亿分比，系指重量或体积的比例

（4）液体的滴　系指在 20℃时，以 1.0 ml 水为 20 滴进行换算。

（5）溶液后标示的"（1→10）"等符号，系指固体溶质 1.0g 或液体溶质 1.0ml 加溶剂使成 10ml 的溶液；未指明用何种溶剂时，均系指水溶液；两种或两种以上液体的混合物，名称间用半字线"-"隔开，其后括号内所示的"："符号，系指各液体混合时的体积（重量）比例。

（6）药筛与粉末分等　本版药典所用药筛，选用国家标准的 R40/3 系列，分等见表 1-9；粉末分等见表 1-10。

表 1-9 药筛分等

筛号	筛孔内径（平均值）	目号
一号筛	2000 μm ± 70 μm	10 目
二号筛	850 μm ± 29 μm	24 目
三号筛	355 μm ± 13 μm	50 目
四号筛	250 μm ± 9.9 μm	65 目

筛号	筛孔内径（平均值）	目号
五号筛	$180\mu m \pm 7.6\mu m$	80 目
六号筛	$150\mu m \pm 6.6\mu m$	100 目
七号筛	$125\mu m \pm 5.8\mu m$	120 目
八号筛	$90\mu m \pm 4.6\mu m$	150 目
九号筛	$75\mu m \pm 4.1\mu m$	200 目

表 1 – 10　粉末分等

粉末分等	粉末粗细
最粗粉	指能全部通过一号筛，但混有能通过三号筛不超过 20% 的粉末
粗粉	指能全部通过二号筛，但混有能通过四号筛不超过 40% 的粉末
中粉	指能全部通过四号筛，但混有能通过五号筛不超过 60% 的粉末
细粉	指能全部通过五号筛，并含能通过六号筛不少于 95% 的粉末
最细粉	指能全部通过六号筛，并含能通过七号筛不少于 95% 的粉末
极细粉	指能全部通过八号筛，并含能通过九号筛不少于 95% 的粉末

（7）乙醇　未指明浓度时，均系指 95%（ml/ml）的乙醇。

7. 精确度　本版药典规定取样量的准确度和试验的精密度，相关规定如下。

（1）试验中供试品与试药等"称重"或"量取"的量，均以阿拉伯数码表示，取用量的示例见表 1 – 11。

表 1 – 11　取用量及其精确度

称取量	取量范围
0.1g	0.06 ~ 0.14g
2g	1.5 ~ 2.5g
2.0g	1.95 ~ 2.05g
2.00g	1.995 ~ 2.005g

（2）试验中供试品与试药等"称重"或"量取"的精确度，可根据数值的有效数位来确定，有关术语见表 1 – 12。

表 1 – 12　有关精确度术语

术语	含义
精密称定	系指称取重量应准确至所取重量的千分之一
称定	系指称取重量应准确至所取重量的百分之一
精密量取	系指量取体积的准确度应符合国家标准中对该体积移液管的精密度要求
量取	系指可用量筒或按照量取体积的有效数位选用量具
"约"若干	系指取用量不得超过规定量的 ±10%
恒重	除另有规定外，系指供试品连续两次干燥或炽灼后称重的差异在 0.3mg 以下的重量；干燥至恒重的第二次及以后各次称重均应在规定条件下继续干燥 1 小时后进行；炽灼至恒重的第二次称重应在继续炽灼 30 分钟后进行
按干燥品（或无水物，或无溶剂）计算	除另有规定外，应取未经干燥（或未去水，或未去溶剂）的供试品进行试验，并将计算中的取用量按［检查］项下测得的干燥失重（或水分，或溶剂）扣除

续表

术语	含义
空白试验	系指在不加供试品或以等量溶剂替代供试液的情况下，按同法操作所得的结果；[含量测定]中的"并将滴定的结果用空白试验校正"，系指按供试品所耗滴定液的量（ml）与空白试验中所耗滴定液的量（ml）之差进行计算
试验时的温度	未注明者，系指在室温下进行；温度高低对试验结果有显著影响者，除另有规定外，应以25℃±2℃为准

8. 试药、试液、指示剂 试验用的试药，除另有规定外，均应根据通则试药项下的规定，选用不同等级并符合国家标准或国务院有关行政主管部门规定的试剂标准。试液、缓冲液、指示剂与指示液、滴定液等，均应符合通则的规定或按照有关的规定制备。

9. 试验用水 除另有规定外，均系指纯化水。酸碱度检查所用的水，均系指新沸并放冷至室温的水。

10. 酸碱性试验 酸碱性试验时，如未指明用何种指示剂，均系指石蕊试纸。

 知识链接 --

纯化水

纯化水为饮用水经蒸馏法、离子交换法、反渗透法或其他适宜的方法制备的制药用水。不含任何附加剂，其质量应符合纯化水项下的规定。

纯化水可作为配制普通药物制剂用的溶剂或试验用水；可作为中药注射剂、滴眼剂等灭菌制剂所用饮片的提取溶剂；口服、外用制剂配制用溶剂或稀释剂；非灭菌制剂用器具的精洗用水。也用作非灭菌制剂所用饮片的提取溶剂。纯化水不得用于注射剂的配制与稀释。

纯化水有多种制备方法，应严格监测各生产环节，防止微生物污染。

第三节　中药制剂检验的依据和程序

一、中药制剂检验的依据

药品检验是按药品标准对检品（包括原辅料、中间产品、成品等）进行检测、比较和判定的过程。

国内生产的中药制剂进行常规检测时，以国家药品标准为依据；生产企业为了保证产品质量，往往以自订的内控质量标准为依据，但在仲裁时应以国家药品标准为依据。医疗单位自制的制剂按卫生行政部门批准的质量标准进行检测。进出口药品应由口岸药检所按有关质量标准或合同规定进行检测。

药品检测操作方法可参照《中国药品检验标准操作规范》《中国药典分析检测技术指南》等的规定执行。

二、中药制剂检验的程序

中药制剂检验是中药制剂质量控制的一个重要组成部分，其检验程序一般分为取样、样品预处理、性状观测、鉴别、检查、含量测定和书写检验报告书。

（一）取样

取样系指从一批产品（进厂原料、中间产品及成品）中，按取样规则抽取一定数量具有代表性的样品。样品系指为了检验药品的质量，从整批产品中采取足够检测用量的部分。药品检验贯穿药品生产的整个过程。中药制剂检验对中药制剂质量既起着把关作用，又起着预防作用，即对上一过程进行严格检验，把好质量关，同时也是下一过程的预防，防止将不合格品转入下一过程。

1. 取样要求　直接接触药品的取样工具和盛样器具，应不与药品发生化学作用，使用前应洗净并干燥。核对品名、产地、批号、规格等级及包件式样，检查并详细记录。凡有异常情况的包件，应单独取样检验。

2. 取样数目

（1）药材和饮片　总数不足5件的，逐件取样；5~99件，随机抽5件取样；100~1000件，按5%比例取样；超过1000件的，超过部分按1%比例取样。

贵重药材和饮片：均逐件取样。

（2）成品、中间产品　按批抽取。设总件数为 n，$n \leqslant 3$，逐件取样；$3 < n \leqslant 300$，取样数为 $\sqrt{n} + 1$，随机取样；$n > 300$，取样数为 $\dfrac{\sqrt{n}}{2} + 1$，随机取样。

3. 取样量　一般为最少可供三次全检用量。1/3 供检验用；1/3 供复核用；1/3 供留样保存，保存至产品失效后一年。

（二）样品预处理

中药制剂检测常将供试品制成供试液后按规定的方法进行检测。

供试品溶液制备是根据待测成分的性质，选择合适的方法，除去干扰成分和其他非待测成分，保留或尽可能全量保留供试品中待测成分的过程。检测方法不同，供试品溶液制备方法亦不一样。由于中药制剂成分复杂、剂型多样且多为固体，故一般供理化检验的供试品溶液的制备包括粉碎（或分散）、提取、分离和富集等操作。

1. 固体制剂的粉碎（或分散）　中药制剂多为固体，一般应进行粉碎，粉碎后比表面积增大，有利于待测成分的提取；粉碎的粒度应合适，可根据检验目的选择合适的粉碎器械；粉碎后如需过筛，则过筛时不能通过筛孔的颗粒必须反复粉碎或碾磨，使其全部通过筛网，保证样品的代表性。部分固体制剂的粉碎（或分散）方法见表 1-13。

表 1-13　部分中药固体制剂的粉碎（或分数）方法

剂型		预处理方法
丸剂	蜜丸	剪碎或切碎，必要时加硅藻土研磨分散
	水蜜丸	直接粉碎或研碎
	水丸	直接粉碎或研碎
	糊丸	直接粉碎或研细
	蜡丸	切碎，置烧杯中，加水 50ml 煮沸后，保持微沸 10 分钟，置冰浴中 30 分钟，取出，除去蜡层
	浓缩丸	直接粉碎、切碎或研细
片剂		研细；若包衣有干扰，则除去包衣后，研细

续表

剂型	预处理方法
锭剂	研细或研碎
滴丸剂	研碎
胶囊剂	少数需研细
栓剂	剪碎、研碎或切碎

颗粒剂、散剂、硬胶囊剂（内容物）：本身颗粒较小，一般不需粉碎，可直接提取。

2. 提取 中药制剂中待测成分的提取，通常是根据待测成分的性质，选择适当的方法，将待测成分尽可能提出。常用的提取方法有溶剂提取法、水蒸气蒸馏法和升华法等。

（1）溶剂提取法 是根据中药制剂中各类成分的溶解性能，选择合适的溶剂将待测成分提出的方法。提取溶剂的选择遵循"相似相溶"的原则，即应选择对待测成分溶解度大，对非待测成分溶解度小，不与待测成分发生不良反应、低碳安全环保的溶剂。常用溶剂及其溶出成分见表1-14。

表1-14 常用溶剂及其溶出成分

溶剂类型	溶剂特点	溶出成分
水	强极性溶剂 溶解水溶性成分	盐类、糖类、氨基酸、鞣质、苷类等；生物碱（酸水）；有机酸、黄酮、蒽醌、香豆素等（碱水）
甲醇、乙醇、丙酮等	极性大，能与水混溶，穿透力强，溶解范围广泛	（除蛋白质、黏液质）多数亲水性成分及极性大的亲脂性成分
乙酸乙酯、三氯甲烷、乙醚、石油醚等	与水不相溶，选择性强溶解脂溶性成分	挥发油、香豆素、游离态成分（生物碱、黄酮、蒽醌）、树脂、油脂、叶绿素等

1）浸渍提取法 取适量的样品置具塞容器中，加入一定量的溶剂，摇匀，密塞，在一定温度下放置浸泡提取，浸泡期间经常振摇。溶剂用量为样品重量的6~20倍，浸泡时间从几分钟至48小时不等。在中药制剂的常规检验中，取样量、溶剂种类和用量、浸泡时间、浸泡温度等均按各品种项下的规定执行。

 实例分析1-4

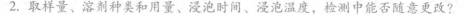

实例 《中国药典》收载的石淋通片，其［鉴别］（1）：取本品研成细粉，取约1g，加1%盐酸的70%乙醇溶液10ml，温热10分钟，滤过，滤液蒸去乙醇，加水5ml使溶解，滤过，取滤液各1ml，分置两支试管中，一管中加碘化铋钾试液2滴，生成橘红色沉淀；另一管中加三硝基苯酚试液2滴，生成黄色沉淀。

问题 1. 说说取样范围、提取溶剂、浸泡时间、浸泡温度。
   2. 取样量、溶剂种类和用量、浸泡时间、浸泡温度，检测中能否随意更改？

答案解析

2）回流提取法 取一定量的样品置圆底烧瓶中，加入一定量的有机溶剂（溶剂需浸没过药品），连接回流冷凝器，加热回流提取，放冷，过滤得到提取溶液。在中药制剂的常规检测中，溶剂种类和用量、提取时间等均按各品种项下的规定执行。本法操作简单、提取效率高，但提取杂质较多，适合于对热稳定的待测成分的提取。

实例分析 1-5

实例 《中国药典》收载的利鼻片，其［含量测定］中测定黄芩苷时供试品溶液的制备：取本品 20 片，除去包衣，精密称定，研细，取约 0.5g，精密称定，精密加入 70% 乙醇 50ml，称定重量，加热回流提取 40 分钟，放冷，再称定重量，用 70% 乙醇补足减失的重量，摇匀，滤过，取续滤液，即得。

问题 1. 能否用明火加热？为什么？

2. "加热回流 40 分钟"，从什么时候开始计时？

答案解析

3）连续回流提取法 取一定量的样品置索氏提取器中，加入一定量的有机溶剂，连接回流冷凝器，加热连续回流至提取完全。本法操作简单、提取效率高、不需过滤且提取杂质少，适合于对热稳定的待测成分的提取。

 实例分析 1-6

实例 《中国药典》收载的桂枝茯苓胶囊，其［鉴别］（2）中供试品溶液的制备：取本品内容物 2g，置索氏提取器中，加乙醚适量，加热回流提取 2 小时，放冷，取提取液低温挥干，残渣加甲醇 1ml 使溶解，作为供试品溶液。

问题 1. 取样范围？

2. 提取液为何选择低温挥干？

答案解析

4）超声波提取法 取一定量的样品置具塞锥形瓶中，加入一定量的溶剂后，置超声波振荡器中进行提取，提取时间一般在 30 分钟内。超声功率和频率按各品种项下的规定执行。本法操作简单、时间短、提取效率高，《中国药典》已广泛采用。

 实例分析 1-7

实例 《中国药典》收载的复方丹参片，其［含量测定］中测定丹酚酸 B 时供试品溶液的制备：取本品 10 片，糖衣片除去糖衣，精密称定，研细，取 0.15g，精密称定，置 50ml 量瓶中，加水适量，超声处理（功率 300W，频率 50kHz）30 分钟，放冷，加水至刻度，摇匀，离心，取上清液，即得。

问题 1. 超声波在提取中起到什么作用？

2. 提取方法与浸渍提取法、回流提取法、连续回流提取法相比，有何优点？

答案解析

（2）水蒸气蒸馏法 本法适用于能随水蒸气蒸馏而不被破坏、与水不发生反应、难溶或不溶于水的挥发性成分的提取，包括挥发油、某些小分子的生物碱（如麻黄碱、烟碱、槟榔碱等）和某些小分子的酚类物质（如丹皮酚等）。

实例分析 1-8

实例 《中国药典》收载的木香槟榔丸，其［鉴别］（4）：取本品粉末4g，加水10ml，水蒸气蒸馏，收集馏液约100ml，照紫外－可见分光光度法（通则0401）测定，在253nm的波长处有最大吸收。

问题 为什么得到的馏出液可直接测定？

答案解析

（3）**升华法** 固体物质遇热直接气化，遇冷后又直接凝结成固体的过程，称为升华。中药制剂中某些成分具有升华性，如冰片、樟脑、咖啡因、游离蒽醌类等。具有升华性的物质可用升华法提取。

实例分析 1-9

实例 《中国药典》收载的紫花烧伤软膏，其［鉴别］（1）：取本品12g，微量升华，取白色升华物，加新鲜配制的1%香草醛硫酸溶液1滴，液滴边缘渐显玫瑰红色。

问题 1. 你知道的具有升华性的物质有哪些？试举出2~3种。
2. 升华法提取的升华物质纯度高吗？

答案解析

（4）**注意事项** 若为定量分析，则要定量操作。提取过程中如提取溶剂有损失，则加入提取溶剂后，称重，提取完冷却后，再称重，用提取溶剂补足减失的重量。

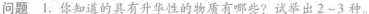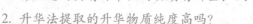

实例分析 1-10

实例 《中国药典》收载的复方丹参片，其［含量测定］中测定丹参酮ⅡA（$C_{19}H_{18}O_3$）时供试品溶液的制备：取本品10片，糖衣片除去糖衣，精密称定，研细，取约1g，精密称定，置具塞棕色瓶中，精密加入甲醇25ml，密塞，称定重量，超声处理（功率250W，频率33kHz）15分钟，放冷，再称定重量，用甲醇补足减失的重量，摇匀，滤过，取续滤液，置棕色瓶中，即得。

问题 1. 为什么超声后要再称定重量，并用甲醇补足减失的重量？
2. 何为续滤液？

答案解析

3. 分离 固体中药制剂经提取得到的提取液大多仍成分复杂，还需进一步分离纯化。常用的分离纯化的方法主要有液－液萃取法、液－固萃取法（色谱法）和盐析法等。

（1）**液－液萃取法** 为简单萃取法，通常在分液漏斗中进行。利用提取液中待测成分和非待测成分在两种互不相溶的溶剂中分配系数的不同进行分离，分配系数相差越大，则分离效果越好。其中一相为水相，另一相必须是与水互不相溶的有机溶剂，常用的有正丁醇、乙酸乙酯、三氯甲烷、乙醚等。若为含量测定，则应提取完全，一般提取次数为3~5次，提取溶剂应为另一相的2~5倍。

实例分析 1-11

　　实例　《中国药典》收载的复方草珊瑚含片，其［含量测定］中测定异嗪皮啶（$C_{11}H_{10}O_5$）时供试品溶液的制备：取本品 10 片，精密称定，研细，取约 1g，精密称定，加水约 10ml，超声处理（功率 300W，频率 25kHz）10 分钟，转移至分液漏斗中，用三氯甲烷振摇提取 5 次（必要时离心），每次 10ml，合并三氯甲烷提取液，回收三氯甲烷至干，残渣用甲醇溶解，转移至 25ml 量瓶中，加甲醇至刻度，摇匀，滤过，取续滤液，即得。

　　问题　1. 提取 5 次，待测成分能否提取完全？

　　　　　　2. 提取时，下层溶液是三氯甲烷吗？为什么？

答案解析

　　（2）**沉淀法**　改变溶剂极性，过滤，得滤液或不溶物，除去提取液中的非待测成分，如水提醇沉法（沉淀多糖、蛋白质）、醇提水沉法（沉淀树脂、叶绿素）、酸提碱沉法（分离碱性成分）、碱提酸沉法（分离酸性成分）；利用某些试剂与提取液中的某些成分发生化学反应进行分离纯化，如雷氏盐沉淀法（分离水溶性生物碱）。

 实例分析 1-12

　　实例　《中国药典》收载的心脑欣胶囊，其［含量测定］测定甜菜碱（$C_5H_{11}NO_2$）时供试品溶液的制备：取装量差异项下的本品内容物，混匀，取约 2g，精密称定，加 80% 甲醇 50ml，加热回流 1 小时，放冷，滤过，用 80% 甲醇 30ml 分次洗涤残渣和滤器，合并洗液与滤液，浓缩至 10ml，用盐酸调 pH 至 1，加入活性炭 1g，加热煮沸，放冷，滤过，用水 15ml 分次洗涤，合并洗液与滤液，加入新配制的 2.5% 硫氰酸铬铵溶液 20ml，搅匀，10℃ 以下放置 3 小时。用 G4 垂熔漏斗滤过，沉淀用少量冰水洗涤，抽干，残渣加丙酮使溶解，并转移至 5ml 量瓶中，加丙酮至刻度，摇匀，作为供试品溶液。

　　问题　1. 取样范围？

　　　　　　2. 说说甜菜碱提取分离过程。

答案解析

　　（3）**色谱法**　亦称为液 - 固萃取法。理化性质相似的混合物，用一般的化学方法很难分离，可用色谱法将其分离。《中国药典》常用氧化铝柱（内径约 0.9cm，中性氧化铝 5g），D101 型大孔吸附树脂柱（内径约为 1.5cm，柱高为 10cm）等。

 实例分析 1-13

　　实例　《中国药典》收载的小儿热速清口服液，其［含量测定］测定黄芩中黄芩苷（$C_{21}H_{18}O_{11}$）时供试品溶液的制备：精密量取本品 0.5ml，通过 D101 型大孔吸附树脂柱（内径约为 1.5cm，柱高为 10cm），以每分钟 1.5ml 的流速用水 70ml 洗脱，继用 40% 乙醇洗脱，弃去 7~9ml 洗脱液，收集续洗脱液于 50ml 量瓶中至刻度，摇匀，即得。

　　问题　1. 为什么要先用水 70ml 洗脱？

　　　　　　2. 为什么要弃去 7~9ml 洗脱液？

答案解析

（4）盐析法　在水提取液（或液体中药制剂）中加入无机盐（NaCl 或 Na_2SO_4 等）至一定浓度或达到饱和状态，使溶液中某些成分溶解度降低而分离。

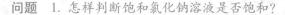

实例分析 1－14

　　实例　《中国药典》收载的正骨水，其［含量测定］中挥发油测定：精密量取本品 10ml，置分液漏斗中，加饱和氯化钠溶液 100ml，振摇 1～2 分钟，放置 1～2 小时，分取上层液，移入圆底烧瓶中，用热水洗涤分液漏斗数次，洗液并入圆底烧瓶中，照挥发油测定法（通则 2204 甲法）测定，含挥发油不得少于 9.5%。

　　问题　1. 怎样判断饱和氯化钠溶液是否饱和？
　　　　　　2. 饱和氯化钠溶液为什么能使挥发油的溶解度降低？

答案解析

（三）性状

药品性状内容包括其外观、质地、断面、臭、味、溶解度以及物理常数等，在一定程度上反映药品的质量特性。外观是指药品的色泽外表感官的描述。

制剂的性状包括剂型及内容物的色、臭、味，其外观性状与原料质量、制剂工艺、包装以及贮存等有关，是评价药品质量的主要指标之一。由于外观、臭、味属一般性描述，没有相对应的法定方法，可因生产条件不同而有差异，但只要不影响药品的质量和疗效，一般是允许的。

（四）鉴别

［鉴别］项下包括经验鉴别、显微鉴别和理化鉴别。显微鉴别中的横切面、表面观及粉末鉴别，均指经过一定方法制备后在显微镜下观察的特征。理化鉴别包括物理、化学、光谱、色谱等鉴别方法。

（五）检查

［检查］项下规定的项目要求系指药品或在加工、生产和贮藏过程中可能含有并需要控制的物质或其限度指标，包括安全性、有效性、均一性与纯度等方面要求。

各类制剂，除另有规定外，均应符合各制剂通则项下有关的各项规定。制剂通则中的"单剂量包装"系指按规定一次服用的包装剂量。各品种［用法与用量］项下规定服用范围者，不超过一次服用最高剂量包装者也应按"单剂量包装"检查。

（六）含量测定

含量测定是控制中药制剂内在质量的重要方法，控制活性成分和毒性成分含量是保证中药制剂有效、安全的根本措施。对于绝大多数的有效成分，只规定下限；当活性成分同时又是有毒成分，必须规定幅度，即上下限；某些制剂则以有效部分或总成分的含量来控制药品的质量，例如，总生物碱、总黄酮、总皂苷、挥发油、总氮量等的测定。

（七）检验记录和检验报告书

1. 检验记录　是出具检验报告书的原始依据。为保证药品检验工作的科学性和规范性，检验原始记录必须用蓝黑墨水或碳素笔书写，做到记录原始、数据真实、字迹清晰、资料完整。

检验原始记录按页编号，按规定归档保存，内容不得私自泄露。

（1）基本条件要求：规定的记录纸和各类专用检测记录表格，铅笔（显微绘图用）。

（2）检测人员在检测前，应注意检品标签与所填检测卡的内容是否相符，并将样品的编号与品名记录于检测记录纸上。

（3）检测记录中，应先写明检测的依据。

（4）检测过程中，可按检测顺序依次记录各检测项目及其内容，记录均应及时、完整地记录，严禁事后补记或转抄。如发现记录有误，可用单线划去并保持原有的字迹可辩，不得擦抹涂改；并应在修改处签名或盖章，以示负责。

（5）在整个检测工作完成之后，应将检测记录逐页顺序编号，根据各项检测结果认真填写"检测卡"，并对本检品做出明确的结论。

2. 药品检验报告书 是对药品质量做出的技术鉴定，是具有法律效力的技术文件；要求做到：依据准确，数据无误，结论明确，文字简洁，书写清晰，格式规范；每一份药品检验报告书只针对一个批号。

成品检验报告书为一式 3 份、中间产品为 2 份、物料为 2 份，分别交仓库或车间，另一份质量管理部门存档，仓库、车间也要设专人保存检验报告。检验原始记录、检验报告书须按批号保存药品有效期后一年或三年后方可销毁。

（1）报告书编号 按规定填写，要求具有识别性和唯一性。

（2）检品名称 应按药品包装上的品名（中文名或外文名）填写。

（3）剂型 按检品的实际剂型填写。如片剂、胶囊剂、注射剂等。

（4）规格 按质量标准规定填写。没有规格的填"/"。

（5）包装 制剂包装应填药品的最小原包装的包装容器，如"塑料瓶"或"铝塑板及纸盒"等。

（6）批号 按药品包装实样上的批号填写。

（7）效期 国内药品按药品包装所示填写有效期。

（8）报验数量 指检品所代表该批报验药品的总量。

（9）检测目的 根据委托方提供的资料及实际情况填写。

（10）检测项目 有"全检""部分检测"或"单项检测"。"单项检测"应直接填写检测项目名称，如"热原"或"无菌"等。

（11）药品检验报告书的结论 内容应包括检验依据和检验结论。

全检合格，结论写"本品按××检验，结果符合规定"。

全检中只要有一项不符合规定，即判为不符合规定；结论写"本品按××检验，结果不符合规定"。

如非全项检测，合格的写"本品按××检验上述项目，结果符合规定"；如有一项不合格时，则写"本品按××检验上述项目，结果不符合规定"。

第四节 药品质量标准的制定

药品作为一种特殊的商品，其质量的优劣直接影响到用药的安全性和有效性，关系到用药者的健康与生命安危。制定药品质量标准的目的是加强对药品质量的控制及行政管理，保障人民群众用药安全。

一、药品质量标准制定的原则

制定药品质量标准必须坚持质量第一，充分体现"安全有效，技术先进，经济合理"的原则，药品质量标准应起到促进提高质量、择优发展的作用。

1. 安全有效 药品质量的优劣，集中表现在安全性（即毒副反应小）和有效性（即疗效肯定）两方面，它取决于药品本身的性质和纯度。凡影响药品安全性和有效性的因素，均应在制定质量标准时仔细进行研究，并纳入标准中。药物的毒性，一方面是由药物本身造成的，另一方面可能是由引入的杂质造成的。因此，在制定质量标准时，需要对可能引入的杂质进行研究，对那些毒副反应大的杂质加以严格的控制，以保证用药的安全。药物的疗效与有效成分的含量有关，有的药物还和晶型、立体结构有关。因此，在制定药品质量标准时，应建立准确和可靠的方法来测定药品的含量，并对无效和低效晶型、异构体等加以控制，以保证用药的有效。

2. 先进性 制定药品质量标准，应尽可能采用国内外先进的技术和方法。研制的药物，如果国外已有标准，那么标准应尽可能达到或者超过国外标准。

3. 针对性 制定药品质量标准要有针对性，从来源、生产、流通及使用等各个环节了解影响药品质量的因素，有针对性地设置科学的检测项目，建立可靠的检测方法，规定合理的判断标准，加强对药品内在质量的控制。同时，对不同剂型，也要充分考虑使用的要求设置检测项目及确定合理的限度。

4. 规范性 制定药品质量标准，尤其是新药的质量标准，要按照国家药品监督管理局制定的基本原则、基本要求和一般的研究规则进行，做到标准的体例格式、名词术语、计量单位、数字符号以及通用检测方法等统一规范。

综上所述，药品质量标准制定以安全有效、质量可控为目标，应充分反映和体现现阶段国内外药品质量控制的先进水平和发展趋势，有效支撑药品科学管理；在方法上必须科学，在技术上必须先进，在应用上必须实用，在形式上必须规范，以检测药品质量是否达到用药要求并衡量其质量是否稳定均一。

二、中药制剂质量标准的主要内容

中药制剂质量标准内容包括名称、处方、制法、性状、鉴别、检查、浸出物、含量测定、功能与主治、用法与用量、注意、规格、贮藏等。

（一）名称

包括中文名和汉语拼音。名称应科学、明确、简短、不重复，符合《中国药品通用名称命名原则》要求。剂型需放在名称之后，字数一般不超过 8 个字。

📖 **知识链接** ··

中药制剂的命名方法

1. 单味制剂 一般采用原料（饮片）名与剂型名结合，如三七片、苦参片。

2. 复方制剂 ①采用方内君药药名加剂型，如天麻丸、木瓜丸；②采用方内主要药味缩写加剂型，如香连片、芩连片；③采用方中主要药味缩写加功效加剂型，如西瓜霜润喉片、阿胶补血口服液；④采用药味数与主要药名或功效加剂型，如六味地黄丸、十全大补丸；⑤采用功效加剂型，如风寒咳嗽颗粒、抗病毒口服液；⑥采用君药前加复方加剂型，如复方川芎胶囊、复方丹参片；⑦采用方内药物剂量比例或服用剂量加剂型，如九分散、七厘散；⑧采用形象比喻结合剂型，如玉屏风口服液、逍遥丸；⑨采用主要药材和药引结合并加剂型，如川芎茶调丸，以清茶送服。

（二）处方

详细列出处方药味及用量，包括主要辅料，并对处方中药味排序进行说明；单味药制剂也应列处方项。

处方中的药品名称，凡国家药品质量标准已经收载的，一律采用最新版的国家药品质量标准规定，如不是《中国药典》所收载的品种，应附标准，说明其标准收载情况。

处方中的药味排序应根据中医理论的"君、臣、佐、使"顺序排列，书写从左到右，从上到下。

处方中药味的量应用法定计量单位，质量以"g"为单位，体积以"ml"为单位，全处方量通常以制成1000个制剂单位为准。药引应作为药味列入处方量。

（三）制法

制法指按实际生产情况简要表述工艺流程中的主要步骤，如提取溶剂的名称、提取方法、分离、浓缩、干燥等主要步骤，对影响质量的关键工艺需列出控制的技术条件和工艺参数（如时间、温度、压力、pH），但不宜规定过细，对同品种要有其普适性。

（四）性状

性状项下一般应写明品种的颜色、形状、形态、臭、味等，这些通常是除去包装后的直观情况。一种中药制剂成品的性状常与原料的质量和工艺有关，因此原料质量保证、制备工艺固定，则成品的性状应该是基本一致。外用药及剧毒药不描述味。

（五）鉴别

中药制剂常用的鉴别方法有显微鉴别和理化鉴别，编写顺序为显微鉴别、一般理化鉴别、色谱鉴别。鉴别项目规定的目的是确定制剂中各药味存在、真伪及纯度，鉴别方法应专属性强、灵敏度高、快速而且简便。

（六）检查

检查包括制剂通则检查和杂质检查，各品种需按照该制剂通则规定的检查项目进行检查；杂质检查是为了控制中药制剂在生产、贮藏过程中可能引入并需要控制的物质，包括安全性、均一性、纯度等要求，需按照各品种的规定进行检查，如炽灼残渣、重金属及有害元素、农药残留量、有毒有害物质、有机溶剂残留量、树脂降解产物检查等。

（1）单一成分的中药制剂或复方制剂中的化学药需检查含量均匀度。

（2）含有毒性药材的制剂，原则上需制定有关毒性成分的检查项目和规定限度指标，以确保用药安全。

（3）生产过程可能造成重金属和砷盐污染的中药制剂，或使用含有矿物药、海洋药物、地龙等动物药及可能被重金属和砷盐污染的中药材生产的中药制剂，需制定重金属和砷盐的限量检查。

（4）使用乙酸乙酯、甲醇、三氯甲烷等有机溶剂萃取、分离、重结晶等工艺的中药制剂需检查残留溶剂并规定限量。

（七）浸出物测定

浸出物系根据药材、饮片中主要成分的理化性质，采用水、乙醇或其他适宜溶剂进行提取测定，根据采用溶剂不同分为水溶性浸出物、酸溶性浸出物及挥发性醚浸出物等。浸出物测定适用于尚无法建立含量测定项目时，可暂定浸出物作为质量控制指标；或虽已建立含量测定，但所测成分与功效相关性差或含量测定限度低于万分之一的中药制剂。测定方法按照《中国药典》四部"浸出物测定法"测定。

（八）含量测定

含量测定是采用化学、物理或生物学方法，以临床功效为导向，对中药制剂处方中的药效物质进行测定，以评价和控制制剂工艺的稳定性与成品质量。该项下先写含量测定的方法和条件，再写对照品溶液和供试品溶液的制备方法，最后另起一行写相应的限度标准。

1. 测定药味的选定　根据中医药理论，选择药理作用与功能主治一致的药味，首选处方中君药、贵重药、毒性药制定含量测定项目，以保证临床用药的有效性和安全性。若上述药味基础研究薄弱或无法进行含量测定时，也可选择臣药及其他药味进行测定。

2. 测定成分的选定　根据选定的药味来选择测定的成分，尽量与中医理论一致，与药理作用和功能主治一致，首选有效成分、专属成分或特征成分，选择原则如下。

（1）首选中药制剂处方中的君药、臣药、贵重药、毒性药中的有效成分进行含量测定，如处方中君药、臣药、贵重药及毒性药的有效成分不明确或无专属性方法进行测定时，也可选择组方中佐药、使药或其他能反映制剂内在质量的成分进行含量测定。毒性药中的有效成分往往可能是毒性成分，需控制其在中药制剂中的含量范围。

（2）为了更全面控制中药制剂质量，可对多味药多成分进行定量分析，可分别测定两个以上单一有效成分的含量，也可以测定单一有效成分后再测定有效部位或其类别成分总量，如总黄酮、总生物碱、总皂苷、总鞣质等。

（3）测定的成分尽量选择与饮片含量测定成分相一致的，以便更有效地控制质量；系列品种的质量标准应尽可能统一，如选用相同的检测方法及指标。

3. 测定方法的选定　依据"准确、灵敏、简便、快速"的原则，参考文献及相关资料，并结合处方工艺和剂型特点及被测成分的性质、干扰成分的性质等因素，综合考虑选择测定方法。选择测定方法时，需考虑专属性、重现性、稳定性、先进性、适用性等方面，一般优先选择色谱法并进行方法学考察。

4. 含量限度的确定　含量限度需根据中药制剂实测结果与原料药材的含量情况确定，因为中药制剂的质量是建立在原料药材的质量保证之上。在测定方法确定后，积累足够的测定数据才有更好的代表性，至少应有10批以上样品与原料饮片数据为依据，一般原料入药的转移率要求在90%以上。中药制剂含量限度的规定方式要有以下几种：第一，规定一定限度范围，有上下限；第二，规定标示量的含量范围；第三，规定下限，用于所测定成分为有效成分；第四，规定上限，用于所测定成分为有毒成分。

（九）功能与主治

先写功能，后写主治，中间用句号隔开，并用"用于"二字连接。功能要用中医术语描述，简明扼要，突出主要功能，进而指导主治。如有明确的西医病名，一般可写在中医病症之后。

（十）用法与用量

用法与用量包括药品的服用和使用方法、每次用药剂量、每日用药次数和疗程、患者服用时间等。一般情况下，内服药的服用方法写成"口服"，外用制剂写明具体的使用方法，儿童用药写明不同年龄段儿童的用药量。

（十一）注意

说明主要的禁忌和不良反应。若为剧毒药，需注明。

（十二）规格

中药制剂的规格包括两种情况，一种为单位制剂的重量或装量规格，如丸剂、片剂、胶囊剂、栓剂等剂型品种的规格；另一种为制剂的装量规格，如散剂、颗粒剂、合剂、酒剂等剂型品种的规格。为方便临床用药，规格通常要考虑药品的常用剂量。

（十三）贮藏

说明药品贮藏和保管条件的基本要求。

即学即练 1-1

答案解析

"通宣理肺颗粒"质量标准的【含量测定】项下规定：本品每袋含麻黄以盐酸麻黄碱（$C_{10}H_{15}NO \cdot HCl$）和盐酸伪麻黄碱（$C_{10}H_{15}NO \cdot HCl$）的总量计，不得少于 1.35mg。属于含量限度的哪种规定方式（　　　）

A. 规定一定限度范围　　　　　B. 规定标示量的含量范围
C. 规定下限　　　　　　　　　D. 规定上限

三、分析方法的验证 ⓔ 微课2

分析方法验证的目的是证明建立的方法适合于相应检测要求。在建立药品质量标准、变更药品生产工艺或制剂组分、修订原分析方法时，需对分析方法进行验证。

验证的分析项目有鉴别试验、杂质测定（限度或定量分析）、含量测定。验证的指标有专属性、准确度、精密度（包括重复性、中间精密度和重现性）、检测限、定量限、线性、范围和耐用性。在分析方法验证中，须用标准物质进行试验。由于分析方法具有各自的特点，并随分析对象而变化，因此需要视具体情况拟订验证的指标。表1-15 中列出的分析项目和相应的验证指标可供参考。

表1-15　检验项目和验证指标

项目 指标	鉴别	杂质测定		含量测定 -特性参数 -含量或效价测定
		定量	限度	
专属性[②]	+	+	+	+
准确度	-	+	-	+
精密度				
重复性	-	+	-	+
中间精密度	-	+[①]	-	+[①]
检测限	-	-[③]	+	-

续表

项目\指标	鉴别	杂质测定		含量测定 －特性参数 －含量或效价测定
		定量	限度	
定量限	－	＋	－	－
线性	－	＋	－	＋
范围	－	＋	－	＋
耐用性	＋	＋	＋	＋

①已有重现性验证，不需验证中间精密度。
②如一种方法不够专属，可用其他分析方法予以补充。
③视具体情况予以验证。

（一）专属性

专属性系指在其他成分（如杂质、降解产物、辅料等）可能存在情况下，采用的分析方法能正确测定出被测物的能力。鉴别反应、杂质检查和含量测定方法，均应考察其专属性。如方法专属性不强，应采用一种或多种不同原理的方法予以补充。

1. 鉴别反应 应能区分可能共存的物质或结构相似的化合物。不含被测成分的供试品，以及结构相似或组分中的有关化合物，应均呈阴性反应。

2. 含量测定和杂质检查 采用的色谱法和其他分离方法，应附代表性图谱，以说明方法的专属性，并应标明主成分在图中的位置，色谱法中的分离度应符合要求。

在杂质对照品可获得的情况下，对于含量测定，试样中可加入杂质或辅料，考察测定结果是否受干扰，并可与未加杂质或辅料的试样比较测定结果。对于杂质检查，也可向试样中加入一定量的杂质，考察杂质之间能否得到分离。

在杂质或降解产物不能获得的情况下，可将含有杂质或降解产物的试样进行测定，与另一个经验证的方法或药典方法比较结果。也可用强光照射、高温、高湿、酸（碱）水解或氧化的方法进行强制破坏，以研究可能的降解产物和降解途径对含量测定和杂质测定的影响。含量测定方法应对比两种方法的结果，杂质检查应对比检出的杂质个数，必要时可采用光电二极管阵列检测和质谱检测，进行峰纯度检查。

（二）准确度

准确度系指用所建立方法测定的结果与真实值或参比值接近的程度，一般用回收率表示。准确度应在规定的线性范围内试验。准确度也可由所测定的精密度、线性和专属性推算出来。

在规定范围内，取同一浓度（相当于100%浓度水平）的供试品，用至少6份样品的测定结果进行评价；或设计至少3种不同浓度，每种浓度分别制备至少3份供试品溶液进行测定，用至少9份样品的测定结果进行评价，且浓度的设定应考虑样品的浓度范围。两种方法的选定应考虑分析的目的和样品的浓度范围。

1. 测定方法的准确度 可用已知纯度的对照品进行加样回收率测定，即向已知被测成分含量的供试品中再精密加入一定量的已知纯度的被测成分对照品，依法测定。用实测值（C）与供试品中含有量（A）之差，除以加入对照品量（B）计算回收率。

$$回收率 = \frac{C - A}{B} \times 100\%$$

在加样回收试验中，须注意对照品的加入量与供试品中被测成分含有量之和必须在标准曲线线性范围之内；加入的对照品的量要适当，过小则引起较大的相对误差，过大则干扰成分相对减少，真实性差。

2. 数据要求 应报告供试品取样量、供试品中含有量、对照品加入量、测定结果和回收率（％）计算值，以及回收率（％）的相对标准偏差（RSD）或置信区间。样品中待测定成分含量和回收率限度关系可参考表 1 - 16。在基质复杂、组分含量低于 0.01％ 及多成分等分析中，回收率限度可适当放宽。

表 1 - 16　样品中待测定成分含量和回收率限度

待测定成分含量			待测定成分质量分数	回收率限度（％）
（％）	（ppm 或 ppb）	（mg/g 或 μg/g）	（g/g）	
100	–	1000mg/g	1.0	98 ~ 101
10	100 000ppm	100mg/g	0.1	95 ~ 102
1	10 000ppm	10mg/g	0.01	92 ~ 105
0.1	1000ppm	1mg/g	0.001	90 ~ 108
0.01	100ppm	100μg/g	0.0001	85 ~ 110
0.001	10ppm	10μg/g	0.000 01	80 ~ 115
0.0001	1ppm	1μg/g	0.000 001	75 ~ 120
	10ppb	0.01μg/g	0.000 000 01	70 ~ 125

（三）精密度

精密度系指在规定的测定条件下，同一份均匀供试品，经多次取样测定所得结果之间的接近程度。精密度一般用偏差、标准偏差或相对标准偏差表示。

偏差（d）、标准偏差（S）和相对标准偏差（RSD）的计算公式分别为：

$$d = X_i - \overline{X}$$

$$S = \sqrt{\frac{\sum_{i=1}^{n}(X_i - \overline{X})^2}{n-1}}$$

$$\mathrm{RSD} = \frac{S}{\overline{X}} \times 100\%$$

在相同条件下，由同一个分析人员测定所得结果的精密度称为重复性；在同一实验室内的条件改变，如不同时间、不同分析人员、不同设备等测定结果之间的精密度，称为中间精密度；不同实验室测定结果之间的精密度，称为重现性。

含量测定和杂质的定量测定应考察方法的精密度。

1. 重复性 在规定范围内，取同一浓度（分析方法拟定的样品测定浓度，相当于100％浓度水平）的供试品，用至少6份的测定结果进行评价；或设计至少3种不同浓度，每种浓度分别制备至少3份供试品溶液进行测定，用至少9份样品的测定结果进行评价，采用至少9份测定结果进行评价时，浓度的设定应考虑样品的浓度范围。

2. 中间精密度 考察随机变动因素，如不同日期、不同分析人员、不同仪器对精密度的影响，应进行中间精密度试验。

3. 重现性 国家药品质量标准采用的分析方法，应进行重现性试验，如通过不同实验室协同检验获得重现性结果。协同检验的目的、过程和重现性结果均应记载在起草说明中。应注意重现性试验所用样品质量的一致性及贮存运输中的环境对该一致性的影响，以免影响重现性试验结果。

4. 数据要求 均应报告标准偏差、相对标准偏差或置信区间。样品中待测定成分含量和精密度 RSD 可接受范围参考表 1 – 17（可接受范围可在给出数值 0.5 ~ 2 倍区间，计算公式，重复性：$RSD_r = C^{-0.15}$；重现性：$RSD_R = 2C^{-0.15}$，其中 C 为待测定成分含量）。在基质复杂、组分含量低于 0.01% 及多成分等分析中，精密度限度可适当放宽。

表 1 – 17　样品中待测定成分的含量与精密度可接受范围关系

待测定成分含量			待测定成分质量分数	重复性（RSD_r%）	重现性（RSD_R%）
（%）	（ppm 或 ppb）	（mg/g 或 μg/g）	（g/g）		
100	–	1000mg/g	1.0	1	2
10	100 000ppm	100mg/g	0.1	1.5	3
1	10 000ppm	10mg/g	0.01	2	4
0.1	1000ppm	1mg/g	0.001	3	6
0.01	100ppm	100μg/g	0.0001	4	8
0.001	10ppm	10μg/g	0.000 01	6	11
0.0001	1ppm	1μg/g	0.000 001	8	16
	10ppb	0.01μg/g	0.000 000 01	15	32

知识链接

准确度和精密度

准确度和精密度是两个不同的概念，但它们之间有一定的关系。准确度是指分析和测量结果与"真值"之间的接近程度，是以误差大小表示的。精密度是指多次测定结果互相接近的程度，通常用偏差来表示的。准确度是由系统误差与偶然误差来决定，而精密度是由偶然误差所决定。在分析过程中，准确度高，一定需要精密度高，但精密度高，却不一定准确度高，因此精密度是保证准确度的先决条件。

（四）检测限

检测限系指试样中被测物能被检测出的最低量。检测限仅作为限度试验指标和定性鉴别的依据，没有定量意义。常用的方法如下。

1. 直观法 用已知浓度的被测物，试验出能被可靠地检测出的最低浓度或量。

2. 信噪比法 用于能显示基线噪声的分析方法，即把已知低浓度试样测出的信号与空白样品测出的信号进行比较，计算出能被可靠地检测出的被测物质最低浓度或量。一般以信噪比为 3∶1 时相应浓度或注入仪器的量确定检测限。

3. 基于响应值标准偏差和标准曲线斜率法 按照 $LOD = 3.3\,\delta/S$ 公式计算。式中，LOD：检测限；δ：响应值的偏差；S：标准曲线的斜率。

4. δ 测得方法 ①测定空白值的标准偏差；②标准曲线的剩余标准偏差或是截距的标准偏差。

5. 数据要求 上述计算方法获得的检测限数据须用含量相近的样品进行验证。应附测定图谱，说明试验过程和检测限结果。

（五）定量限

定量限系指试样中被测物能被定量测定的最低量，其测定结果应符合准确度和精密度要求。对微量或痕量药物分析、定量测定药物杂质和降解产物时，应确定方法的定量限。常用的方法如下。

1. 直观法　用已知浓度的被测物，试验出能被可靠地定量测定的最低浓度或量。

2. 信噪比法　用于能显示基线噪声的分析方法，即将已知低浓度试样测出的信号与空白样品测出的信号进行比较，计算出能被可靠地定量的被测物质的最低浓度或量。一般以信噪比为 10∶1 时相应浓度或注入仪器的量确定定量限。

3. 基于响应值标准偏差和标准曲线斜率法　按照 $LOQ = 10\delta/S$ 公式计算。式中，LOQ：定量限；δ：响应值的偏差；S：标准曲线的斜率。

4. δ 测得方法　①测定空白值的标准偏差；②采用标准曲线的剩余标准偏差或是截距的标准偏差。

5. 数据要求　上述计算方法获得的定量限数据须用含量相近的样品进行验证。应附测试图谱，说明测试过程和定量限结果，包括准确度和精密度验证数据。

（六）线性

线性系指在设计的范围内，线性试验结果与试样中被测物浓度直接呈比例关系的能力。

应在设计的范围内测定线性关系。可用同一对照品贮备液经精密稀释，或分别精密称取对照品，制备一系列对照品溶液的方法进行测定，至少制备 5 个不同浓度水平。以测得的响应信号作为被测物浓度的函数作图，观察是否呈线性，再用最小二乘法进行线性回归。必要时，响应信号可经数学转换，再进行线性回归计算，或者可采用描述浓度 – 响应关系的非线性模型。

数据要求：应列出回归方程、相关系数、残差平方和、线性图（或其他数学模型）。

（七）范围

范围系指分析方法能达到精密度、准确度和线性要求时的高低限浓度或量的区间。

范围应根据分析方法的具体应用及其线性、准确度、精密度结果和要求确定。原料药和制剂含量测定，范围一般为测定浓度的 80%～120%；制剂含量均匀度检查，范围一般为测定浓度的 70%～130%，特殊剂型，如气雾剂和喷雾剂，范围可适当放宽；溶出度或释放度中的溶出量测定，范围一般为限度的 ±30%，如规定了限度范围，则应为下限的 –20% 至上限的 +20%；杂质测定，范围应根据初步实际测定数据，拟订为规定限度的 ±20%。如果一个试验同时进行含量测定和纯度检查，且仅使用 100% 的对照品，线性范围应覆盖杂质的报告水平至规定含量的 120%。

在中药分析中，范围应根据分析方法的具体应用和线性、准确度、精密度结果及要求确定。对于有毒的、具特殊功效或药理作用的成分，其验证范围应大于被限定含量的区间。溶出度或释放度中的溶出量测定，范围一般为限度的 ±30%。

（八）耐用性

耐用性系指在测定条件有小的变动时，测定结果不受影响的承受程度，为所建立的方法用于常规检验提供依据。开始研究分析方法时，就应考虑其耐用性。如果测试条件要求苛刻，则应在方法中写明，并注明可以接受变动的范围，可以先采用均匀设计确定主要影响因素，再通过单因素分析等确定变动范围。典型的变动因素有被测溶液的稳定性、样品的提取次数、时间等。液相色谱法中典型的变动因素有流动相的组成和 pH、不同品牌或不同批号的同类型色谱柱、柱温、流速等。气相色谱法变动因素有不同品牌或批号的色谱柱、不同类型的担体、载气流速、柱温、进样口和检测器温度等。

经试验，测定条件小的变动应能满足系统适用性试验要求，以确保方法的可靠性。

实践实训

实训一　查阅《中国药典》

【实训目的】

1. 熟悉《中国药典》的基本结构和内容。

2. 熟练查阅《中国药典》，正确理解《中国药典》中的有关术语，学会查阅药品标准和试液的制备方法。

3. 能根据药品标准列出检测所需的试药、试液等。

【实训内容及评价】

1. 请按要求查阅《中国药典》，并记录查阅结果。

序号	查阅内容	查阅位置	查阅结果	分值	得分
1	溶解			5	
2	阴凉处			5	
3	细粉			5	
4	含片			5	
5	蜜制			5	
6	钙盐的鉴别试验			5	
7	颗粒剂的常规检查项目			5	
8	乙醇的性状			5	
9	稀盐酸的制备			5	
10	穿心莲片的药品标准			5	

2. 请查阅《中国药典》中三七片的药品标准，按要求完成下列内容。

检测项目	查阅内容	分值	得分
［性状］	剂型	5	
［鉴别］（2）	仪器	5	
	试药	5	
	试液	5	
	对照品	5	
［检查］	应检查项目	5	
［含量测定］	仪器	5	
	试药	5	
	试液	5	
	对照品	5	

实训二 参观药厂检验部门

【实训目的】

1. 熟悉药厂药品检验工作。

2. 了解药厂药品质量管理工作。

【药厂选择】

选择品种多、实验条件好、教学经验丰富的制药企业或实习基地作为参观单位。

【参观准备】

1. **了解参观单位的基本情况** 指导学生通过参观单位的官方网站了解其基本情况，特别是企业生产的品种及其主要产品。

2. **查阅参观单位相关产品的药品标准** 指导学生通过图书馆、网络等途径查阅参观单位主要产品的药品标准，了解相应的处方组成，检测的项目等。

3. **参观注意事项** 遵守纪律，服从学校老师和参观单位的安排。

【化验室卫生制度管理】

1. **检验室环境要求**

（1）实验室应保持温度15～30℃，相对湿度30%～70%，通风。

（2）室内有温湿度仪，记录温、湿度。

（3）实验台面有橡胶护垫。

（4）实验室必须装有窗帘。

2. **人员要求**

（1）按规定穿戴工衣、工帽，工衣、工帽应定期洗涤。

（2）必要时戴手套。

3. **管理**

（1）保持台面清洁整齐。

（2）试剂、玻璃仪器放入柜中。

（3）实验完毕应及时打扫干净，刷洗仪器，处理垃圾废物。

（4）不得用检验器皿盛食品，不得在实验室吃东西。

【参观化验室】

认真听取参观单位相关人员介绍、讲解，并做好记录。

1. **检验室环境** 观察是否有温度计（若有，温度是多少），湿度计（若有，相对湿度是多少），通风是否良好。

2. **检测人员的穿戴** 观察实验人员是否穿戴工衣、工帽、手套；有无戴项链、戒指等。

3. **检测室管理等** 观察台面，试剂、玻璃仪器的摆放，垃圾废物的处理等。学生应做到听、记、看、想，及时提问请教。

【总结报告】

参观后，结合学校实验室条件和自己实验中的表现，写出参观总结报告，内容可包括体会、意见、建议等，并进行讨论。

【参观评价】

评价项目	评价内容	评价标准	分值	得分
参观准备	基本情况 药品标准 产品的检测项目	详细程度 有 齐全	5 5 10	
参观过程	检测室环境 检测室管理 其他	应记录温度、相对湿度等 观察仔细	10 30 10	
总结报告	体会、意见、建议	有独到见解	30	

目标检测

答案解析

一、单项选择题

1. 下列哪个不是国家药品标准（　　）

    A. 《中国药典》   B. 局颁标准

    C. 部颁标准   D. 企业标准

2. 干燥失重时达到恒重的要求是两次称量相差不得超过（　　）

    A. 0.3g   B. 0.1mg

    C. 0.3mg   D. 0.1g

3. 《中国药典》规定，滴定液正确表示方法为（　　）

    A. 盐酸滴定液（0.1023mol/L）   B. 盐酸滴定液 0.1023mol/L

    C. 0.1023mol/L 盐酸滴定液   D. （0.1023mol/L）盐酸滴定液

4. 乙醇未指明浓度时，均系指（　　）（ml/ml）的乙醇

    A. 50%   B. 75%

    C. 85%   D. 95%

5. 当两种成分的结构和性质非常接近时，一般采用的分离方法是（　　）

    A. 色谱法   B. 盐析法

    C. 萃取法   D. 沉淀法

6. 称取供试品 0.5g，则取样范围为（　　）

    A. 0.40～0.50g   B. 0.45～0.55g

    C. 0.46～0.54g   D. 0.44～0.55g

7. 药品质量标准中，外观、臭、味等内容归属为（　　）

    A. 性状   B. 鉴别

    C. 检查   D. 含量测定

8. 药品质量标准的基本内容是（　　）

    A. 凡例、注释、附录、用法与用途   B. 正文、索引、附录

    C. 取样、鉴别、检查、含量测定   D. 性状、鉴别、检查、含量测定、贮藏

二、判断题

1. 精密量取硫酸溶液 10ml，可用 10ml 量筒量取（　　　　）

2. 水浴温度除另有规定外，均指 98～100℃（　　　　）

3. 中药制剂作为药品，可以选择地进行质量检验（　　　　）

4. 中药制剂进行鉴别的目的是为了控制中药制剂在生产、贮藏过程中可能引入并需要控制的物质（　　　　）

5. 一般以信噪比为 3∶1 时相应浓度或注入仪器的量确定检测限（　　　　）

6. 回收率试验用于验证分析方法的精密度（　　　　）

7. 重复性试验要求采用至少 9 份测定结果进行评价（　　　　）

8. 线性范围要求至少制备 6 个不同浓度水平的对照品溶液（　　　　）

三、简答题

1. 影响中药制剂质量的因素有哪些？

2. 简述中药制剂质量标准包括哪些内容？

3. 简述分析方法验证包括哪些项目？

书网融合……

知识回顾　　　　　微课1　　　　　微课2　　　　　习题

学习引导

中药制剂无论是单味制剂还是成方制剂，成分均非常复杂，其有效成分或指标性成分含量非常悬殊，检测要求所选择的分析方法要有一定的灵敏度，或有一定的灵敏度且具有分离分析双重功能的仪器分析技术，分析结果才能真实反映药品的质量。那么，中药制剂检测常用的仪器分析技术有哪些？

本章主要介绍紫外－可见分光光度法、原子吸收分光光度法、高效液相色谱法和气相色谱法的基本原理以及在药品检测中的应用。

📖 学习目标

1. **掌握**　紫外－可见分光光度法、原子吸收分光光度法、高效液相色谱法及气相色谱法的基本原理。
2. **熟悉**　紫外－可见分光光度计、高效液相色谱仪及气相色谱仪的基本结构。
3. **了解**　原子吸收分光光度法的基本结构。

▶▶ 实例分析 2−1

实例　随着方法学的进一步研究，同一种药物制剂的检测方法在《中国药典》中的规定也在变化，例如止咳宝片中吗啡类成分的含量测定方法，《中国药典》2005 年版采用的是紫外－可见分光光度法，《中国药典》2015 年版及 2020 年版采用的是高效液相色谱法。

问题　1. 检测方法的不同，是否会影响药品的质量检测结果？
　　　　2. 先进的检测技术对药品质量的控制有何重要性？

答案解析

中药制剂的化学成分复杂、分离困难，且相当一部分含量较低，因此要求分析方法灵敏、准确。仪器分析技术指通过测量物质的某些物理或物理化学性质、参数及其变化来确定物质的组成、成分含量及化学结构的分析方法，具有高灵敏度、高分辨率的特点，能较好地满足中药制剂分析的要求。因此中药制剂研究中的仪器分析方法的应用越来越广泛，已成为检验工作者分析中药制剂内在质量的有力助手。

第一节　分光光度分析技术

PPT

分光光度分析技术是通过测定被测物质在特定波长处或一定波长范围内的吸光度或发光强度，对该物质进行定性和定量分析的方法，是光谱法的重要组成部分，常用的技术包括紫外 – 可见分光光度法、红外分光光度法、荧光分光光度法和原子吸收分光光度法等。可见光区的分光光度法在早期被称为比色法。

本节介绍紫外 – 可见分光光度法和原子吸收分光光度法。

一、紫外 – 可见分光光度法

紫外 – 可见分光光度法是在 190 ~ 800nm 波长范围内测定物质的吸光度，用于鉴别、杂质检查和定量测定的方法。当光穿过被测物质溶液时，物质对光的吸收程度随光的波长不同而变化。因此，通过测定物质在不同波长处的吸光度，并绘制其吸光度与波长的关系图即得被测物质的吸收光谱。从吸收光谱中，可以确定最大吸收波长 λ_{max} 和最小吸收波长 λ_{min}。物质的吸收光谱具有与其结构相关的特征性。

紫外 – 可见分光光度法（UV – Vis）也称紫外 – 可见吸收光谱法，灵敏度较高，一般可以达到 $10^{-4} \sim 10^{-6} g/ml$，对部分物质可达 $10^{-7} g/ml$。其测定准确度一般为 0.5%，采用性能较好的仪器其测定准确度甚至可达 0.2%。紫外吸收光谱图见图 2 – 1。

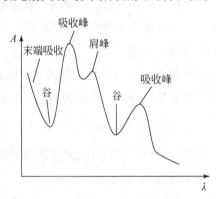

图 2 – 1　紫外吸收光谱示意图

（一）原理

通常波长在 190 ~ 400nm 范围的光称为紫外光；人眼能感受到的光的波长在 400 ~ 800nm 之间。紫外 – 可见分光光度法就是利用物质分子吸收 190 ~ 800nm 光谱区的辐射来进行分析测定的一种方法。在可见光区，除某些物质对光有吸收外，很多物质本身并没有吸收，但可在一定条件下加入显色试剂或经过处理使其显色后再测定，故又称之为比色分析。

1. 物质分子对光的选择性吸收　物质的吸收光谱具有与其结构相关的特征性。物质分子的电子总是处于某种运动状态中，每一种状态都具有一定的能量，属于一定的能级。电子由于受到光、热、电灯的激发，从一个能级转移到另一个能级，此现象称之为跃迁。物质分子的电子所处的能级是不连续的，分子只能吸收那些能量相当于两个能级差值或其整数倍的辐射。不同的波长的光能量不同，而某一特定分子只能选择性吸收特定波长的光，这就是物质分子对光的选择性吸收，也是紫外 – 可见分光光度法定性分析的重要依据。

2. 朗伯 – 比尔定律（lambert – beer law）　紫外 – 可见分光光度法的定量分析依据是朗伯 – 比尔定律，其物理意义为：当一束平行的单色光通过均匀、非散射体系的低浓度溶液时，在单色光强度、溶液温度等条件不变的情况下，吸光度与吸收池（液层）的厚度（光路长度）和吸光物质的浓度的乘积成正比。其数学表达式如下：

$$A = \lg \frac{1}{T} = K \cdot c \cdot l \tag{2 - 1}$$

式中，A 为吸光度；T 为透光率；K 为吸收系数；c 为吸光物质的浓度；l 为吸收池厚度。

在给定波长、介质和温度等条件下，吸收系数是物质的特性常数，表示物质对某一特定波长光的吸收能力。不同物质对同一波长的单色光可有不同的吸收系数。吸收系数越大，表示该物质对特定波长的光的吸收能力越强，测定的灵敏度越高，所以吸收系数是定性和定量的依据。

吸收系数可分为百分吸收系数和摩尔吸收系数两种。百分吸收系数又称为比吸收系数，是指在一定波长下，溶液浓度为 1%（g/ml），吸收池厚度为 1cm 时的吸光度，用 $E_{1cm}^{1\%}$ 表示；摩尔吸收系数是指在一定波长下，溶液浓度为 1mol/L，液层厚度为 1cm 时的吸光度，用 ε 表示。

两种吸收系数之间的关系是：

$$\varepsilon = \frac{M}{10} \cdot E_{1cm}^{1\%} \tag{2-2}$$

式中，M 为待测物质的摩尔质量，g。

吸收系数不能直接测定，需配制准确浓度的待测物质标准品或对照品溶液测定其吸光度，再进行换算求得。

用于定性鉴别时，可以通过特定波长范围内样品的光谱与对照光谱或对照品光谱的比较，或通过确定最大吸收波长，或通过测量两个特定波长处的吸光度比值而鉴别物质。用于定量时，在最大吸收波长处测量一定浓度样品溶液的吸光度，并与一定浓度的对照溶液的吸光度进行比较或采用吸收系数法求算出样品溶液的浓度。

3. 偏离朗伯 – 比尔定律的因素 引起偏离朗伯 – 比尔定律的原因主要源于三个方面，包括朗伯 – 比尔定律本身的局限性引起的偏离、介质不均匀引起的偏离和仪器引起的偏离。

（二）紫外 – 可见分光光度计的基本构造

常用的紫外 – 可见分光光度计通常由 5 部分组成：光源、单色器、吸收池、检测器和数据处理系统（图 2 – 2）。

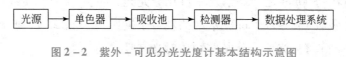

图 2 – 2　紫外 – 可见分光光度计基本结构示意图

1. 光源 分为可见光区光源和紫外光区光源。

在可见光区常用的光源为热辐射光源，常用的有钨灯和卤钨灯两种，能发射 350 ~ 2500nm 范围的连续光谱。碘钨灯比钨灯发射强度高，寿命长，为大多数型号的仪器所采用。

紫外光区的光源常用氢灯、氘灯等放电灯。氢灯和氘灯能在 160 ~ 375nm 范围内产生连续光谱。其中氘灯发射强度比氢灯高 3 ~ 5 倍，寿命较长，应用广泛。由于石英制吸收池的限制，通常紫外光区波长的有效范围为 190 ~ 360nm。

2. 单色器 其作用是将来自光源的连续光谱按波长顺序色散，并从中分离出所需波长的谱带。单色器的性能直接影响单色光纯度和强度，从而影响分光光度计的测定灵敏度及选择性。对单色器的基本要求为透光率大，光损失小，获得的单色光纯净而且强度大。单色器通常由准直镜、色散元件和狭缝组成（图 2 – 3）。

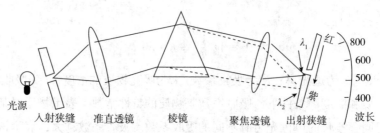

图 2 – 3　单色器示意图

准直镜就是聚光镜，将光源发出的发散光转变为平行光进入色散元件，又将色散后的单色平行光聚焦进入出光狭缝。

色散元件的作用是将光源含有各种波长的光按波长顺序分散。常用的色散元件是棱镜和光栅，多用光栅或光栅与棱镜联用。

狭缝的宽度直接影响分光的质量。狭缝过宽，单色光不纯；狭缝过窄，则光强度不足，降低分光光度计灵敏度。

3. 吸收池　又称为比色皿，是紫外－可见分光光度计中盛放被测溶液的容器，一般有石英吸收池和玻璃吸收池两种。其材质常标于吸收池上，Q（quartz）为石英材质，适用于可见光区和紫外光区，G（glass）代表其材质为玻璃，只能用于可见光区。

4. 检测器　其功能是检测光信号，并通过光电效应将光信号转换为电信号，测量单色光透过被测溶液后光强度变化的一种装置。常用的检测器是光电倍增管（图2－4）等。它通过光电效应将照射到检测器的光信号转换成电信号。对检测器的要求是：灵敏度高，响应时间短，响应的线性关系好，并对不同波长的光具有相同的响应可靠性，以及噪音水平低，有良好的稳定性。

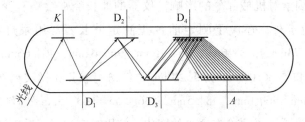

图2－4　光电倍增管示意图

K. 阴极；D. 电倍增极；A. 阳极

5. 数据处理系统　作用是放大信号并以适当的方式指示或记录下来。常用的数据处理系统有直读检流计、电位调节指零装置以及数字显示或自动记录装置等。现很多型号的紫外－分光光度计能连接计算机，一方面通过工作站对光度计进行操作控制，另一方面可以进行数据处理。

（三）紫外－可见分光光度计的类型

紫外－可见分光光度计的类型很多，可归纳为三种类型：单光束型、双光束型和双波长型。

1. 单光束紫外－可见分光光度计　单光束型仪器只有一束单色光。参比溶液和样品溶液的测定，是在同一位置用同一束单色光先后进行。单光束型紫外－可见分光光度计结构简单、操作简便，但对光源强度的稳定性要求较高。

2. 双光束紫外－可见分光光度计　双光束型仪器的光路经过单色器后再通过反射镜，被分解为强度相等的两束光，一束通过参比池，一束通过样品池，检测器在不同的瞬间接收和处理参比信号和样品信号，其信号差经过信号处理系统得出相应的结果。双光束型不仅可以自动扫描绘制样品的吸收光谱，而且可以减少或消除因光源强度不稳而引起的误差。仪器示意图见图2－5。

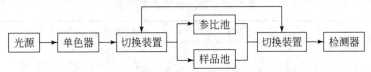

图2－5　双光束紫外－可见分光光度计示意图

3. 双波长紫外－可见分光光度计　双波长型仪器具有两并列的单色器，用两束不同的单色光交替照射到样品溶液，测定样品溶液中待测组分在这两个波长下的吸光度差值，再根据吸光度差值求出样品溶液中待测组分的浓度。仪器示意图见图2－6。

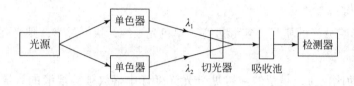

图2－6　双波长紫外－可见分光光度计示意图

（四）操作前准备

1. 紫外－可见分光光度计的校正和检定　由于外界环境变化对仪器机械的影响，紫外－可见分光光度计须定期进行检定。为保证检定的准确性，使用前还应着重对波长、吸光度和杂散光等进行校正检查，并应符合相关规定。同时所用的试剂也应符合检测的要求。

（1）波长　由于环境因素对机械部分的影响，仪器的波长经常会略有变动，因此，除应定期对所用的仪器进行全面校正检定外，还应于测定前校正测定波长。常用汞灯中的较强谱线 237.83nm，253.65nm，275.28nm，296.73nm，313.16nm，334.15nm，365.02nm，404.66nm，435.83nm，546.07nm 与 576.96nm；或用仪器中氘灯的 486.02nm 与 656.10nm 谱线进行校正；钬玻璃在波长 279.4nm，287.5nm，333.7nm，360.9nm，418.5nm，460.0nm，484.5nm，536.2nm 与 637.5nm 处有尖锐吸收峰，也可作波长校正用，但因来源不同或随着时间的推移会有微小的变化，使用时应注意；近年来，常使用高氯酸钬溶液校正双光束仪器，以 10% 高氯酸溶液为溶剂，配制含氧化钬（Ho_2O_3）4% 的溶液，该溶液的吸收峰波长为 241.13nm，278.10nm，287.18nm，333.44nm，345.47nm，361.31nm，416.28nm，451.30nm，485.29nm，536.64nm 和 640.52nm。

仪器波长的允许误差为：紫外光区 ±1nm，500nm 附近 ±2nm。

（2）吸光度的准确度　可用重铬酸钾的硫酸溶液检定。取在 120℃ 干燥至恒重的基准重铬酸钾约 60mg，精密称定，用 0.005mol/L 硫酸溶液溶解并稀释至 1000ml，在规定的波长处测定并计算其吸收系数，并与规定的吸收系数比较，应符合表2－1中的规定。

表2－1　吸光度准确度的校正指标

波长／（nm）	235（最小）	257（最大）	313（最小）	350（最大）
吸收系数（$E_{1cm}^{1\%}$）的规定值	124.5	144.0	48.6	106.6
吸收系数（$E_{1cm}^{1\%}$）的许可范围	123.0～126.0	142.8～146.2	47.0～50.3	105.5～108.5

（3）杂散光检查　可按表2－2所列的试剂及浓度，配制成水溶液，置 1cm 石英吸收池中，在规定的波长处测定透光率，应符合表2－2中的规定。

表2－2　杂散光的检查指标

试剂	浓度/%（g/ml）	测定用波长/nm	透光率/%
碘化钠	1.00	220	<0.8
亚硝酸钠	5.00	340	<0.8

2. 溶剂要求　含有杂原子的有机溶剂，通常具有很强的末端吸收。因此，当作溶剂使用时，它们

的使用范围均不能小于截止使用波长。例如甲醇、乙醇的截止使用波长为205nm。另外，当溶剂不纯时，也可能增加吸收干扰。因此，在测定供试品前，应先检查所用的溶剂在供试品所用的波长附近是否符合要求，即将溶剂置1cm石英吸收池中，以空气为空白（即空白光路中不置任何物质）测定其吸光度。溶剂和吸收池的吸光度，在220~240nm范围内不得超过0.40，在241~250nm范围内不得超过0.20，在251~300nm范围内不得超过0.10，在300nm以上时不得超过0.05。

3. 样品溶液的制备 中药制剂化学成分比较复杂，且待测组分往往含量较低，因此需按照药品标准的规定对待测样品进行前处理，提取待测组分，制备成相应的样品溶液才能进行检测。前处理时一定要仔细操作，要将待测组分定量转移富集到待测溶液中，从而保证测定的准确性。

（五）测定法

测定时，除另有规定外，应以配制供试品溶液的同批溶剂为空白对照，采用1cm的石英吸收池，在规定的吸收峰波长±2nm以内测试几个点的吸光度，或由仪器在规定波长附近自动扫描测定，以核对供试品的吸收峰波长位置是否正确。除另有规定外，吸收峰波长应在该品种项下规定的波长±2nm以内，并以吸光度最大的波长作为测定波长。一般供试品溶液的吸光度读数，以在0.3~0.7之间为宜。仪器的狭缝波带宽度宜小于供试品吸收带的半高宽度的1/10，否则测得的吸光度会偏低；狭缝宽度的选择，应以减小狭缝宽度时供试品的吸光度不再增大为准。由于吸收池和溶剂本身可能有空白吸收，因此测定供试品的吸光度后应减去空白读数，或由仪器自动扣除空白读数后再计算含量。

当溶液的pH对测定结果有影响时，应将供试品溶液的pH和对照品溶液的pH调成一致。

（六）中药制剂检测中的应用

1. 鉴别和检查 分别按各品种项下规定的方法进行。

2. 含量测定 《中国药典》四部中，收载了四种含量测定方法：对照品比较法、吸收系数法、计算分光光度法和比色法（含标准曲线法）。其中对照品比较法和比色法在中药检测中较为常用。

即学即练 2-1

紫外-可见光光度法的定量依据为（　　　）

A. 机械能守恒定律　　　　　　　　B. 胡克定律

答案解析　C. 朗伯-比尔定律　　　　　　　　D. 牛顿定律

二、原子吸收分光光度法 📱微课

原子吸收分光光度法（AAS）的检测对象是呈原子状态的金属元素和部分非金属元素，是基于测量蒸汽中原子对特征电磁辐射的吸收强度进行含量分析的一种仪器分析方法。

原子吸收分光光度法遵循分光光度法的吸收定律，一般通过比较对照品溶液和供试品溶液的吸光度，计算供试品中待测元素的含量。

（一）概述

1. 基本原理 原子吸收分光光度法又称原子吸收光谱法，是利用原子对固有波长光的吸收进行测定。

所有的原子可分成具有低能量和高能量的2种。具有低能量的状态称为基态，具有高能量的状态称为激发态。处于基态的原子吸收外部能量，变成激发态。例如，钠主要有两种具有较高能量的激发态，分别比基态原子高2.2eV和3.6eV（eV是能量的计量单位，称为"电子伏特"）。当2.2eV能量给予处于基态的钠原子，原子将移动到激发态（Ⅰ）；当3.6eV能量给予基态，原子将移动到激发态（Ⅱ）。钠的能级见图2-7。

给予的能量以光的形式，2.2eV和3.6eV分别相当于589.0nm和330.3nm波长光的能量。

对于钠基态原子而言，只吸收这些波长的光，而不吸收其他波长的光。

基态和激发态能量的差取决于元素和吸收光的波长。光源给出被测定元素的特征波长的光，基态原子吸收特征波长的光后激发到激发态，根据光吸收从而测定原子密度。

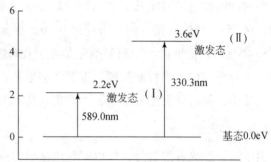

图2-7 钠的能级示意图

2. 光吸收率和原子密度之间的关系 当一定强度特定波长的光给予许多处于基态的原子时，部分的光被原子吸收。原子密度决定吸收率，如图2-8，当强度I_0的光照射到密度为c的原子蒸气上，蒸气的长度是I，光经过原子蒸气以后强度减弱为I，I和I_0之间具有下列关系：

$$A = -\lg \frac{I}{I_0} \tag{2-3}$$

在仪器条件稳定时，则：

$$A = K \cdot c \tag{2-4}$$

式中，A为吸光度；K为与元素浓度无关的常数，实际上是标准工作曲线的斜率；c为样品溶液中元素的浓度，g/ml。

该公式是原子吸收分光光度法定量的理论依据，测出系列标准工作溶液的吸收度，绘制相应的标准工作曲线，根据测得的样品溶液的吸收度，在标准工作曲线上即可查出样品溶液中元素的浓度。因此，原子吸收分光光度法是一种相对分析方法。

例如，当1、2和3ppm样品的吸收测定后，以浓度和吸收作图，得到如图2-9的直线。当一个未知样品的吸收度已知，其浓度就可如图所示求得。

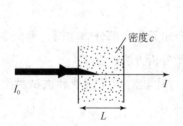

图2-8 原子吸收原理图

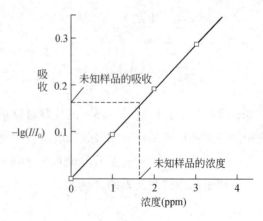

图2-9 校准曲线示意图

3. 原子吸收分光光度法的特点

（1）精密度高 火焰原子吸收法的精密度较好。

（2）检测限低　原子吸收分光光度法是目前最灵敏的方法之一，广泛用于元素的微量、痕量甚至超痕量分析。

（3）选择性好　由于原子吸收分光光度法使用锐线光源，不同元素有相对应的元素灯，谱线窄，所以光谱干扰较少。

（4）缺点　工作曲线的线性范围窄，一般为一个数量级范围；每测验一种元素就需要使用相对应一种元素灯，同时需要测定多种元素时受到一定的限制。

（二）原子吸收分光光度计

原子吸收分光光度计由光源、原子化器、单色器、背景校正系统、自动进样系统和检测系统等组成。

1. 光源　其作用是产生原子吸收所需要的共振辐射，对光源的基本要求是：能发射比吸收线宽度更窄的共振线，辐射强度大，背景低，稳定性好，噪声小，使用寿命长等。

（1）空心阴极灯（hollow cathode lamp，HCL）　是原子吸收分光光度计常用的光源，是一个内部充有低压惰性气体（氩气/氖气）的玻璃密封的圆筒灯，阴极和阳极直接烧结在圆筒内（图2-10）。阴极一般是一个空心圆筒，用待测元素金属制作或填充。阳极是一根粗导线，通常是钨或镍。该灯管发出其阴极材料及充填气体（氖或氩）所特有的狭窄光谱线。当阴阳电极施加150~750V电压时，电子将从空心阴极内壁流向阳极，在电子通路上与惰性气体原子碰撞而产生电离。在电场作用下，带正电荷的惰性气体离子向空心阴极内壁猛烈轰击，使阴极表面的金属原子溅射出来。溅射出来的金属原子在与电子、惰性气体原子及离子发生碰撞而激发处于激发态，待激发态金属原子返回基态时就可发射出特定的波长。对于在紫外线中是有共振波长的元素材料，需用石英作为窗口材料，而对于其他元素则可用硅硼玻璃（pyrex）。

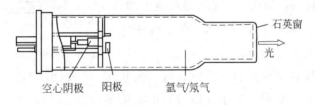

图2-10　空心阴极灯结构示意图

空心阴极灯的优点是辐射光强度大且稳定，谱线宽度窄，灯易于更换。缺点是每测定一个元素需要更换相应的待测元素空心阴极灯。

（2）多元素空心阴极灯　在阴极内含有两个或多个不同元素，点燃时阴极能同时辐射出两种或多种元素的共振线，通过更换波长即可在一个灯上同时进行几个元素的测定。其结构由目标元素制成的阴极、一个阳极和惰性填充气体，密封于玻璃灯管中构成。

2. 原子化器　原子吸收分光光度法应用的前提是将待测元素原子化，原子化器的作用是提供能量，将样品中的待测元素由分子或离子转变成气态基态原子。被测元素由试样转入气相并转化为基态原子的过程称为原子化过程。

（1）火焰型原子化器　是利用化学火焰的热能使试样原子化的装置，由三部分构成，即雾化器（nebulizer）、雾化室（spray chamber）和燃烧器（burner）（图2-11）。样品溶液经过雾化器进入雾化室使样品溶液雾化成气溶胶，并与燃气和助燃气充分混合后在燃烧器上成火焰燃烧，不同物质需要不同能量使其分子或离子转变成气态基态原子。

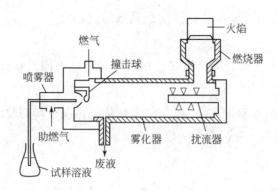

图 2-11 火焰型原子化器示意图

改变燃气和助燃气的种类和比例可控制火焰温度,以提供样品转变成气态基态原子所需要的能量。最常用的燃气和助燃气的组合是乙炔 - 空气。

(2) 石墨炉原子化器 由电热石墨炉及电源等部件组成。其功能是将供试品溶液干燥、灰化,再经高温原子化使待测元素形成基态原子。一般以石墨作为发热体,炉中通入保护气,以防氧化并能输送试样蒸气。

石墨炉原子化器是用电流控制温度的炉子,其中放入可放置样品的石墨管。石墨管是由石墨材质做成的中空管,管中间小孔用于注射试液。以一定体积的样品溶液加入石墨管后用电加热时样品溶液所含的待测元素原子化。石墨管在使用时需不断地充入惰性气体(Ar 气或 N_2 气),以保护石墨管不被高温氧化、原子化的基态原子不再被氧化和清洗石墨管。为使石墨管在每次分析之间能迅速降至室温,在上面冷却水入口通入 10~20℃的水以冷却石墨炉原子化器。石墨炉原子化器示意图见图 2-12。

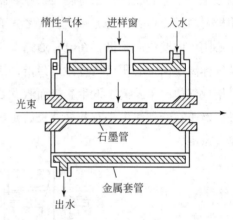

图 2-12 石墨炉原子化器示意图

在实际测定中,样品注入管中后,加热过程可分为几个阶段,即:干燥阶段,灰化阶段,原子化阶段和清洁阶段(可选),见图 2-13。

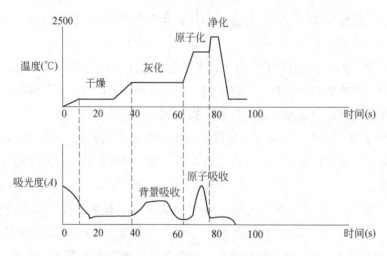

图 2-13 石墨炉加热程序和吸收曲线示意图

石墨炉的优点是体积小，可保证在光路上有大量"游离"原子（喷雾器/燃烧器的原子化效率是10%，而石墨炉则可达约90%），且所需样品量极微（通常为5～30μl）。由于其效率高，灵敏度比火焰法也提高了10～200倍（视元素种类而异）。

（3）氢化物发生原子化器　由氢化物发生器和原子吸收池组成，可用于砷、锗、铅、镉、硒、锡、锑等元素的测定。其功能是将待测元素在酸性介质中还原成低沸点、易受热分解的氢化物，再由载气导入由石英管、加热器等组成的原子吸收池，在吸收池中氢化物被加热分解，并形成基态原子。氢化物发生装置见图2－14。

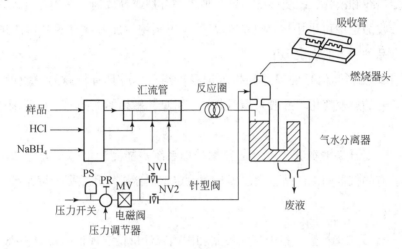

图2－14　氢化物发生装置示意图

（4）冷蒸气原子化器　由汞蒸气发生器和原子吸收池组成，专门用于汞的测定。其功能是将供试品溶液中的汞离子还原成汞蒸气，再由载气导入石英原子吸收池进行测定。

测汞时，在冷蒸气发生器中，汞离子被氯化亚锡还原成中性汞，以汞的自由原子形式蒸发，汞原子用空气作为载气送到原子吸收装置，从而测定汞的浓度。采用还原蒸气原子化技术所得到检出限为0.5ng汞。汞分析装置见图2－15。

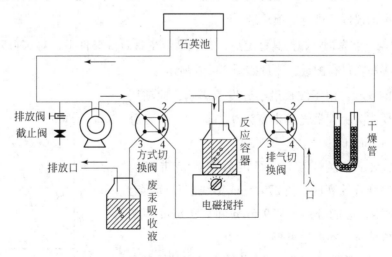

图2－15　汞分析装置示意图

3. 单色器　其功能是从光源发射的电磁辐射中分离出所需要的电磁辐射，仪器光路应能保证有良好的光谱分辨率和在相当窄的光谱带（0.2nm）下正常工作的能力，波长范围一般为190.0～900.0nm。

4. 背景校正系统 背景干扰是原子吸收测定中的常见现象。背景吸收通常来源于样品中的共存组分及其在原子化过程中形成的次生分子或原子的热发射、光吸收和光散射等。这些干扰在仪器设计时应设法予以克服。常用的背景校正法有连续光源（在紫外区通常用氘灯）、塞曼效应、自吸效应、非吸收线等。

在原子吸收分光光度分析中，必须注意背景以及其他原因等对测定的干扰。仪器某些工作条件（如波长、狭缝、原子化条件等）的变化可影响灵敏度、稳定程度和干扰情况。在火焰法原子吸收测定中可通过选择适宜的测定谱线和狭缝、改变火焰温度、加入络合剂或释放剂、采用标准加入法等方法消除干扰；在石墨炉原子吸收测定中可采用选择适宜的背景校正系统、加入适宜的基体改进剂等方法消除干扰。具体方法应按各品种项下的规定选用。

5. 检测系统 由检测器、信号处理器和指示记录器组成，应具有较高的灵敏度和较好的稳定性，并能及时跟踪吸收信号的急速变化。一般采用对紫外－可见光敏感的宽光谱工作范围的光电倍增管作为检测器。

6. 数据处理系统 原子吸收分光光度计的数据处理系统需能测量信号积分值和制备标准工作曲线以及统计计算处理。有的仪器的工作站包含仪器参数设定、仪器操作和数据处理系统。

（三）操作前准备

1. 标志、标记、外观结构检查 按中华人民共和国国家计量检定规程的规定检查。

2. 波长准确度与重复性 根据中华人民共和国国家计量检定规程规定，双光束原子吸收分光光度计的波长示值误差应不大于 ±0.5nm，波长重复性优于 0.3nm。

波长准确度与重复性的检定方法：按空心阴极灯上规定的工作电流，将汞灯点亮稳定后，在光谱带宽 0.2nm 条件下，从汞、氖谱线 253.7、365.0、435.8、546.1、640.2、724.5 和 871.6nm 中按均匀分布原则，选取 3~5 条谱线逐一作 3 次单向（从短波长向长波长）测量最大能量波长示值，计算谱线波长测量值与标准值的平均误差。波长重复性为 3 次测定中最大值与最小值的差值。

对波长自动校准的仪器不进行该项测量。

3. 光谱带宽偏差 点亮铜灯，待其稳定后，在光谱带宽 0.2nm 条件下，对 324.7nm 谱线进行扫描，然后对扫描谱线的半高宽进行测量，测量如图 2-16 所示。

对手动调波长的仪器，由于波长最小分度值影响，此项用分辨率测量代替。要求为：仪器光谱带宽为 0.2nm 时，应可分辨锰 279.5nm 和 279.8nm 的双线。

分辨率检定方法：将锰灯点亮，稳定后在光谱带宽为 0.2nm 时调节光电倍增管的高压，使 279.5nm 谱线能量读数为 100。扫描测量锰双线，应能分辨出 279.5nm 和 279.8nm 两条谱线，且两线间峰谷能量应不超过 40%。

4. 基线稳定性 火焰原子化法测定 30 分钟内静态基线和点火基线的稳定度，应不大于表 2-3 的指标。

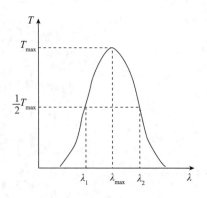

图 2-16 光谱带宽偏差测量示意图

表 2 – 3　火焰原子化法静态基线和点火基线的稳定度

类别	项目	使用中仪器吸光度
静态基线	最大零漂	±0.006
	最大瞬时噪音（峰 – 峰值）	0.006
点火基线	最大零漂	±0.008
	最大瞬时噪音（峰 – 峰值）	0.008

静态基线稳定性的测定：光谱带宽为 0.2nm、量程扩展 10 倍，点亮铜灯，原子化器未工作状态下进行测定。单光束仪器与铜灯同时预热 30 分钟，用"瞬间"测量方法，或时间常数不大于 0.5 秒，测定 324.7nm 谱线的稳定性。双光束仪器预热 30 分钟，铜灯预热 3 分钟后，按上述相同条件测定。

点火基线稳定性的测定：按测铜的最佳条件，用乙炔/空气火焰，吸喷去离子水 10 分钟后，在吸喷状态下重复静态基线稳定性的测量。

5. 边缘波长能量　带宽为 0.2nm，响应时间不大于 1.5 秒条件下，对砷 193.7nm 和铯 852.1nm 谱线进行测量，谱线的峰值应能调到 100%，背景值/峰值应不大于 2%。5 分钟内谱线的最大瞬间噪音（峰 – 峰值）应不大于 0.03A。谱线能量为 100% 时，光电倍增管的高压应不超过最大高压值的 85%。检测方法为：点亮砷和铯灯，待其稳定后，按仪器推荐的最佳工作条件设定光谱参数，响应时间不大于 1.5 秒的条件下对砷 193.7nm 和铯 852.1nm 谱线，在两谱线的峰值达到最佳化条件下，测量背景值或峰值。或测量谱线的瞬时噪声，5min 内最大瞬时噪声（峰 – 峰值）。

6. 火焰法测定铜的检测限［$CL(n=3)$］和精密度（RSD）　使用中的仪器应分别不大于 0.02μg/ml 和 1.5%。

检出限的检定：仪器参数调至最佳工作状态，用空白溶液 0.5mol/L HNO$_3$ 调零，选择系列 1：（0.0、0.5、1.0、3.0μg/ml）或系列 2：（0.0、1.0、3.0、5.0μg/ml）铜标准溶液，对每一浓度点分别进行 3 次重复测定，取 3 次测定平均值，按线性回归求出标准工作曲线的斜率，即为仪器测定铜的灵敏度（S）

$$S = dA/dc\ [A/(μg/ml)] \tag{2-5}$$

在上述条件下，扩展标尺 10 倍，对空白溶液（或浓度 3 倍于检出限的溶液）进行 11 次吸光度测量，并求出其标准偏差（S_A），计算铜的检出限。

$$CL(n=3) = 3S_A/S(μg/ml) \tag{2-6}$$

精密度的测定：在检出限测定中选择其中一种浓度的标准溶液，其吸光度在 0.1 ~ 0.3 范围进行 7 次测定，求出相对标准偏差（RSD），即为仪器测铜的精密度。

7. 石墨炉法测定镉的检出限［$CL(n=3)$］、特征量（$C.M.$）和精密度（RSD）　使用中的仪器分别不大于 4pg、2pg 和 7%。

检出限和特征量的检定：仪器参数调至最佳工作状态，分别对空白溶液（0.5mol/L HNO$_3$）和 3 种镉标准溶液（0.50、1.00、3.00ng/ml）各进行 3 次重复测定，取 3 次测定平均值后，按线性回归法求出标准工作曲线的斜率，即为仪器测定镉的灵敏度（S）。

$$S = dA/dQ = dA/d(c \cdot V)(A/pg) \tag{2-7}$$

式中，c 为溶液浓度，ng/ml；V 为取样体积，μl。

在上述条件下对空白溶液进行 11 次吸光度测定，并求出其标准偏差（S_A）。计算镉的检出限如下：

$$CL(n=3) = 3S_A/S(μg/ml) \tag{2-8}$$

仪器测定镉的特征量计算如下：

$$C.\,M. = \frac{0.0044}{S}(pg) \tag{2-9}$$

精密度的检定：在检出限测定中，对 3.00ng/ml 的镉标准溶液进行 7 次重复测定，求出相对标准偏差，即为仪器测镉的精密度。

8. 火焰法中样品溶液的表观雾化率〔ε〕 应用本法可测定火焰原子化雾化的效率，样品的雾化率应不小于8%。

表观雾化率的检定：在规定条件下，将进样毛细管拿离水面，待废液管无废液排出后，接到 50ml 量筒内（量筒 1）内（注意：保持一段水封）。在另一量筒（量筒 2）中注入 50ml 去离子水，在火焰法测定铜检测限的相同条件下，将毛细管插入水中，直至 50ml 水完全吸喷完毕，待废液管中再无废液排出后测量排出的废液体积 V（ml），按公式（2-10）计算表观雾化率（ε）：

$$\varepsilon = \frac{50 - V}{50} \times 100\% \tag{2-10}$$

9. 背景校正能力 背景信号大约为 1A 时，校正后的信号应不大于该值的 1/30。

火焰原子化器的仪器在镉 228.8nm 时先用无背景校正方式测量，调零后将吸光度约为 1A 的屏网插入光路中测得吸光度 A_1，再在背景校正方式调零，插入屏网测得吸光度 A_2，A_1/A_2 值应符合背景校正能力的相关规定。

石墨炉原子化器的仪器参数调至测镉的最佳状态，先用无背景校正方式，用移液管加入一定量的氯化钠（5.0mg/ml）溶液时产生 1A 作用的吸光度信号，读取吸光度（峰高法）A_1，再用有背景校正方式同样测定，读取吸光度 A_2，A_1/A_2 值应符合背景校正能力的相关规定。

测出 A_1 和 A_2 后，计算：背景校正能力 $= A_1/A_2$。对于可同时获得吸光度数据和背景数据的仪器，可简化操作，在扣背景方式下直接读取 A_1 及 A_2 值、然后进行 A_1/A_2 计算。A_1/A_2 值应符合背景校正能力的相关规定。

（四）测定法

1. 第一法（标准曲线法）

（1）标准曲线的绘制 在仪器推荐的浓度范围内，除另有规定外，制备含待测元素不同浓度的对照品溶液至少 5 份，浓度依次递增，并分别加入各品种项下制备供试品溶液的相应试剂，同时以相应试剂制备空白对照溶液。将仪器按规定启动后，依次测定空白对照溶液和各浓度对照品溶液的吸光度，记录读数。以每一浓度 3 次吸光度读数的平均值为纵坐标、相应浓度为横坐标，绘制标准曲线。

绘制标准曲线时，一般采用线性回归，也可采用非线性拟合方法回归。

（2）测定 按各品种项下的规定制备供试品溶液，使待测元素的估计浓度在标准曲线浓度范围内，测定吸光度，取 3 次读数的平均值，从标准曲线上查得相应的浓度，计算被测元素含量。

2. 第二法（标准加入法） 取同体积按各品种项下规定制备的供试品溶液 4 份，分别置 4 个同体积的量瓶中，除（1）号量瓶外，其他量瓶分别精密加入不同浓度的待测元素对照品溶液，分别用去离子水稀释至刻度，制成从零开始递增的一系列溶液。按上述标准曲线法自"将仪器按规定启动后"操作，测定吸光度，记录读数；将吸光度读数与相应的待测元素加入量作图，延长此直线至与含量轴的延长线相交，此交点与原点间的距离即相当于供试品溶液取用量中待测元素的含量（图 2-17），再以此计算供试品中待测元素的含量。

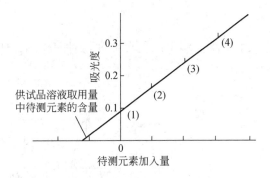

图 2-17　原子吸收标准加入法曲线图

当用于杂质限量检查时，取供试品，按各品种项下的规定，制备供试品溶液；另取等量的供试品，加入限度量的待测元素溶液，制成对照品溶液。照上述标准曲线法操作，设对照品溶液的读数为 a，供试品溶液的读数为 b，b 值应小于（a－b）。

（五）中药制剂检测中的应用

原子吸收分光光度法在《中国药典》一部中主要用于中药制剂的含量测定和铅、铬、砷、汞、铜测定等。如健脾生血片和龙牡壮骨颗粒的含量测定使用的方法是原子吸收分光光度法中的标准曲线法。

PPT

第二节　色谱分析技术

色谱分析法是一种同时具有分离和分析功能的方法。它是先将混合物分离，而后进行分析。除具有分离分析功能外，色谱法还具有灵敏度高、选择性高、效能高、分析速度快、应用广等特点。随着色谱技术的飞速发展，特别是高精度色谱仪器的研制，使色谱法的应用越来越广。

一、高效液相色谱法

（一）概述

高效液相色谱法（HPLC）是一种现代色谱法分析，系采用高压输液泵将规定的流动相泵入装有填充剂的色谱柱，对供试品进行分离测定的色谱方法。注入的供试品由流动相带入色谱柱内，各组分在柱内被分离，并进入检测器检测，由积分仪或数据处理系统记录和处理色谱信号。数据处理装置对各种测量数据进行记录和处理，完成定性和定量分析工作。

色谱过程是物质分子在相对运动的流动相和固定相间多次分配"平衡"的过程。混合物中，由于各组分间结构和性质不同，在固定相作用的类型和强度不同，在固定相上滞留的时间不同，随流动性移动的速度有差异，则被流动相携带移动的速度不等，产生差速迁移而被分离。

由于应用了各种特性的微粒填料和加压的液体流动相，本法具有分离性能高、选择性好、灵敏度高、分析速度快、适用范围广（样品不需气化，只需制成溶液即可，所以不受样品是否具有挥发性的局限）的特点。高效液相色谱法现已成为中药制剂含量测定最常用的分析方法，也有用于杂质检查和鉴别。《中国药典》中，高效液相色谱法应用比例明显增加，在新增或修订的含量测定项中大多采用高效液相色谱法。

（二）色谱基本概念

1. 色谱流出曲线和色谱峰 由检测器输出的信号强度与时间作图，所得的曲线称为色谱流出曲线（图2－18）。曲线上突起部分为色谱峰。

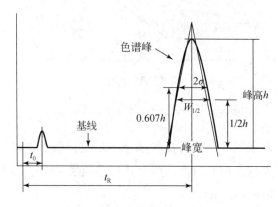

图2－18 色谱流出曲线图

2. 基线 在操作条件下，色谱柱中仅有流动相通过时，检测器响应信号的记录值称为基线。稳定的基线应是一条与横轴平行的直线。基线能反映仪器（主要为检测器）的噪音随时间的变化。

3. 峰高（h） 色谱峰顶点与基线的垂直距离称为峰高（h），可用于被测组分的定量计算。

4. 峰面积（A） 色谱峰的积分面积称为峰面积，可用于被测组分的定量计算。

5. 保留时间（t_R） 从进样到被测组分在柱后出现色谱峰极大值时所经历的时间称为保留时间，不同的物质在同一色谱柱上以相同流动相洗脱会有不同的保留时间，因此保留时间可以用于被测组分的定性。

保留时间由物质在色谱中的分配系数决定：$t_R = t_0 (1 + KVs/Vm)$。式中，t_R表示某物质的保留时间，t_0是色谱系统的死时间，即流动相进入色谱柱到流出色谱柱的时间，这个时间由色谱柱的孔隙、流动相的流速等因素决定。K为分配系数，Vs、Vm表示固定相和流动相的体积。这个公式又叫色谱过程方程，是色谱学最基本的公式之一。

6. 标准偏差（σ） 为正态分布曲线上两拐点间距离的一半，σ值的大小表示组分离开色谱柱的分散程度。σ值越大，流出的组分越分散，分离效果变差；反之，流出组分集中，分离效果好。

7. 半峰宽（$W_{1/2}$） 峰高一半处对应的峰宽称为半峰宽，$W_{1/2} = 2.355\sigma$。

8. 峰宽（W） 通过色谱峰两侧的拐点作切线，在基线上的截距称为峰宽，$W = 4\sigma = 1.699W_{1/2}$。

（三）仪器的组成

高效液相色谱一般由高压输液系统、进样系统、色谱系统、检测系统、数据处理系统等组成（图2－19、图2－20）。为了保证数据的可靠性，所用仪器应定期检定并符合有关规定。超高效液相色谱仪是耐超高压、小进样量、小无效体积、高灵敏度检测的高效液相色谱仪。

1. 高压输液系统 由贮液罐、过滤器、高压输液泵组成，有的仪器还配有在线脱气装置和梯度洗脱装置。

（1）贮液罐 是用来盛装流动相的容器。一般所用材质为氟塑料、玻璃等惰性材料，以避免与流动相发生反应或溶解释放杂质，从而对流动相造成影响。贮液罐应放置在高于高压输液泵的位置，以保持静压差。贮液罐应盖好瓶盖，以减少空气中的灰尘和气体进入流动相，同时减少溶剂挥发造成流动相的组成发生改变。

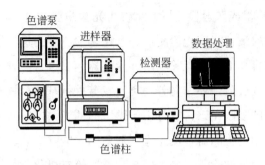

图 2-19 高效液相色谱仪示意图

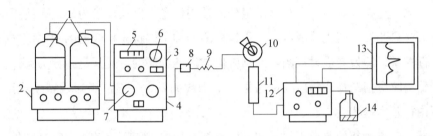

图 2-20 高效液相色谱仪示意图

1. 储液罐；2. 脱气装置；3. 梯度洗脱；4. 高压输液泵；5. 流动相流量显示；6. 柱前压力表；7. 输液泵头；
8. 过滤器；9. 阻尼器；10. 进样装置；11. 色谱柱；12. 检测器；13. 数据理系统；14. 废液储罐

（2）过滤器 是为了过滤流动相中的尘粒或不溶性颗粒物质，避免造成色谱泵的磨损、色谱柱的堵塞或对系统的污染。虽然在制备流动相时已经过滤，但在使用过程中，由于使用环境等因素，空气中尘粒不可避免会再进入贮液瓶中，因此，过滤好的流动相进入系统前仍要通过过滤器，且过滤器要经常清洗，以免堵塞，产生气泡。

（3）高压输液泵 是高压输液系统也是高效液相色谱仪的关键部件之一，用以完成流动相的输送任务。对泵的要求是：耐腐蚀、耐高压、无脉冲、输出流量范围宽、流速恒定，且泵体易于清洗和维修。高压输液泵可分为恒压泵和恒流泵两类，常使用恒流泵（其压力随系统阻力改变而流量不变）。泵的性能好坏直接影响到系统的质量和分析结果的可靠性。

2. 进样系统 作用是将样品引入仪器系统。常用六通进样阀或自动进样器，进样装置要求：密封性能好，无效体积小，重复性好，进样时对色谱系统的压力、流量影响小。

（1）六通进样阀进样 操作时先将进样器手柄置于采样位置（LOAD），此时进样口只与定量环接通，处于常压状态，用微量注射器注入样品溶液，样品停留在定量环中。然后转动手柄至进样位置（INJECT），使定量环接入输液管路，样品由高压流动相带入色谱柱中。

（2）自动进样器 适用于数量较多样品的常规分析。自动化程度高，节约人力，重复性好。

3. 色谱系统 主要由色谱柱和柱温箱组成。色谱柱由柱管和填充剂组成。柱管多用不锈钢制成。柱内填充剂有硅胶和化学键合固定相。在化学键合固定相中有十八烷基硅烷键合硅胶、辛烷基硅烷键合硅胶、氨基或氰基键合硅胶等，在中药制剂的定量分析中，主要使用十八烷基硅烷键合硅胶柱。由于十八烷基硅烷键合硅胶属于非极性固定相，在分离分析时一般使用极性流动相，所以属反相色谱法。常用流动相有甲醇-水或乙腈-水等，洗脱时极性大的组分先出柱，极性小的组分后出柱。

4. 检测系统 主要是检测器，高效液相色谱法所用的检测器有紫外检测器（UVD）、二极管阵列检测器（DVD）、荧光检测器、蒸发光散射检测器、示差折光检测器、电化学检测器和质谱检测器等。

紫外检测器、二极管阵列检测器、荧光检测器、电化学检测器为选择性检测器，其响应值不仅与供试品溶液的浓度有关，还与化合物的结构有关。紫外检测器、二极管阵列检测器适用于有紫外吸收的化合物的检测，适合大多数芳香族、芳杂环、稠芳环类以及芳香氨基酸、核酸等的检测，其中，二极管阵列检测器可以同时记录供试品的吸收光谱，故可用于供试品的光谱鉴定和色谱峰的纯度检查。紫外检测器、二极管阵列检测器是最常用的检测器。荧光检测器适用于能够产生荧光的物质的检测，电化学检测器适用于具有氧化还原性质化合物的检测，如含硝基、氨基等有机化合物及无机阴、阳离子等。

蒸发光散射检测器、示差折光检测器、质谱检测器为通用型检测器，对所有化合物均有响应，其中质谱检测器灵敏度高、选择性好，能同时给出组分的结构信息；但仪器较为昂贵，使用费用高。

紫外-可见分光检测器、荧光检测器、电化学检测器和示差折光检测器的响应值与被测物质的量在一定范围内呈线性关系；蒸发光散射检测器的响应值与被测物质的量通常呈指数关系，一般需经对数转换；电雾式检测器的响应值与被测物质的量通常也呈指数关系，一般需经对数转换或用二次函数计算，但在小质量范围内可基本呈线性。

不同的检测器，对流动相的要求不同。如采用紫外检测器，所用流动相应符合紫外-可见分光光度法（《中国药典》通则0401）项下对溶剂的要求；采用低波长检测时，还应考虑有机相中有机溶剂的截止使用波长，并选用色谱级有机溶剂。蒸发光散射检测器和质谱检测器通常不得使用含不挥发性盐组分的流动相。

5. 数据处理系统 一般为仪器的色谱工作站，色谱工作站是一种辅助色谱仪器采样、收集色谱检测器当中的信号，并进行数据分析处理的计算机软件。具有谱图采集与显示、色谱图处理，计算保留时间、峰面积、基线噪声及漂移、色谱柱塔板数、峰分离度、拖尾因子、容量因子等色谱指标及将结果输出的功能。

（四）操作前准备

1. 流动相的制备 流动相应用高纯度的试剂配制，一般使用色谱纯的试剂，必要时照紫外-可见分光光度法进行溶剂检查，应符合要求；水应为新鲜制备的高纯水，可用高纯水器制得或用重蒸馏水。对规定 pH 的流动相，应使用精密 pH 计进行调节。

配制好的流动相应用 $0.45\mu m$ 滤膜过滤，过滤时要分清水膜和有机膜，过滤水用水膜，过滤有机溶剂用有机膜。如用水膜过滤有机溶剂可能导致膜溶解，对有机溶剂造成污染，如果出现此情况，有机溶剂一定不能再用于实验，否则会污染色谱柱。

流动相在使用前必须脱气，否则很易在系统的低压部分逸出气泡，气泡的出现不仅影响柱分离效率，还会影响检测器的灵敏度甚至不能正常工作。脱气的方法有加热回流法、抽真空脱气法、超声脱气法和在线真空脱气法等。实验室制备流动相时，常用的脱气方法是用 $0.45\mu m$ 滤膜过滤后再进行超声波脱气。

配制流动相的量应足够使用或稍有富余，避免测定过程再次配制流动相，再次配制流动相除了配制过滤脱气麻烦外，更换新流动相后还要仪器色谱系统进行平衡，因此，流动相要一次配制足量。

反相色谱系统的流动相常用甲醇-水系统或乙腈-水系统，用紫外末端波长检测时，宜选用乙腈-

水系统。流动相中如需使用缓冲溶液，应尽可能使用低浓度缓冲盐。用十八烷基硅烷键合硅胶色谱柱时，流动相中有机溶剂一般应不低于5%，否则易导致柱效下降、色谱系统不稳定。

正相色谱系统的流动相常用两种或两种以上的有机溶剂，如二氯甲烷和正己烷等。

2. 溶液的制备　按质量标准要求制备供试品溶液和对照品溶液。定量测定时，对照品溶液和供试品溶液均应分别配制2份。供试品溶液在注入色谱仪前，应经过0.45μm滤膜滤过。必要时，在配制供试品溶液前，样品需经提取净化，以免对色谱系统产生污染和干扰。

3. 仪器状态

（1）检查仪器的校验合格证　仪器应按规定周期进行校验，贴有校验合格证。在校验有效期内使用，数据才可能准确。

（2）检查仪器的使用记录和状态　仪器是否完好，仪器的开关位置是否处于关断位置。

（3）选择适宜的色谱柱并正确连接　根据质量标准规定和供试品及流动相的pH等性质选择适宜的色谱柱，将色谱柱接入系统，色谱柱进出口位置应与流动相的流向一致，检查色谱柱的使用记录，看封存色谱柱的溶剂与现用流动相能否互溶，如果不互溶应选择适宜的互溶溶剂进行过渡。

4. 系统适用性试验　为了保证检测结果的准确性，在采用高效液相色谱法测定时，除了要求对高效液相色谱仪定期检定并符合有关规定外，还要进行系统适用性试验。

系统适用性是指在测定样品之前，按品种项下规定，用规定的对照品溶液或规定的系统适用性溶液在规定的色谱系统进行试验，应符合规定。色谱系统的适用性试验通常包括理论板数、分离度、灵敏度、重复性和拖尾因子5个参数。其中，分离度和重复性尤为重要。

（1）色谱柱的理论板数（n）　用于评价色谱柱的效能。由于不同物质在同一色谱柱上的色谱行为不同，采用理论板数作为衡量柱效能的指标时，应指明测定物质，一般为待测组分或内标物质的理论板数。在规定条件下，注入供试品溶液或品种项下规定的溶液，记录色谱图，按下式计算理论板数：

$$n = 5.54 \times \left(\frac{t_R}{W_{h/2}}\right)^2 = 16 \times \left(\frac{t_R}{W}\right)^2 \qquad (2-11)$$

式中，t_R为保留时间；$W_{h/2}$为半峰宽；W为峰宽；t_R、$W_{h/2}$、W可用时间或长度计，但应取相同单位。

（2）分离度（R）　用于评价物质之间的分离程度的参数，是衡量色谱系统效能的关键指标。无论是定性鉴别还是定量分析，均要求待测峰与其他峰、内标峰或特定的杂质对照峰之间有较好的分离度。除另有规定外，待测组分与相邻共存物之间的分离度应大于1.5。

$$R = \frac{2 \times (t_{R_2} - t_{R_1})}{W_1 + W_2} \text{ 或 } R = \frac{2 \times (t_{R_2} - t_{R_1})}{1.70 \times (W_{1,h/2} + W_{2,h/2})} \qquad (2-12)$$

式中，t_{R_1}为相邻两峰中前一峰的保留时间；t_{R_2}为相邻两峰中后一峰的保留时间；W_1、W_2及$W_{1,h/2}$、$W_{2,h/2}$分别为此相邻两色谱峰的峰宽及半峰宽（图2-21）；t_{R_1}、t_{R_2}、W_1、W_2可用时间或长度计，但应取相同单位。

（3）灵敏度　用于评价色谱系统检测微量物质的能力，通常以信噪比（S/N）来表示。通过测定一系列不同浓度的供试品或对照品溶液来测定信噪比。定量测定时，信噪比应不小于10，定性测定时，信噪比应不小于3。系统适用性试验中可以

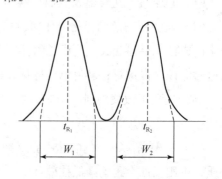

图2-21　分离度示意图

设置灵敏度实验溶液来评价色谱系统的检测能力。

（4）拖尾因子（T）　用于评价色谱峰的对称性。为保证分离效果和测量精度，应检查待测峰的拖尾因子是否符合各品种项下的规定。拖尾因子计算公式为：

$$T = \frac{W_{0.05h}}{2\,d_1} \qquad (2-13)$$

式中，$W_{0.05h}$ 为 5% 峰高处的峰宽；d_1 为峰顶在 5% 峰高处横坐标平行线的投影点至峰前沿与此平行线交点的距离（图 2-22）。

以峰高作定量参数时，除另有规定外，T 值应在 0.95 ~ 1.05 之间。

以峰面积作定量参数时，一般的峰拖尾或前伸不会影响峰面积积分，但严重拖尾会影响基线和色谱峰起止的判断和峰面积积分的准确性，此时应在品种正文项下对拖尾因子作出规定。

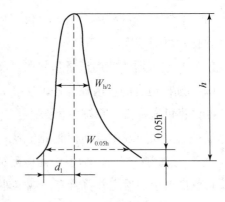

图 2-22　拖尾峰示意图

（5）重复性　用于评价色谱系统连续进样时响应值的重复性能。采用外标法时，通常取各品种项下的对照品溶液，连续进样 5 次，除另有规定外，其峰面积测量值的相对标准偏差（RSD）应不大于 2.0%；采用内标法时，通常配制相当于 80%、100% 和 120% 的对照品溶液，加入规定量的内标溶液，配成 3 种不同浓度的溶液，分别至少进样 2 次，计算平均校正因子。其相对标准偏差应不大于 2.0%。

（五）中药制剂检测中的应用

1. 鉴别　利用在相同的色谱条件下，相同物质的保留时间或相对保留时间相同，将纯物质和样品的保留时间或相对保留时间相互对照，进行鉴别分析。

2. 含量测定和杂质检查　由于高效液相色谱法分析样品不受沸点、热稳定性、分子量大小及有机物、无机物的限制，同时又具有分离、分析的功能，因此适合于复杂成分的分离分析，被广泛应用于中草药及中药制剂有效成分分离与含量测定。由于其还具有很高的灵敏度，可检测到纳克级水平的物质，因此可用于杂质检查。

（六）注意事项

1. 色谱柱使用和维护注意事项

（1）色谱柱与进样器及其出口端与检测器之间应尽量减少无效体积连接，减少扩散对分离影响。

（2）避免压力急剧变化及任何机械震动。开启输液泵时，要逐步加大至所需流速，避免流速急剧变化造成柱压突然变大，造成色谱柱固定相物理损坏，柱压的突然降低也会冲动柱内填料，因此在调节流速时应该缓慢进行；避免色谱柱从高处掉下，影响柱内的固定相产生裂缝。

（3）应逐渐改变溶剂的组成，特别是反相色谱中，不应直接从有机溶剂改变为全部是水，反之亦然。

（4）一般情况下，色谱柱不能反冲，只有生产者指明该柱可以反冲时才可以反冲除去留在柱头的杂质，否则反冲会迅速降低柱效。

（5）在对新柱或被污染柱进行冲洗时，应将其出口端与检测器脱开，避免污染检测器。

（6）根据流动相的性质（尤其是 pH）选择使用适宜的色谱柱，以避免固定相被破坏。以硅胶为基质的填料，流动相的 pH 应控制在 2 ~ 8 间。当 pH > 8 时，可使载体硅胶溶解；当 pH < 2 时，与硅胶相连的化学键合相易水解脱落。当色谱系统中需使用 pH > 8 的流动相时，应选用耐碱填充剂的色谱柱；当需使用 pH < 2 的流动相时，应选用耐酸填充剂的色谱柱。

（7）以硅胶为载体的键合固定相的使用温度通常不超过 40℃，为改善分离效果可适当提高色谱柱的使用温度，但不宜超过 60℃，如果超过 60℃，可能会导致色谱柱损坏无法使用。

（8）避免将基质复杂的样品尤其是生物样品直接注入柱内，需要对样品进行预处理或者在进样器和色谱柱之间连接一保护柱。保护柱一般是填有相似固定相的短柱。保护柱可以而且应该经常更换。

（9）保存 C_{18} 色谱柱时应将柱内充满乙腈或甲醇，柱接头要拧紧，防止溶剂挥发干燥柱床收缩或干枯。绝对禁止将缓冲溶液留在柱内静置过夜或更长时间。

2. 泵的注意事项

（1）防止任何固体微粒进入泵体，因为尘埃或其他任何杂质微粒都会磨损柱塞、密封环、缸体和单向阀，因此应预先除去流动相中的任何固体微粒。流动相除去颗粒物质的方法是用 0.45μm 滤膜滤过。

（2）泵的入口应连接砂滤棒（或片），输液泵的滤器应经常清洗或更换。

（3）流动相不应含有任何腐蚀性物质，含有缓冲液的流动相不应保留在泵内，如果将含缓冲液的流动相留在泵内，由于蒸发或泄漏，甚至只是由于溶液的静置，就可能析出盐的微细晶体，这些晶体将损坏密封环和柱塞等。

（4）泵工作时要留心防止溶剂瓶内的流动相被用完，否则空泵运转也会磨损柱塞、缸体或密封环，最终产生漏液。

（5）输液泵的工作压力不可超过规定的最高压力，否则会使高压密封环变形，产生漏液。

3. 六通阀进样器使用注意事项

（1）手柄处于 LOAD 和 INJECT 之间时，由于暂时堵住了流路，流路中压力骤增，再转到进样位，过高的压力在柱头上引起损坏，所以应尽快转动阀，不能停留在中途。

（2）在 HPLC 系统中进样使用的注射器针头是平头注射器。一方面，针头外侧紧贴进样器密封管内侧，密封性能好，不漏液，不引入空气；另一方面，也防止了针头刺坏密封组件及定子。

（3）六通阀进样器的进样方式有部分装液法和完全装液法两种。

（4）使用微量注射器定量时，进样量不宜超过定量环体积的 50%，如 20μl 的定量环最多进样 10μl 的样品，并且要求每次进样体积准确、相同；使用定量环定量时，进样量最少为定量环体积的 3 ~ 5 倍，即 20μl 的定量环最少进样 60 ~ 100μl 的样品，这样才能完全置换样品定量环内残留的溶液，达到所要求的精密度及重现性。推荐采用 100μl 的平头进样针配合 20μl 满环进样。

（5）进样样品要求无微粒，样品溶液均要用 0.45μm 的滤膜过滤。

4. 其他注意事项

（1）流动相配制应用色谱纯试剂，水应用高纯水，应用 0.45μm 滤膜过滤除去颗粒物质后还应脱气，以免在泵内产生气泡，影响流量的稳定性，如果有大量气泡，泵就无法正常工作。气泡进入色谱柱和检测器会出现柱压不稳和基线不稳，严重时无法正常检测。

（2）使用的流动相应与仪器系统的原保存溶剂能互溶，如不互溶，则先取下上次的色谱柱，用异丙醇冲洗过渡，进样器和检测器的流通池也注入异丙醇进行过渡，过渡完毕后，接上相应的色谱柱，换上本次使用的流动相，再进行操作。

（3）在分析完毕后，色谱流路系统，从泵、进样器、色谱柱到检测器流通池应充分冲洗，特别是用过含盐流动相的系统，更应注意先用水，再用甲醇–水充分冲洗，如发现泵漏液等较严重的情况，应请有经验的维修人员进行检查、维修。

（4）操作结束后应填写仪器使用记录和各色谱柱的使用记录，应包括本次测试药品及柱中的保存溶剂。

 知识链接

色谱法的含义

色谱分析法是一种同时具有分离和分析功能的方法。首先认识到这种色谱分离现象和分离方法大有可为的是俄国的植物学家茨维特，他的第一篇关于色谱法的论文发表在 1903 年华沙的《生物学杂志》上，1906 ~ 1910 年的论文发表在德国的《植物学杂志》上，在这几篇论文中，他详细地叙述了利用自己设计的色谱分析仪器，分离出胡萝卜素、叶绿素和叶黄素。他在研究植物色素时，在一根玻璃管的底部塞上一团棉花，在管中填入粉末吸附剂，例如碳酸钙等，然后把该吸附柱与吸滤瓶连接，把有色植物叶子的石油醚萃取液倾注到柱内的吸附剂上面，用纯净的石油醚洗脱。这样一来，植物叶中的几种色素就在柱上展开了，在玻璃管的不同部位产生色带，称为色谱。后来色谱法用于很多无色物质的分离检测，色谱已经失去了原来的意义，但色谱法的名字一直沿用。

二、气相色谱法

（一）概述

1. 定义　气相色谱法（GC）系采用气体为流动相（载气）流经装有填充剂的色谱柱进行分离测定的色谱方法。物质或其衍生物气化后，被载气带入色谱柱进行分离，各组分先后进入检测器，用数据处理系统记录色谱信号，完成对样品的定性定量分析。

2. 特点　分离效率高，选择性好。气相色谱柱具有较高的分离效能，可使一些理化性质相差很小的组分以及很复杂的混合物实现分离。检测灵敏度高，供试品用量少，操作简单，分析速度快。

3. 使用范围　适用于气体试样和受热易挥发（或衍生化后易挥发）且热稳定好的物质的分析。在中药制剂检测中可用于水分测定、乙醇量测定、甲醇量检查、农药残留量测定、挥发油测定以及其他挥发性成分的含量测定。一般不适用于不易挥发或受热易分解的物质。

（二）仪器的组成

气相色谱法所用的仪器为气相色谱仪，由载气源、进样部分、分离系统、检测系统和数据处理系统等组成（图 2 – 23）。

1. 载气源　气相色谱法的流动相为气体，称为载气，氦气、氮气和氢气可用作载气，可由高压钢瓶或高纯度气体发生器提供，经过适当的减压装置，以一定的流速经过进样器和色谱柱；根据供试品的性质和检测器种类选择载气，除另有规定外，常用载气为氮气。

气相色谱法中气体若含有杂质可能对色谱柱性能产生影响，还会增大检测器的噪声、缩小检测器的线性范围，严重者会污染检测器。因此，虽然使用了高纯的氮气、氢气，在实际应用中仍然要在气源和仪器之间连接气体净化装置。一般将变色硅胶、分子筛、活性炭按顺序分段填充干燥管，变色硅胶用于除去大量的水，分子筛除去微量的水、二氧化碳及其他有机杂质，活性炭吸附载气中的烃类化合物。净化剂在使用一段时间后会失效，应及时更换或活化，以保证气体的纯度。分子筛活化方法是将分子筛放入盘中，放入高温炉中400~600℃活化4~6小时。变色硅胶有变红的情况需进行活化，方法是将变色硅胶装入盘中，140℃加热2小时，硅胶颗粒由红变为蓝色即可再使用。

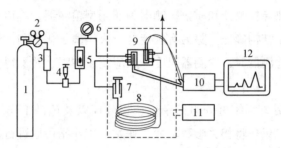

图2-23 气相色谱仪示意图

1. 载气钢瓶；2. 减压阀；3. 净化干燥管；4. 针形阀；5. 流量计；6. 压力表

7. 进样气化室；8. 色谱柱；9. 导热检测器；10. 放大器；11. 温度控制器；12. 记录仪

2. 进样系统 包括气化室和进样器。

（1）气化室 作用是将液体或固体供试品瞬间气化为蒸气。一般要求气化室无效空间小，热容量大，无催化效应即不使供试品分解。常用金属块制成气化室。为了避免气化的供试品与金属接触产生分解，一般气化室装有石英或玻璃衬管以便及时清洗更换。

（2）进样器 按进样方式一般可采用溶液直接进样、自动进样或顶空进样。

溶液直接进样采用尖头的微量注射器、微量进样阀或有分流装置的气化室进样；采用溶液直接手动进样或自动进样时，进样口温度应高于柱温30~50℃；进样量一般不超过数微升；柱径越细，进样量应越少，采用毛细管柱时，一般应分流以免过载。

顶空进样适用于固体和液体供试品中挥发性组分的分离和测定。将固态或液态的供试品制成供试液后，置于密闭小瓶中，在恒温控制的加热室中加热至供试品中挥发性组分在液态和气态达到平衡后，由进样器自动吸取一定体积的顶空气注入色谱柱中。气相色谱顶空进样技术广泛应用于药物中的残留有机溶剂分析。顶空进样通过样品基质上方的气体成分来测定这些组分在原样品中的含量，是一种简单而有效的样品净化方法，避免了基质的影响。

3. 分离系统 包括色谱柱和柱温箱。

（1）色谱柱 分为填充柱和毛细管柱。填充柱的材质为不锈钢或玻璃，内径为2~4mm，长为2~4m，吸附剂、高分子多孔小球或涂渍固定液的载体，粒径为0.18~0.15mm或0.125~0.15mm。常用载体为经酸洗并硅烷化处理的硅藻土或高分子多孔小球，常用固定液有甲基聚硅氧烷、聚乙二醇等。毛细管柱的材质为玻璃或石英，内壁或载体经涂渍或交联固定液，内径一般为0.25mm、0.32mm或0.53mm，柱长5~60m，固定液膜厚0.1~0.5μm，常用的固定液有甲基聚硅氧烷、不同比例组成的苯基甲基聚硅氧烷、聚乙二醇等。

新填充柱和毛细管柱在使用前需老化处理，以除去残留溶剂及易流失的物质。色谱柱如长期不用，使用前应老化处理，使基线稳定。

（2）柱温箱 由于柱温箱温度的波动会影响色谱分析结果的重现性，因此柱温箱控温精度应在±1℃，且温度波动小于每小时0.1℃。温度控制系统分为恒温和程序升温两种。恒温系统多用于单一成分或成分简单的样品，而程序升温适用于多组分复杂样品或宽沸程混合物分析。

4. 检测器 适合气相色谱法的检测器有火焰离子化检测器（FID）、热导检测器（TCD）、氮磷检测器（NPD）、火焰光度检测器（FPD）、电子捕获检测器（ECD）、质谱检测器（MS）等。

火焰离子化检测器对碳氢化合物响应良好，适合检测大多数的药物，为最常用的检测器；氮磷检测器对含氮、磷元素的化合物灵敏度高；火焰光度检测器对含磷、硫元素的化合物灵敏度高；电子捕获检测器适于含卤素的化合物；热导检测器和质谱检测器为通用型检测器，质谱检测器还能给出供试品某个成分相应的结构信息，可用于结构确证。除另有规定外，火焰离子化检测器用氢气作为燃气，空气作为助燃气。在使用火焰离子化检测器时，检测器温度一般应高于柱温，并不得低于150℃，以免水汽凝结，通常为250～350℃。

5. 数据处理系统 数据处理系统可分为记录仪、积分仪以及色谱工作站等。现在多采用色谱工作站软件进行计算机自动控制，只要将相关参数输入工作站，工作站可以进行数据采集、处理和数据分析并可自动完成。不同工作站操作界面不尽相同。

 知识链接 ....

色谱柱的老化、维护与保存

毛细管柱的老化、维护与保存与填充柱一样，新色谱柱需要老化，以除去残留溶剂及低分子量的聚合物。此外，用过一段时间的柱内会滞留一些高沸点组分，也应定期老化，尤其是出现基线波动或漂移，某些色谱峰开始拖尾时或出现鬼峰，此时也需要对色谱柱进行老化。应该进行老化以除去样品中的难挥发物在柱头的积累。为了延长柱的使用寿命，要用高纯度的载气，载气中的氧气含量不宜高于10^{-6}（g/g），并且利用净化器除去气体中的氧气和碳氢化合物杂质，定期更换气体净化器填料，毛细管柱要及时更换密封垫以确保整个系统必须没有泄漏，并且要确保样品中不存在非挥发性物质，因为氧和污染物对固定液的分解有催化作用，会导致柱流失增强。毛细管柱的前端及末端数厘米最易损坏，如不挥发物的积累、进样溶剂的侵蚀、高温以及机械损伤等。可以在装柱之前切除这段受损害的部分，由于长度仅数厘米，不至于影响总的柱效，切除时切口应平整。

（三）操作前准备

1. 样品溶液和对照品溶液的制备 按标准要求制备供试品溶液和对照品溶液。

定量测定时，对照品溶液和供试品溶液均应分别配制2份。供试品溶液在注入色谱仪前，应经过0.45μm滤膜滤过。必要时，在配制供试品溶液前，样品需经提取净化，以免对色谱系统产生污染和干扰。具体操作按药品标准项下要求进行。

2. 仪器检查

（1）首先检查校验合格证，仪器应按规定周期进行校验并贴有检验合格证，并在校验有效期内使用，数据才可能准确。

（2）检查仪器的使用记录和状态，仪器是否完好，仪器的开关位置是否处于关断位置。

（3）根据药品标准规定的色谱条件，选择适宜的色谱柱，柱的两端应堵有盲堵，取下盲堵，分清入口端及出口端，套好石墨密封圈及固定螺母，小心装于仪器上，拧紧固定螺母，但也勿过紧，以不漏气为合适。换下的色谱柱，应堵上盲堵保存。

（4）开启载气钢瓶上总阀，调节减压阀至规定压力。注意，如果采用氮气发生器作为载气气源，则应提前 2~3 小时打开氮气发生器进行平衡。

（5）用肥皂水检查柱连接处是否漏气，如有漏气应检查柱两端的石墨密封圈或再略加紧固定螺母。

3. 系统适用性试验 为了保证检测结果的准确性，在采用气相色谱法测定时，除了要求对气相色谱仪定期检定并符合有关规定外，还要进行系统适用性试验。色谱系统的适用性试验通常包括理论板数、分离度、灵敏度、重复性和拖尾因子 5 个参数。在测定样品之前，按品种项下规定进行测定。不符合规定不得进行样品测定，否则数据无效。除品种项下特殊要求外，一般要求同高效液相色谱法项下的系统适用性试验。

（四）中药制剂检测中的应用

气相色谱法在中药制剂检测中可用于鉴别、检查、含量测定。

1. 鉴别 气相色谱法鉴别，适用于有挥发性、热稳定的物质鉴别，利用同一物质在相同色谱条件下保留时间相同进行定性。

2. 检查、含量测定 气相色谱法虽然只适用于挥发性、热稳定的物质，但可常用来测定甲醇量、乙醇量及挥发油的含量，还可以测定特定的杂质如农药残留量以及溶媒残留量。《中国药典》收载有内标法、外标法、面积归一化法、标准溶液加入法 4 种定量方法。

（五）注意事项

（1）主机与记录仪等接地良好。仪器稳定性的好坏直接与接地有关。

（2）要注意经常活化或更换气体净化器中的填料。

（3）由于电子捕获检测器对载气中的氧特别敏感，而氮气发生器产生的氮气中氧的含量较高，所以采用电子捕获检测器时，不宜用氮气发生器作为载气气源，应该采用高纯氮钢瓶作为气源。

（4）任何一种检测器，启动仪器前应先通载气。

（5）气路系统最常出现的问题是泄漏。一旦某处发生泄漏，轻则影响仪器正常工作，重则造成意外事故（如氢气泄漏可能引起爆炸），所以要注意经常检漏。

（6）钢瓶压力较低时应停止使用，以免造成压力不稳及纯度下降。

（7）为了安全，建议将氢气、氧气气瓶分开放置，也最好不要与气相色谱仪同室放置。

（8）对于带有自动点火功能的仪器来说，有时工作站已显示点火成功，但是实际没有点火，所以每次实验都应该用玻璃片进行检视，以确保点火成功。

（9）氢气是易燃易爆气体，所以在操作中要特别小心。无论什么原因导致火焰熄灭时，应尽快关闭氢气阀门，直到排除了故障。重新点火时，再打开氢气阀门。高档仪器有自动检测和保护功能，火焰熄灭时可自动关闭氢气。

（10）使用微量注射器时，勿将注射塞拉过规定的位置，以免造成注射器密封性变差甚至损坏。

（11）手动进样时注射速度要快。注射速度慢时会使供试品的汽化过程变长，导致供试品进入色谱柱的初始谱带变宽。

（12）微量注射器使用后，应用适宜的溶剂清洗干净，水洗过的微量注射器存放前再吸取甲醇润洗，以免生锈。

（13）购买色谱柱前与厂家沟通色谱柱型号和所要求的条件，确保色谱柱型号合适。

（14）新购买的色谱柱一定要先测试柱性能合格，再用于分析供试品。测试方法可采用色谱柱厂家说明书给定的测试方法，也可以采用自定的测试 SOP 进行测试，如不合格，可以退货或更换新色谱柱，以避免不必要的经济损失。

（15）暂时不用的色谱柱从仪器上卸下后，柱两端应当用一块硅橡胶堵上，并放在相应的柱包装盒中，以免柱头被污染。

（16）新色谱柱需要老化后再使用。色谱柱使用一段时间后，柱内会滞留一些高沸点组分，这时基线可能出现波动或出现鬼峰，此时也需要对色谱柱进行老化。

（17）色谱柱老化前，应将色谱柱后管路与检测器断开，以免仪器管路与检测器污染。

（18）为防止检测器被污染，检测器温度设置不应低于色谱柱实际工作的最高温度。检测器被污染，轻则灵敏度明显下降或噪声增大，重则点不着火。

（19）每次关机前都应将柱箱温度降到40℃以下，然后再关电源和载气。温度高时切断载气，可能会导致空气扩散进入柱管，空气中氧气会造成固定液的氧化降解。

📱 知识链接

联用技术

质谱（又叫质谱法）是一种与光谱并列的谱学方法，通常意义上是指广泛应用于各个学科领域中通过制备、分离、检测气相离子来鉴定化合物的一种专门技术。质谱法在一次分析中可提供丰富的结构信息，将分离技术与质谱法联用是分离科学方法中的一项突破性进展。常用的联用技术有液相色谱 - 质谱联用和气相色谱 - 质谱联用两种。

液相色谱 - 质谱联用仪（LC - MS）将高分离能力、使用范围极广的液相色谱分离技术（包括毛细管高效液相色谱、高效毛细管电泳）与灵敏度高、专属性强的质谱技术结合起来，成为一种强有力、多用途的定性、定量分析工具。目前，液相色谱 - 质谱联用法在药学领域主要应用于：药物（包括生物大分子）结构信息的获取、分子质量的确定；药物质量控制（尤其是药物杂质、异构体、药物稳定性及降解产物研究）；药物的体内过程分析、药物代谢产物研究、临床血药浓度检测；代谢组学、蛋白组学药物筛选研究等。

气相色谱 - 质谱联用仪（GC - MS）将高效的气相色谱分离技术与能够提供丰富结构信息和专属性定量结果的质谱技术相结合，广泛应用于易挥发的或经衍生化处理后易挥发的有机物分析。

GC - MS 法与 LC - MS 法互补，已成为药物研究、生产、质量控制、临床检测的重要技术手段。

目标检测

答案解析

一、单项选择题

1. 在紫外 - 可见分光光度计中，用于紫外波段的光源是（　　　）

    A. 钨灯　　　　　　　　　　　　B. 卤钨灯

    C. 氘灯　　　　　　　　　　　　D. 能斯特光源

2. 紫外 - 可见分光光度法的定性依据为（　　　）

    A. 物质分子对光的选择性吸收　　B. 胡克定律

    C. 反射定律　　　　　　　　　　D. 朗伯 - 比尔定律

3. 紫外 - 可见分光光度法所选用的光源与比色皿的搭配正确的是（　　　）

A. 氘灯与石英比色皿　　　　　　　　B. 氖灯与石英比色皿

C. 氘灯与玻璃比色皿　　　　　　　　D. 氖灯与玻璃比色皿

4. 下列操作中，不正确的是（　　　）

　　A. 拿比色皿时用手捏住比色皿的毛面，切勿触及透光面

　　B. 比色皿外壁的液体要用细而软的吸水纸吸干，不能用力擦拭，以保护透光面

　　C. 在测定一系列溶液的吸光度时，按从稀到浓的顺序进行以减小误差

　　D. 被测液要倒满比色皿，以保证光路完全通过溶液

5. 吸光度读数在（　　　）范围内，测量较准确

　　A. 0～1.0　　　　　　　　　　　　B. 0.3～0.7

　　C. 0～0.8　　　　　　　　　　　　D. 0.15～1.5

6. 原子吸收分光光度计光源是（　　　）

　　A. 氖灯　　　　　　　　　　　　　B. 白炽灯

　　C. 空心阴极灯　　　　　　　　　　D. 氘灯

7. 原子吸收光谱中光源的作用是（　　　）

　　A. 产生原子吸收所需要的共振辐射　　B. 产生紫外光

　　C. 提供试样蒸发和激发所需能量　　　D. 产生足够强度散射光

8. 原子吸收分光光度法的检测对象是（　　　）

　　A. 卤化物　　　　　　　　　　　　B. 生物碱

　　C. 金属元素和部分非金属元素　　　　D. 烷烃

9. 在高效液相色谱流程中，试样混合物在（　　　）中被分离

　　A. 检测器　　　　　　　　　　　　B. 记录器

　　C. 色谱柱　　　　　　　　　　　　D. 进样器

10. 液相色谱中通用型检测器是（　　　）

　　A. 紫外吸收检测器　　　　　　　　B. 示差折光检测器

　　C. 热导池检测器　　　　　　　　　D. 氢焰检测器

11. 高效液相色谱法用于中药制剂的含量测定时，定量的依据一般是（　　　）

　　A. 峰面积或峰高　　　　　　　　　B. 保留时间

　　C. 容量因子　　　　　　　　　　　D. 拖尾因子

12. 高效液相色谱法检测中药制剂时最常用的色谱柱填料是（　　　）

　　A. 八烷基键合硅胶　　　　　　　　B. 硅胶

　　C. 十八烷基硅烷键合硅胶　　　　　D. 氨基键合硅胶

13. 气相色谱法鉴别时，用于定性的参数是（　　　）

　　A. 峰面积或峰高　　　　　　　　　B. 保留时间

　　C. 理论板数　　　　　　　　　　　D. 拖尾因子

14. 下列气体中，不能用作气相色谱法载气的是（　　　）

　　A. 氮气　　　　　　　　　　　　　B. 氢气

　　C. 氧气　　　　　　　　　　　　　D. 氦气

15. 下列方法中，不属于气相色谱定量分析方法的是（　　　）

A. 峰面积测量   B. 峰高测量

C. 标准曲线法   D. 相对保留值测量

二、填空题

1. 气相色谱分析中用氢焰离子化检测器作检测器时，使用_____作载气，检测灵敏度_____。

2. 气相色谱仪由如下五个系统组成：_____、_____、_____、_____、_____。

3. 高压液相色谱仪的工作过程是：当试样进入进样器时，经进样器的溶剂将试样带入_____分离，被分离后的试样按先后顺序进入_____，它将物质的浓度信号变成_____，由记录仪记录下来，即得到一张液相色谱图。

三、简答题

1. 紫外 – 可见分光光度计由哪几部分构成？它的使用过程中注意哪些事项？

2. 为什么作为高效液相色谱仪的流动相在使用前必须过滤、脱气？

书网融合……

知识回顾   微课   习题

学习引导

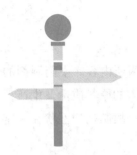

中药制剂鉴别是运用一定分析方法和技术检验中药制剂的真伪，是中药制剂检验工作的首要任务，只有在鉴别项符合规定的前提下，进行其他检验项目才具有实际意义。中药制剂鉴别包括显微特征和理化鉴别等方法，结合性状项下，各方法之间相互补充、相互佐证。那么中药制剂的鉴别方法有哪些？它们各自有何特点？

本章主要介绍中药制剂的性状、显微鉴别法和理化鉴别法的原理和方法。

学习目标

1. **掌握**　显微鉴别法和薄层色谱法鉴别的原理和方法。

2. **熟悉**　外观性状观测方法；化学反应法鉴别的原理；气相色谱法鉴别和高效液相色谱法鉴别的原理和方法。

3. **了解**　紫外－可见分光光度法鉴别的原理和方法。

实例分析 3-1

实例　三七粉真假辨别方法：①取少量样品，置于方便得到的容器中，加水 10 倍搅拌，很快出现泡沫者为真品；②将其粉末放入少量猪血内，如发现猪血化成水状，此为真品，因为三七所含皂苷成分有溶血作用，所以对跌打损伤瘀血有特效。如不能溶血的不是真品。

问题　1. 上述方法能否判断是真的三七粉？

　　　　2. 用什么方法才能判断是否是三七粉？

答案解析

中药制剂的鉴别系指根据中药制剂的性状、组方中各单味药材的组织学特征及所含化学物质的理化性质，利用一定的方法来确定中药制剂中原料药的组成，从而判断该制剂的真伪。鉴别方法包括性状、显微鉴别法和理化鉴别法，其中理化鉴别法包括化学反应法、分光光度法、色谱法等鉴别方法。

中药制剂化学成分非常复杂，干扰因素较多，大多数中药制剂的鉴别需要采用多种鉴别方法进行综合分析，才能判断药物的真伪。

《中国药典》各品种项下的鉴别方法，仅适用于贮藏在有标签容器中的药物，用于证实是否为其所标示的物质。

第一节 性 状

实例分析 3-2

实例 据医药经济报报道，李飞曾对数千份药品（不包括中药材和中药饮片）不合格报告进行分析表明，有部分报告显示性状不合格。

问题 1. 性状包括哪些方面？

2. 性状不合格有何危害？

答案解析

中药制剂的性状项目包括《中国药典》中的"性状"与"物理常数"两项内容。中药制剂的性状项下记载了剂型及内容物的颜色、气、味等方面，中药制剂的性状往往与投入的原料质量及生产工艺有关，原料药材质量有保证，生产工艺恒定，则成品的性状应该是基本一致的，故制剂的性状在一定程度上可反映药品的质量特性。毒、麻、外用药等不描述味。

少数中药制剂还需要测定其物理常数，如折光率、比旋度、凝点、熔点、相对密度、pH 等。

一、方法 微课 1

（一）外观性状观测

"性状"系指将制剂除去包装、包衣或胶囊壳后的形状（形态）、色泽及气味等特征，初步判断中药制剂的真伪。

1. 色泽 指制剂在日光下呈现的颜色，制剂的色泽描述应准确。当以两种色调复合描述制剂的色泽时，应以后面一种颜色为主，如红棕色，以棕色为主；棕红色，即以红色为主。当所描述的制剂具有两种不同颜色时，一般将常见的或质量好的颜色写在前面，如大山楂丸为棕红色或褐色。有的制剂在贮藏期间颜色会变深，可根据实际情况规定颜色变化幅度，将两种颜色用"至"连接，如参苓白术散的颜色为黄色至灰黄色。

2. 形态 指中药制剂具有的物理聚集态。同一形态的药物，也有多种描述方法，如液体的形态包括黏稠液体、液体、澄清液体、澄明液体等。药物形态发生改变，可能是由于质变、掺杂等引起。

3. 形状 制剂的形状与生产设备的模具有关，如栓剂可分为球形、圆锥形、鱼雷形、卵形、鸭嘴形等。

4. 气 制剂的气是靠嗅觉获取的，可分为香、芳香、清香、腥、臭、特异等。当气味不明显时，可用气微表示；当香气浓厚时，用芳香浓郁来表示。

5. 味 制剂的味是靠味觉获取的，味可分为甜、酸、苦、辛、凉、涩、咸、辣、麻等。也可用混合味如清凉、辛凉、麻辣等进行描述。

6. 其他 当含有滑石的制剂时，手捻有滑腻感；有些因工艺和药物组成的原因具有光泽感等。

（二）物理常数测定

物理常数包括相对密度、馏程、熔点、凝点、比旋度、折光率、黏度、吸收系数、碘值、皂化值和酸值等；测定物理常数不仅对药品具有鉴别的意义，还可反映药品的纯杂程度。物理常数在药品标准中放在该药品的"性状"项下，测定方法收载在《中国药典》通则中。

例如，《中国药典》一部收载的牡荆油胶丸，折光率应为 1.485～1.500。

（三）记录

应描述供试品的颜色和外形。如：本品为白色片；本品为糖衣片，除去包衣后显深褐色；本品为红棕色的液体等。

对外观异常者（如变色、异臭、潮解、碎片、花斑等），要详细描述。

（四）结果判定

外观性状与质量标准内容一致的，判为符合规定；否则，判为不符合规定。

二、实例

中药制剂的剂型不同，其性状描述不尽相同。见表 3-1。

表 3-1　中药制剂常见剂型及性状描述

剂型	性状	实例
片剂	圆形或异形的片状固体制剂 外观应完整光洁、色泽均匀，有适宜的硬度和耐磨性	三黄片：本品为糖衣片或薄膜衣片，除去包衣后显棕色；味苦，微涩
注射剂	无菌制剂。分为注射液、注射用无菌粉末、注射用浓溶液 注射液：无菌液体制剂；溶液型注射液应澄清；乳状液型不得有相分离现象 注射用无菌粉末：无菌粉末或无菌块状物 注射用浓溶液：无菌浓缩液	灯盏细辛注射液：本品为棕色的澄明液体 注射用双黄连（冻干）：本品为黄棕色的无定形粉末或疏松固体状物；有引湿性
胶囊剂	固体制剂 硬胶囊内容物：均匀粉末、颗粒、小片、小丸、半固体或液体等，充填于空心胶囊中的胶囊剂 软胶囊内容物：溶液、混悬液、乳状液或半固体，密封于软质囊材中的胶囊剂 应整洁，不得有黏结、变形、渗漏或囊壳破裂等现象，并应无异臭	牛黄上清胶囊：本品为硬胶囊，内容物为棕黄色至深棕色的粉末；气香，味苦 十滴水软胶囊：本品为棕色的软胶囊，内容物为含有少量悬浮固体浸膏的黄色油状液体；气芳香，味辛辣
颗粒剂	干燥颗粒状制剂 应干燥，颗粒均匀，色泽一致，无吸潮、软化、结块、潮解等现象	一清颗粒：本品为黄褐色的颗粒；味微甜、苦
栓剂	固体制剂。分为直肠栓、阴道栓和尿道栓 原料药物与基质应混合均匀，其外形应完整光滑并应有适宜的硬度	麝香痔疮栓：本品为灰黄色至棕褐色弹头形或鱼雷形的栓剂；气清香
丸剂	球形或类球形固体制剂。包括蜜丸、水蜜丸、水丸、糊丸、蜡丸、浓缩丸、滴丸和糖丸等 外观应圆整，大小、色泽应均匀，无粘连现象。蜡丸表面应光滑无裂纹，丸内不得有蜡点和颗粒。滴丸表面应无冷凝介质黏附	大山楂丸：本品为棕红色或褐色的大蜜丸；味酸、甜 参茸保胎丸：本品为深褐色的水蜜丸；味甜、微辛 二十五味松石丸：本品为黑色的水丸；气香，味苦、涩
散剂	干燥粉末状制剂 应干燥、疏松、混合均匀、色泽一致	活血止痛散：本品为灰褐色的粉末；气香，味辛、苦、凉
糖浆剂	浓蔗糖水溶液 除另有规定外，糖浆剂应澄清。在贮存期间不得有发霉、酸败、产生气体或其他变质现象，允许有少量摇之易散的沉淀	川贝枇杷糖浆：本品为棕红色的黏稠液体；气香，味甜、微苦、凉
酊剂	澄清液体制剂 除另有规定外，酊剂应澄清。酊剂组分无显著变化的前提下，久置允许有少量摇之易散的沉淀	藿香正气水：本品为深棕色的澄清液体（贮存略有沉淀）；味辛、苦
贴膏剂	薄片状柔性制剂。包括凝胶贴膏（原巴布膏剂或凝胶膏剂）和橡胶贴膏（橡胶膏剂） 膏料涂布均匀，膏面应光洁、色泽一致，贴膏剂应无脱膏、失黏现象；背衬面应平整、洁净、无漏膏现象	伤湿止痛膏：本品为淡黄绿色至淡黄色的片状橡胶膏；气芳香 红药贴膏：本品为淡红色片状橡胶膏，气芳香

续表

剂型	性状	实例
合剂	口服液体制剂 应澄清，允许有少量摇之易散的沉淀。单剂量灌装者也可称"口服液"	小青龙合剂：本品为棕褐色至棕黑色的液体；气微香，味甜、微辛 清开灵口服液：本品为棕红色的液体；味甜、微苦
锭剂	固体制剂 应平整光滑、色泽一致，无皱缩、飞边、裂隙、变形及空心	万应锭：本品为黑色光亮的球形小锭；气芳香，味苦，有清凉感
煎膏剂 （膏滋）	半流体制剂 应无焦臭、异味，无糖的结晶析出	山东阿胶膏：本品为棕褐色稠厚的半流体；味甜
胶剂	固体块状内服制剂 应为色泽均匀，无异常臭味的半透明固体。溶于热水后应无异物	阿胶：本品呈长方形块、方形块或丁状。棕色至黑褐色，有光泽。质硬而脆，断面光亮，碎片对光照视呈棕色半透明状。气微　味微甘
酒剂	澄清液体制剂 在贮存期间允许有少量摇之易散的沉淀	舒筋活络酒：本品为棕红色的澄清液体；气香，味微甜、略苦
膏药	外用制剂。有黑膏药、白膏药 膏体应油润细腻、光亮、老嫩适度、摊涂均匀、无飞边缺口，加温后能粘贴于皮肤上且不移动。黑膏药应乌黑、无红斑；白膏药应无白点	狗皮膏：本品为摊于兽皮或布上的黑膏药
露剂	芳香水剂 应澄清，不得有沉淀和杂质等。露剂应具有与原有药物相同的气味，不得有异臭	金银花露：本品为无色至淡黄色的透明液体；气芳香，味微甜或甜
茶剂	内服制剂。可分为块状茶剂、袋装茶剂和煎煮茶剂	复方消食茶：本品为淡棕色至棕色的块状物；味甜

即学即练 3-1

中药制剂中可测定的物理常数一般不包括（　　　）

答案解析　A. 折光率　　　　B. 相对密度　　　　C. 比旋度　　　　D. 吸光度

第二节　显微鉴别法

PPT

 实例分析 3-3

实例　2017 年山东省药品监督管理部门对董家骨科诊所配制的 1 批次灵术活血胶囊进行抽检，结果发现其显微特征不符合规定。对不符合规定的药品，药品监督管理部门已依法采取查封、扣押、暂停销售、产品召回等控制措施，并依据相关法律法规对生产企业和被抽样单位进行查处。

　　问题　1. 如何判断中药制剂的显微鉴别是否符合规定？

　　　　　　2. 显微鉴别结果不符合规定，说明什么问题？

答案解析

一、概述

　　中药制剂的显微鉴别法是指利用显微镜来观察中药制剂中饮片的组织、细胞或内含物等特征进行鉴别的方法。显微鉴别法操作简单、快速、准确，是中药制剂鉴别的常用方法之一，适用于含饮片粉末的中药制剂，如片剂、散剂、丸剂等。对于用饮片提取物制成的制剂，如口服液、酊剂等，由于饮片原有的组织结构被破坏，故不能采用显微鉴别法进行鉴别。

《中国药典》中所有含饮片粉末的中药制剂都增加或修订了显微鉴别内容。显微鉴别应分析处方，选用能相互区别、互不干扰且能表明该饮片存在的显微特征作为鉴定依据。一般选择主药、贵重药或易混乱品种重点观察。

二、方法

（一）仪器与用具

显微镜、刀片、镊子、研钵、酒精灯、铁三角架、石棉网、滴瓶、试管、试管架、滴管、玻璃棒（粗与细）、载玻片、盖玻片、量筒、铅笔（HB、4H 或 6H）、滤纸、火柴等。

（二）试药与试液

水合氯醛试液、甘油醋酸试液、甘油乙醇试液等。

（三）操作方法

1. 制片

（1）供试品粉末制备　按剂型不同，分别处理供试品，部分剂型的粉末制备方法见表 3 - 2。

表 3 - 2　部分剂型粉末制备方法

剂型	供试品粉末制备
散剂、胶囊剂	取适量粉末（应研细），装片
片剂	取 2 ~ 3 片（包衣者除去包衣），研碎后取少量粉末装片
蜜丸	将药丸切开，从切面由外至中央挑取适量或用水脱蜜后，吸取沉淀物少量装片
水丸、糊丸、水蜜丸	取数丸，置研钵中研成粉末，取适量粉末装片
锭剂	取 1 ~ 2 锭，置研钵中研成粉末，取适量粉末片

（2）制片　挑取供试品粉末（必要时过四号筛）少许，置载玻片上，滴加甘油醋酸试液、水合氯醛试液或其他适宜的试液，盖上盖玻片。必要时，加热透化。根据观察对象不同，分别制片 1 ~ 5 片。

水合氯醛试液能使干缩的细胞膨胀，并可溶解淀粉粒、蛋白质、叶绿素（体）、树脂、挥发油等，较能清晰地观察组织结构及草酸钙结晶。水合氯醛透化后不待放冷即滴加甘油乙醇液，以防水合氯醛析出结晶而影响观察。

2. 观察　中药制剂的成分非常复杂，为便于观察，常将制剂粉末或提取液滴加适当的化学试剂后制成标本，利用显微镜观察细胞壁、细胞内含物或某些化学成分出现的变色、溶解、产生结晶或气泡等现象，以对中药制剂进行真伪鉴别。细胞内含物及细胞壁性质的显微鉴别见表 3 - 3。

表 3 - 3　显微鉴别现象表

细胞内含物及细胞壁		检定观察
细胞壁	木质化	加间苯三酚试液 1 ~ 2 滴，稍放置，加盐酸 1 滴，因木质化程度不同，显红色或紫红色
	木栓化或角质化	加苏丹Ⅲ试液，稍放置或微热，显橘红色或红色
	纤维素	加氯化锌碘试液，或先加碘试液湿润后，稍放置，再加硫酸（33→50），显蓝色或紫色
	硅质化	加硫酸无变化

细胞内含物及细胞壁		检定观察
细胞内含物	淀粉粒	加碘试液，显蓝色或紫色
		用甘油醋酸试液装片，置偏光显微镜下观察，未糊化的淀粉粒显偏光现象；已糊化的无偏光现象
	糊粉粒	加碘试液，显棕色或黄棕色
		加硝酸汞试液，显砖红色。红色。材料中如含有多量脂肪油，应先用乙醚或石油醚脱脂后进行试验
	脂肪油、挥发油、树脂	加苏丹Ⅲ试液，显橘红色、红色或紫红色
		加90%的乙醇，脂肪油和树脂不溶解（蓖麻油和巴豆油例外），挥发油则溶解
	菊糖	加10%α–萘酚乙醇溶液，再加硫酸，显紫红色并溶解
	黏液	加钌红试液，显红色
	草酸钙结晶	加稀醋酸不溶解，加稀盐酸溶解而无气泡产生
		加硫酸溶液（1→2）逐渐溶解，片刻后析出针状硫酸钙结晶
	碳酸钙结晶（钟乳体）	加稀盐酸溶解，同时有气泡产生
	硅质	加硫酸不溶解

3. 测量 显微测量是应用显微量尺在显微镜下测量细胞及细胞内含物等大小的一种方法，是中药制剂显微鉴别的重要手段之一。测量可用目镜测微尺进行。如一捻金的显微鉴别：取本品，置显微镜下观察，草酸钙簇晶大，直径 $60 \sim 140 \mu m$（大黄）；草酸钙簇晶直径 $20 \sim 68 \mu m$，棱角锐尖（人参）。

4. 注意事项

（1）中药制剂的显微鉴别仅限于含饮片粉末入药的剂型。

（2）显微鉴别时，应选取药材在该制剂中易观察到的、专属性强的 $1 \sim 2$ 个显微特征作为鉴别依据，两味或两味以上药材所共有的显微特征不能作为鉴别指标。

（3）中药制剂的原料药材包括植物药、动物药、矿物药，来源于相同药用部分的药材显微特征具有一定的规律性，在显微鉴别时，应根据处方原料的来源，有重点地进行观察，提高鉴别的准确性。

（4）装片时所选用的试液，一般与原药材粉末显微鉴别相同，如用甘油醋酸试液、稀甘油或其他试液装片观察淀粉粒；用水合氯醛装片不加热观察菊糖；用水合氯醛加热透化后观察细胞组织特征。

（四）记录

除用文字详细描述组织特征外，可根据需要用 HB、4H 或 6H 铅笔绘制简图，并标出各特征组织的名称。

中药制剂粉末的特征组织图中，应着重描述特殊的组织细胞和含有物，如未能检出某应有药味的特征组织，应注明"未检出××"；如检出不应有的某药味，则应画出其显微特征图，并注明"检出不应有的××"。

（五）结果判定

规定的显微特征全部检出，判为符合规定；否则，判为不符合规定。

（六）实例

实例一　三黄片的显微鉴别

检验依据为《中国药典》2020 年版一部 517 页【鉴别】（1）。

[处方] 大黄300g　盐酸小檗碱5g　黄芩浸膏21g

[制法] 以上三味，黄芩浸膏系取黄芩，加水煎煮三次，第一次1.5小时，第二次1小时，第三次40分钟，合并煎液，滤过，滤液用盐酸调节pH至1～2，静置1小时，取沉淀，用水洗涤使pH至5～7，烘干，粉碎成细粉。取大黄150g，粉碎成细粉；剩余大黄粉碎成粗粉，用30%乙醇回流提取三次，滤过，合并滤液，回收乙醇并减压浓缩成稠膏，加入大黄细粉、盐酸小檗碱细粉、黄芩浸膏细粉及适量辅料，混匀，制成颗粒，干燥，压制成1000片，包糖衣或薄膜衣；或压制成500片，包薄膜衣，即得。

[鉴别] （1）取本品，置显微镜下观察：草酸钙簇晶大，直径60～140μm（大黄）。

显微特征图见图3-1。

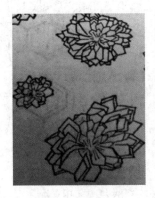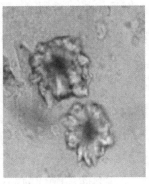

图3-1　三黄片显微特征图

实例二　小儿清热片的显微鉴别

检验依据为《中国药典》2020年版一部586页【鉴别】（1）。

[处方] 黄柏117.6g　灯心草23.5g　栀子117.6g　钩藤47g　雄黄47g　黄连70.6g　朱砂23.5g　龙胆47g　黄芩117.6g　大黄47g　薄荷素油0.47g

[制法] 以上十一味，除薄荷素油外，朱砂、雄黄分别水飞成极细粉；黄连、大黄粉碎成细粉；黄柏、龙胆用70%乙醇渗漉，收集渗漉液，回收乙醇，浓缩成稠膏；其余灯心草等四味加水煎煮两次，每次2小时，合并煎液，滤过，滤液浓缩成稠膏，与上述稠膏与粉末混匀，干燥，粉碎，制成颗粒，干燥，加入上述薄荷素油，压制成1000片，包糖衣，即得。

[鉴别] 取2～3片，除去糖衣，置乳钵中研成粉末，取适量粉末装片，置显微镜下观察：纤维束鲜黄色，壁稍厚，纹孔明显（黄连）。不规则碎块金黄色或橙黄色，有光泽（雄黄）。不规则细小颗粒暗棕红色，有光泽，边缘暗黑色（朱砂）。草酸钙簇晶大，直径60～140μm（大黄）。

显微特征图见图3-2。

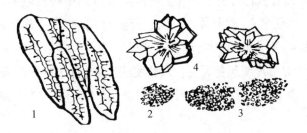

图3-2　小儿清热片显微特征图

1.纤维素；2.碎块；3.细小颗粒；4.草酸钙簇晶

实例三　五苓散的显微鉴别

检验依据为《中国药典》2020 年版一部 645 页【鉴别】(1)。

[处方] 茯苓 180g　泽泻 300g　猪苓 180g　肉桂 120g　炒白术 180g

[制法] 以上五味，粉碎成细粉，过筛，混匀，分装，即得。

[鉴别] 取适量粉末装片，置显微镜下观察：不规则分枝状团块无色，遇水合氯醛液溶化；菌丝无色或淡棕色，直径 4~6μm（茯苓）。菌丝黏结成团，大多无色；草酸钙方晶正八面体形，直径 32~60μm（猪苓）。薄壁细胞类圆形，有椭圆形纹孔，集成纹孔群；内皮层细胞垂周壁波状弯曲，较厚，木化，有稀疏细孔沟（泽泻）。草酸钙针晶细小，长 10~32μm，不规则地充塞于薄壁细胞中（炒白术）。纤维单个散在，长梭形，直径 24~50μm，壁厚，木化；石细胞类方形或类圆形，壁一面菲薄（肉桂）。

显微特征图见图 3-3。

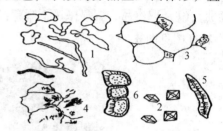

图 3-3　五苓散显微特征图
1. 菌丝；2. 八面体形草酸钙方晶；3. 薄壁细胞；
4. 草酸钙针晶；5. 纤维；6. 石细胞

第三节　化学反应鉴别法

PPT

一、概述

化学反应鉴别法是利用检测试剂与制剂中的有效成分或指标性成分发生化学反应，根据所产生的颜色、沉淀、气体或荧光等现象，初步判定制剂中所含化学成分的有无，并以此鉴别制剂真伪的方法。该方法操作简单、适用性较强，但专属性较差。

中药制剂的成分复杂，干扰因素多，在化学反应鉴别前应对样品进行提取、分离、纯化，除去干扰物质，改善鉴别方法的专属性。具体的分离精制方法要与被鉴别成分的性质、干扰成分的性质和化学反应对反应条件的要求相适应。

化学反应鉴别法主要用于制剂中含有生物碱、黄酮、蒽醌、皂苷、香豆素、内酯、挥发油、糖类、氨基酸、蛋白质及矿物类等成分的鉴别。

（一）生物碱　 🅔微课2

生物碱是一类重要的天然有机化合物，含有生物碱类成分的中药材较多，如毛茛科（黄连、乌头、附子）、防己科（汉防己、北豆根）、罂粟科（罂粟、延胡索）、茄科（洋金花、颠茄、莨菪）、马钱子科（马钱子）、豆科（苦参）、百合科（川贝母、浙贝母）等。大多数生物碱在酸性水溶液或稀醇中可与某些试剂发生沉淀反应（常用）或颜色反应，以此鉴别生物碱。《中国药典》收载的用生物碱沉淀反应鉴别的有川贝雪梨膏、小儿肺热平胶囊、止喘灵注射液、马钱子散、牛黄蛇胆川贝液、石淋通片、黄杨宁片等。

常用的生物碱沉淀试剂见表 3-4。

表3-4　常用的生物碱沉淀试剂

生物碱沉淀试剂	组成	反应特征
碘化铋钾试剂	$KBiI_4$	黄色至橘红色无定形沉淀
碘化汞钾试剂	K_2HgI_4	类白色沉淀
碘-碘化钾试剂	$KI-I_2$	红棕色无定形沉淀
硅钨酸试剂	$SiO_2-12WO_3 \cdot nH_2O$	淡黄色或灰白色无定形沉淀
饱和苦味酸试剂	2,4,6-三硝基苯酚	黄色沉淀或结晶
雷氏铵盐试剂	$NH_4[Cr(NH_3)_2(SCN)_4]$	红色沉淀或结晶

实例分析3-4

实例　《中国药典》收载的川贝雪梨膏，其［鉴别］（1）：取本品20g，加水20ml及碳酸钠试液5ml，搅匀，用乙醚20ml振摇提取，分取乙醚液，挥干，残渣加1%盐酸溶液2ml使溶解，滤过，滤液分置两支试管中，一管中加碘化铋钾试液1～2滴，生成红棕色沉淀；另一管中加碘化汞钾试液1～2滴，呈现白色浑浊。

问题　1. 碳酸钠试液有什么作用？

　　　　2. 采用化学反应鉴别生物碱，为什么用沉淀反应而不是用显色反应？

答案解析

化学反应鉴别生物碱应注意以下事项。

1. 反应条件　生物碱沉淀反应一般在酸性溶液中进行（苦味酸可在中性条件下进行）。

2. 结果判定　进行生物碱沉淀反应时，一般需采用3种或3种以上的试剂分别进行实验，如果均发生沉淀反应，可判定制剂中含有生物碱成分。

3. 防止假阴性、假阳性现象

知识链接

假阳性是指检测所观察到的与药品标准一致，但实际不存在检出目的物的现象；制剂中常含有蛋白质、多肽、氨基酸、鞣质等一些非生物碱类成分，也能与生物碱沉淀试剂作用产生沉淀，出现假阳性现象。

假阴性是指检测所观察到的与药品标准不一致，但实际存在检出目的物的现象；少数生物碱如麻黄碱、吗啡、咖啡因等，不与生物碱沉淀试剂反应，出现假阴性现象。

4. 有机溶剂提取后鉴别　大多数中药制剂提取液的颜色较深，影响实验结果的观察，为提高检测结果的准确性，可将酸水液碱化后用三氯甲烷萃取游离生物碱，使之与水溶性有色物质分离，然后用酸液将生物碱从三氯甲烷溶液中萃取出来，进行沉淀反应。

（二）黄酮类

常见的含有黄酮类成分的中药有黄芩、葛根、银杏叶、槐花、陈皮、山楂、槐米等，常用盐酸-镁粉反应进行鉴别。《中国药典》收载的用盐酸-镁粉反应鉴别的有大山楂丸、复方金钱草颗粒等。

通常是取供试品的甲醇溶液或乙醇溶液1ml，加入少量镁粉与盐酸，可显色。多数黄酮、黄酮醇、二氢黄酮及二氢黄酮醇类化合物显橙红色至紫红色，少数显紫至蓝色。但查尔酮、儿茶素类则不发生显色反应。

实例分析 3-5

实例　《中国药典》收载的参茸保胎丸，其［鉴别］（2）：取本品 2g，研细，加乙醇 5ml，振摇 5 分钟，静置 20 分钟，滤过，取滤液 1ml，加少量的镁粉，再加盐酸 1ml。溶液显橙红色。

答案解析

问题　1. 所用的乙醇是指浓度多少的乙醇？为什么？

　　　　2. 采用了什么方法提取黄酮？有没有分离精制？

（三）蒽醌类

含有蒽醌类成分的中药主要有大黄、丹参、紫草、虎杖、决明子、何首乌、番泻叶等，常用碱液反应进行鉴别。《中国药典》收载的用碱液反应鉴别的有大黄流浸膏、十五味沉香丸等。

通常是取供试品的酸水提取液，加入乙醚振摇，分取乙醚层，加入氢氧化钠或氨试液，振摇，乙醚层仍显黄色，碱液层显红色。

 实例分析 3-6

实例　《中国药典》收载的十五味沉香丸，其［鉴别］（3）：取本品适量，研细，取 0.5g，加 0.1% 氢氧化钾溶液 5ml，煮沸，放冷，加水 5ml，滤过，滤液加稀盐酸使成微酸性，加乙醚 5ml，振摇，分取乙醚液，加氨试液 5 滴，即显棕红色。

问题　1. 0.1% 氢氧化钾溶液的作用是什么？

　　　　2. 采用了什么方法提取蒽醌？有没有分离精制？

答案解析

（四）皂苷

含有皂苷的中药有人参、甘草、黄芪、柴胡、知母、三七、桔梗、远志、麦冬等，皂苷常用泡沫反应、显色反应进行鉴别。《中国药典》收载的用泡沫反应、显色反应鉴别的有柴胡口服液、养心定悸膏等。

1. 泡沫反应　样品水溶液强烈振摇后，产生持久性泡沫（15 分钟以上）。

2. 显色反应　皂苷可发生醋酐 - 浓硫酸反应、三氯乙酸反应、三氯甲烷 - 浓硫酸反应、五氯化锑反应等多种显色反应。

 实例分析 3-7

实例　《中国药典》收载的养心定悸膏，其［鉴别］（2）：取本品 10ml，加水 5ml，摇匀，加正丁醇 10ml，振摇，分取正丁醇液，置水浴上蒸干，残渣加三氯甲烷 1ml 使溶解，移至试管中，沿管壁滴加硫酸 0.5ml，两液接界处显红色环。

问题　1. 采用了什么方法提取皂苷？有没有分离精制？

　　　　2. 为什么用正丁醇，而不是乙醚？

答案解析

（五）香豆素、内酯和酚类

含有香豆素、内酯和酚类成分的中药有白芷、秦皮、独活、柴胡、补骨脂、蛇床子、前胡、茵陈、牡丹皮等，常用异羟肟酸铁反应、氯亚氨基-2,6-二氯醌-四硼酸钠（Gibbs）反应、重氮盐-偶合反应、三氯化铁等进行鉴别。《中国药典》收载的用化学反应鉴别此类成分的有养心定悸膏等。

 实例分析 3-8

　　实例　《中国药典》收载的石榴皮，其【鉴别】(2)：取本品粉末1g，加水10ml，置60℃水浴中加热10分钟，趁热滤过。取滤液1ml，加1%三氯化铁乙醇溶液1滴，即显墨绿色。

　　问题　1. 鉴别的是哪一类成分？

　　　　　　2. 为什么可用滤液而不是续滤液来鉴别？

答案解析

（六）挥发性成分

挥发性成分是指中药中一类具有芳香气味并易挥发的成分，其化学组成复杂，主要包括挥发油类成分和其他分子量较小、易挥发的化合物，包括薄荷、冰片、藿香、当归、荆芥、防风、白芷、陈皮、肉桂等。

挥发油的化学反应鉴别一般根据挥发油各组分的结构或官能团的化学性质进行鉴别。挥发油中若含有酚类成分，加入三氯化铁的乙醇溶液可产生蓝色、蓝紫色或绿色反应；若含有羰基化合物，加入苯肼或苯肼衍生物、羟胺等试剂可生成结晶性的衍生物；若含有醛类化合物，加入硝酸银-氨试液可发生银镜反应；若含有内酯类化合物，于样品的吡啶溶液中加入亚硝酰铁氰化钠及氢氧化钠溶液可出现红色并逐渐消失；若含有不饱和化合物，于样品中加入溴可使红棕色褪去。

（七）矿物药 🅔 微课3

常用矿物药的代表药及化学鉴别反应见表3-5。

表3-5　常用矿物药化学鉴别反应

成分类型	代表中药	鉴别反应
汞盐	朱砂（HgS）	$HgS + 2HCl + Cu \longrightarrow CuCl_2 + Hg$（白）$+ H_2S$
钙盐	石膏、牡蛎、海螵蛸	$CaSO_4 + (NH_4)_2C_2O_4 \longrightarrow CaC_2O_4 \downarrow$（白）$+ (NH_4)_2SO_4$ CaC_2O_4 溶于盐酸，难溶于醋酸
砷盐	雄黄（As_2S_2）	$As_2S_2 \xrightarrow{KClO_3、HNO_3} SO_4^{2-}$ $SO_4^{2-} \xrightarrow{BaCl_2} BaSO_4 \downarrow$（白色） $2As_2S_2 + 7O_2 \longrightarrow 2As_2O_3 + 4SO_2 \uparrow$ $As_2O_3 + 3H_2O \longrightarrow 2H_3AsO_3$ $2H_3AsO_3 + 3H_2S \longrightarrow As_2S_3$（黄）$+ 6H_2O$ As_2S_3 在盐酸中析出黄色沉淀，并溶于碳酸铵中

 实例分析 3-9

　　实例　《中国药典》收载的冰硼散，其[鉴别](3)：取本品1g，置试管中，加水10ml，用力振摇，在试管底部很快出现朱红色的沉淀，分取少量沉淀用盐酸润湿，在光洁的铜片上摩擦，铜片表面即显银白色光泽，加热烘烤后银白色即消失。

　　问题　1. 朱红色的沉淀物质可能是什么物质？

　　　　　　2. 试分析反应现象。

答案解析

（八）动物药

动物药材及其制剂是我国医药学宝库中的重要组成部分，临床使用广泛。常用的动物药材品种有上百种之多，其中相当一部分为名贵药材，在临床上具有较高的医疗价值。常见的有牛黄、麝香、熊胆、蟾蜍等，主要含有蛋白质（酶）、多肽及氨基酸类成分，常用茚三酮反应鉴别。《中国药典》收载的用茚三酮反应鉴别的有血美安胶囊、参茸保胎丸等。

▶▶ **实例分析 3-10**

　　实例　《中国药典》收载的参茸保胎丸，其［鉴别］（1）：取本品2g，研细，加水10ml，置水浴上温热10分钟，放冷，滤过，滤液滴在滤纸上，加茚三酮试液1滴，在105℃加热约2分钟，斑点显紫色。

　　问题　1. 采用了什么方法提取鉴别成分？
　　　　　　2. 加茚三酮试液后，为什么要在105℃加热约2分钟？

答案解析

（九）其他成分 微课4

1. 升华物质　中药制剂中某些具有升华性质的成分，通常是在一定温度下，将其升华使与其他成分分离后，利用升华物的理化性质（化学性质常用）进行鉴别。本法操作简便迅速，专属性较强。《中国药典》收载的用此法鉴别的有大黄流浸膏、大黄浸膏、小儿惊风散、桂林西瓜霜等。微量升华装置见图3-4。

2. 荧光物质　中药制剂中的某些化学成分包括黄酮类、蒽醌类、香豆素类等，经化学试剂处理后，在紫外光或可见光照射下能发出荧光，利用这一特性可对其进行鉴别。本法操作简便、灵敏，具有一定的专属性。

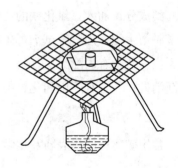

图3-4　微量升华装置

▶▶ **实例分析 3-11**

　　实例　《中国药典》收载的小儿惊风散，其［鉴别］（3）：取本品0.2g，置坩埚中，加热至产生白烟，取玻片覆盖后，有白色冷凝物，将此玻片置烧杯中，加水10ml，加热使溶解。取溶液5ml，加硫化氢试液数滴，即显黄色，加稀盐酸，生成黄色絮状沉淀，加入碳酸铵试液后沉淀复溶解。

　　问题　1. 白色冷凝物可能是什么物质？
　　　　　　2. 试分析反应现象。

答案解析

二、方法

（一）仪器与用具

天平、试管、酒精灯、蒸发皿、坩埚、漏斗、水浴锅、微量升华装置（图3-4）、载玻片、紫外光灯（254nm、365nm）、滤纸、回流装置等。

（二）试药与试液

按各品种项下规定准备试药和试液。

（三）操作方法

1. 供试品溶液的制备　目的是把待鉴别的化学成分提取出来后进行鉴别，提高鉴别的准确性。

片剂、丸剂、散剂、胶囊剂等固体制剂可以根据鉴别对象不同采用不同溶剂进行提取。大多数化学成分均可用50%~70%乙醇提取；当用酸性乙醇溶液回流提取，滤液一般可检验酚类、有机酸、生物碱等成分。用水提取，室温浸泡过夜，滤液可供检验氨基酸、蛋白质。60℃热水提取，过滤，滤液可以检验糖、多糖、皂苷、鞣质及其他苷。用有机溶剂如乙醚提取，滤液可以检验酯、内酯、苷元；药渣挥去乙醚后，用甲醇回流提取，滤液可以检查各种苷类。如制剂中含有升华成分，可直接利用升华法进行提取。如含有挥发油成分，可直接用水蒸气蒸馏法进行提取。

液体制剂如注射剂、酒剂、合剂、酊剂、糖浆剂等，可以直接取样，也可以参照上述方法进行提取或萃取。

2. 显色（或沉淀、或荧光）　化学反应鉴别大多为试管实验，即取供试品溶液适量置试管中，加入试剂或试药进行反应，或将供试品溶液置蒸发皿或坩埚中，挥去溶剂，滴加试液于残留物上进行鉴别。

3. 注意事项

（1）中药制剂中蛋白质及含酚羟基成分普遍存在，所以应慎重使用专属性较差的化学反应，如泡沫生成反应、三氯化铁显色反应等。

（2）试管加热时，内容物不得超过试管容积的1/3，试管应倾斜45°，试管口不得朝向人，使用有机溶剂时，不能用明火加热。

（四）记录

记录简要的操作过程，供试品的取用量，所加试剂的名称与用量，反应结果（包括生成物的颜色、气体的产生或异臭、沉淀物的颜色或沉淀物的溶解等）。采用《中国药典》未收载的试液时，应记录其配制方法或出处。多批号供试品同时进行检验时，如结果相同，可只详细记录一个批号的情况，其余批号可记为同编号××的情况与结论；遇有结果不同时，则应分别记录。

（五）结果判定

反应现象与质量标准一致，判为符合规定；否则，判为不符合规定。

PPT

第四节　紫外-可见分光光度鉴别法

一、概述

中药制剂中有些化学成分在紫外-可见光区有选择性吸收，显示特征吸收光谱，在一定条件下利用这些吸收光谱的特征，以鉴别制剂中的某些成分的有无。中药制剂由于其组成复杂，成分较多，当样品不经纯化时，由于吸光度具有加和性，所得光谱为混合光谱，专属性差，为提高分光光度鉴别法的专属性，可选择适当方法将样品纯化后再测定吸收光谱。《中国药典》采用紫外 – 可见分光光度法鉴别的有木香槟榔丸、血脂康片、血脂康胶囊、保心片等。

二、方法

（一）仪器与用具

天平、紫外 – 可见分光光度计、吸收池、量瓶等。

（二）试药与试液

按各品种项下规定准备试药和试液。

（三）操作方法

照紫外 – 可见分光光度法（详见第七章第一节）。

（四）注意事项

照紫外 – 可见分光光度法（详见第七章第一节）。

（五）结果判定

将供试品的最大吸收波长和药品标准规定的进行比较，二者如果一致（样品吸收峰波长应在该品种项下规定的波长 ±2nm 以内），判为符合规定；否则，判为不符合规定。

（六）实例

实例一　木香槟榔丸

检验依据为《中国药典》2020 年版一部 640 页【鉴别】（4）。

[处方] 木香 50g　槟榔 50g　枳壳（炒）50g　陈皮 50g　青皮（醋炒）50g　香附（醋制）150g　醋三棱 50g　莪术（醋炙）50g　黄连 50g　黄柏（酒炒）150g　大黄 150g　炒牵牛子 200g　芒硝 100g

[鉴别] 取本品粉末 4g，加水 10ml，水蒸气蒸馏，收集馏液约 100ml，照紫外 – 可见分光光度法（通则 0401）测定，在 253nm 波长处有最大吸收。

实例二 保心片

检验依据为《中国药典》2020 年版一部 1348 页【鉴别】（1）。

[处方] 三七 45g　丹参 540g　川芎 360g　山楂 450g　制何首乌 157.5g　何首乌 292.5g

[鉴别] 取本品 1 片，研细，加水 100ml 搅拌使溶解，滤过，取滤液 1ml，加水至 25ml，摇匀。照紫外 – 可见分光光度法（通则 0401）测定，在 283nm 波长处有最大吸收。

第五节　色谱鉴别法

PPT

一、薄层色谱法 微课5

薄层色谱法系指将供试品溶液和对照标准溶液，在同一薄层板上点样、展开与检视，供试品色谱图中所显斑点的位置和颜色（或荧光）应与标准物质色谱图的斑点一致，亦可用薄层色谱扫描仪进行扫描。

薄层色谱法具有分离和分析双重功能，具有承载信息大、专属性强、操作简便快速、色谱图直观和容易辨认等特点。

《中国药典》收载的中药制剂中，使用薄层色谱法鉴别项目有 4000 多个。

（一）系统适用性试验

《中国药典》规定了薄层色谱法系统适用性试验，以提高鉴别结果的准确性。

按各品种项下要求对实验条件进行系统适用性试验，即用供试品和标准物质对实验条件进行试验和调整，应符合规定的要求。

组分斑点分离示意图见图 3 - 5。

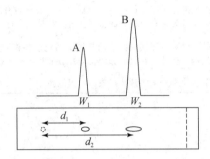

图 3 - 5　组分斑点分离示意图

1. 比移值（R_f）　系指从基线至展开斑点中心的距离与从基线至展开剂前沿的距离的比值。

$$R_f = \frac{\text{从基线至展开斑点中心的距离}}{\text{从基线至展开剂前沿的距离}} \tag{3-1}$$

除另有规定外，各斑点的比移值R_f以在 0.2～0.8 之间为宜。

2. 检出限　系指限量检查或杂质检查时，供试品溶液中被测物质能被检出的最低浓度或量。一般采用已知浓度的供试品溶液或对照标准溶液，与稀释若干倍的自身对照标准溶液在规定的色谱条件下，在同一薄层板上点样、展开、检视，后者显清晰可辨斑点的浓度或量作为检出限。

3. 分离度（或称分离效能）　鉴别时，供试品与标准物质色谱中的斑点均应清晰分离。当薄层色谱扫描法用于限量检查和含量测定时，要求定量峰与相邻峰之间有较好的分离度，分离度 R 的计算公式为：

$$R = \frac{2(d_2 - d_1)}{W_1 + W_2} \tag{3-2}$$

式中，d_1 相邻两峰中前一峰与原点的距离；d_2 为相邻两峰中后一峰与原点的距离；W_1 相邻两峰中前一峰的峰宽；W_2 相邻两峰中后一峰的峰宽。

除另有规定外，分离度应大于 1.0。

4. 相对标准偏差　薄层扫描含量测定时，同一供试品溶液在同一薄层板上平行点样的待测成分的峰面积测量值的相对标准偏差应不大于 5.0%；需显色后测定的或者异板的相对标准偏差应不大于 10.0%。

（二）对照物质和对照方式

《中国药典》收载的标准物质有对照品、对照药材和对照提取物 3 种，由中国食品药品检定研究院统一管理和销售。

对照物质对照的方式主要包括对照品对照、对照药材对照、对照提取物对照、对照品和对照药材或对照品和对照提取物双对照等。部分对照方式特点见表3-7。

表3-7 薄层色谱法对照物质对照方式

对照方式	特点
对照品对照	比较对照品色谱和供试品色谱在相同位置上有无相同颜色（或荧光）斑点，检测制剂中是否含有某一有效成分或特征性成分
对照药材对照	比较对照药材色谱和供试品色谱在相同位置上有无相同颜色（或荧光）斑点，检测制剂中是否含有某一药材，增强了鉴别的信息量和专属性
对照提取物对照	比较对照提取物色谱和供试品色谱在相同位置上有无相同颜色（或荧光）斑点，检测中药制剂中是否含有某一药材提取物
对照品和对照药材双对照	比较对照品色谱、对照药材色谱与供试品色谱在相同位置上有无相同颜色（或荧光）斑点，检测制剂中是否含有某一有效成分或特征性成分和某一药材
对照品和对照提取物双对照	比较对照品色谱、对照提取物色谱与供试品色谱在相同位置上有无相同颜色（或荧光）斑点，检测制剂中是否含有某一有效成分或特征性成分和某一药材提取物
两种以上对照物质	可同时鉴别多种成分、多种药材或药材提取物

▶▶ 实例分析3-12

实例 《中国药典》收载的大补阴丸，处方包括熟地黄、盐知母、盐黄柏、醋龟甲、猪脊髓，其［鉴别］（3）：取本品水蜜丸1g，研碎；或取大蜜丸2g，剪碎，加甲醇10ml，加热回流15分钟，滤过，滤液作为供试品溶液。另取黄柏对照药材0.1g，同法制成对照药材溶液。再取盐酸小檗碱对照品，加甲醇制成每1ml含0.5mg的溶液，作为对照品溶液。照薄层色谱法（通则0502）试验，吸取供试品溶液1~2μl、对照药材溶液和对照品溶液各1μl，分别点于同一硅胶G薄层板上，以正丁醇-冰醋酸-水（7:1:2）为展开剂，展开，取出，晾干，置紫外光灯（365nm）下检视。供试品色谱中，在与对照药材色谱和对照品色谱相应的位置上，显相同的黄色荧光斑点。

问题 1. 为什么鉴别黄柏，对照方式要选择黄柏对照药材和盐酸小檗碱对照品双对照？

2. 制备供试品溶液时，为什么大蜜丸不是研碎？

答案解析

（三）操作方法

1. 仪器与用具 包括薄层板、涂布器、点样器材、展开容器、显色装置及检视装置等。

（1）薄层板 按支持物的材质分为玻璃板、塑料板或铝板等；按固定相种类分为硅胶薄层板、键合硅胶板、微晶纤维素薄层板、聚酰胺薄层板、氧化铝薄层板等。固定相中可加入黏合剂、荧光剂。硅胶薄层板常用的有硅胶G、硅胶GF_{254}、硅胶H、硅胶HF_{254}等。G、H表示含或不含石膏黏合剂。F_{254}为在紫外光254nm波长下显绿色背景的荧光剂。按固定相粒径大小分为普通薄层板（10~40μm）和高效薄层板（5~10μm）。在保证色谱质量的前提下，可对薄层板进行特别处理和化学改性以适应分离的要求，可用实验室自制的薄层板。固定相颗粒大小一般要求粒径为10~40μm。玻璃板应光滑、平整，洗净后不附水珠。

1）市售薄层板 临用前一般应在110℃活化30分钟，置于干燥器中备用。聚酰胺薄层板不需活化；铝基片薄层可根据需要剪裁，注意薄层板底边的薄层不得有破损。预制薄层板如果在贮放期间被空气中杂质污染，使用前可用三氯甲烷、甲醇或二者的混合溶剂在展开缸中展开预洗。

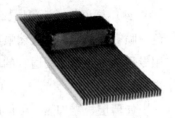

2）自制薄层板 除另有规定外，将 1 份固定相和 3 份水（或加有黏合剂的水溶液，如 0.2% ~0.5% 羧甲基纤维素钠水溶液，或为规定浓度的改性剂溶液）在研钵中向同一方向研磨混合，去除表面的气泡后，倒入涂布器中，在玻璃板上平稳地移动涂布器（图 3-6）进行涂布（也可手工进行涂布，反复振荡，使涂布剂涂布均匀），取下涂好薄层的玻板，置于水平台上室温下晾干，在 110℃ 烘 30 分钟，随即置于有干燥剂的干燥器中备用。使用前检查其均匀度，在反射光及透射光下检视，表面应均匀、平整、光滑、无麻点、无气泡、无破损及污染等。

图 3-6 手工涂布器

（2）点样器 一般采用微升毛细管或手动（图 3-7）、半自动（图 3-8）、全自动点样器材（图 3-9）。微升毛细管规格有 0.5μl、1.0μl、2.0μl、5.0μl 和 10μl 等；对点样器的要求是：标示容量准确，管端平整光滑，管壁洁净，液体流畅。

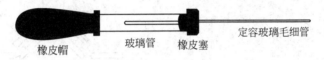

橡皮帽　　玻璃管　橡皮塞　　定容玻璃毛细管

图 3-7 点样定容毛细管

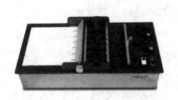

图 3-8 半自动点样器

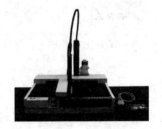

图 3-9 全自动点样器

一般定性分析不必定量点样，但为了增强药品鉴别的可比性，《中国药典》规定采用定量点样。

（3）展开容器 应使用薄层色谱专用的展开缸，展开缸有水平式及直立式两种类型。常用的为直立展开缸，又分为平底展开缸和双槽展开缸（图 3-10）。双槽展开缸具有节省溶剂、减少污染、便于预平衡及可控制展开缸内的湿度等优点。展开缸盖子应密闭，保持密封状态。

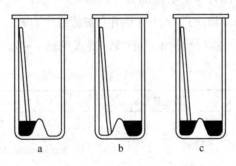

图 3-10 双槽展开缸

a. 展开中；b. 展开剂预平衡

c. 展开过程中用不同于展开剂的溶剂调节箱内气相组成

（4）显色装置　薄层板展开后，大多需要用显色剂显色。可采用喷雾法、浸渍法或蒸气熏蒸法显色。喷雾显色应选择玻璃喷雾瓶（图3-11）或专用喷雾器，使显色剂呈均匀细雾状喷出；浸渍显色可用专用玻璃器械或用适宜的展开缸代用；蒸气熏蒸显色可在双槽展开缸或适宜大小的干燥器等设备中进行。

如薄层板需加热，可使用烘箱或专用的薄层加热台。

（5）检测装置　为装有可见光、254nm及365nm紫外光光源以及相应滤光片的暗箱。可附有摄像设备拍摄色谱图用，暗箱内光源应有足够的光照度（图3-12）。

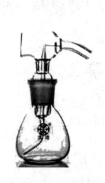

图3-11　喷雾瓶

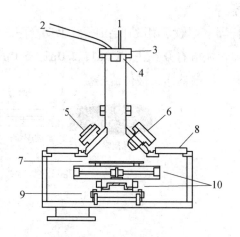

图3-12　摄像设备示意图

1. 连接计算机；2. 冷却线；3. 电荷偶合装置；4. 照相机镜头；

5. 观察窗；6. 紫外光源；7. 样品台；8. 有机玻璃窗；9. 调节平台；10. 压电传感器

2. 试药与试液　各品种项下规定对照物质、试液和试药等。

3. 操作方法

（1）**仪器和用具**　按各品种项下规定准备。

（2）**试药与试液**　按各品种项下规定准备。

（3）**供试品溶液的制备**　按各品种项下规定准备。溶解样品较常使用甲醇、乙醇，不宜使用不挥发易扩散的溶剂，如正丁醇、水。

（4）**对照溶液的制备**　按各品种项下规定的方法制备。

（5）**点样**　应在干燥洁净的环境中进行，用专用毛细管或半自动、全自动点样器点样在薄层板上，点样时应注意不要损伤薄层表面。点样操作的一般技术要求见表3-8。

表3-8　点样操作的一般技术要求

技术指标	普通薄层板	高效薄层板
原点到底边距离	10~15mm	8~10mm
点间距离	≥8mm	≥5mm
点样体积	1~10μl	0.1~0.5μl
点样形状及大小	圆点状直径≤4mm 细条带状宽度为5~10mm	圆点状直径≤2mm 细条带状宽度为4~8mm

（6）展开　点样后，将薄层板放入展开缸中，浸入展开剂的深度为距原点5mm为宜，密闭。除另有规定外，一般上行展开8～15cm，高效薄层板上行展开5～8cm。溶剂前沿达到规定的展距，取出薄层板，晾干，待检测。

展开前如需要溶剂蒸气预平衡，可在展开缸中加入适量的展开剂，密闭，一般保持15～30分钟。溶剂蒸气预平衡后，应迅速放入载有供试品的薄层板，立即密闭，展开。如需使展开缸达到溶剂蒸气饱和状态，则须在展开缸的内壁贴与展开缸高、宽同样大小的滤纸，一端浸入展开剂中，密闭一定时间，使溶剂蒸气达到饱和再如法展开。必要时，可进行二次展开或双向展开，进行第二次展开前，应使薄层板残留的展开剂完全挥干。

（7）显色与检视　有颜色的物质可在可见光下直接检视，无色物质可用喷雾法或浸渍法以适宜的显色剂显色，或加热显色，在可见光下检视。有荧光的物质或显色后可激发产生荧光的物质可在紫外光灯（365nm或254nm）下观察荧光斑点。对于在紫外光下有吸收的成分，可用带有荧光剂的薄层板（如硅胶 GF$_{254}$板），在紫外光灯（254nm）下观察荧光板面上的荧光物质淬灭形成的斑点。

（8）记录　记录室温及湿度，薄层板所用的吸附剂，供试品的预处理，供试品溶液与对照品溶液的配制及其点样量，展开剂、展开距离、显色剂，绘制色谱图或采用摄像设备拍摄记录色谱图，以光学照片或电子图像的形式保存。必要时，计算斑点 R_f值，也可以用薄层扫描仪记录相应的色谱图。

4. 注意事项

（1）制备薄层板最好使用厚度1～2mm的无色耐热的优质平板玻璃，不宜使用普通玻璃板。玻璃板用洗液或碱液洗净至不挂水珠，晾干，贮存于干燥洁净处备用。玻璃板反复使用时应注意用洗液和碱液清洗，保持玻璃板面的光洁。

（2）自制薄层板和市售薄层板在使用前大多应进行活化，110℃活化30分钟，活化后应立即置干燥器中保存，保存时间不宜过长。

（3）配制多元展开剂时，各种溶剂应分别量取后再混合，不得在同一量具中累积量取，小体积溶剂宜使用移液管或刻度吸管量取。

（4）点样量，一般普通薄层板不超过10μl，高效薄层板不超过5μl。点样量过大可造成"超载"，使斑点拖尾。

（5）点样时不能使薄层板表面损坏。

（6）展开缸应饱和，避免产生边缘效应。

（四）结果判定

供试品色谱中，在与对照物质色谱相应的位置上，显相同颜色的斑点或荧光斑点，判为符合规定；否则，判为不符合规定。

（五）影响薄层色谱行为的因素

薄层色谱是一种"敞开"的分离分析系统，外界环境条件对被分离物质的色谱行为影响很大，例如供试液的净化程度、吸附剂的性能和薄层板的质量、点样的质量、展开剂的组成和饱和情况、展开的距离、相对湿度和温度等。

1. 样品的预处理及供试品溶液的制备　中药成分复杂，为了得到一个较为清晰的色谱，样品提取液经预处理及净化供试品，是一个重要的有时甚至是关键的步骤。

实例分析 3－13

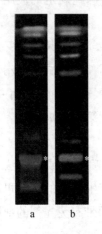

图 3－13　白头翁薄层色谱图
（＊为白头翁皂苷）

a. 规定条件下的色谱图；
b. C₁₈小柱处理后的色谱图

实例　《中国药典》收载的白头翁，其［鉴别］（2）：取本品1g，研细，加甲醇10ml，超声处理10分钟，滤过，取滤液作为供试品溶液。另取白头翁对照药材1g，同法制成对照药材溶液。照薄层色谱法（通则0502）试验，吸取上述两种溶液各5μl，分别点于同一硅胶G薄层板上，以正丁醇－冰醋酸－水（4∶1∶2）为展开剂，展开，取出，晾干，喷以10%硫酸乙醇溶液，在105℃加热至斑点显色清晰。供试品色谱中，在与对照药材色谱相应的位置上，显相同颜色的斑点。色谱图见图3－13a。

若将甲醇提取液浓缩后，用少量水溶解加至C₁₈小柱上，分别用水、30%甲醇和甲醇洗脱，收集甲醇洗脱液浓缩点样，其他条件不变，色谱图见图3－13b。

问题　1. 色谱图3－13a和色谱图3－13b，哪个色谱图更好？

2.《中国药典》为何选择色谱图3－13a的方法制备供试品溶液？

答案解析

2. 薄层板　市售预制薄层板应根据生产厂家提供的有关参数进行选择，不同生产厂家、不同批次的薄层板质量存在一定差异，有时会影响分析结果的重现性。自制薄层板则影响更大。

实例分析 3－14

实例　《中国药典》收载的西洋参，其［鉴别］：取本品粉末1g，加甲醇25ml，加热回流30分钟，滤过，滤液蒸干，残渣加水20ml使溶解，加水饱和的正丁醇振摇提取2次，每次25ml，合并正丁醇提取液，用水洗涤2次，每次10ml，分取正丁醇液，蒸干，残渣加甲醇4ml使溶解，作为供试品溶液。另取西洋参对照药材1g，同法制成对照药材溶液。再取拟人参皂苷 F₁₁ 对照品、人参皂苷 Rb₁ 对照品、人参皂苷 Re 对照品、人参皂苷 Rg₁ 对照品，加甲醇制成每1ml各含2mg的溶液，作为对照品溶液。照薄层色谱法（通则0502）试验，吸取上述六种溶液各2μl，分别点于同一硅胶G薄层板上，以三氯甲烷－乙酸乙酯－甲醇－水（15∶40∶22∶10）5～10℃放置12小时的下层溶液为展开剂，展开，取出，晾干，喷以10%硫酸乙醇溶液，在105℃加热至斑点显色清晰，分别置日光和紫外光灯（365nm）下检视。供试品色谱中，在与对照药材色谱和对照品色谱相应的位置上，分别显相同颜色的斑点或荧光斑点。

若采用不同薄层板（包括不同厂家的高效预制板、不同厂家的预制板、自制薄层板），其他条件照规定的方法进行实验，得到的色谱图见图3－14。

问题　1. 哪种类型色谱质量好？

2. 相同类型、不同厂家的色谱质量有无差异？

3. 什么情况下需自制薄层板？

答案解析

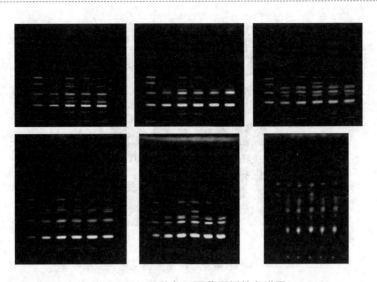

图 3 - 14　西洋参不同薄层板的色谱图

上层：三个不同厂家的高效预制板

下层：左和中为不同厂家的预制板，右为自制薄层板

3. 展开剂的种类和配比　薄层色谱法中展开剂的种类和配比是影响待测成分色谱行为的关键因素，《中国药典》采用的展开方式大多为常规的一次上行法展开，对展开剂的种类和配比也有明确规定，一般不需另行考虑和选择。

关于展开剂选择和优化，一般应使待测成分斑点 R_f 值处于 0.3 ~ 0.7 范围内，与相邻成分的分离度大于 1.0，主要是考虑溶剂的极性和溶剂对待测成分的选择性两方面因素进行优化。分离亲脂性较强的成分，宜用极性较小的展开剂；分离亲水性较强的成分，宜用极性较大的展开剂。

 实例分析 3 - 15

实例　《中国药典》收载的柴胡，其北柴胡［鉴别］：取本品粉末 0.5g，加甲醇 20ml，超声处理 10 分钟，滤过，滤液浓缩至 5ml，作为供试品溶液。另取北柴胡对照药材 0.5g，同法制成对照药材溶液。再取柴胡皂苷 a 对照品、柴胡皂苷 d 对照品，加甲醇制成每 1ml 各含 0.5mg 的混合溶液，作为对照品溶液。照薄层色谱法（通则 0502）试验，吸取上述三种溶液各 5μl，分别点于同一硅胶 G 薄层板上，以乙酸乙酯 - 乙醇 - 水（8∶2∶1）为展开剂，展开，取出，晾干，喷以 2% 对二甲氨基苯甲醛的 40% 硫酸溶液，在 60℃加热至斑点显色清晰，分别置日光和紫外光灯（365nm）下检视。供试品色谱中，在与对照药材色谱和对照品色谱相应的位置上，显相同颜色的斑点或荧光斑点。

若取北柴胡，采用不同展开剂，其他条件相同，得到的色谱图见图 3 - 15。

问题　1. 采用哪种展开剂的色谱质量较好？

　　　　2. 为什么《中国药典》选择乙酸乙酯 - 乙醇 - 水（8∶2∶1）为展开剂？

答案解析

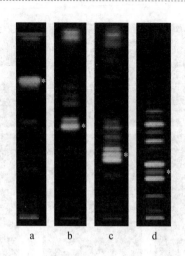

图 3 – 15　柴胡不同展开剂的色谱图（＊为柴胡皂苷）

a. 三氯甲烷 – 乙醇 – 水（7∶2∶0.2）；b. 乙酸乙酯 – 乙醇 – 水（8∶2∶1）

c. 三氯甲烷 – 乙酸乙酯 – 甲醇 – 水 – 冰醋酸（20∶40∶22∶9.5∶0.5）10℃以下分层的下层溶液

d. 三氯甲烷 – 乙酸乙酯 – 甲醇 – 水（20∶40∶20∶910）10℃以下分层的下层溶液

4. 相对湿度　薄层板在不同的相对湿度条件下，其吸附活性也不同。在其他条件相同的情况下，相对湿度能明显影响色谱的分离效果。

绝大多数样品的待测成分和实验选用的展开剂对相对湿度要求不高，在相对湿度30%～70%下可获得相对稳定的色谱图，但为了实验结果具有良好的重现性，应尽可能在相对湿度可控的条件下展开为宜。

控制展开时的相对湿度可在双槽层析缸的一侧加入一定的浓硫酸溶液，密闭放置15～30分钟，再在展开缸的另一侧加入展开剂展开。也可将点样后的薄层板放入内有一定浓度的硫酸溶液或其他调节相对湿度的无机盐水溶液的容器中（或特制的湿度控制箱中），密闭放置一定时间后取出，立即在箱中展开。实验结果中要记录相对湿度。控制相对湿度的硫酸溶液的制备见表3 – 9。

表 3 – 9　控制相对湿度的硫酸溶液的制备

相对湿度	所需硫酸浓度（V/V）	
	硫酸（ml）	水（ml）
32%	68	100
42%	57	100
58%	39.5	100
65%	34	100
72%	27.5	100

5. 温度　是影响色谱行为和实验结果重现性的因素之一，主要影响被分离物质的 R_f 值和各成分的分离度，造成斑点扩散。相对湿度恒定的条件下，一般在较高温度下展开时，R_f 较大；反之，R_f 减小。在展开温度相差 ±5℃时，R_f 值的变动一般不会超过 ±0.02，对色谱行为影响不大，但展开时温度相差较大时，则可不同程度影响色谱质量。

实例分析 3-16

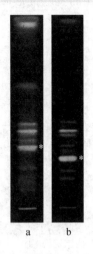

图 3-16 淫羊藿不同温度的色谱图

*为宝藿苷

a. 30℃；b. 18℃

实例 《中国药典》收载的淫羊藿，其［鉴别］（2）：取本品粉末 0.5g，加乙醇 10ml，温浸 30 分钟，滤过，滤液蒸干，残渣加乙醇 1ml 使溶解，作为供试品溶液。另取淫羊藿苷对照品，加甲醇制成每 1ml 含 0.1mg 的溶液，作为对照品溶液。照薄层色谱法（通则 0502）试验，吸取上述两种溶液各 10μl，分别点于同一硅胶 H 薄层板上，以乙酸乙酯 - 丁酮 - 甲酸 - 水（10：1：1：1）为展开剂，展开，取出，晾干，置紫外光灯（365nm）下检视。供试品色谱中，在与对照品色谱相应的位置上，显相同的暗红色斑点；喷以三氯化铝试液，再置紫外光灯（365nm）下检视，显相同的橙红色荧光斑点。

若取淫羊藿，采用不同温度，其他条件照规定的方法进行，得到的色谱图见图 3-16。

问题 1. 哪种相对湿度下的色谱图质量好？

2. 为什么《中国药典》没有规定其实验温度？

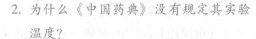

答案解析

（六）实例

实例一 大山楂丸中熊果酸的鉴别

1. 检验依据 《中国药典》2020 年版一部 519 页【鉴别】（2）（3）。

［处方］ 山楂 1000g 六神曲（麸炒）150g 炒麦芽 150g

［鉴别］ （1）取本品 9g，剪碎，加乙醇 40ml，加热回流 10 分钟，滤过，滤液蒸干，残渣加水 10ml，加热使溶解，用正丁醇 15ml 振摇提取，分取正丁醇液，蒸干，残渣加甲醇 5ml 使溶解，滤过。取滤液 1ml，加少量镁粉与盐酸 2~3 滴，加热 4~5 分钟后，即显橙红色。

（2）取［鉴别］（1）项下的滤液，作为供试品溶液。另取熊果酸对照品，加甲醇制成每 1ml 含 1mg 的溶液，作为对照品溶液。照薄层色谱法（通则 0502）试验，吸取上述两种溶液各 2μl，分别点于同一块硅胶 G 薄层板上，以三氯甲烷 - 丙酮（9：1）为展开剂，展开，取出，晾干，喷以 10% 硫酸乙醇溶液，在 105℃ 加热至斑点显色清晰。供试品色谱中，在与对照品色谱相应的位置上，显相同的紫红色斑点。

2. 操作

（1）薄层板制备 将 1 份硅胶 G 和 3 份 0.5% CMC-Na 溶液在研钵中向同一方向研磨混合，去除气泡后，倒入玻板上并使其均匀（厚度为 0.25~0.5mm），于室温下，置水平台上晾干，在反射光及透射光下检视，表面均匀、平整、无麻点、无气泡、无破损及污染，于 110℃ 活化 30 分钟，冷却后置干燥箱中备用。

（2）供试品溶液的制备 取本品 9g，剪碎，置圆底烧瓶或磨口三角瓶中，加乙醇 40ml，加热回流 10 分钟，滤过，滤液置蒸发皿中，水浴蒸干，残渣加水 10ml，加热使溶解，加正丁醇 15ml 振摇提取，分取正丁醇提取液，蒸干，残渣加甲醇 5ml 使溶解，滤过，滤液作为供试品溶液。

（3）对照品溶液的制备 取熊果酸对照品 10mg，置 10ml 量瓶中，加甲醇溶解并稀释至刻度，即得。

（4）展开剂的制备　分别精密量取三氯甲烷18ml、丙酮2ml置洁净干燥的具塞锥形瓶中，混合均匀，即得。

（5）点样　用微升毛细管吸取供试品溶液和对照品溶液各2μl，分别点于同一硅胶G薄层板上。点样基线距底边1.5cm，点样直径小于4mm，点间距离8mm。

（6）展开　将点好样的薄层板放入展开缸，浸入展开剂的深度为距原点5mm，密闭，展开至展距10cm，取出薄层板，晾干。

（7）喷雾显色　喷以10％硫酸乙醇溶液，在105℃加热至斑点显色清晰。

（8）检视　日光下检视，色谱图见图3-17。

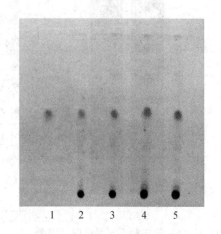

图3-17　大山楂丸薄层鉴别色谱图
1. 熊果酸对照品；2~5. 大山楂丸

3. 结果　供试品色谱中，在与对照品色谱相应的位置上，显相同的紫红色斑点。

4. 结论　符合规定。

实例二　九味羌活丸中川芎的鉴别

1. 检验依据　《中国药典》2020年版一部501页【鉴别】（2）（3）。

［处方］羌活150g　防风150g　苍术150g　细辛50g　川芎100g　白芷100g　黄芩100g　甘草100g　地黄100g

［鉴别］（1）取本品3g，研细，加乙醚15ml，超声处理15分钟，滤过，滤液挥干，残渣加乙酸乙酯1ml使溶解，作为供试品溶液。另取苍术对照药材0.5g，同法制成对照药材溶液。照薄层色谱法（通则0502）试验，吸取上述两种溶液各5~10μl，分别点于同一硅胶G薄层板上，以石油醚（60~90℃）为展开剂，展开，取出，晾干，喷以5％对二甲氨基苯甲醛的10％硫酸溶液，加热至斑点显色清晰。供试品色谱中，在与对照药材色谱相应的位置上，显相同的暗绿色斑点。

（2）取川芎对照药材0.3g，同［鉴别］（1）项下的供试品溶液的制备方法制成对照药材溶液。照薄层色谱法（通则0502）试验，吸取［鉴别］（1）项下的供试品溶液和上述对照药材溶液各3μl，分别点于同一硅胶G薄层板上，以正己烷-乙酸乙酯（9:1）为展开剂，展开，取出，晾干，置紫外光灯（365nm）下检视。供试品色谱中，在与对照药材色谱相应的位置上，显相同颜色的荧光斑点。

2. 操作

（1）薄层板制备　照实例一操作，即得。

（2）供试品溶液的制备　取本品3g，研细，置具塞三角瓶中，加乙醚15ml，超声处理15分钟，滤过，滤液挥干，残渣加乙酸乙酯1ml使溶解，即得。

（3）对照药材溶液的制备　取川芎对照药材0.3g，加乙醚15ml，超声处理15分钟，滤过，滤液挥干，残渣加乙酸乙酯1ml使溶解，即得。

（4）展开剂的制备　精密量取正己烷18ml、乙酸乙酯2ml置洁净干燥的具塞锥形瓶中，混合均匀，即得。

（5）点样　用微升毛细管吸取供试品溶液和对照品溶液各 3μl，照实例一操作，即得。

（6）展开　照实例一操作，即得。

（7）检视　置紫外光灯（365nm）下检视，色谱图见图 3－18。

3. 结果　供试品色谱中，在与对照药材色谱相应的位置上，显相同颜色的荧光斑点。

4. 结论　符合规定。

实例三　更年安片中何首乌、大黄素、大黄素甲醚的鉴别

1. 检验依据　《中国药典》2020 年版一部 1008 页【鉴别】（2）。

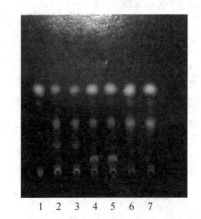

图 3－18　九味羌活丸薄层色谱图

1. 川芎对照药材；2～7. 九味羌活丸

［处方］地黄 40g　泽泻 40g　麦冬 40g　熟地黄 40g　玄参 40g　茯苓 80g　仙茅 80g　磁石 80g　牡丹皮 26.67g　珍珠母 80g　五味子 40g　首乌藤 80g　制何首乌 40g　浮小麦 80g　钩藤 80g

［鉴别］取本品 16 片，除去包衣，研细，加甲醇 100ml，加热回流 1 小时，滤过，滤液蒸干，残渣用水 10ml 溶解，加盐酸 2ml，置水浴中加热 30 分钟，立即冷却，用乙醚 20ml 分 2 次振摇提取，合并乙醚提取液，蒸干，残渣加三氯甲烷 1ml 使溶解，作为供试品溶液。另取何首乌对照药材 1.5g，加甲醇 20ml，同法制成对照药材溶液。再取大黄素对照品，大黄素甲醚对照品，加甲醇制成每 1ml 含 1mg 的混合溶液，作为对照品溶液。照薄层色谱法（通则 0502）试验，吸取上述三种溶液各 2μl，分别点于同一用 0.5% 氢氧化钠溶液制备的硅胶 G 薄层板上，以甲苯 – 乙酸乙酯 – 甲酸（15∶2∶1）为展开剂，展开，取出，晾干，置紫外光灯（365nm）下检视。供试品色谱中，在与对照药材和对照品色谱相应的位置上，显相同的橙色荧光斑点；置氨气中熏后，在日光下检视，显相同的红色斑点。

2. 操作

（1）薄层板制备　1 份硅胶 G 和 3 份 0.5% 氢氧化钠溶液，照实例一操作，即得。

（2）供试品溶液的制备　取本品 16 片，依法操作，即得。

（3）对照药材溶液的制备　取何首乌对照药材 1.5g，加甲醇 20ml，照"供试品溶液的制备"方法制备，即得。

（4）对照品溶液的制备　取大黄素对照品 10mg，大黄素甲醚对照品 10mg，置 10ml 量瓶中，加甲醇至刻度，即得。

（5）展开剂的制备　精密量取甲苯 15ml、乙酸乙酯 2ml、甲酸 1ml 置洁净干燥的具塞的锥形瓶中，混合均匀，即得。

（6）点样　用微升毛细管吸取供试品溶液、对照药材溶液和对照品溶液各 2μl，分别点于同一用 0.5% 氢氧化钠溶液制备的硅胶 G 薄层板上，其余照实例一操作，即得。

（7）展开　照实例一操作，即得。

（8）检视　色谱图见图 3－19。

3. 结果　供试品色谱中，在与对照药材色谱相应的位置上，显相同的橙色荧光斑点；置氨气中熏后，斑点变为红色。

4. 结论　符合规定。

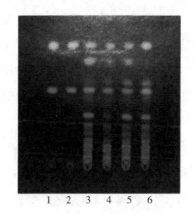

图 3－19　更年安片薄层色谱图

1. 大黄素对照品、大黄素甲醚对照品

2. 何首乌对照药材；3～6. 更年安片

知识链接

阴性对照和阳性对照

建立中药制剂的薄层鉴别方法，中药制剂中尚有许多化学成分和有效成分不明确或虽已明确但无对照品，还需要制备阳性对照液和阴性对照液。

阳性对照液：又叫对照药材溶液，将制剂中欲鉴别的某味药的对照药材按制剂供试品溶液的制备方法制备，得到的供试液为该味药的阳性对照液。

阴性对照液：从制剂处方中除去要鉴别的某味药，其余各味药按制法得到阴性制剂，再按制剂供试品溶液的制备方法制备，得到供试液为该味药的阴性对照液。

将样品和阳性对照液、阴性对照液在同一条件下展开，观察样品在同一位置上与阳性对照液有无相同颜色的斑点，以决定样品中有无该中药的成分，并且观察与阴性对照液中有无干扰，确定该鉴别的专属性。

二、气相色谱法

（一）概述

气相色谱法是以待测成分的保留时间作为鉴定依据的一种鉴别方法。在同一色谱条件下，将供试品溶液和对照品溶液分别注入气相色谱仪中，供试品应呈现与对照品保留时间相同的色谱峰，从而对样品进行定性鉴别，这种方法称为保留时间比较法。气相色谱法具有分辨率高、灵敏度高、快速、准确等特点，尤其适合中药制剂中挥发性成分的鉴别，如麝香酮、薄荷醇、冰片、水杨酸甲酯等。

《中国药典》有58个中药制剂品种采用气相色谱法鉴别，如十滴水软胶囊中桉油的鉴别、西瓜霜润喉片中薄荷脑和冰片的鉴别、安宫牛黄丸中麝香酮的鉴别等。

（二）方法

1. 仪器 气相色谱仪：载气源（氢气、氮气或氦气作为载气）；进样系统；色谱柱（填充柱或毛细管柱）；柱温箱；检测器（火焰离子化检测器、电子捕获检测器等）；温度控制系统；色谱工作站。

2. 试药与试液 各品种项下规定准备试药与试液。

3. 操作方法 照气相色谱法（第七章第四节）测定。

4. 记录 记录仪器型号，检测器及其灵敏度，色谱柱长与内径，柱填料与固定相，载气和流速，柱温，进样口与检测器的温度，供试品的预处理，供试品与对照品的称量和配制过程，进样量，测定数据，并附色谱图。

5. 结果判定 比较供试品与对照品色谱图，供试品色谱中呈现与对照品色谱峰保留时间相同的色谱峰，判为符合规定；否则，判为不符合规定。

（三）实例——十滴水软胶囊中桉油的鉴别

1. 检验依据 《中国药典》2020年版一部470页。

［处方］ 樟脑62.5g 干姜62.5g 大黄50g 小茴香25g 肉桂25g 辣椒12.5g 桉油31.25g

［鉴别］ 取［含量测定］项下的供试品溶液作为供试品溶液。另取桉油精对照品，加无水乙醇制成

每1ml含2.4μl的溶液，作对照品溶液。照气相色谱法（通则0521）试验，以聚乙二醇（PEG-20M）为固定液，涂布浓度为10%，柱温为150℃。分别取对照品溶液和供试品溶液各0.2~0.4μl，注入气相色谱仪。供试品应呈现出与对照品保留时间相同的色谱峰。

附［含量测定］项下的供试品溶液：取装量差异项下的本品内容物，混匀，取约0.8g，精密称定，置具塞试管中，用无水乙醇振摇提取5次，每次4ml，分取乙醇提取液，转移至25ml量瓶中，加无水乙醇至刻度，摇匀，精密量取5ml，置10ml量瓶中，精密加入内标溶液1ml，加无水乙醇至刻度，摇匀，作为供试品溶液。

2. 操作 依法操作，即得。

色谱图见图3-20。

3. 结果 供试品呈现出与对照品保留时间相同的色谱峰。

4. 结论 符合规定。

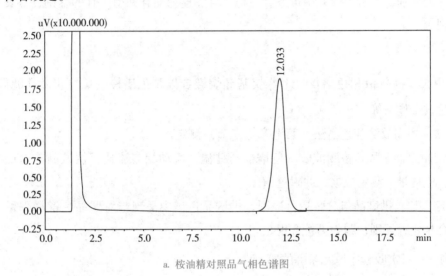

a. 桉油精对照品气相色谱图

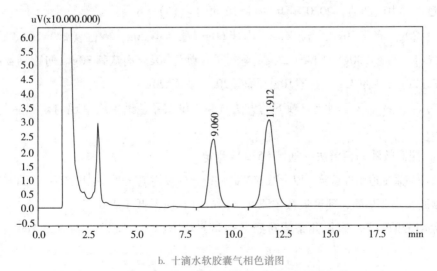

b. 十滴水软胶囊气相色谱图

图3-20 桉油精对照品和十滴水软胶囊气相色谱图

三、高效液相色谱法

（一）概述

高效液相色谱法进行定性鉴别，同气相色谱鉴别法有很多相似之处，以待测成分的保留时间作为鉴定依据。在同一色谱条件下，将供试品溶液和对照溶液分别注入高效液相色谱仪中，供试品应呈现与对照品保留时间相同的色谱峰，从而对样品进行定性鉴别。

高效液相色谱法不受样品挥发性、热稳定性等限制，流动相、固定相可选择的种类较多，检测手段多样，故应用范围比气相色谱法广泛。目前中药制剂质量标准中，高效液相色谱法用于鉴别的品种正在逐渐增多，《中国药典》有100多个中药制剂品种采用高效液相色谱法进行鉴别。例如，七叶神安片中人参皂苷 Rb_3 的鉴别，三七通舒胶囊中三七皂苷 R_1、人参皂苷 Rg_1 和人参皂苷 Re 的鉴别，小儿热速清口服液中黄芩苷的鉴别，牛黄上清丸中黄芩苷、栀子苷、连翘酯苷和芍药苷的鉴别，芩暴红止咳颗粒中紫丁香苷的鉴别等。

（二）方法

1. 仪器与用具 高效液相色谱仪、十八烷基硅烷键合硅胶色谱柱（C_{18}）、微孔滤膜（0.45μm）、紫外检测器、色谱工作站等。

2. 操作方法 照高效液相色谱法（第七章第三节）测定。

3. 记录 记录仪器型号，检测波长，色谱柱与柱温，流动相与流速，供试品与对照品的称量和溶液的制备过程，进样量，测定数据，并附色谱图。

4. 结果判定 比较供试品与对照品色谱图，供试品色谱中呈现与对照品色谱峰保留时间相同的色谱峰，判为符合规定；否则，判为不符合规定。

（三）实例——三宝胶囊中原儿茶醛的鉴别

1. 检验依据 《中国药典》2020年版一部516页【鉴别】（6）。

［处方］人参20g　鹿茸20g　当归40g　山药60g　醋龟甲20g　砂仁（炒）10g、山茱萸20g　灵芝20g　熟地黄60g　丹参100g　五味子20g　菟丝子（炒）30g　肉苁蓉30g　何首乌40g　菊花20g　牡丹皮20g　赤芍20g　杜仲40g　麦冬10g　泽泻20g　玄参20g

［鉴别］取本品，照［含量测定］项下的方法试验，供试品色谱中应呈现与对照品色谱峰保留时间相同的色谱峰。

［含量测定］照高效液相色谱法（通则0512）测定。

（1）色谱条件与系统适用性试验　以十八烷基硅烷键合硅胶为填充剂；以甲醇－1%醋酸溶液（12∶88）为流动相；检测波长为279nm，理论板数按原儿茶醛峰计算应不低于2000。

（2）对照品溶液的制备　取原儿茶醛对照品适量，精密称定，加甲醇制成每1ml含12μg的溶液，即得。

（3）供试品溶液的制备　取本品20粒的内容物，精密称定，研细，取约2g，精密称定，置具塞锥形瓶中，精密加入甲醇50ml，密塞，称定重量，加热回流1小时，放冷，再称定重量，用甲醇补足减失的重量，摇匀，滤过，精密量取续滤液25ml，蒸干，残渣加水10ml使溶解，用稀盐酸调节pH至2，用乙醚提取4次，每次10ml，合并乙醚提取液，挥干，残渣用甲醇溶解，转移至10ml量瓶中，加甲醇至刻度，摇匀，滤过，取续滤液，即得。

（4）测定法 分别精密吸取对照品溶液与供试品溶液各10μl，注入液相色谱仪，测定，即得。

本品每粒含丹参以原儿茶醛（$C_7H_6O_3$）计，不得少于12μg。

2. 操作 依法操作，即得。

色谱图见图3-21。

3. 结果 供试品呈现出与对照品保留时间相同的色谱峰。

4. 结论 符合规定。

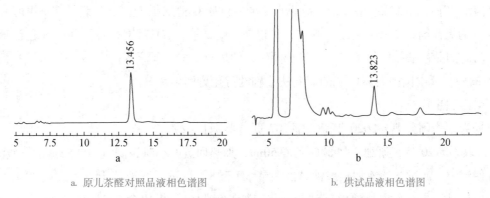

a. 原儿茶醛对照品液相色谱图   b. 供试品液相色谱图

图3-21 原儿茶醛对照品和供试品液相色谱图

PPT

第六节 有效成分的鉴别方法

鉴别有效成分生物碱、黄酮、蒽醌等，需考虑这些成分的结构以及制剂的处方组成选择合适的方法。同一成分在不同的处方中，鉴别的方法亦不尽相同。

一、生物碱类成分

生物碱是一类含氮有机化合物，大多具有复杂的环状结构，氮原子多在环内。鉴别的方法包括化学反应法、薄层色谱法、纸色谱法、高效液相色谱法等。

（一）化学反应法

在化学法鉴别中，常用生物碱沉淀反应进行鉴别，《中国药典》收载的用此法鉴别的有川贝雪梨膏、小儿肺热平胶囊、马钱子散、牛黄蛇胆川贝液、石淋通片等。

实例 牛黄蛇胆川贝液

检验依据为《中国药典》2020年版一部690页【鉴别】（1）。

[鉴别] 取本品20ml，加稀盐酸1～2ml，加三氯甲烷振摇提取2次，每次15ml，弃去三氯甲烷液，水液用氨试液调至碱性，加三氯甲烷振摇提取2次，每次15ml，合并三氯甲烷液，蒸干，残渣加稀盐酸2ml使溶解，滤过，分置三支试管中。一管中加入碘化铋钾试液1～2滴，生成红棕色沉淀；一管中加碘化汞钾试液1～2滴，生成白色沉淀；另一管中加入硅钨酸试液1～2滴，生成白色沉淀。

（二）色谱法

色谱法包括薄层色谱法、纸色谱法、高效液相色谱法等。

1. 薄层色谱法 常采用硅胶或氧化铝为吸附剂。《中国药典》收载的用此法鉴别的有急支糖浆、二妙丸、三妙丸、八珍益母丸、乙肝益气解郁颗粒等。

实例 急支糖浆

检验依据为《中国药典》2020 年版一部 1372 页【鉴别】(2)。

[鉴别] 取本品 10ml,加水 20ml 稀释,转移至分液漏斗中,用浓氨试液调节 pH 至 10~12,用乙醚振摇提取 2 次,每次 15ml,合并乙醚液,蒸干,残渣加甲醇 1ml 使溶解,作为供试品溶液。另取盐酸麻黄碱对照品,加甲醇制成每 1ml 含 1mg 的溶液,作为对照品溶液。照薄层色谱法(通则 0502)试验,吸取供试品溶液 10µl、对照品溶液 2µl,分别点于同一硅胶 G 薄层板上,以三氯甲烷 – 甲醇 – 浓氨试液(40:10:1)为展开剂,展开,取出,晾干,喷以茚三酮试液,在 105℃加热至斑点显色清晰。供试品色谱中,在与对照品色谱相应的位置上,显相同颜色的斑点。

2. 纸色谱法 《中国药典》收载的用此法鉴别的有化癥回生片等。

实例 化癥回生片

检验依据为《中国药典》2020 年版一部 707 页【鉴别】(2)。

[鉴别] 取本品 20 片,研细,加 80% 乙醇 50ml,加热回流 1 小时,滤过,滤液蒸干,残渣加 1% 盐酸溶液 5ml 使溶解,滤过,滤液加碳酸钠试液调节 pH 至 8,滤过,滤液蒸干,残渣加 80% 乙醇 3ml 使溶解,作为供试品溶液。另取盐酸水苏碱对照品,加乙醇制成每 1ml 含 0.5mg 的溶液,作为对照品溶液。照薄层色谱法(通则 0502)试验,吸取上述两种溶液各 10~20µl,分别点于同一层析滤纸上上行展开,使成条状,以正丁醇 – 醋酸 – 水(4:1:1)的上层溶液为展开剂,展开,取出,晾干,喷以稀碘化铋钾试液,放置 6 小时。供试品色谱中,在与对照品色谱相应的位置上,显相同颜色的斑点。

即学即练 3 – 2

下列哪项是纸色谱中的固定相( )

答案解析
    A. 纤维素   B. 纸   C. 滤纸中所含的水   D. 醇羟基

3. 高效液相色谱法 《中国药典》收载的用此法鉴别的有风湿骨痛片、肠康片、鲜益母草胶囊和小儿咳喘灵口服液等。

实例 风湿骨痛片

检验依据为《中国药典》2020 年版一部 724 页【鉴别】(3)。

[鉴别] 在 [含量测定] 麻黄项下的色谱图中,供试品色谱应呈现与盐酸麻黄碱对照品和盐酸伪麻黄碱对照品色谱峰保留时间相同的色谱峰。

二、黄酮类成分

黄酮类化合物广泛存在于自然界中,约有 25% 的植物中含有黄酮类成分。鉴别的方法包括化学反应法和色谱法等。

(一)化学反应法

常用盐酸 – 镁粉反应鉴别黄酮类化合物。《中国药典》收载的用此法鉴别的有大山楂丸、参茸保胎丸、复方金钱草颗粒等。

实例　大山楂丸

检验依据为《中国药典》2020年版一部519页【鉴别】(2)。

[鉴别] 取本品9g，剪碎，加乙醇40ml，加热回流10分钟，滤过，滤液蒸干，残渣加水10ml，加热使溶解，用正丁醇15ml振摇提取，分取正丁醇液，蒸干，残渣加甲醇5ml使溶解，滤过。取滤液1ml，加少量镁粉与盐酸2～3滴，加热4～5分钟后，即显橙红色。

(二) 色谱法

1. 薄层色谱法　是黄酮类成分最常用的鉴别方法，常采用硅胶、聚酰胺等吸附剂。《中国药典》收载的用此法鉴别的有儿童清肺丸、胆宁片、松龄血脉康胶囊、桑葛降脂丸等。

实例　儿童清肺丸

检验依据为《中国药典》2020年版一部494页【鉴别】(3)。

[鉴别] 取本品水蜜丸2g，粉碎，或取大蜜丸3g，剪碎，加70%乙醇20ml，加热回流1小时，滤过，滤液浓缩至2ml，加在聚酰胺柱 (80～100目，1g，柱内径为1cm，湿法装柱) 上，分别用水、30%乙醇、60%乙醇和乙醇各25ml洗脱，收集30%乙醇洗脱液 (备用)，收集乙醇洗脱液，蒸干，残渣加甲醇1ml使溶解，作为供试品溶液。另取黄芩苷对照品，加甲醇制成每1ml含1mg的溶液，作为对照品溶液。照薄层色谱法 (通则0502) 试验，吸取供试品溶液5μl、对照品溶液1μl，分别点于同一聚酰胺薄膜上，以乙酸乙酯-丁酮-甲酸-水 (5:3:1:0.5) 为展开剂，展开，取出，晾干，喷以1%三氯化铁乙醇溶液，热风吹至斑点显色清晰，置日光下检视。供试品色谱中，在与对照品色谱相应的位置上，显相同颜色的斑点。

2. 高效液相色谱法　常结合含量测定项对中药制剂进行检测。《中国药典》收载的用此法鉴别的有小儿热速清口服液、小儿热速清糖浆、孕康合剂、灯盏细辛颗粒、清开灵片、清开灵软胶囊等。

实例　灯盏细辛颗粒

检验依据为《中国药典》2020年版一部924页。

[鉴别] 取本品，照 [含量测定] 项下的方法试验，供试品色谱中，应呈现与野黄芩苷对照品保留时间相同的色谱峰。

[含量测定] 照高效液相色谱法 (通则0512) 测定。

(1) 色谱条件与系统适用性试验　以十八烷基硅烷键合硅胶为填充剂；以甲醇-四氢呋喃-0.1%磷酸溶液 (15:15:70) 为流动相；检测波长为335nm。理论板数按野黄芩苷峰计算应不低于3000。

(2) 对照品溶液的制备　取野黄芩苷对照品适量，精密称定，加80%甲醇适量，超声处理10分钟，置水浴上微热使溶解，放冷，加80%甲醇制成每1ml含50μg的溶液，即得。

(3) 供试品溶液的制备　取装量差异项下的本品，研细，取约0.7g，精密称定，置具塞锥形瓶中，精密加入80%甲醇25ml，密塞，称定重量，超声处理 (功率100W，频率40kHz) 25分钟，放冷，再称定重量，用80%甲醇补足减失的重量，摇匀，滤过，取续滤液，即得。

(4) 测定法　分别精密吸取对照品溶液与供试品溶液各10μl，注入液相色谱仪，测定，即得。

本品每袋含灯盏细辛以野黄芩苷 ($C_{21}H_{18}O_{12}$) 计，不得少于7.0mg。

三、三萜类成分

三萜是由30个碳原子组成的萜类化合物，大多数三萜类化合物可看作由6个异戊二烯单位集合而成。鉴别的方法包括化学反应法和薄层色谱法等。

（一）化学反应法

《中国药典》收载的用此法鉴别的有积雪苷片等。

实例　积雪苷片

检验依据为《中国药典》2020 年版一部 1469 页【鉴别】(1)。

[鉴别] 取本品 2 片 [规格 (1)] 或 1 片 [规格 (2)]，研细，加乙醇 2ml，微热，滤过，滤液作为供试品溶液，进行下列试验：取滤液 0.5ml，蒸干，加醋酐 1ml，摇匀，沿试管壁缓缓加入硫酸 1ml，在两液接界处呈紫红色环。

（二）薄层色谱法

常用薄层色谱法吸附剂包括硅胶、氧化铝、硅藻土等，其中以硅胶最为常用。《中国药典》收载的用此法鉴别的有生脉饮、十一味参芪片、十全大补丸、一捻金、乙肝宁颗粒、人参再造丸、人参首乌丸、人参健脾丸等。

实例　十一味参芪片

检验依据为《中国药典》2020 年版一部 459 页【鉴别】(2)。

[鉴别] 取本品，除去包衣，研细，取约 3g，加水 3ml 使湿润，加水饱和正丁醇 20ml，超声处理 30 分钟，取上清液，加三倍量氨试液，摇匀，放置使分层，取正丁醇液，蒸干，残液加甲醇 0.5ml 使溶解，作为供试品溶液。另取人参对照药材 1g，加水 1ml，同法制成对照药材溶液。再取人参皂苷 Re 对照品、人参皂苷 Rg$_1$ 对照品，加甲醇制成每 1ml 各含 2mg 的混合溶液，作为对照品溶液。照薄层色谱法（通则 0502）试验，吸取上述三种溶液各 5μl，分别点于同一硅胶 G 薄层板上，以三氯甲烷 – 乙酸乙酯 – 甲醇 – 水（15：40：22：10）10℃ 以下放置的下层溶液为展开剂，展开，取出，晾干，喷以 10% 硫酸乙醇溶液。在 105℃ 加热至斑点显色清晰。供试品色谱中，在与对照药材色谱和对照品色谱相应的位置上，显相同颜色的斑点。

四、醌类成分

醌类化合物是一类具有不饱和环己二酮结构的化学成分。鉴别的方法包括化学反应法和薄层色谱法等。

（一）化学反应法

羟基蒽醌遇碱性溶液多呈红色或紫红色，遇醋酸镁甲醇溶液呈红色，可用于该类成分的鉴别。蒽酚、蒽酮、二蒽酮类化合物则需经氧化形成蒽醌后才能显色。《中国药典》收载的用此法鉴别的有大黄流浸膏等。

实例　大黄流浸膏

检验依据为《中国药典》2020 年版一部 412 页【鉴别】(1)。

[鉴别] 取本品 1ml，加 1% 氢氧化钠溶液 10ml，煮沸，放冷，滤过。取滤液 2ml，加稀盐酸数滴使呈酸性，加乙醚 10ml，振摇，乙醚层显黄色，分取乙醚液，加氨试液 5ml，振摇，乙醚层仍显黄色，氨液层显持久的樱红色。

（二）薄层色谱法

薄层色谱法是醌类成分最主要的鉴别方法。《中国药典》收载的用此法鉴别的有十滴水、一清胶囊、一清颗粒、十香止痛丸、七宝美髯颗粒等。

实例 十滴水中大黄的鉴别

检验依据为《中国药典》2020年版一部469页【鉴别】（1）。

［鉴别］取本品20ml，蒸干，残渣加30%乙醇-盐酸（10∶1）的混合溶液20ml使溶解，置水浴中加热回流1小时，立即冷却，用三氯甲烷振摇提取2次，每次20ml，合并三氯甲烷液，蒸干，残渣加无水乙醇-乙酸乙酯（2∶1）的混合溶液5ml使溶解，作为供试品溶液。另取大黄对照药材1g，加甲醇30ml，置水浴中加热回流30分钟，滤过，滤液蒸干，同法制成对照药材溶液。再取大黄素对照品、大黄酚对照品，加甲醇制成每1ml各含0.5mg的混合溶液，作为对照品溶液。照薄层色谱法（通则0502）试验，吸取上述三种溶液各3μl，分别点于同一硅胶G薄层板上，以石油醚（30~60℃）-甲酸乙酯-甲酸（15∶5∶1）的上层溶液为展开剂，展开，取出，晾干，置紫外光灯（365nm）下检视。供试品色谱中，在与对照药材色谱和对照品色谱相应的位置上，显相同的橙黄色荧光斑点；置氨蒸气中熏后，置日光下检视，显相同的红色斑点。

五、挥发性成分

挥发性成分鉴别的方法包括化学反应法、薄层色谱法、气相色谱法等。现以冰片为例，介绍挥发性成分的鉴别方法。

（一）化学反应法

根据中药中所含挥发油各组分的结构母核或基团的化学性质进行鉴别。《中国药典》收载的用此法鉴别的有万应锭、复方莪术油栓等。

实例 万应锭

检验依据为《中国药典》2020年版一部527页【鉴别】（2）。

［鉴别］取本品0.15g，研细，进行微量升华，升华物置显微镜下观察：呈不定形的无色片状结晶，加新配制的1%香草醛硫酸溶液1滴，渐显紫红色。

（二）色谱法

1. 薄层色谱法 《中国药典》收载的用此法鉴别的有避瘟散、川贝止咳露、小儿感冒口服液等。

实例 避瘟散

检验依据为《中国药典》2020年版一部1875页。

［鉴别］取本品0.5g，加石油醚（30~60℃）10ml，振摇数分钟，滤过，滤液低温浓缩至约2ml，作为供试品溶液。另取薄荷脑对照品、冰片对照品，加石油醚（30~60℃）制成每1ml各含0.5mg的混合溶液，作为对照品溶液。照薄层色谱法（通则0502）试验，吸取上述两种溶液各10μl，分别点于同一硅胶G薄层板上，以石油醚（60~90℃）-甲苯-乙酸乙酯（9∶2∶1）为展开剂，展开，展距17cm，取出，晾干，喷以10%磷钼酸乙醇溶液，加热至斑点显色清晰。供试品色谱中，在与对照品色谱相应的位置上，显相同颜色的斑点。

2. 气相色谱法 《中国药典》收载的用此法鉴别的有十滴水软胶囊、小金片、小金胶囊、天和追风膏、十香返生丸等。

实例 十香返生丸

检验依据为《中国药典》2020年版一部468页【鉴别】（4）。

［鉴别］取本品12g，剪碎，照挥发油测定法（通则2204）试验，加正己烷1ml于挥发油测定器中，

缓缓加热至沸，并保持微沸约 3 小时，放置 30 分钟后，取正己烷液，用适量无水硫酸钠脱水，上清液作为供试品溶液。另取冰片对照品，加正己烷制成每 1ml 含 2.5mg 的溶液，作为对照品溶液。照气相色谱法（通则 0521）试验，以苯基（50%）甲基硅酮（OV - 17）为固定相，涂布浓度为 10%，柱长为 2m，柱温为 150℃。分别取对照品溶液与供试品溶液适量，注入气相色谱仪。供试品色谱中应呈现与对照品色谱峰保留时间相同的色谱峰。

六、其他类成分

中药中的木脂素类、香豆素类、环烯醚萜类和有机酸类等化学成分，多采用色谱法进行鉴别。

（一）木脂素类成分

木脂素是指结构中含有两个或多个 $C_6 - C_3$ 结构单元特征的有机化合物，其中以含有两个 $C_6 - C_3$ 结构单元的化合物最为多见。《中国药典》收载的用薄层色谱法鉴别的有七味都气丸、十味消渴胶囊、九味肝泰胶囊、无比山药丸等。

实例　七味都气丸

检验依据为《中国药典》2020 年版一部 473 页【鉴别】（2）。

［鉴别］取本品 10g，剪碎，加乙醚 30ml，超声处理 15 分钟，滤过，滤液挥干，残渣加乙酸乙酯 0.5ml 使溶解，作为供试品溶液。另取五味子对照药材 0.5g，同法制成对照药材溶液。再取五味子甲素对照品、五味子乙素对照品，分别加三氯甲烷制成每 1ml 含 1mg 的溶液，作为对照品溶液。照薄层色谱法（通则 0502）试验，吸取供试品溶液、对照药材溶液各 2μl 及上述两种对照品溶液各 5μl，分别点于同一硅胶 GF_{254} 薄层板上，以石油醚（30~60℃）– 甲酸乙酯 – 甲酸（15：5：1）的上层溶液为展开剂，展开，取出，晾干，置紫外光灯（254nm）下检视。供试品色谱中，在与对照药材色谱相应的位置上，显相同颜色的主斑点；在与对照品色谱相应的位置上，显相同颜色的斑点。

（二）香豆素类成分

《中国药典》收载的用薄层色谱法鉴别的有七宝美髯颗粒、白蚀丸、独活寄生丸等。

实例　七宝美髯颗粒

检验依据为《中国药典》2020 年版一部 477 页【鉴别】（1）（2）。

［鉴别］（1）取本品 10g，研细，加乙酸乙酯 20ml、盐酸 0.5ml，超声处理 20 分钟，滤过，滤液挥干，残渣加乙酸乙酯 0.5ml 使溶解，作为供试品溶液。

（2）取补骨脂素对照品、异补骨脂素对照品，分别加乙酸乙酯制成每 1ml 含 2mg 的溶液，作为对照品溶液。照薄层色谱法（通则 0502）试验，吸取［鉴别］（1）项下的供试品溶液 5μl、上述两种对照品溶液各 1μl，分别点于同一硅胶 G 薄层板上，以正己烷 – 乙酸乙酯（4：1）为展开剂，展开，取出，晾干，喷以 10% 氢氧化钾甲醇溶液，置紫外光灯（365nm）下检视。供试品色谱中，在与对照品色谱相应的位置上，显相同颜色的荧光斑点。

（三）环烯醚萜类成分

环烯醚萜是一类特殊的单萜。因此，分析含有环烯醚萜类成分的中药，常选择环烯醚萜类成分作为定性、定量的依据。鉴别方法常用色谱法，《中国药典》收载的用此法鉴别的有黄连上清片、乳癖消胶囊等 100 多个品种。

实例一 黄连上清片

检验依据为《中国药典》2020 年版一部 1595 页【鉴别】（3）。

［鉴别］取本品 10 片，除去包衣，研细，加乙醚 30ml，超声处理 10 分钟，滤过，弃去乙醚液，药渣挥干溶剂，加乙酸乙酯 40ml，加热回流 1 小时，滤过，滤液蒸干，残渣加甲醇 1ml 使溶解，作为供试品溶液。另取栀子苷对照品，加甲醇制成每 1ml 含 1mg 的溶液，作为对照品溶液。照薄层色谱法（通则 0502）试验，吸取上述两种溶液各 2～4μl，分别点于同一硅胶 G 薄层板上，以乙酸乙酯－丙酮－甲酸－水（10∶6∶2∶0.5）为展开剂，展开，取出，晾干，喷以 10% 硫酸乙醇溶液，加热至斑点显色清晰。供试品色谱中，在与对照品色谱相应的位置上，显相同颜色的斑点。

实例二 乳癖消胶囊

检验依据为《中国药典》2020 年版一部 1186 页【鉴别】（3）。

［鉴别］取本品内容物 1.5g，置具塞锥形瓶中，加 30% 甲醇 30ml，超声处理 1 小时，放冷，滤过，滤液作为供试品溶液。另取哈巴俄苷对照品适量，加 30% 甲醇制成每 1ml 含 25μg 的溶液，作为对照品溶液。照高效液相色谱法（通则 0512）试验，用十八烷基硅烷键合硅胶为填充剂；以乙腈为流动相 A，以 1% 醋酸溶液为流动相 B，按下表中的规定进行梯度洗脱；检测波长为 278nm，理论板数按哈巴俄苷峰计算，应不低于 4000。分别精密吸取对照品溶液 5μl 与供试品溶液 10～20μl，注入液相色谱仪，记录色谱图。供试品色谱中应呈现与对照品色谱峰保留时间相同的色谱峰。

时间（min）	流动相 A（%）	流动相 B（%）
0～20	20→50	80→50

（四）有机酸类成分

有机酸类成分的鉴别可用色谱法中的薄层色谱法，《中国药典》收载的用此法鉴别的有山楂化滞丸、大山楂丸、小儿化食丸等。

实例 山楂化滞丸

检验依据为《中国药典》2020 年版一部 535 页【鉴别】（2）。

［鉴别］取本品 9g，切碎，加硅藻土适量，研匀，加甲醇 50ml，置水浴上加热回流 30 分钟，滤过，滤液作为供试品溶液。另取熊果酸对照品，加甲醇制成每 1ml 含 1mg 的溶液，作为对照品溶液。照薄层色谱法（通则 0502）试验，吸取上述两种溶液各 10μl，分别点于同一硅胶 G 薄层板上，以三氯甲烷－丙酮（9∶1）为展开剂，展开，取出，晾干，喷以 10% 硫酸乙醇溶液，在 105℃ 加热至斑点显色清晰。供试品色谱中，在与对照品色谱相应的位置上，显相同颜色的斑点。

实践实训

实训三 显微鉴别

【实训目的】

1. 掌握中药制剂显微鉴别方法的原理和方法。

2. 学会显微镜的操作技能。

【实训依据】

1. 显微鉴别法 《中国药典》2020 年版四部通则 2001。

2. 各药品的质量标准 包括三黄片、小儿惊风散、六味地黄丸。

【药品质量标准】

1. 三黄片 《中国药典》2020 年版一部 517 页【鉴别】(1)。

【处方】大黄 300g 盐酸小檗碱 5g 黄芩浸膏 21g

【制法】以上三味，黄芩浸膏系取黄芩，加水煎煮三次，第一次 1.5 小时，第二次 1 小时，第三次 40 分钟，合并煎液，滤过，滤液用盐酸调节 pH 至 1～2，静置 1 小时，取沉淀，用水洗涤使 pH 至 5～7，烘干，粉碎成细粉。取大黄 150g，粉碎成细粉；剩余大黄粉碎成粗粉，加 30% 乙醇回流提取三次，滤过，合并滤液，回收乙醇并减压浓缩成稠膏，加入大黄细粉、盐酸小檗碱细粉、黄芩浸膏细粉及适量辅料，混匀，制成颗粒，干燥，压制成 1000 片，包糖衣或薄膜衣；或压制成 500 片，包薄膜衣；即得。

【鉴别】取本品，置显微镜下观察：草酸钙簇晶大，直径 60～140μm（大黄）。

2. 小儿惊风散 《中国药典》2020 年版一部 583 页【鉴别】(1)。

【处方】全蝎 130g 炒僵蚕 224g 雄黄 40g 朱砂 60g 甘草 60g

【制法】以上五味，雄黄、朱砂分别水飞成极细粉；其余全蝎等三味粉碎成细粉，与上述粉末配研，过筛，混匀，即得。

【鉴别】取本品，置显微镜下观察：体壁碎片淡黄色至黄色，有网状纹理及圆形毛窝，有时可见棕褐色刚毛（全蝎）。体壁碎片无色，表面有极细的菌丝体（炒僵蚕）。纤维束周围薄壁细胞含草酸钙方晶，形成晶纤维（甘草）。不规则细小颗粒暗棕红色，有光泽，边缘暗黑色（朱砂）。不规则碎块金黄色或橙黄色，有光泽（雄黄）。

3. 六味地黄丸 《中国药典》2020 年版一部 742 页【鉴别】(1)。

【处方】熟地黄 160g 酒萸肉 80g 牡丹皮 60g 山药 80g 茯苓 60g 泽泻 60g

【制法】以上六味，粉碎成细粉，过筛，混匀。用乙醇泛丸，干燥，制成水丸，或每 100g 粉末加炼蜜 35～50g 与适量的水，制丸，干燥，制成水蜜丸；或加炼蜜 80～110g 制成小蜜丸或大蜜丸，即得。

【鉴别】取本品，置显微镜下观察：淀粉粒三角状卵形或矩圆形，直径 24～40μm，脐点短缝状或人字状（山药）。不规则分枝状团块无色，遇水合氯醛试液溶化；菌丝无色，直径 4～6μm（茯苓）。薄壁组织灰棕色至黑棕色，细胞多皱缩，内含棕色核状物（熟地黄）。草酸钙簇晶存在于无色薄壁细胞中，有时数个排列成行（牡丹皮）。果皮表皮细胞橙黄色，表面观类多角形，垂周壁连珠状增厚（酒萸肉）。薄壁细胞类圆形，有椭圆形纹孔，集成纹孔群；内皮细胞垂周壁波状弯曲，较厚，木化，有稀疏细孔沟（泽泻）。

【实训要求】

1. 实训预习

(1) 熟悉显微鉴别方法的特点和显微镜的使用。

(2) 根据实训内容，学会选用仪器、试药。

(3) 制定实训步骤。

2. 实训过程

(1) 玻璃仪器洗涤（干燥）。

(2) 实训操作应规范。

(3) 检验原始记录：应按"检验原始记录和报告书"要求记录。

3. 实训结束

（1）仪器应复原。

（2）应清洗玻璃仪器等。

（3）应清洁实训场所。

（4）检验报告书：应按"检验原始记录和报告书"要求书写。

【实训评价】

评价项目	评价内容	评价标准	分值	得分
实训预习	鉴别原理 仪器、试药 实训步骤	正确 齐全 合理	5 5 10	
实训过程	制片 显微镜的使用 观察现象 检验原始记录	操作规范 操作规范 现象观察仔细 应符合要求	15 15 20 10	
实训结束	清场 检验报告书	规范、合理、完整 应符合要求	5 15	

【实训思考】

1. 显微鉴别适用于哪些中药制剂？

2. 试总结中药制剂显微鉴别的注意事项。

实训四　一般化学反应鉴别

【实训目的】

1. 掌握中药制剂中化学反应鉴别法的原理和方法。

2. 学会化学反应鉴别的操作方法和技能。

【实训依据】

1. 一般鉴别试验　《中国药典》2020年版四部通则0301。

2. 各药品质量标准　包括大黄流浸膏、小儿惊风散、天王补心丸、止咳橘红口服液、石淋通片、冰硼散、血美安胶囊、复方金钱草颗粒、桂林西瓜霜。

【药品质量标准】

1. 大黄流浸膏　《中国药典》2020年版一部412页。

本品为大黄经加工制成的流浸膏【鉴别】（1）。

【鉴别】 取本品1ml，加1%氢氧化钠溶液10ml，煮沸，放冷，滤过。取滤液2ml，加稀盐酸数滴使呈酸性，加乙醚10ml，振摇，乙醚层显黄色，分取乙醚液，加氨试液5ml，振摇，乙醚层仍显黄色，氨液层显持久的樱红色。

2. 小儿惊风散　《中国药典》2020年版一部583页【鉴别】（2）。

【处方】 全蝎130g　炒僵蚕224g　雄黄40g　朱砂60g　甘草60g

【鉴别】 取本品0.2g，置坩埚中，加热至产生白烟，取玻片覆盖后，有白色冷凝物，将此玻片置烧杯中，加水10ml，加热使溶解。取溶液5ml，加硫化氢试液数滴，即显黄色，加稀盐酸，生成黄色絮状沉淀，加入碳酸铵试液后沉淀复溶。

3. 天王补心丸　《中国药典》2020年版一部613页【鉴别】(2)。

【处方】丹参25g　当归50g　石菖蒲25g　党参25g　茯苓25g　五味子50g　麦冬50g　天冬50g　地黄200g　玄参25g　制远志25g　炒酸枣仁50g　柏子仁50g　桔梗25g　甘草25g　朱砂10g

【鉴别】取本品1g，水蜜丸捣碎，小蜜丸或大蜜丸剪碎，平铺于坩埚中，上盖一长柄漏斗，徐徐加热，至粉末微焦时停止加热，放冷，取下漏斗，用水5ml冲洗内壁，洗液置紫外光灯（365nm）下观察，显淡蓝绿色荧光。

4. 止咳橘红口服液　《中国药典》2020年版一部658页【鉴别】(1)。

【处方】化橘红66g　陈皮44g　法半夏33g　茯苓44g　款冬花22g　甘草22g　瓜蒌皮44g　紫菀33g　麦冬44g　知母22g　桔梗33g　地黄44g　石膏44g　苦杏仁（去皮炒）44g　炒紫苏子33g

【鉴别】取本品2ml，加草酸铵试液1ml，即生成白色沉淀，分离沉淀，所得沉淀不溶于醋酸，但溶于盐酸。

5. 石淋通片　《中国药典》2020年版一部805页【鉴别】(1)。

【处方】广金钱草3125g

【鉴别】取本品研成细粉，取约1g，加1%盐酸的70%乙醇溶液10ml，温热10分钟，滤过，滤液蒸去乙醇，加水5ml使溶解，滤过。取滤液各1ml，分置两支试管中，一管中加碘化铋钾试液2滴，生成橘红色沉淀；另一管中加三硝基苯酚试液2滴，生成黄色沉淀。

6. 冰硼散　《中国药典》2020年版一部916页【鉴别】(3)。

【处方】冰片50g　硼砂（煅）500g　朱砂60g　玄明粉500g

【鉴别】取本品1g，置试管中，加水10ml，用力振摇，在试管底部很快出现朱红色沉淀，分取少量沉淀用盐酸润湿，在光洁的铜片上摩擦，铜片表面即显银白色光泽，加热烘烤后银白色即消失。

7. 血美安胶囊　《中国药典》2020年版一部898页【鉴别】(2)。

【处方】猪蹄甲109g　地黄60g　赤芍50g　牡丹皮50g

【鉴别】取本品内容物0.5g，加水10ml，加热15分钟，滤过，取滤液1ml，加茚三酮试液3滴，摇匀，加热数分钟，显红紫色。

8. 复方金钱草颗粒　《中国药典》2020年版一部1326页【鉴别】(1)。

【处方】广金钱草218g　车前草109g　光石韦109g　玉米须54.5g

【鉴别】取本品10g［规格(1)］或3g［规格(2)］，研细，加乙醇15ml，加热回流20分钟，滤过，取滤液1ml，加盐酸2~4滴，再加少量镁粉，置水浴中加热数分钟，溶液变红色。

【规格】(1)每袋装10g；(2)每袋装3g（无蔗糖）。

9. 桂林西瓜霜　《中国药典》2020年版一部1438页【鉴别】(3)。

【处方】西瓜霜50g　煅硼砂30g　黄柏10g　黄连10g　山豆根20g　射干10g　浙贝母10g　青黛15g　冰片20g　无患子果（炭）8g　大黄5g　黄芩20g　甘草10g　薄荷脑8g

【鉴别】取本品适量，进行微量升华，升华物呈无色或白色无定形结晶，有清香气。取结晶，加数滴乙醇使溶解，加新配制的1%香草醛硫酸溶液1~2滴，即显紫色至紫红色。

【实训要求】

1. 实训预习

(1) 熟悉化学反应鉴别的原理和相关仪器的使用。

(2) 根据实训内容，学会选用仪器、试药。

（3）制定实训步骤。

（4）查阅有关参考工具，查找各试液的制备方法。

2. 实训过程

（1）玻璃仪器洗涤（干燥）。

（2）实训操作应规范。

（3）检验原始记录：应按"检验原始记录和报告书"要求记录。

3. 实训结束

（1）仪器应复原。

（2）应清洗玻璃仪器等。

（3）应清洁实训场所。

（4）检验报告书：应按"检验原始记录和报告书"要求书写。

【实训评价】

评价项目	评价内容	评价标准	分值	得分
实训预习	鉴别原理	正确	5	
	仪器、试药	齐全	5	
	实训步骤	合理	10	
实训过程	玻璃仪器洗涤	内壁应不挂水珠	5	
	供试品溶液制备	研磨、称取、过滤等操作应规范	30	
	试管反应	操作规范，现象观察仔细	15	
	检验原始记录	应符合要求	10	
实训结束	清场	规范、合理、完整	5	
	检验报告书	应符合要求	15	

【实训思考】

1. 各实验的鉴别原理是什么？

2. 试述如何提高化学反应鉴别法的专属性和准确性。

实训五　薄层色谱鉴别

【实训目的】

1. 掌握薄层色谱鉴别法的原理和方法。

2. 学会薄层色谱鉴别法的一般操作步骤和基本技能。

【实训依据】

1. 薄层色谱法　《中国药典》2020年版四部通则0502。

2. 各药品质量标准　包括三黄片、抗炎退热片、板蓝根颗粒、香连丸、复方丹参滴丸。

【药品质量标准】

1. 三黄片　《中国药典》2020年版一部517页【鉴别】（2）。

【处方】 大黄300g　盐酸小檗碱5g　黄芩浸膏21g

【鉴别】 取本品5片，除去包衣，研细，取0.25g，加甲醇5ml，超声处理5分钟，滤过，滤液作为供试品溶液。另取盐酸小檗碱对照品，加甲醇制成每1ml含0.2mg的溶液；再取黄芩苷对照品，加甲醇制成每1ml含1mg的溶液，作为对照品溶液。照薄层色谱法（通则0502）试验，吸取上述三种溶液各3～5μl，分别点于同一硅胶GF$_{254}$薄层板上，以乙酸乙酯–丁酮–甲酸–水（10∶7∶1∶1）为展开剂，展开，取出，晾干，分别在紫外光灯（254nm）和紫外光灯（365nm）下检视。供试品色谱中，在与盐酸小檗碱对照品色谱相应的位置上，紫外光（365nm）下显相同颜色的荧光斑点；在与黄芩苷对照品色谱相应的位置上，紫外光（254nm）下显相同颜色的斑点。

2. 抗炎退热片　《中国药典》2020年版一部1019页【鉴别】（1）（2）。

【处方】蒲公英1064g　黄芩1064g

【鉴别】（1）取本品2片，除去糖衣，研细，取约10mg，加甲醇2ml使溶解，取上清液作为供试品溶液。另取黄芩苷对照品，加甲醇制成每1ml含1mg的溶液，作为对照品溶液。照薄层色谱法（通则0502）试验，吸取上述两种溶液各5μl，分别点于同一硅胶G薄层板上，以乙酸乙酯–丁酮–甲酸–水（5∶3∶1∶1）为展开剂，展开，取出，晾干，喷以1%三氯化铁乙醇溶液。供试品色谱中，在与对照品色谱相应的位置上，显相同颜色的斑点。

（2）取本品5片，除去糖衣，研细，取约0.2g，加甲醇20ml，加热回流30分钟，滤过，滤液回收溶剂至干，残渣加水10ml使溶解，滤过，滤液用乙酸乙酯振摇提取2次，每次10ml，合并乙酸乙酯提取液，回收溶剂至干，残渣加甲醇1ml使溶解，作为供试品溶液。另取蒲公英对照药材0.5g，同法制成对照药材溶液。照薄层色谱法（通则0502）试验，吸取上述两种溶液各4μl，分别点于同一硅胶G薄层板上，以乙酸丁酯–甲酸–水（7∶2.5∶2.5）的上层溶液为展开剂，展开，取出，晾干，在紫外光（365nm）下检视。供试品色谱中，在与对照药材色谱相应的位置上，显相同颜色的荧光斑点。

3. 板蓝根颗粒　《中国药典》2020年版一部1110页【鉴别】（1）。

【处方】板蓝根1400g

【鉴别】取本品适量（相当于饮片2.8g），研细，加乙醇10ml，超声处理30分钟，滤过，滤液浓缩至2ml，作为供试品溶液。另取板蓝根对照药材0.5g，加乙醇20ml，同法制成对照药材溶液。再取L–脯氨酸对照品、精氨酸对照品、亮氨酸对照品，分别加乙醇制成每1ml各含1mg的溶液，作为对照品溶液。照薄层色谱法（通则0502）试验，吸取上述五种溶液各2～5μl，分别点于同一硅胶G薄层板上，以正丁醇–冰醋酸–水（19∶5∶5）为展开剂，展开，取出，晾干，喷以茚三酮试液，在105℃加热至斑点显色清晰，置日光下检视。供试品色谱中，在与对照药材色谱和对照品色谱相应的位置上，显相同颜色的斑点。

4. 香连丸　《中国药典》2020年版一部1288页【鉴别】（2）。

【处方】萸黄连800g　木香200g

【鉴别】取本品约60mg，研细，加甲醇5ml，置水浴中加热回流15分钟，滤过，取滤液，补加甲醇使成5ml，摇匀，作为供试品溶液。另取黄连对照药材50mg，同法制成对照药材溶液。再取盐酸小檗碱对照品，加甲醇制成每1ml含0.5mg的溶液，作为对照品溶液。照薄层色谱法（通则0502）试验，吸取上述三种溶液各1μl，分别点于同一硅胶G薄层板上，以正丁醇–冰醋酸–水（7∶1∶2）为展开剂，展开，取出，晾干，置紫外光灯（365nm）下检视。供试品色谱中，在与对照药材色谱和对照品色谱相应的位置上，显相同的黄色荧光斑点。

5. 复方丹参滴丸　《中国药典》2020年版一部1311页【鉴别】（1）。

【处方】丹参90g　三七17.6g　冰片1g

【鉴别】取本品40丸，薄膜衣丸压破包衣，加无水乙醇10ml，超声处理10分钟，滤过，滤液作为供试品溶液。另取冰片对照品，加无水乙醇制成每1ml含1mg的溶液，作为对照品溶液。照薄层色谱法

（通则0502）试验，吸取上述两种溶液各5~10μl，分别点于同一硅胶G薄层板上，以环己烷－乙酸乙酯（17：3）为展开剂，展开，取出，晾干，喷以1%香草醛硫酸溶液，在105℃加热至斑点显色清晰。供试品色谱中，在与对照品色谱相应的位置上，显相同颜色的斑点。

【实训要求】

1. 实训预习

（1）熟悉化学反应鉴别的原理和相关仪器的使用。

（2）根据实训内容，学会选用仪器、试药。

（3）制定实训步骤。

（4）查阅有关参考工具，查找各试液的制备方法。

2. 实训过程

（1）玻璃仪器洗涤（干燥）。

（2）实训操作应规范。

（3）检验原始记录：应按"检验原始记录和报告书"要求记录。

3. 实训结束

（1）仪器应复原。

（2）应清洗玻璃仪器等。

（3）应清洁实训场所。

（4）检验报告书：应按"检验原始记录和报告书"要求书写。

【实训评价】

评价项目	评价内容	评价标准	分值	得分
实训预习	鉴别原理	正确	5	
	仪器、试药	齐全	5	
	实训步骤	合理	10	
实训过程	玻璃仪器洗涤	内壁应不挂水珠	5	
	操作过程	操作规范，现象观察仔细	45	
	检验原始记录	应符合要求	10	
实训结束	清场	规范、合理、完整	5	
	检验报告书	应符合要求	15	

【实训思考】

1. 薄层色谱点样操作时应注意什么问题？

2.《中国药典》中，板蓝根颗粒鉴别增加了尿苷、鸟苷、腺苷和（R，S）－告依春的高效液相色谱鉴别，有何意义？

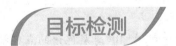

答案解析

一、单项选择题

1. 在中药制剂的理化鉴别中，最常用的方法为（　　　）

　　A. UV法　　　　　　　　　　　　　　B. TLC法

C. GC 法　　　　　　　　　　　　D. HPLC 法

2. 不可用显微鉴别法鉴别的剂型有（　　　）

   A. 散剂　　　　　　　　　　　　B. 片剂

   C. 颗粒剂　　　　　　　　　　　D. 酊剂

3. 鉴别大山楂丸中的黄酮类成分，常用（　　　）

   A. 碘化铋钾反应　　　　　　　　B. 茚三酮反应

   C. 碱液反应　　　　　　　　　　D. 盐酸－镁粉反应

4. 鉴别大黄流浸膏中的蒽醌类成分，常用（　　　）

   A. 碘化铋钾反应　　　　　　　　B. 茚三酮反应

   C. 碱液反应　　　　　　　　　　D. 盐酸－镁粉反应

5. 鉴别天王补心丸中的朱砂成分，常用（　　　）

   A. 铜片反应　　　　　　　　　　B. 硫化氢反应

   C. 草酸铵反应　　　　　　　　　D. 硫酸钡反应

6. 鉴别生物碱成分，常用（　　　）

   A. 碘化铋钾反应　　　　　　　　B. 茚三酮反应

   C. 碱液反应　　　　　　　　　　D. 盐酸－镁粉反应

7. 鉴别中药制剂中的挥发油成分，常用（　　　）

   A. 铜片反应　　　　　　　　　　B. 硫化氢反应

   C. 草酸铵反应　　　　　　　　　D. 香草醛－浓硫酸反应

8. 采用薄层色谱鉴别，最常用的吸附剂是（　　　）

   A. 硅胶 G　　　　　　　　　　　B. 活性炭

   C. 聚酰胺　　　　　　　　　　　D. 氧化铝

9. 硅胶薄层板的活化条件是（　　　）

   A. 100℃，30 分钟　　　　　　　B. 105℃，30 分钟

   C. 110℃，20 分钟　　　　　　　D. 110℃，30 分钟

10. 中药制剂多采用薄层色谱法鉴别，是因为（　　　）

   A. 供试液一般无须提取分离　　　B. 薄层色谱法具有分离分析双重功能

   C. 中药制剂成分简单　　　　　　D. A＋B

二、多项选择题

1. 薄层色谱鉴别使用的材料一般有（　　　）

   A. 薄层板　　　　　　　　　　　B. 展开缸

   C. 点样毛细管　　　　　　　　　D. 柱温箱

2. 影响薄层色谱分析的主要因素有（　　　）

   A. 样品预处理及供试液制备　　　B. 薄层色谱的点样技术

   C. 吸附剂的活性与相对湿度　　　D. 温度

三、判断题

1.《中国药典》大多数品种都明确规定薄层色谱的试验温度和相对湿度（　　　）

2. 薄层色谱定性分析不必定量点样，但为了增加药品定性鉴别的可比性，《中国药典》规定采用定量点

样（　　）

3. 展开剂要求新鲜配制，但为了降低成本，可多次反复使用（　　）

4. 中药制剂鉴别中最常用的方法是高效液相色谱法（　　）

5. 采用紫外－可见分光光度法鉴别中药制剂时，是利用保留时间进行比较鉴别（　　）

四、简答题

1. 中药制剂性状鉴别的内容主要有哪些？

2. 为了提高化学反应法对中药制剂鉴别的可靠性，改善其专属性，鉴别生物碱类成分时应注意哪些问题？

3. 试简述薄层色谱法鉴别的操作步骤。

书网融合……

知识回顾　　微课 1　　微课 2　　微课 3　　微课 4　　微课 5　　习题

学习引导

　　药物的各种剂型都具有自己的基本属性和通性，而中药制剂的常规检查是以这些通性为指标，对药品的均一性、有效性、稳定性、安全性等进行控制和评价的一项检验工作。那么，剂型都有哪些基本属性和通性？用什么方法检查？如何检查？

　　本章主要介绍《中国药典》四部通则中有关剂型的常规检测方法。在学习过程中，应注意检查方法的适用性及限度的要求，同时注意共性问题的归纳，触类旁通。

学习目标

　　1. **掌握**　水分测定、崩解时限检查、重（装）量差异检查、相对密度测定、pH 测定、乙醇量测定的原理和方法。

　　2. **熟悉**　甲醇量检查、可见异物检查、注射剂有关物质检查的原理和方法。

　　3. **了解**　生物检查法的原理。

▶▶ 实例分析 4－1

　　实例　原四川省食品药品监督管理局公布的 2009 年第一期药品抽检情况中，中成药不合格品种主要为三黄片、男宝胶囊、女宝胶囊、维 C 银翘片和胃康灵胶囊等，不合格项目主要为水分、装量差异、崩解时限、微生物限度等。

　　问题　1. 水分、装量差异、崩解时限、微生物限度等项目不合格会对药效产生什么影响？

　　　　　　2. 用什么方法可测定这些项目？

答案解析

　　常规检查是以各种剂型的基本属性（通性）为指标，对药品的有效性、稳定性进行控制和评价的一项检查工作。各类制剂，除另有规定外，均应符合各制剂通则项下有关的各项规定。

　　剂型的基本属性是保证药品质量的重要因素，亦是评价药品质量的重要指标。常规检查大多使用经典的检测方法，简便易行，能够在一定程度上客观地反映药品的内在质量，是评价药品质量的重要方法之一，对于缺乏内在质量标准的中药制剂，则显得尤为重要。

　　中药制剂的常规检查项目包括水分、重（装）量差异、崩解时限、pH、相对密度、乙醇量、甲醇量等十几项。在《中国药典》四部制剂通则中，对各种制剂的检查项目做出了相应的规定，不同的剂型其检查项目亦不尽相同。另外,《中国药典》四部收载的检查方法根据药品的不同情况会按序排列多个方法,对特定的中药制剂进行常规检查时,应考察每种方法对所测品种的适用性,选择适宜的方法。

部分剂型的主要常规检查项目见表4-1。

表4-1　部分剂型的主要常规检查项目表

剂型	主要常规检查项目
片剂	重量差异、崩解时限、(泡腾片)发泡量、(分散片)分散均匀性、微生物限度
注射剂	装量(装量差异)、(静脉输液及椎管注射用注射液)渗透压摩尔浓度、可见异物、不溶性微粒、中药注射剂有关物质、重金属及有害元素残留量、细菌内毒素或热原
胶囊剂	水分、装量差异、崩解时限、微生物限度
颗粒剂	粒度、水分、干燥失重、溶化性、装量差异(装量)、微生物限度
眼用制剂	可见异物、粒度、沉降体积比、金属性异物、装量差异(装量)、渗透压摩尔浓度、无菌
鼻用制剂	沉降体积比、递送剂量均一性、装量差异(装量)、无菌(微生物限度)
栓剂	重量差异、融变时限、(阴道膨胀栓)膨胀值、微生物限度
丸剂	水分、重量差异(装量差异或装量)、溶散时限、微生物限度
软膏剂　乳胶剂	粒度、装量、无菌(微生物限度)
糊剂	装量、微生物限度
喷雾剂	(多剂量)每瓶总喷次、(定量)每瓶喷量、(定量)每瓶主药含量、(混悬型和乳状液型定量鼻用喷雾剂)递送剂量均一性、装量差异(装量)、无菌(微生物限度)
气雾剂	定量气雾剂—每瓶总揿次、递送剂量均一性、每揿主药含量、每揿喷量,非定量气雾剂—喷射速率、喷出总量、装量;(混悬型)粒度;无菌(微生物限度)
凝胶剂	pH、(混悬型)粒度、装量、无菌(微生物限度)
散剂	粒度、外观均匀度、(中药)水分、(化学药和生物制品)干燥失重、装量差异(装量)、无菌(微生物限度)
糖浆剂	相对密度、pH、装量、微生物限度
搽剂	水或稀乙醇为溶剂搽剂—相对密度、pH,乙醇为溶剂—乙醇量,以油为溶剂搽剂—应无酸败、折光率;装量;微生物限度
涂剂、涂膜剂	装量、无菌、微生物
酊剂	乙醇量、甲醇量、装量、微生物限度
贴剂	黏附力、重量差异、(中药)释放度、微生物限度
贴膏剂	含膏量、(橡胶贴膏)耐热性、黏附力、含量均匀度、微生物限度
洗剂、冲洗剂	洗剂:(水或乙醇为溶剂洗剂)pH、装量、微生物限度 冲洗剂:装量、微生物限度、细菌内毒素或热原
合剂	相对密度、pH、装量、微生物限度
锭剂	重量差异、微生物限度
煎膏剂(膏滋)	相对密度、不溶物、装量、微生物限度
胶剂	总灰分、重金属、砷盐或重金属及有害物质等、水分、微生物限度
酒剂	总固体、乙醇量、甲醇量、装量、微生物限度
膏药	软化点、重量差异
露剂	pH、装量、微生物限度
茶剂	水分、溶化性、重量差异(装量差异)、微生物限度
流浸膏剂与浸膏剂	乙醇量、甲醇量、装量、微生物限度

PPT

第一节 水分测定法

水分测定法是药品质量标准中规定的常规检查项目之一。

水分测定法系指采用规定的方法对中药固体制剂的含水量进行测定的检查方法。药品中的水分包括结晶水和吸附水，中药制剂含水量的多少直接影响其理化性质、稳定性及疗效等，对中药固体制剂进行含水量控制可预防药品吸潮、霉变、水解、氧化等。

《中国药典》规定了丸剂、散剂、颗粒剂、胶囊剂、茶剂等固体制剂应检查水分。除另有规定外，《中国药典》规定这些剂型的水分含量不得超过一定限量值。

不同剂型及类别的水分限量见表4-2。

表4-2 水分限量要求

剂型		规定限度	备注
丸剂	蜜丸、浓缩蜜丸	15.0%	蜡丸不检查水分
	水蜜丸、浓缩水蜜丸	12.0%	
	水丸、糊丸、浓缩水丸	9.0%	
散剂		9.0%	
颗粒剂	中药颗粒剂	8.0%	
胶剂		15.0%	照水分测定法（通则0832第二法）测定
胶囊剂	中药硬胶囊剂	9.0%	内容物为液体或半固体者不检查水分
茶剂	不含糖块状茶剂	12.0%	
	含糖块状茶剂	3.0%	
	袋装茶剂与煎煮茶剂	12.0%	

《中国药典》收载的水分测定法有五种，包括第一法（费休氏法）、第二法（烘干法）、第三法（减压干燥法）、第四法（甲苯法）和第五法（气相色谱法），其中第一法（费休氏法）在中药中极少采用。

测定用的供试品，一般先破碎成直径不超过3mm的颗粒或碎片；直径或长度在3mm以下的可不破碎；减压干燥法测定水分的供试品则需过二号筛。

一、第二法（烘干法）

（一）概述

利用水分在常压、100℃温度下转变为气态而挥散的特性，将供试品在100~105℃下连续干燥，挥尽其中的水分，根据减失的重量，即可计算出相应的水分含量（%）。

本法适用于不含或少含挥发性成分的药品。

（二）仪器与用具

扁形称量瓶、烘箱（最高温度300℃、控制精度±1℃）、干燥器（底层放有干燥剂）、分析天平（分度值0.1mg）、牛角匙、坩埚钳、计时钟等。

（三）试药与试液

干燥器中常用的干燥剂为变色硅胶。

（四）操作方法

1. 测定方法 取供试品 2～5g，如果供试品的直径或长度超过 3mm，在称取前应快速制成直径或长度不超过 3mm 的颗粒或碎片平铺于干燥至恒重的扁形称量瓶中，厚度不超过 5mm，疏松供试品不超过 10mm，精密称定，开启瓶盖在 100～105℃ 干燥 5 小时，将瓶盖盖好，移置干燥器中，放冷 30 分钟，精密称定，再在上述温度干燥 1 小时，放冷，称重，至连续两次称重的差异不超过 5mg 为止。根据减失的重量，计算供试品中含水量（%）。

2. 注意事项

（1）所用仪器应干燥，并能避免空气中水分的侵入。

（2）测定操作宜在干燥处进行。

（3）扁形称量瓶应先干燥至恒重。干燥至恒重的第二次及以后各次称量均应在规定条件下继续干燥 1 小时后进行。

（4）供试品的称量应迅速准确，应防止由于称量时间过长，供试品吸潮造成检测误差。

（5）采用烘箱和恒温减压干燥箱干燥时，待温度升至规定值并达到平衡后（加热温度有冲高现象），再次放入供试品，按规定条件下干燥，同时记录干燥开始时间。

（6）电烘箱上的出气孔，在干燥过程中要旋开，让水蒸气向外逸出。

（7）需使用有精准温控装置且经温度分布验证合格的电烘箱，保证其干燥室内的温度分布均匀。

（8）减失重量为 1% 以上者应平行试验 2 份。

（五）记录与计算

1. 记录 记录分析天平的型号，干燥条件（包括温度、干燥时间等），各次称量（失重为 1% 以上者应平行试验 2 份）及恒重数据（包括空称量瓶重及其恒重值、取样量、干燥后的恒重值）等。

2. 计算

$$水分含量 = \frac{W}{W_s} \times 100\% \tag{4-1}$$

式中，W 为减失的水分重量，g；W_s 为供试品的重量，g。

（六）结果判定

计算结果按有效数字修约规则修约，使与标准中规定限度有效数位一致，其数值小于或等于限度时，判为符合规定；否则，判为不符合规定。

（七）实例——板蓝根颗粒

1. 检验依据 《中国药典》2020 年版一部 1110 页。

［检查］应符合颗粒剂项下有关的各项规定（通则 0104）。

2. 测定 取本品 10 袋，倒出内容物，混合均匀，取约 3g，平铺于干燥至恒重的扁形称量瓶中，精密称定，照水分测定法第二法（烘干法）测定。

3. 实验数据

$W_{1空瓶} = 15.4963g$、$W_{1瓶+样} = 18.3227g$、$W_{11瓶+样} = 18.2618g$、$W_{12瓶+样} = 18.2578g$；

$W_{2空瓶} = 18.4201g$、$W_{2瓶+样} = 21.5289g$、$W_{21瓶+样} = 21.4618g$、$W_{21瓶+样} = 21.4568g$；

$W_{11瓶+样} - W_{12瓶+样} = 18.2578 - 18.2618 = 0.004(g)(< 5mg)$；

$W_{11瓶+样} - W_{12瓶+样} = 21.4618 - 21.4568 = 0.005(g)(< 5mg)$

$$水分含量_1 = \frac{W}{W_s} \times 100\% = \frac{18.3227 - 18.2578}{18.3227 - 15.4963} \times 100\% = 2.31\%$$

$$水分含量_2 = \frac{W}{W_s} \times 100\% = \frac{21.5289 - 21.4568}{21.5289 - 18.4201} \times 100\% = 2.16\%$$

$$\overline{水分含量} = 2.2\%,符合规定(标准规定:含水量不得超过 8.0\%)。$$

二、第三法（减压干燥法）

（一）概述

在减压的条件下，水沸点降低，在室温下可从供试品中挥出而被干燥剂吸收；通过检测供试品减失的水分重量即可计算其含水量的方法。本法适用于含有挥发性成分的贵重药品，供试品一般先破碎并需通过二号筛。

（二）仪器与用具

分析天平（分度值 0.1mg）、扁形称量瓶、减压干燥器、真空泵、牛角匙、计时钟等。

（三）试药与试液

五氧化二磷、无水氯化钙等。

（四）操作方法

1. 测定方法

（1）减压干燥器　取直径 12cm 左右的培养皿，加入五氧化二磷干燥剂适量，铺成 0.5～1cm 的厚度，放入直径 30cm 的减压干燥器中。

（2）测定法　取供试品 2～4g，混合均匀，分取 0.5～1g，置已在供试品同样条件下干燥并称重的称量瓶中，精密称定，打开瓶盖，放入上述减压干燥器中，抽气减压至 2.67kPa（20mmHg）以下，并持续抽气半小时，室温放置 24 小时。在减压干燥器出口连接无水氯化钙干燥管，打开活塞，待内外压一致，关闭活塞，打开干燥器，盖上瓶盖，取出称量瓶迅速精密称定重量，计算供试品中的含水量（%）。

2. 注意事项

（1）宜选用单层玻璃盖的称量瓶；如用玻璃盖为双层中空，减压时，应放入另一普通干燥器内，以免破裂。

（2）减压干燥器内部为负压，开启前应注意缓缓旋开进气阀，使干燥空气进入，并避免气流吹散供试品。

（3）五氧化二磷的吸水效力、吸水容量和吸水速度均较好，为减压干燥中常用的干燥剂。使用时，五氧化二磷应呈粉末状，如表面呈结皮现象或出现液滴时，应进行更换。五氧化二磷具有腐蚀性，操作时应注意防护，切勿入口或触目。

（五）记录与计算

1. 记录　记录分析天平的型号、真空泵型号、真空度、干燥剂的种类、放置时间、各次称量数据（包括空称量瓶重及其恒重值、取样量）等。

2. 计算　计算公式见公式（4－1）。

（六）结果判定

计算结果按有效数字修约规则修约，使与标准中规定限度有效数位一致，其数值小于或等于限度时，判为符合规定；否则，判为不符合规定。

三、第四法（甲苯法）

（一）概述

主要利用水与甲苯的沸点不同、密度不同、互不相溶且甲苯与水能形成沸点较低的共沸物等物理性质。将供试品与甲苯混合蒸馏，水、挥发性成分可与甲苯一同馏出。水与甲苯不相混溶，水收集于水分测定管下层，而挥发性成分溶于甲苯，并与其一同收集于水分测定管上层。因此，收集蒸馏液，冷却，待水与甲苯分层后从水分测定管中读出供试品中含水量。

本法适用于蜜丸类（大蜜丸、小蜜丸）制剂以及含挥发性成分的药品，如二陈丸、六味地黄丸、香砂养胃丸等。

（二）仪器与用具

水分测定仪、分析天平（分度值 0.1mg）、电热套（可调节温度）、烘箱、防爆沸用品（无釉小瓷片或玻璃珠）、量筒、牛角匙、长刷等。

水分测定仪见图 4-1。其中，A 为 500ml 的短颈圆底烧瓶，B 为水分测定管，C 为直形冷凝管、外管长 40cm。使用前，全部仪器应清洁，并置烘箱中烘干。

（三）试药与试液

甲苯（化学纯）、亚甲蓝（分析纯）等。

（四）操作方法

1. 测定方法　取供试品适量（相当于含水量 1~4ml），精密称定，置A 瓶中，加甲苯约 200ml，必要时加入干燥、洁净的无釉小瓷片或玻璃珠

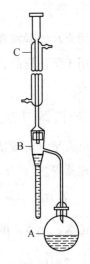

图 4-1　水分测定仪示意图

数粒，连接仪器，自冷凝管顶端加入甲苯至充满 B 管的狭细部分。将 A 瓶置电热套中或用其他适宜方法缓缓加热，待甲苯开始沸腾时，调节温度，使每秒馏出 2 滴。待水分完全馏出，即测定管刻度部分的水量不再增加时，将冷凝管内部先用甲苯冲洗，再用饱蘸甲苯的长刷或其他适宜的方法，将管壁上附着的甲苯推下，继续蒸馏 5 分钟，放冷至室温，拆卸装置，如有水黏附在 B 管的管壁上，可用蘸甲苯的铜丝推下，放置使水分与甲苯完全分离（可加亚甲蓝粉末少量，使水染成蓝色，以便分离观察）。检读水量，根据水在一定温度时的相对密度和水分测定管水的体积读数，可计算或直接读取供试品的含水量（g），并计算供试品中的含水量（%）。

2. 注意事项

（1）测定用的甲苯须先加水少量充分振摇后放置，将水层分离弃去，经蒸馏后使用。

（2）使用前应对实验中所用仪器、器皿进行彻底的清洁、干燥。

（3）加热时应控制好温度，防止水分逸失。

（4）中药测定用的供试品，一般先破碎成直径不超过 3mm 的颗粒或碎片；直径和长度在 3mm 以下

的可不破碎。

（五）记录与计算

1. 记录　记录分析天平的型号，取样量、出水量，注明甲苯用水饱和的过程等。

2. 计算

$$水分含量 = \frac{V}{W} \times 100\% \qquad (4-2)$$

式中，V 为检读的体积，ml；W 为供试品重量，g。

（六）结果判定

计算结果按有效数字修约规则修约，使与标准中规定限度有效数位一致，其数值小于或等于限度时，判为符合规定；否则，判为不符合规定。

四、第五法（气相色谱法）

（一）概述

利用无水乙醇浸提供试品，提取出供试品中的水分，以纯化水作为标准对照测定水分含量的方法。本法适用于气体样品、易挥发或可转化为易挥发物质的液体和固体的水分测定，不适用难挥发和热不稳定的物质。

（二）仪器与用具

分析天平（分度值 0.1mg）、气相色谱仪、热导检测器、微量进样器、移液管、量瓶、具塞锥形瓶、超声处理器等。

（三）试药与试液

纯化水、无水乙醇等。

（四）操作方法

1. 测定方法

（1）色谱条件与系统适用性试验　用直径为 0.18~0.25mm 的二乙烯苯－乙基乙烯苯型高分子多孔小球作为载体，或采用极性与之相适应的毛细管柱，柱温为 140~150℃，热导检测器检测。注入无水乙醇，照气相色谱法（通则 0521）测定，应符合下列要求：①理论板数按水峰计算应大于 1000，理论板数按乙醇峰计算应大于 150；②水和乙醇两峰的分离度应大于 2；③用无水乙醇进样 5 次，水峰面积的相对标准偏差不得大于 3.0%。

（2）对照溶液的制备　取纯化水约 0.2g，精密称定，置 25ml 量瓶中，加无水乙醇至刻度，摇匀，即得。

（3）供试品溶液的制备　取供试品适量（含水量约 0.2g），剪碎或研细，精密称定，置具塞锥形瓶中，精密加入无水乙醇 50ml，密塞，混匀，超声处理 20 分钟，放置 12 小时，再超声处理 20 分钟，密塞放置，待澄清后倾取上清液，即得。

（4）测定法　取无水乙醇、对照溶液及供试品溶液各 1~5μl，注入气相色谱仪，测定，即得。

2. 注意事项

（1）对照溶液与供试品溶液的制备须用新开启的同一瓶无水乙醇。

（2）用外标法计算供试品中的含水量。计算时应扣除无水乙醇中的含水量，方法如下：

对照溶液中实际加入水的峰面积 = 对照溶液中总水峰面积 – K×对照溶液中乙醇峰面积

供试品中水的峰面积 = 供试品溶液中总水峰面积 – K×供试品溶液中乙醇峰面积

$$K = \frac{无水乙醇中水峰面积}{无水乙醇中乙醇峰面积} \qquad (4-3)$$

（五）记录与计算

1. 记录 记录仪器型号，检测器及其灵敏度，色谱柱长与内径，柱填料与固定相，载气和流速，柱温，进样口与检测器的温度，供试品的预处理，供试品与对照品的称量（平行试验各2份）和配制过程，进样量，系统适用性试验数据（如理论板数、分离度、校正因子的相对标准偏差等），测定数据，计算式与结果；并附色谱图。

2. 计算

（1）K值 计算公式见公式（4-3）。

（2）含水量

$$水分（\%） = \frac{A_X \cdot W_R \cdot V_R \times 50}{A_R \cdot W_X \cdot V_X \times 25} \times 100\% \qquad (4-4)$$

式中，A_X 为供试品中水峰面积，A_X = 供试品溶液中总水峰面积 – K×供试品溶液中乙醇峰面积；A_R 为对照溶液中实际加入的水峰面积，A_R = 对照溶液中总水峰面积 – K×对照溶液中乙醇峰面积；W_X 为供试品重量，g；W_R 为对照品（纯化水）重量，g；V_X 为供试品溶液进样体积，μl；V_R 为对照溶液进样体积，μl。

（六）结果判定

计算结果按有效数字修约规则修约，使与标准中规定限度有效数位一致，其数值小于或等于限度时，判为符合规定；否则，判为不符合规定。

（七）实例——辛夷

检验依据为《中国药典》2020年版一部189页。

辛夷为木兰科植物望春花 *Magnolia biondii* Pamp.、玉兰 *Magnolia denudata* Desr. 或武当玉兰 *Magnolia sprengeri* Pamp. 的干燥花蕾。冬末春初花未开放时采收，除去枝梗，阴干。

［检查］水分 不得超过18.0%（通则0832第五法）。

 知识链接

干燥失重测定法与水分测定法

干燥失重测定法是《中国药典》收载的一种检测方法，所谓干燥失重，是指药物在规定的条件下干燥后所减失重量的百分比率；包括常压干燥法、室温减压干燥法和恒温减压干燥法。干燥失重测定法与水分测定法的第二法和第三法在操作上有一定的相似性，但两者的测定对象却有很大的区别；水分测定法的测定对象是水分（有些方法还包含结晶水），而干燥失重测定法主要的测定对象是水（包括吸附水和结晶水）及一些挥发性物质。中药制剂的组分复杂多样，干燥失重测定法的测定结果往往无法体现供试品的含水量，故水分测定法更为重要。

比较中药制剂水分测定法常用的四种方法可以看出，中药制剂中挥发性成分的存在是烘干法的主要误差来源。甲苯法中甲苯的毒害及出水量读取的误差制约了此方法的使用；与烘干法相似，真空干燥法测定对象只是样品中的吸附水，对可能存在的结晶水没有作用，不能真实地体现样品的水分含量；相比上述三种方法而言，气相色谱法存在专属性强、灵敏度高、准确性好等特点，不失为水分测定中较好的方法。总之，中药制剂水分测定法常用的四种方法各有利弊，具体方法应依据检测的对象、精度要求以及检测成本等因素加以考虑进行选择。

第二节　崩解时限检查法

PPT

一、概述

为了保证口服固体制剂口服后能在规定条件下全部崩解或溶散，充分被机体吸收而达到治疗目的，《中国药典》规定某些固体制剂应进行崩解或溶散时限检查，检查其在规定条件的崩解或溶散能力，固体制剂的崩解或溶散时限在一定程度上可以间接反映药品的生物利用度。

崩解系指口服固体制剂在规定条件下全部崩解溶散或成碎粒，除不溶性包衣材料或破碎的胶囊壳外，应全部通过筛网。如有少量不能通过筛网，但已软化或轻质上漂且无硬心者，可作符合规定论。崩解时限系指《中国药典》所规定的允许该制剂崩解或溶散的最长时间。崩解时限检查法是一项重要的常规检测方法，是对片剂和胶囊剂等口服固体制剂质量监控的重要手段。

《中国药典》规定应进行该项检查的剂型有丸剂（除蜜丸）、片剂、胶囊剂、滴丸剂等。除另有规定外，凡规定检查溶出度、释放度、分散均匀性的制剂，不再进行崩解时限检查。

二、方法

（一）仪器与用具

升降式崩解仪（图4-2、图4-3，主要结构为一能升降的金属支架与下端镶有筛网的吊篮，并附有挡板）、烧杯（250ml、1000ml）、温度计（精确度为1℃）等。

（二）试药与试液

盐酸、胃蛋白酶、磷酸二氢钾、氢氧化钠、胰酶、纯化水等。

（三）操作方法

1. 检查方法

（1）吊篮法　将吊篮通过上端的不锈钢轴悬挂于支架上，浸入1000ml烧杯中，并调节吊篮位置使其下降至低点时筛网距烧杯底部25mm，烧杯内盛有温度为37℃±1℃的水，调节水位高度使吊篮上升至高点时筛网在水面下15mm处，吊篮顶部不可浸没于溶液中。除另有规定外，取供试品6片（粒），分别置上述吊篮的玻璃管中，启动崩解仪进行检查，各片均应在15分钟内全部崩解，如有1片不能完全崩解，应另取 6 片复试，均应符合规定。

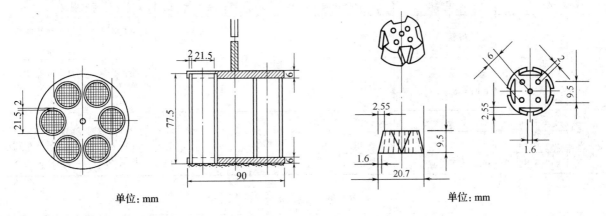

单位：mm

图 4 − 2 升降式崩解仪吊篮结构示意图图　　　图 4 − 3 升降式崩解仪挡板结构示意图

各种剂型具体的崩解时限检查，对应的相关要求（表 4 − 3、表 4 − 4）。

（2）烧杯法　适用于泡腾片。取 6 片，分别置 250ml 烧杯中，烧杯内盛有 15 ~ 25℃的水 200ml，即有许多气泡放出，当片剂或碎片周围的气体停止逸出时，片剂应溶解或分散在水中，无聚集的颗粒剩留。除另有规定外，各片均应在 5 分钟内崩解。如有 1 片不能完全崩解，应另取 6 片复试，均应符合规定。

2. 注意事项

（1）测定过程中，烧杯中的水温（或介质温度）应保持在 37℃ ±1℃。

（2）每测试一次后，应清洁吊篮的玻璃内壁及筛网、挡板等，并重新更换水或规定的介质。

（3）操作过程中，如供试品黏附挡板妨碍检查时，应另取供试品 6 粒（片），以不加挡板进行检查。

（四）记录

记录仪器型号，制剂的类型、测试条件、介质配制、崩解或溶散时间及现象，肠溶制剂应记录妍酸溶液中有无裂缝、崩解或软化现象等。

（五）结果判定

根据各剂型崩解（溶散）时限检查规定（表 4 − 3、表 4 − 4），判断测定结果是否符合规定。

表 4 − 3 丸剂和滴丸剂崩解（溶散）时限检查规定

剂型		溶剂	溶散时限	筛孔径	标准规定
丸剂	小蜜丸 水蜜丸 水丸	水	1 小时（加挡板）	0.42mm（丸径 < 2.5mm） 1.0mm（丸径 2.5 ~ 3.5mm） 2.0mm（丸径 > 3.5mm）	在规定时间全部通过筛网。如有细小颗粒未过筛网但已软化无硬芯为合格 如供试品黏附挡板妨碍检查时，应另取 6 丸，不加挡板进行检查
	糊丸 浓缩丸		2 小时（加挡板）		

剂型		溶剂	溶散时限	筛孔径	标准规定
丸剂	蜡丸	盐酸溶液	2 小时	同肠溶片	每丸均不得有裂缝、崩解或软化现象
		磷酸盐缓冲液（pH 6.8）	1 小时		应全部崩解。如有 1 丸不能完全崩解，应另取 6 丸复试，均应符合规定
滴丸剂	一般滴丸	水	30 分钟	0.42mm	应全部溶散通过筛网，如有一丸不能完全溶散，应另取 6 丸复试，均应符合规定
	包衣滴丸	水	1 小时		
	明胶滴丸	水或人工胃液	30 分钟		

表 4 – 4　片剂和胶囊剂崩解时限检查规定

剂型		溶剂	崩解时限	标准规定
片剂	中药全粉片	水	30 分钟（加挡板）	凡含浸膏、树脂、油脂、大量糊化淀粉的片剂，如有小部分未过筛网但已软化无硬芯者为合格。可复试。如果供试品黏附挡板，应另取 6 片，不加挡板按上述方法检查，应符合规定。如有 1 片不能完全崩解，应另取 6 片复试，均应符合规定
	中药浸膏（半浸膏）片、糖衣片		1 小时（加挡板）	
	中药薄膜衣片	盐酸溶液（9→1000）	1 小时（加挡板）	
	肠溶片	盐酸溶液（9→1000）	2 小时	每片均不得有裂缝、崩解或软化现象
		磷酸盐缓冲液（pH 6.8）	1 小时（加挡板）	应全部崩解。如果供试品黏附挡板，应另取 6 片，不加挡板按上述方法检查，应符合规定。如有 1 片不能完全崩解，应另取 6 片复试，均应符合规定
	结肠定位肠溶片	盐酸溶液（9→1000）、磷酸盐缓冲液（pH 6.8 以下）	照各品种项下规定	均应不得有裂缝、崩解或软化现象
		磷酸盐缓冲液（pH 7.5 ~ 8.0）	1 小时	应完全崩解。如有 1 片不能完全崩解，应另取 6 片复试，均应符合规定
	含片	水	10 分钟	各片均不应在全部崩解或溶化。如有 1 片不符合规定，应另取 6 片复试，均应符合规定
	舌下片	水	5 分钟	各片均应全部崩解并溶化。如有 1 片不能完全崩解或溶化，应另取 6 片复试，均应符合规定
	可溶片	水（水温为 20℃ ±5℃）	3 分钟	各片均应全部崩解并溶化。如有 1 片不能完全崩解或溶化，应另取 6 片复试，均应符合规定
	泡腾片	水	5 分钟	烧杯法
胶囊剂	硬胶囊	水	30 分钟（中药胶囊加挡板）	应全部崩解。如有 1 粒不能完全崩解，应另取 6 粒复试，均应全部崩解
	软胶囊	水	1 小时（中药胶囊加挡板）	
	明胶软胶囊	水或人工胃液		
	肠溶胶囊	盐酸溶液（9→1000）	2 小时不得有裂缝、崩解、软化（不加挡板）	每粒的囊壳均不得有裂缝或崩解现象	若有部分颗粒状物未过筛网（囊壳除外），但已软化无硬芯为合格。可复试
		人工肠液	1 小时内全部崩解（加挡板）	应全部崩解。如有 1 粒不能完全崩解，应另取 6 粒复试，均应全部崩解

续表

剂型		溶剂	崩解时限	标准规定
胶囊剂	结肠肠溶胶囊	盐酸溶液（9→1000）	2 小时（不加挡板）	每粒的囊壳均不得有裂缝或崩解现象	若有部分颗粒状物未过筛网（囊壳除外），但已软化无硬芯为合格。可复试
		磷酸盐缓冲液（pH 6.8）	3 小时（不加挡板）		
		磷酸盐缓冲液（pH 7.8）	1 小时（加挡板）	应全部崩解。如有 1 粒不能完全崩解，应另取 6 粒复试，均应符合规定	

【附】人工胃液：取稀盐酸 16.4ml，加水约 800ml 与胃蛋白酶 10g，摇匀后，加水稀释成 1000ml，即得。

人工肠液即磷酸盐缓冲液（含胰酶）（pH 6.8）。取磷酸二氢钾 6.8g，加水 300ml 使溶解，用 0.1mol/L 氢氧化钠溶液调节 pH 至 6.8；另取胰酶 10g，加水适量使溶解，将两液混合后，加水稀释至 1000ml，即得。

即学即练 4－1

下列需要进行崩解时限检查的中药制剂是（　　　）

A. 云南白药散　　　B. 板蓝根颗粒　　　C. 银黄口服液　　　D. 三黄片

答案解析

PPT

第三节　重（装）量差异检查法

药品的重（装）量在一定限度内是允许存在一定的偏差的；但若超出限度，则难以保证用药剂量的准确。因此对药物制剂进行重（装）量差异检查对于用药的安全性和有效性十分必要。所谓重（装）量差异检查，系指以药物制剂的标示重量或平均重量为基准，对重（装）量的偏差程度进行检查，从而评价药物制剂质量的均一性。装量差异检查的对象是单剂量包装的药物制剂；而以总重量或总体积标示的多剂量药物制剂则是通过最低装量法检查其装量。

一、片剂

（一）概述

片剂在生产中，由于颗粒的均匀度、流动性以及工艺、设备和管理等原因，都会引起片剂重量差异。本项检查的目的在于控制各片重量的一致性，保证用药剂量的准确。

本法适用于片剂重量差异的检查，凡规定检查含量均匀度的片剂，一般不再进行重量差异的检查。糖衣片的片芯应检查重量差异并符合规定，包糖衣后不再检查重量差异。除另有规定外，薄膜衣片应在包薄膜衣后检查重量差异并符合规定。

（二）仪器与用具

分析天平：分度值 0.1mg（适用于平均片重 0.30g 以下的片剂）或分度值 1mg（适用于平均片重 0.30g 或 0.30g 以上的片剂）；扁形称量瓶、弯头和平头手术镊。

（三）操作方法

1. 检查方法 取供试品 20 片，精密称定总重量，求得平均片重后，再分别精密称定每片的重量，每片重量与平均片重相比较（凡无含量测定的片剂或有标示片重的中药片剂，每片重量应与标示片重比较），超出重量差异限度的不得多于 2 片，并不得有 1 片超出限度 1 倍。

不同规格片剂的重量差异限度见表 4-5。

表 4-5 不同规格片剂重量差异限度表

平均片重或标示片重	重量差异限度
0.30g 以下	±7.5%
0.30g 及 0.30g 以上	±5%

2. 注意事项

（1）在称量前后，均应仔细核对药物片数。称量过程中，应避免用手直接接触供试品；检查过的药物不得再放回原包装容器内。

（2）记录每片称量数据。

（四）记录

记录分析天平型号，20 片的总重量及其平均片重，限度范围，每片的重量，超出限度的片数等。

（五）结果判定

超出重量差异限度的没有多于 2 片，且没有 1 片超出限度 1 倍，判为符合规定；否则，判为不符合规定。

（六）实例——天麻首乌片

1. 检验依据 《中国药典》2020 年版一部 623 页。

[检查] 应符合片剂项下有关的各项规定（通则 0101）。

2. 检查数据及结果如下

每片重量（g）	0.2762	0.2973	0.2944	0.2807	0.2965	0.2828	0.2790
	0.2942	0.3009	0.2775	0.2813	0.2887	0.2946	0.2888
	0.2929	0.3034	0.2748	0.2699	0.2868	0.2744	
20 片总重量（g）	5.7351						
平均片重（g）	5.7351/20 = 0.2868						
限度范围（g）	0.2653～0.3083（±7.5%）			0.2438～0.3298（±15%）			
超出限度范围片数	0						
标准规定	超出重量差异限度的不得多于 2 片，并不得有 1 片超出限度 1 倍						
结果判定	符合规定						

二、丸剂

（一）概述

中药丸剂包括蜜丸、水蜜丸、水丸、糊丸、蜡丸、浓缩丸和滴丸等类型。由于丸剂的类型、包装及剂量规格的多样性，《中国药典》规定，除糖丸外，单剂量包装的丸剂进行装量差异检查、装量以重量标示的多剂量包装丸剂照最低装量检查法（通则0942）检查，其余的则进行重量差异检查。

包糖衣丸剂应检查丸芯的重量差异并符合规定，包糖衣后不再检查重量差异，其他包衣丸剂应在包衣后检查重量差异并符合规定；凡进行装量差异检查的单剂量包装丸剂及进行含量均匀度检查的丸剂，一般不再进行重量差异检查。

（二）仪器与用具

分析天平：分度值 0.1mg（适用于标示重量或平均重量 0.10g 以下的丸剂）或分度值 1mg（适用于标示重量或平均重量 0.10g 及 0.10g 以上的丸剂）；扁形称量瓶、药匙、弯头和平头手术镊等。

（三）操作方法

1. 重量差异检查

（1）滴丸剂　除另有规定外，取供试品 20 丸，精密称定总重量，求得平均丸重后，再分别精密称定每丸的重量，每丸重量与标示丸重相比较（无标示丸重的，与平均丸重比较），超出重量差异限度的不得多于 2 丸，并不得有 1 丸超出限度 1 倍。

不同规格滴丸剂的重量差异限度见表 4 - 6。

表 4 - 6　不同规格滴丸剂重量差异限度表

标示丸重或平均丸重	重量差异限度
0.03g 及 0.03g 以下	±15%
0.03g 以上至 0.1g	±12%
0.1g 以上至 0.3g	±10%
0.3g 以上	±7.5%

（2）糖丸剂　除另有规定外，取供试品 20 丸，精密称定总重量，求得平均丸重后，再分别精密称定每丸的重量，每丸重量与标示丸重相比较（无标示丸重的，与平均丸重比较），超出重量差异限度的不得多于 2 丸，并不得有 1 丸超出限度 1 倍。

不同规格糖丸剂的重量差异限度见表 4 - 7。

表 4 - 7　不同规格糖丸剂重量差异限度表

标示丸重或平均丸重	重量差异限度
0.03g 及 0.03g 以下	±15%
0.03g 以上至 0.30g	±10%
0.3g 以上	±7.5%

（3）其他丸剂　除另有规定外，以 10 丸为 1 份（丸重 1.5g 及 1.5g 以上的以 1 丸为 1 份），取供试品 10 份，分别称定重量，再与每份标示重量（每丸标示量×称取丸数）相比较（无标示重量的丸剂，与平均重量比较），超出重量差异限度的不得多于 2 份，并不得有 1 份超出限度 1 倍。

不同规格丸剂的重量差异限度见表 4 - 8。

表 4-8 不同规格丸剂重量差异限度表

标示重量（或平均重量）	重量差异限度
0.05g 及 0.05g 以下	±12%
0.05g 以上至 0.1g	±11%
0.1g 以上至 0.3g	±10%
0.3g 以上至 1.5g	±9%
1.5g 以上至 3g	±8%
3g 以上至 6g	±7%
6g 以上至 9g	±6%
9g 以上	±5%

2. 装量差异检查 取供试品 10 袋（瓶），分别称定每袋（瓶）内容物的重量，每袋（瓶）装量与标示装量相比较，超出装量差异限度的不得多于 2 袋（瓶），并不得有 1 袋（瓶）超出限度 1 倍。

不同规格丸剂的装量差异限度见表 4-9。

表 4-9 不同规格丸剂装量差异限度表

标示装量	装量差异限度
0.5g 及 0.5g 以下	±12%
0.5g 以上至 1g	±11%
1g 以上至 2g	±10%
2g 以上至 3g	±8%
3g 以上至 6g	±6%
6g 以上至 9g	±5%
9g 以上	±4%

3. 装量检查 装量以重量标示的多剂量包装丸剂，照最低装量检查法（通则 0942）检查，应符合规定。以丸数标示的多剂量包装丸剂，不检查装量。

4. 注意事项

（1）在称量前后，均应仔细核对药物丸数。称量过程中，应避免用手直接接触供试品；检查过的药物不得再放回原包装容器内。

（2）记录每份称量数据。

（四）记录

记录分析天平型号，每丸（份、袋、瓶）的重（装）量，限度范围，每份（份、袋、瓶）的重（装）量，超过限度的份（袋、瓶）数等。

（五）结果判定

超出重量（装量）差异限度的没有多于 2 份，且没有 1 份超出限度 1 倍，判为符合规定；否则，判为不符合规定。

（六）实例——保济丸

1. 检验依据 《中国药典》2020 年版一部 1356 页。

［检查］应符合丸剂项下有关的各项规定（通则 0108）。

［用法和用量］口服。一次 1.85g～3.7g，一日 3 次。

［规格］每瓶装（1）1.85g；（2）3.7g。

2. 数据及结果

每份重量（g）	3.525	3.843	3.694	3.927	3.499	3.640	3.787	3.243	3.866	3.723
每瓶标示装量（g）	3.7									
限度范围（g）	3.7×（1±6%）→3.478~3.922					3.7×（1±12%）→3.256~4.144				
超出限度范围	超出±6%限度范围的有2瓶，并且均超出限度1倍									
标准要求	超出装量差异限度的不得多于2瓶，并不得有1瓶超出限度1倍									
结果判定	不符合规定									

三、其他剂型

其他剂型以胶囊剂和颗粒剂为例。

（一）概述

胶囊剂、颗粒剂在生产中，由于包装工艺、设备和管理等原因，会引起胶囊剂、颗粒剂的装量差异。本项检查的目的在于控制最小包装内药品重量的一致性，保证用药剂量的准确。

凡规定检查含量均匀度的胶囊剂、颗粒剂，一般不再进行装量差异检查。

（二）仪器与用具

分析天平（分度值0.1mg）、称量纸、小烧杯、小刷或镊子、脱脂棉、乙醚。

（三）操作方法

1. 胶囊剂 取供试品20粒（中药取10粒），分别精密称定重量，倾出内容物（不得损失囊壳），硬胶囊囊壳用小刷或其他适宜的用具拭净；软胶囊或内容物为半固体或液体的硬胶囊囊壳用乙醚等易挥发性溶剂洗净，置通风处使溶剂挥尽，再分别精密称定囊壳重量，求出每粒内容物的装量与平均装量。每粒装量与平均装量相比较（有标示装量的胶囊剂，每粒装量应与标示装量比较），超出装量差异限度的不得多于2粒，并不得有1粒超出限度1倍。不同规格胶囊剂的装量差异限度见表4-10。

表4-10 不同规格胶囊剂装量差异限度表

平均装量或标示装量	装量差异限度
0.30g以下	±10%
0.30g及0.30g以上	±7.5%（中药±10%）

2. 颗粒剂 取供试品10袋（瓶），除去包装，分别精密称定每袋（瓶）内容物的重量，求出每袋（瓶）内容物的装量与平均装量。每袋（瓶）装量与平均装量相比较［凡无含量测定的颗粒剂或有标示装量的颗粒剂，每袋（瓶）装量应与标示装量比较］，超出装量差异限度的颗粒剂不得多于2袋（瓶），并不得有1袋（瓶）超出装量差异限度1倍。

单剂量包装的颗粒剂按上述方法检查，应符合规定；多剂量包装的颗粒剂，照最低装量检查法（通则0942）检查，应符合规定。不同规格颗粒剂的装量差异限度见表4-11。

表4-11 不同规格颗粒剂装量差异限度表

平均装量或标示装量	装量差异限度
1.0g及1.0g以下	±10%
1.0g以上至1.5g	±8%
1.5g以上至6.0g	±7%
6.0g以上	±5%

3. 注意事项

（1）称量过程中，应避免用手直接接触供试品，可以佩戴布手套。

（2）检查过的药物，不得再放回原包装容器内。

（3）胶囊剂可用夹着脱脂棉的镊子擦拭囊壳内壁的残留内容物。

（4）称量前后注意供试品的顺序，比如胶囊重与囊壳重要匹配。

（四）记录

记录分析天平型号、每一次称量数值，限度范围，超过限度的数量等。

（五）结果判定

超出装量差异限度的没有多于2粒（袋、瓶），且没有1粒（袋、瓶）超出限度1倍，判为符合规定；否则，判为不符合规定。

（六）实例——羚羊清肺颗粒

1. 检验依据 《中国药典》2020年版一部1649页。

［检查］应符合颗粒剂项下有关的各项规定（通则0104）。

2. 数据及结果

每袋重量（g）	6.952	6.891	6.827	7.056	6.969	7.089	7.151	6.872	7.075	6.989
袋重量（g）	0.867	0.794	0.831	0.859	0.814	0.872	0.871	0.816	0.886	0.868
内容物重量（g）	6.085	6.097	5.996	6.197	6.155	6.217	6.280	6.056	6.189	6.121
标示重量（g）	6									
限度范围（g）	5.58~6.42（±7%）					5.16~6.84（±14%）				
超出限度范围袋数	0									
标准规定	超出装量差异限度的不得多于2袋，并不得有1片超出限度1倍									
结果判定	符合规定									

PPT

第四节 相对密度测定法

 实例分析4-2

实例 齐二药事件：江苏省泰兴市不法商人伪造药品生产许可证等证件，于2005年10月将工业原料二甘醇假冒药用辅料丙二醇，出售给齐二药。齐二药采购员违规购入假冒丙二醇，质检人员等人严重违反操作规程，未将检测图谱与"药用标准丙二醇图谱"进行对比鉴别，就签发合格证，致使假药用辅料投入生产，制造出假药"亮菌甲素注射液"并投放市场。多名患者出现急性肾功能衰竭以及死亡。

答案解析

问题 作为检验工作者，应该怎样做好本职工作？

相对密度系指在相同的温度、压力条件下，某物质的密度与水的密度之比。除另有规定外，温度为20℃，可用符号表示，即 d_{20}^{20}。

纯物质的相对密度在特定条件下为不变的常数，但如果物质的纯度不够，则其相对密度的测定值就会随着纯度的变化而改变。因此，测定药品的相对密度，可用来检查药品的纯杂程度，从而客观地反映药品的内在质量，它是评价药品有效性和安全性的重要指标之一。

液体药品的相对密度，一般用比重瓶法测定；易挥发液体的相对密度，可用韦氏比重秤法测定。液体药品的相对密度也可采用振荡型密度计法测定。

《中国药典》规定以水或稀乙醇为溶剂的搽剂、合剂、煎膏剂、糖浆剂需进行相对密度的测定。例如，八正合剂的相对密度应不低于1.02，小儿止咳糖浆应为1.20~1.30，芪冬颐心口服液应为1.02~1.05，阿胶补血膏应为1.25~1.27，骨友灵搽剂应为1.02~1.05。

一、比重瓶法

(一) 概述

比重瓶法系指在相同温度和压力条件下，选用同一比重瓶，依次装满供试品和水，分别精密称定供试品和水的重量，供试品与水的重量之比即为供试品的相对密度。该法具有测定准确、用量少的优点。其测定原理可用下列公式表示：

$$d_{供} = \frac{\rho_{供}}{\rho_{水}} = \frac{W_{供}}{W_{水}} \qquad (4-5)$$

因为 $\rho_{水} = \dfrac{W_{水}}{V_{水}}$，$\rho_{供} = \dfrac{W_{供}}{V_{供}}$，$V_{水} = V_{供}$。

(二) 仪器与用具

比重瓶（常用规格有容量为5ml、10ml、25ml、50ml的比重瓶或附温度计的比重瓶，见图4-4），分析天平（分度值1mg），温度计，水浴锅等。

(三) 试液与试药

纯化水（新沸过的冷水）。

(四) 操作方法

比重瓶法根据仪器的差异和供试品的性质差异又可分为3种操作方法。

1. 方法一　仪器装置见图4-4a。

（1）比重瓶重量的称定　取洁净、干燥的比重瓶，精密称定其重量，准确至0.001g。

（2）供试品重量的测定　将供试品（温度应低于20℃或各品种项下规定的温度）装满上述已称定重量的比重瓶，装上温度计（瓶中应无气泡），置20℃（或各品种项下规定的温度）的恒温水浴中放置若干分钟，使内容物的温度达

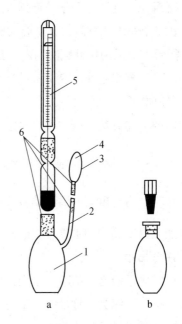

图4-4　比重瓶示意图

1. 比重瓶主体；2. 测管；3. 测孔；
4. 罩；5. 温度计；6. 玻璃磨口

到20℃（或各品种项下规定的温度），用滤纸除去溢出侧管的液体，待液体不再溢出，立即盖上罩（此时温度已达到平衡）。然后将比重瓶自水浴中取出，再用滤纸将比重瓶的外壁擦净，精密称定，减去比重瓶的重量，即求得供试品的重量（比重瓶和供试品总重量－比重瓶重量）。

（3）水重量的测定 将供试品倾去，洗净比重瓶，装满新沸过的冷水，再照供试品重量的测定法测得同一温度时水的重量（比重瓶和水总重量－比重瓶重量）。根据下列公式可计算出供试品的相对密度：

$$d_{20}^{20} = \frac{W_S}{W_{H_2O}} = \frac{W_1 - W_0}{W_2 - W_0} \tag{4-6}$$

式中，W_S 为供试品的重量，g；W_{H_2O} 为水的重量，g；W_1 为比重瓶和供试品的总重量，g；W_2 为比重瓶和水的总重量，g；W_0 为空比重瓶的重量，g。

2. 方法二 仪器装置见图 4-4b。

（1）比重瓶重量的称定 取洁净、干燥的比重瓶，精密称定其重量，准确至 0.001g。

（2）供试品重量的测定 将供试品（温度应低于 20℃ 或各品种项下规定的温度）装满上述已称定重量的比重瓶，插入中心有毛细孔的瓶塞，用滤纸将从塞孔溢出的液体擦干，置 20℃（或各品种项下规定的温度）的恒温水浴中，放置若干分钟，随着供试品溶液温度的上升，多余的液体将不断从塞孔溢出，随时用滤纸将瓶塞顶端擦干，待供试品溶液不再由塞孔溢出，将比重瓶自水浴中取出，再用滤纸将比重瓶的外面擦净，精密称定重量，减去比重瓶的重量，即求得供试品的重量（比重瓶和供试品总重量－比重瓶重量）。

（3）水重量的测定 将供试品倾去，洗净比重瓶，装满新沸过的冷水，再照供试品重量的测定法测得同一温度时水的重量（比重瓶和水总重量－比重瓶重量）。根据公式（4-6）可计算出供试品的相对密度。根据公式（4-6）可计算出供试品的相对密度。

3. 稀释法 此法适用于煎膏剂（膏滋）等半流体制剂，由于其比较黏稠，若直接用比重瓶法测定，煎膏不易完全充满比重瓶，且易混入气泡，多余的供试品也不易溢出擦干，因此，一般首先加入一定量的水稀释后，再采用比重瓶法测定。凡加入饮片细粉的煎膏剂，不检查相对密度。

（1）除另有规定外，取供试品适量，精密称定其重量（m_1），加水约 2 倍，精密称定重量（m_2），混匀，作为供试品溶液。

（2）照上述方法一或方法二测定，根据下列公式计算。

$$d_{20}^{20} = \frac{比重瓶中煎膏剂重量}{同体积水重量} = \frac{W_1 - W_1 \cdot f}{W_2 - W_1 \cdot f} \tag{4-7}$$

式中，W_1 为比重瓶内供试品溶液的重量，g；W_2 为比重瓶内水的重量，g；$f = \dfrac{(m_2 - m_1)}{m_2}$，（$m_2 - m_1$）为加入供试品中的水重量，g；$m_2$ 为供试品与加入其中水的总重量，g；m_1 为供试品的重量，g。

4. 注意事项

（1）空比重瓶必须洁净、干燥，所附温度计不能采用加温干燥。

（2）操作顺序为先称量空比重瓶重量，再装供试品称重，最后装水称重。

（3）装过供试品的比重瓶必须洗净，如供试液为油剂或煎膏剂等，测定后应尽量倾去，连同瓶塞可先用有机溶剂（如石油醚或三氯甲烷）冲洗数次，等油完全洗去，再以乙醇、水冲洗干净，待完全除去后再依法测定水的重量。

（4）供试品及水装瓶时，应小心沿壁倒入比重瓶内，避免产生气泡；如有气泡，应稍放置待气泡消失后再调温称重。供试品如为糖浆剂、甘油等黏稠液体，更应缓慢沿壁倒入，因黏稠度大产生的气泡很难逸去而影响测定结果。

（5）比重瓶从水浴中取出时，应用手指拿住瓶颈，而不能拿瓶肚，以免手温影响内容物，使其体积膨胀而外溢。

（6）测定有腐蚀性供试品时，为避免腐蚀天平盘，可在称量时用一表面皿放置在天平盘上，再放比重瓶称量。

（7）比重瓶测定时的环境（指比重瓶和分析天平的放置环境）温度超过20℃或各品种项下规定的温度时，供试品可能因膨胀从瓶塞毛细管溢出，比重瓶在称量时也会有水蒸气冷凝于比重瓶外，导致测定结果不准确，故环境温度应略低于20℃或各品种项下规定的温度。当温度高于20℃或各药品项下规定的温度时，必须设法调节环境温度至略低于规定的温度（比如采用空调等方法）。

（8）采用新煮沸数分钟并冷却的水，其目的是除去水中少量的空气。

（五）记录与计算

1. 记录 记录测定时室温和相对湿度、比重瓶类型、分析天平型号、测定温度、测定数据、计算及结果。

2. 计算 见公式（4-6）、公式（4-7）。

（六）结果判定

测得的数值在规定范围内，判为符合规定；否则，判为不符合规定。

（七）实例

1. 小儿止咳糖浆

（1）检验依据 《中国药典》2020年版一部552页。

［检查］相对密度应为1.20～1.30（通则0601）。

（2）测定 精密称定洁净、干燥的比重瓶重量为22.479g，将供试品装满上述已称定重量的比重瓶，装上温度计，置水浴中放置若干分钟，使内容物温度达到20℃，用滤纸除去溢出侧管的液体，待液体不再溢出，立即盖上罩。然后将比重瓶自水浴中取出，再用滤纸将比重瓶的外面擦净，精密称定重量为35.814g，将供试品倾去，洗净比重瓶，装满新沸过的冷水，再照供试品重量的测定法测得的重量为33.082g。计算供试品的相对密度，并判断是否符合规定。

根据公式（4-6）计算：

$$d_{20}^{20} = \frac{W_1 - W_0}{W_2 - W_0} = \frac{35.814 - 22.479}{33.082 - 22.479} = 1.26$$

符合规定。

2. 阿胶补血膏

（1）检验依据 《中国药典》2020年版一部1085页。

［检查］相对密度应为1.25～1.27［通则0183 煎膏剂（膏滋）］。

（2）测定 取洁净干燥的50ml具塞锥形瓶，精密称定其重量为38.973g，取供试品适量置该锥形瓶中，精密称定其总重量为49.493g，在锥形瓶中继续加水约2倍，精密称定其总重量为69.559g，混匀，作为供试品溶液。照比重瓶法（方法一）测定，已知比重瓶重为21.597g，充满供试品溶液后总重量为31.899g，充满水后总重量为31.174g。计算阿胶补血膏的相对密度，并判断是否符合规定。

根据公式（4-7）计算：

$$f = \frac{m_2 - m_1}{m_2} = \frac{69.559 - 49.493}{69.559 - 38.973} = 0.656$$

$$d_{20}^{20} = \frac{W_1 - W_1 \cdot f}{W_2 - W_1 \cdot f} = \frac{(31.899 - 21.597) - (31.899 - 21.597) \times 0.656}{(31.174 - 21.597) - (31.899 - 21.597) \times 0.656} = 1.26$$

符合规定。

二、韦氏比重秤法

(一) 概述

本法适用于易挥发的液体药品，如挥发油的测定等。其测定原理是阿基米德定律，即当物体浸入液体时，其所受的浮力等于物体排开液体的重量。用公式表示：

$$F = \rho \cdot g \cdot V \tag{4-8}$$

式中，F 为浮力；ρ 为液体的密度；g 为重力加速度；V 为被排开液体的体积。

用同一韦氏比重秤，将其玻璃锤依次浸入水和供试品溶液中，并调节比重秤使横梁平衡，即可得出玻璃锤的浮力。根据公式（4-8）：

$$F_{水} = \rho_{水} \cdot g_{水} \cdot V_{水} \; ; \; F_{供} = \rho_{供} \cdot g_{供} \cdot V_{供}$$

当调节比重秤，使玻璃锤在水中的浮力为 1.0000 时（即 $F_{水} = 1.0000$），就可以从比重秤上直接读出供试品的相对密度 ($d_{供}$)。因为：

$$V_{水} = V_{供}, g_{水} = g_{供}$$

所以：

$$d_{供} = \frac{\rho_{供}}{\rho_{水}} = \frac{F_{供}}{F_{水}} = F_{供} \tag{4-9}$$

韦氏比重秤法最大的特点是操作简便，可直接读取相对密度数值，从而避免使用分析天平多次称量的繁琐步骤。

(二) 仪器与用具

韦氏比重秤（图 4-5，20℃时相对密度为 1）、砝码、镊子、水浴锅、温度计、玻棒等。

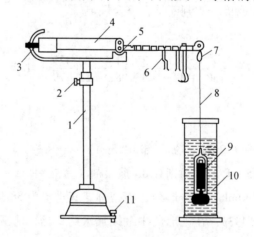

图 4-5　韦氏比重秤示意图

1. 支架；2. 调节器；3. 指针；4. 横梁；5. 刀口；6. 游码；7. 小钩

8. 细白金丝；9. 玻璃锤；10. 玻璃圆筒；11. 调整螺丝

（三）试液与试药

纯化水（新沸过的冷水）。

（四）操作方法

1. 仪器的调整　将20℃时相对密度为1的韦氏比重秤，安放在操作台上，放松调节器螺丝，将支架升至适当高度后拧紧螺丝，横梁置于支架玛瑙刀座上，将等重砝码挂在横梁右端的小钩上（1.0000处），调整水平调整螺丝，使指针与支架左上方另一指针对准，即为平衡。将等重砝码取下，换上玻璃锤，此时由于玻璃锤与等重砝码重量相同，因此比重秤仍然保持平衡（允许有±0.005g的误差），否则应予校正。

2. 用水校正　取新沸过的冷水将所附玻璃圆筒装至八分满，置20℃（或各品种项下规定的温度）的水浴中，搅动玻璃圆筒内的水，调节温度至20℃（或各品种项下规定的温度），将悬于秤端的玻璃锤浸入圆筒内的水中，校正仪器。韦氏比重秤从大到小配有一至四号四种砝码，当秤臂右端悬挂一号砝码于1.0000处，调节秤臂左端平衡用的螺旋使之平衡，此时水的密度即为1。

3. 供试品的测定　将玻璃圆筒内的水倾去，拭干（如需快速干燥，可用适量乙醇溶液清洗，再用吹风机吹干），装入供试品溶液至相同高度，并用上述相同方法调节温度后，再把拭干的玻璃锤浸入供试品溶液中，调节秤臂上游码的数量与位置（横梁上有9个刻度，将不同砝码放置在不同的刻度上）使横梁平衡，读取数值至小数点后4位，即得供试品的相对密度。

4. 注意事项

（1）韦氏比重秤应安装在固定平放的操作台上，避免受到热、冷、气流及震动的影响。

（2）玻璃圆筒应干燥、洁净，装水及供试品时高度应一致，玻璃锤沉入液面的深度前后一致。

（3）玻璃锤应全部浸入液面下，且应处于悬浮状态，不能与圆筒壁接触。

（4）如选用的比重秤系在4℃时相对密度为1，则用水校准时游码应悬挂于0.9982处，并应将在20℃测得的供试品相对密度除以0.9982。如测定温度为其他温度时，则用水校准时的游码应悬挂于该温度水的相对密度处，并应将在该温度测得的数值除以该温度水的相对密度。

（五）记录

记录测定时室温和相对湿度、测定温度、测定数据等。

（六）结果判定

测得的数值在规定范围内，判为符合规定；否则，判为不符合规定。

三、振荡型密度计法

（一）概述

振荡管密度计法的测量原理是：物体受激而发生振动时，其振动频率或振幅与物体本身的质量有关，如果在一个U形玻璃管内充以一定体积的液体样品，则其振动频率或振幅的变化便反映一定体积的样品液体的质量或密度以及比重。

与比重瓶法相比，U形振荡管法具有精密度高、不受人为因素影响、测量速度快、便于恒温控制等优点。

通过测定U形振荡管中液体样品的振荡周期（或频率）可以测得样品的密度。振荡频率（T）与密度（ρ）、测量管常数（c）、振荡管的质量（M）和体积（V）之间存在下述关系：

$$T^2 = \frac{M + \rho \cdot V}{c} \cdot 4\pi^2 \qquad\qquad (4-10)$$

如果将 $c/(4\pi^2 \times V)$ 定义为常数 A，M/V 定义为常数 B，则上述公式可简化如下：

$$\rho = A \cdot T^2 - B \qquad\qquad (4-11)$$

常数 A 和 B 可以通过往振荡管中加入两种已知密度的物质进行测定，常用的物质为脱气水（如新沸过的冷水）和空气。分别往样品管中加入干燥空气和脱气水（如新沸过的冷水），记录测得的空气的振动周期 T_a 和水的振动周期 T_w，由下式计算出空气的密度值 d_a：

$$d_a = 0.001293 \cdot \frac{273.15}{t} \cdot \frac{P}{101.3} \qquad\qquad (4-12)$$

式中，d_a 为测试温度下的空气密度，g/ml；t 为测试温度，K；p 为大气压，kPa。

从附表中查出测得温度下水的密度值 d_w，照下述公式可分别计算出常数 A 和常数 B：

$$A = \frac{T_w^2 - T_a^2}{d_w - d_a} \qquad\qquad (4-13)$$

$$B = T_a^2 - A \cdot d_a \qquad\qquad (4-14)$$

式中，T_w 为试样管内为水时观测的振荡周期，s；

T_a 为试样管内为空气时观测的振荡周期，s；

d_w 为测试温度下水的密度，g/ml；

d_a 为测试温度下空气的密度，g/ml。

如果使用其他校准液体，则使用相应的振荡周期 T 值和 d 值。

如果仪器具有从常数 A 和 B 以及样品测得的振动周期计算密度的功能，则常数 A 和 B 无需计算，按照仪器生产商的操作说明直接读取供试品的密度值。

物质的相对密度可根据下式计算：

$$d = \frac{\rho}{0.9982} \qquad\qquad (4-15)$$

式中，ρ 为被测物质在20℃时的密度；0.9982 为水在20℃时的密度。

（二）仪器与用具

振荡型密度计［主要由 U 形振荡管（一般为玻璃材质，用于放置样品）、电磁激发系统（使振荡管产生振荡）、频率计数器（用于测定振荡周期）和控温系统组成］，具有黏度补偿功能的数字式密度计。

（三）试液与试药

纯化水（新沸过的冷水）。

（四）操作方法

1. 测定方法　照仪器操作手册所述方法，取供试品，在与仪器校准时相同的条件下进行测定。测量时应确保振荡管中没有气泡形成，同时还应保证样品实际温度和测量温度一致。如必要，测定前可将供试品温度预先调节至约20℃（或各品种正文项下规定的温度），这样可降低在 U 形振荡管中产生气泡的风险，同时可缩短测定时间。

不同温度下水的密度值见表4-12。

表4-12　不同温度下水的密度值

温度（℃）	密度（g/ml）	温度（℃）	密度（g/ml）	温度（℃）	密度（g/ml）
0.0	0.999 840	21.0	0.997 991	40.0	0.992 212
3.0	0.999 964	22.0	0.997 769	45.0	0.990 208
4.0	0.999 972	23.0	0.997 537	50.0	0.998 030
5.0	0.999 964	24.0	0.997 295	55.0	0.985 688
10.0	0.999 699	25.0	0.997 043	60.0	0.983 191
15.0	0.999099	26.0	0.996 782	65.0	0.980 546
15.56	0.999 012	27.0	0.996 511	70.0	0.977 759
16.0	0.998 943	28.0	0.996 231	75.0	0.974 837
17.0	0.998 774	29.0	0.995 943	80.0	0.971 785
18.0	0.998 595	30.0	0.995 645	85.0	0.968 606
19.0	0.998 404	35.0	0.994 029	90.0	0.965 305
20.0	0.998 203	37.78	0.993 042	100	0.958 345

2. 注意事项

（1）用于相对密度测定的仪器的读数精度应不低于 ±0.001g/ml，并应定期采用已知密度的两种物质（如空气和水）在20℃（或各品种正文项下规定的温度）下对仪器常数进行校准。

（2）建议每次测量前用脱气水（如新沸过的冷水）对仪器的读数准确性进行确认，可根据仪器的精度设定偏差限度，例如精确到 ±0.0001g/ml 的仪器，水的测定值应在 0.9982g/ml ±0.0001g/ml 的范围内，如超过该范围，应对仪器重新进行校准。

（3）黏度是影响测量准确度的另一个重要因素。在进行高黏度样品的测定时，可选用具有黏度补偿功能的数字式密度计进行测定，或者选取与供试品密度和黏度相近的密度对照物质（密度在供试品的 ±5%、黏度在供试品的 ±50% 的范围内）重新校准仪器。

（五）记录

记录测定时室温和相对湿度、测定温度、测定数据等。

（六）结果判定

测得的数值在规定范围内，判为符合规定；否则，判为不符合规定。

第五节　pH 测定法

PPT

▶▶ **实例分析 4-3**

　　实例　2015 年浙江省食品药品监督管理局组织全省各级食品药品监督管理部门开展第一季度药品抽验。抽检结果显示，江西某药业有限公司生产的 131105 和 130830 两个批次的化积口服液（10ml/支），pH 不符合规定。

　　问题　1. 为什么要控制药品的 pH？

　　　　　2. 药品的 pH 不符合规定会对药品的质量产生什么样的影响？

答案解析

一、概述

pH 是水溶液中氢离子活度的方便表示方法。其定义为水溶液中氢离子活度 a_{H^+} 的负对数，即：

$$pH = -\lg a_{H^+} \qquad (4-10)$$

但氢离子活度却难以通过实验准确测定，实际工作中，pH 按下式测定：

$$pH = pH_S - \frac{E - E_S}{k} \qquad (4-11)$$

式中，E 为待测溶液（pH）的原电池电动势，V；E_S 为标准缓冲液（pH_S）的原电池电动势，V；k 为与温度（t, ℃）有关的常数，$k = 0.5916 + 0.000198(t - 25)$。

只要待测溶液与标准缓冲液的组成足够接近，由上式测得的 pH 与溶液的真实 pH 还是颇为接近的。

液体、半固体中药制剂中有效成分的溶解度、稳定性等常与溶液的 pH 有密切关系，且溶液 pH 对微生物的生长、防腐剂的抑菌能力亦有影响。因此，测定药品溶液 pH 是中药制剂质量控制的一项重要指标之一。

《中国药典》规定，糖浆剂、合剂、凝胶剂、注射剂、露剂、滴鼻剂和滴眼剂等一般要测定 pH。

除另有规定外，药品溶液的 pH 通常采用 pH 计（酸度计）测定。水溶液的 pH 通常以玻璃电极为指示电极、饱和甘汞电极或银 - 氯化银电极为参比电极进行测定。

pH 计（酸度计）是由指示电极（玻璃电极）、参比电极（饱和甘汞电极或银 - 氯化银电极）和一个电流计组成。pH 计（酸度计）应定期进行计量检定，精密度和准确度符合国家有关规定。测定前，应采用《中国药典》规定的标准缓冲液校正仪器，也可用国家标准物质管理部门发放的标示 pH 准确至 0.01 pH 单位的各种标准缓冲液校正仪器。

二、方法

（一）仪器与用具

酸度计（图 4-6）、指示电极（通常为玻璃电极）、参比电极（通常为饱和甘汞电极或银 - 氯化银电极）、小烧杯、分析天平等。

（二）试药与试液

酸度计校正用的标准缓冲液（草酸盐标准缓冲液、苯二甲酸盐标准缓冲液、磷酸盐标准缓冲液、硼砂标准缓冲液、氢氧化钙标准缓冲液等），标准缓冲溶液必须用 pH 基准物质配制。

（三）操作方法

不同型号酸度计的精度与操作方法有所不同，应严格按相应的说明书与注意事项进行操作。以 pHS - 3 型酸度计（测量范围 0 ~ 14 pH，精度 0.01 pH）为例，介绍酸度计的通用操作方法。

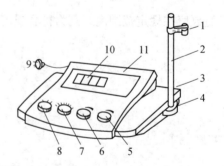

图 4-6　pHS - 3C 型酸度计示意图

1. 电极夹；2. 电极杆；3. 电极插口；4. 电极杆插座
5. 定位调节钮；6. 斜率补偿钮；7. 温度补偿钮
8. 选择开关钮；9. 电源插头；10. 显示屏；11. 面板

1. 仪器使用前的准备 将浸泡好的玻璃电极与甘汞电极夹在电极夹上，接上导线，用纯化水清洗两个电极极头部分，并用滤纸吸干电极外壁残留的水。接通电源，开机预热仪器 0.5 小时。

2. pH 计校正

（1）测定前，按各品种项下的规定，选择三种或两种合适的标准缓冲液对仪器进行校正，使供试品溶液的 pH 处于它们之间。

（2）先采用两种标准缓冲液对仪器进行自动校正，使斜率为 90% ~ 105%，漂移值在 0mV ± 30mV 或 ±0.5 pH 单位之内，再用 pH 介于两种校正缓冲液之间且尽量与供试品接近的第三种标准缓冲液验证，至仪器示值与验证缓冲液的规定数值相差不大于 ±0.05 pH 单位；或者，选择两种 pH 约相差 3 个 pH 单位的标准缓冲溶液，先取与供试品溶液 pH 较接近的第一种标准缓冲液对仪器进行校正（定位），使仪器示值与表列数值一致。再用第二种标准缓冲液核对仪器示值，与表列数值相差应不大于 ±0.02 pH 单位。若大于此差值，则应小心调节斜率，使示值与第二种标准缓冲液的表列数值相符。重复上述定位与斜率调节操作，至仪器示值与标准缓冲液的规定数值相差不大于 ±0.02 pH 单位。否则，需检查仪器或更换电极后，再行校正至符合要求。

3. pH 测定 《中国药典》收载的大多数品种是直接取样测定，少量品种要求先溶解或者过滤后测定。供试品溶液准备好后应当立即测定，以免空气中的 CO_2 影响测定结果。

将仪器的"温度"旋钮旋至被测样品溶液的温度值，用待测液冲洗电极数次，将电极放入待测溶液中。轻轻摇动烧杯待读数平衡稳定后，记录数据。

供试品溶液的温度和用于仪器 pH 校正的标准缓冲溶液的温度应尽量相同。这样能减小由于电极而引起的测量误差，提高仪器测量精度。

4. 清洗仪器 测量结束后，将玻璃电极洗净后浸入洁净的蒸馏水中，甘汞电极洗净吸干后套上橡皮套，关闭电源。

5. 注意事项

（1）如果供试品溶液的 pH 超出上述标准缓冲液的 pH 范围，选择 pH 接近供试品的三种或两种标准缓冲液进行校正。

（2）每次更换标准缓冲液或供试品溶液前，应用水充分洗涤电极，然后用滤纸将水吸尽，也可用所换的标准缓冲液或供试品溶液洗涤。

（3）配制标准缓冲液与制备供试品溶液的水，应为新沸过并放冷的纯化水，其 pH 应为 5.5 ~ 7.0。标准缓冲液一般可保存 2 ~ 3 个月，如有浑浊、发霉或沉淀等现象时，不能继续使用。

（4）玻璃电极底部的球膜极易破碎，取下帽后要注意，不与硬物接触，任何破损和擦毛都会使电极失效。

（5）玻璃电极球泡中的缓冲液应无气泡且与内参比电极接触；若玻璃电极球膜内部溶液混浊，且响应值不符合要求，则不可再用。甘汞电极应浸入饱和氯化钾溶液，盐桥中应保持少量氯化钾晶体，但不能结成一整块而堵住渗出孔。用时不得有气泡将溶液隔断。

（6）新玻璃电极需在水或酸性溶液中浸泡 24 小时后才可使用，这样使不对称电位降低最低，并趋于恒定，同时也使玻璃膜表面充分活化，有利于对 H^+ 产生响应。平时可浸泡在水中，可缩短平衡时间。

（7）普通玻璃电极在测定 pH 大于 9 的溶液时，对 Na^+ 也有响应，造成 pH 读数低于真实值，从而产生负误差，称为钠差。因此当供试品溶液 pH 大于 9 时，应选择合适的玻璃电极测定。

（8）对弱缓冲或无缓冲作用溶液的 pH 测定，除另有规定外，先用苯二甲酸氢钾标准缓冲液校正仪器后再测定供试品溶液，并重新取供试品溶液再测，直至 pH 读数在 1 分钟内改变不超过 0.05 pH 为止；然后用硼砂标准缓冲液校准仪器，再如上法测定；两次 pH 读数相差应不超过 0.1 pH，取两次读数的平均值为其 pH。

（9）温度补偿调节旋钮的紧固螺丝是经过校准的，使用时切勿使其松动，否则应重新校准。

（10）玻璃电极不能用浓硫酸、乙醇等洗涤，不能粘油污，也不能在含氟较高的溶液中使用。

（四）记录

记录仪器型号、编号，室温，两种标准缓冲液的名称，供试品溶液的制备，测定结果。

（五）结果判定

测得的数值在规定范围内，判为符合规定；否则，判为不符合规定。

（六）实例——血康口服液

1. 检验依据　《中国药典》2020 年版一部 907 页。

［检查］pH 应为 4.0～6.0（通则 0631）。

2. 测定　用苯二甲酸盐标准缓冲液、磷酸盐标准缓冲液校正酸度计，用供试品溶液清洗玻璃电极后，测定其 pH，读数为 5.12，在 4.0～6.0 之间，结果符合规定。

即学即练 4-2

使用酸度计测定 pH 时，校正用两种标准缓冲液应相差 3 个 pH 单位，即氢浓度相差约（　　）

答案解析　　A. 3　　　　B. 10　　　　C. 100　　　　D. 1000

第六节　乙醇量测定法

PPT

>> **实例分析 4-4**

实例　2016 年第 1 期江西省药品质量公告抽验不符合规定情况汇总结果中，益阳某制药有限公司批号为 20150311 的藿香正气水，按照《中国药典》2010 版一部检验，其乙醇量、含量测定结果均不符合规定。

问题　为什么会出现这两项检测结果均不符合规定的现象？

答案解析

乙醇量系指用一定方法测定各种含乙醇制剂中在 20℃时乙醇（C_2H_5OH）的含量（%）（ml/ml）。

乙醇因其对中药材各种成分有不同程度的溶解能力，因而成为各类中药制剂中最常用的提取溶剂之一。各种中药制剂中乙醇量的高低对于有效成分的含量、杂质种类和数量以及制剂的稳定性等都有重要影响，乙醇量的高低在一定程度上能客观反映药品的内在质量，是评价制剂质量的重要手段之一。

各类酒剂、酊剂、流浸膏等含乙醇制剂均把乙醇量作为控制质量的指标，特别是目前尚无含量测定的制剂则显得尤为重要。例如舒筋活络酒的乙醇量应为 50%～57%、藿香正气水的乙醇量应为 40%～50%、当归流浸膏的乙醇量应为 45%～50%、远志酊的乙醇量应为 50%～58%。

《中国药典》收载有气相色谱法和蒸馏法两种方法，其中气相色谱法包括第一法（毛细管柱法）和第二法（填充柱法），蒸馏法根据制剂性质不同又分为第一法、第二法和第三法。根据供试品特性的差异，以及供试品中乙醇含量高低等要求不同，上述检测方法具有不同的适用性。

一、气相色谱法

（一）概述

本法系采用气相色谱法（通则0521）测定各种含乙醇制剂中在20℃时乙醇的含量（％）（ml/ml）。根据所用色谱柱的种类不同，分为第一法（毛细管色谱柱法）和第二法（填充柱法）。通常使用第一法，对于个别品种或在无法使用毛细管柱的色谱仪时，可使用第二法。

测定时以正丙醇为内标物，使用氢火焰离子化检测器，采用内标－校正因子法测定各种制剂在20℃时含有乙醇的含量。该法测定前对供试品的处理较简单，操作方便，结果准确，重现性好。

（二）仪器与用具

气相色谱仪配置：①氢火焰离子化检测器；②顶空进样器；③色谱工作站；④自动进样器或微量注射器；⑤氢气发生器、空气发生器或钢瓶装等相应助燃气；⑥载气，高纯氮气；⑦气相色谱柱，（6％）氰丙基苯基－（94％）二甲基聚硅氧烷为固定液的毛细管柱或直径为0.18～0.25mm的二乙烯苯－乙基乙烯苯型高分子多孔小球为载体的填充柱）；其他：温度计、量瓶、移液管等。

（三）试药与试液

无水乙醇（色谱纯或分析纯，使用本法前需确定不含正丙醇），正丙醇（色谱纯或分析纯，使用本法前需确定不含乙醇），纯化水等。

（四）操作方法

1. 第一法（毛细管柱法）

（1）色谱条件与系统适用性试验 采用（6％）氰丙基苯基－（94％）二甲基聚硅氧烷为固定液的毛细管柱；起始温度为40℃，维持2分钟，以每分钟3℃的速率升温至65℃，再以每分钟25℃的速率升温至200℃，维持10分钟；进样口温度为200℃；检测器FID温度为220℃；采用顶空分流进样，分流比1∶1；顶空瓶平衡温度为85℃，平衡时间为20分钟。理论塔板数按乙醇峰计算应不低于10000，乙醇峰与正丙醇峰的分离度应大于2.0。

（2）校正因子测定 精密量取恒温至20℃的无水乙醇5ml，平行两份；置100ml量瓶中，精密加入恒温至20℃的正丙醇（内标物质）5ml，用水稀释至刻度，摇匀，精密量取该溶液1ml，置100ml量瓶中，用水稀释至刻度，摇匀（必要时可进一步稀释），作为对照品溶液。精密量取3ml，置10ml顶空进样瓶中，密封，顶空进样，每份对照品溶液进样3次，测定峰面积，计算平均校正因子，所得校正因子的相对标准偏差不得大于2.0％。

（3）测定法 精密量取恒温至20℃的供试品适量（相当于乙醇约5ml），置100ml量瓶中，精密加入恒温至20℃的正丙醇5ml，用水稀释至刻度，摇匀，精密量取该溶液1ml，置100ml量瓶中，用水稀释至刻度，摇匀（必要时可进一步稀释），作为供试品溶液。精密量取3ml，置10ml顶空进样瓶中，密封，顶空进样，测定峰面积，按内标法以峰面积计算，即得。

2. 第二法（填充柱法）

（1）色谱条件与系统适用性试验　用直径为 0.18~0.25mm 的二乙烯苯－乙基乙烯苯型高分子多孔小球作为载体，柱温为 120~150℃。理论板数按正丙醇峰计算应不低于 700，乙醇峰与正丙醇峰的分离度应大于 2.0。

（2）校正因子测定　精密量取恒温至 20℃ 的无水乙醇 4ml、5ml、6ml，分别置 100ml 量瓶中，分别精密加入恒温至 20℃ 的正丙醇（内标物质）各 5ml，用水稀释至刻度，摇匀（必要时可进一步稀释）。取上述三种溶液各适量，注入气相色谱仪，分别连续进样 3 次，测定峰面积，计算校正因子，所得校正因子的相对标准偏差不得大于 2.0%。

（3）测定法　精密量取恒温至 20℃ 的供试品溶液适量（相当于乙醇约 5ml），置 100ml 量瓶中，精密加入恒温至 20℃ 的正丙醇 5ml，用水稀释至刻度，摇匀（必要时可进一步稀释）。取适量注入气相色谱仪，测定峰面积，按内标法以峰面积计算，即得。

【附】（1）在不含内标物质的供试品溶液的色谱图中与内标物质峰相应的位置处不得出现杂质峰。

（2）除另有规定外，若蒸馏法测定结果与气相色谱法不一致，以气相色谱法测定结果为准。

3. 注意事项

（1）采用本法测定时，应避免甲醇或其他成分对测定的干扰。

（2）在不含内标物质的供试品溶液的色谱图中，与内标物质峰相应的位置处不得出现杂质峰。

（3）若测定样品较多时，随着进样次数的增加，可能会出现峰形变差等不符合系统适用性试验要求的情况，此时可适当升高柱温度进行柱老化后再行测定。

（4）某些检品所含有的其他挥发性成分，在填充柱上也能出峰，但保留时间较长，可能会干扰后面分析的结果，遇到这种情况时，应根据具体情况适当延长 2 次进样的间隔时间，或采取程序升温法将干扰成分快速排出色谱柱后再行测定。

（5）除另有规定外，若蒸馏法测定结果与气相色谱法不一致，以气相色谱法测定结果为准。

（6）气相色谱法第一法中，毛细管柱建议选择大口径、厚液膜色谱柱，规格为 30m×0.53mm×3.00μm。

（7）系统适用性试验中，采用填充柱法测定时，可根据气相色谱仪和色谱柱的实际情况对柱温度、进样量和检测器灵敏度作适当调整，以满足要求；采用毛细管柱法测定时，若出现峰形变差等不符合要求的情况时，可适当升高柱温进行柱老化后再行测定。

（8）因为填充柱法系统适用性试验采用的 3 个测试溶液的乙醇含量均在 4%~6% 的范围内，因此若测定结果中供试品溶液乙醇量不在此范围内，需重新配制，以保证测定结果的可靠。

（五）记录与计算

1. 记录　记录仪器型号、编号，载体和内标物的名称，柱温，进样器及检测器温度等；系统适用性试验（理论板数、分离度、拖尾因子、灵敏度和校正因子相对标准偏差），标准溶液与供试品溶液的制备及其连续 3 次进样的测定结果，平均值；并附色谱图。

2. 计算

（1）校正因子计算：

$$f = \frac{A_S/C_S}{A_R/C_R} \tag{4-12}$$

式中，f 为校正因子；A_S 为内标物质的峰面积（或峰高）；A_R 为对照品的峰面积（或峰高）；C_S 为内标物质的浓度；C_R 为对照品溶液的浓度。

（2）乙醇量的计算：

$$乙醇量（ml/ml）= f \cdot \frac{A_X / V_X}{A_{S'} / V_{S'}} \tag{4-13}$$

式中，f 为校正因子；A_X 为供试品中乙醇的峰面积（或峰高）；$A_{S'}$ 为供试品中内标物质的面积（或峰高）；$V_{S'}$ 为供试品溶液配制时所取内标溶液体积；V_X 为供试品溶液配制时所取样品溶液体积。

（六）结果判定

2 份供试品溶液测定结果的相对平均偏差不得大于 2.0%，否则应重新测定。根据测定结果的平均值来判定是否符合规定。对乙醇量不符合规定的样品应根据规定复查。

（七）实例——颠茄酊

1. 检验依据 《中国药典》2020 年版一部 1861 页。

［检查］乙醇量应为 60% ~ 70%（通则 0711）。

2. 测定

（1）计算取样量 设应取 $x\,ml$：

（60% ~ 70%）· $x = 5 \Rightarrow x = 8.3 ~ 7.1$（ml），应取 8ml。

（2）测定 精密量取恒温至 20℃的颠茄酊 8ml 和正丙醇 5ml，平行两份，置 100ml 量瓶中，加水稀释至刻度，摇匀，精密量取该溶液 1ml，置 100ml 量瓶中，用水稀释至刻度，摇匀，作为供试品溶液。精密量取恒温至 20℃的无水乙醇 5ml，平行两份，置 100ml 量瓶中，精密加入恒温至 20℃的正丙醇 5ml，用水稀释至刻度，摇匀，精密量取该溶液 1ml，置 100ml 量瓶中，用水稀释至刻度，摇匀，作为对照品溶液。取对照品溶液 3ml 按乙醇量测定法（通则 0711）检测，连续进样 3 次，测得校正因子（f）；另取供试品溶液 3ml 分别平行进样，求出该供试品乙醇量及其相对平均偏差。

（3）实验数据

理论塔板数（n）：12860。

乙醇峰与正丙醇峰的分离度（R_f）：2.3。

乙醇和正丙醇色谱峰的拖尾因子（T）分别为：0.97，0.99。

f：0.6925、0.6926、0.6926、0.6921、0.6919、0.6922。

A_X/A_S：0.5724、0.5701、0.5626、0.5588。

计算平均校正因子：

$\bar{f} = (f_1 + f_2 + f_3 + f_4 + f_5 + f_6)/6$

$\quad = （0.6925 + 0.6926 + 0.6926 + 0.6921 + 0.6919 + 0.6922）/6 = 0.6923$

根据以下公式计算校正因子相对标准偏差：

$$RSD（\%）= \frac{S}{\bar{f}} \times 100\% = \frac{\sqrt{\dfrac{\sum_{i=1}^{n}(f_i - \bar{f})}{n-1}}}{\bar{f}} \times 100\% = 0.04\%$$

根据公式（4-13），测定的乙醇量分别为：

$$乙醇量 = \bar{f} \cdot \frac{A_X / V_X}{A_{S'} / V_{S'}} \times 100\% = 0.6923 \times 0.5724 \times \frac{8}{5} \times 100\% = 63.4\%$$

$$乙醇量 = 0.6923 \times 0.5701 \times \frac{8}{5} \times 100\% = 63.1\%$$

$$乙醇量 = 0.6923 \times 0.5626 \times \frac{8}{5} \times 100\% = 62.3\%$$

$$乙醇量 = 0.6923 \times 0.5588 \times \frac{8}{5} \times 100\% = 61.9\%$$

$$\overline{乙醇量} = (63.4\% + 63.1\% + 62.3\% + 61.9\%)/4 = 63\%$$

$$\frac{\overline{d}}{\overline{x}} = \frac{\sum_{i=1}^{n}\left|x_i - \overline{x}\right|}{n \cdot \overline{x}} \times 100\% = 0.9\%$$

二、蒸馏法

(一) 概述

蒸馏法系用蒸馏后测定相对密度的方法测定各种含乙醇制剂在20℃时乙醇的含量（%）（ml/ml）。测定时将待测样品经蒸馏后，收集一定量的馏出液，将馏出液调节温度至20℃，然后测定其相对密度，在乙醇相对密度表内查出乙醇的含量。若供试品中含有其他挥发性物质，则需先将其除去。本法操作较繁琐，根据制剂性质不同又分为第一法、第二法和第三法。

(二) 仪器与用具

蒸馏装置（图4-7，标准磨口）、电热套、分液漏斗、移液管（25ml）、量瓶（25ml、50ml）、温度计、分析天平（分度值1mg）、比重瓶、水浴锅等。

(三) 试药与试液

石油醚、氯化钠、滑石粉、碳酸钙、氢氧化钠、硫酸等。

(四) 操作方法

1. 第一法 本法系供测定多数流浸膏、酊剂及甘油制剂中的乙醇含量。根据制剂中含乙醇量的不同，又分为两种情况。

（1）含乙醇量低于30%者 取供试品，调节温度至20℃，精密量取25ml，置150~200ml蒸馏瓶中，加水约25ml，加玻璃珠数粒或沸石等物质，连接冷凝管，直火加热，缓缓蒸馏，速度以馏出液滴连续但不成线为宜。馏出液导入25ml量瓶中，待馏出

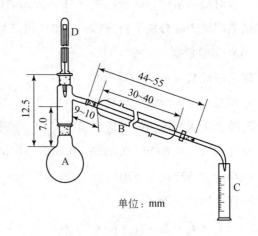

单位：mm

图4-7 蒸馏装置示意图

A. 蒸馏瓶；B. 冷凝管；C. 量筒；D. 温度计

液约达23ml时，停止蒸馏。调节馏出液温度至20℃，加20℃的水至刻度，摇匀，在20℃时按相对密度测定法（通则0601）依法测定其相对密度。在乙醇相对密度表（表4-13）内查出乙醇的含量（%）（ml/ml），即得。

表 4 –13　乙醇相对密度表

相对密度 (20℃/20℃)	浓度% (ml/ml)	相对密度 (20℃/20℃)	浓度% (ml/ml)	相对密度 (20℃/20℃)	浓度% (ml/ml)	相对密度 (20℃/20℃)	浓度% (ml/ml)
0.9992	0.5	0.9830	13.0	0.9693	25.5	0.9529	38.0
0.9985	1.0	0.9824	13.5	0.9687	26.0	0.9521	38.5
0.9978	1.5	0.9818	14.0	0.9681	26.5	0.9513	39.0
0.9970	2.0	0.9813	14.5	0.9675	27.0	0.9505	39.5
0.9968	2.5	0.9807	15.0	0.9670	27.5	0.9497	40.0
0.9956	3.0	0.9802	15.5	0.9664	28.0	0.9489	40.5
0.9949	3.5	0.9769	16.0	0.9658	28.5	0.9481	41.0
0.9942	4.0	0.9790	16.5	0.9652	29.0	0.9473	41.5
0.9935	4.5	0.9785	17.0	0.9646	29.5	0.9465	42.0
0.9928	5.0	0.9780	17.5	0.9640	30.0	0.9456	42.5
0.9922	5.5	0.9774	18.0	0.9633	30.5	0.9447	43.0
0.9915	6.0	0.9769	18.5	0.9627	31.0	0.9439	43.5
0.9908	6.5	0.9764	19.0	0.9621	31.5	0.9430	44.0
0.9902	7.0	0.9758	19.5	0.9614	32.0	0.9421	44.5
0.9896	7.5	0.9753	20.0	0.9608	32.5	0.9412	45.0
0.9889	8.0	0.9748	20.5	0.9601	33.0	0.9403	45.5
0.9883	8.5	0.9743	21.0	0.9594	33.5	0.9394	46.0
0.9977	9.0	0.9737	21.5	0.9587	34.0	0.9385	46.5
0.9871	9.5	0.9732	22.0	0.9580	34.5	0.9376	47.0
0.9865	10.0	0.9726	22.5	0.9573	35.0	0.9366	47.5
0.9859	10.5	0.9721	23.0	0.9566	35.5	0.9357	48.0
0.9853	11.0	0.9715	23.5	0.9558	36.0	0.9347	48.5
0.9847	11.5	0.9710	24.0	0.9551	36.5	0.9338	49.0
0.9841	12.0	0.9704	24.5	0.9544	37.0	0.9328	49.5
0.9835	12.5	0.9698	25.0	0.9536	37.5	0.9318	50.0

（2）含乙醇量高于30%者　取供试品，调节温度至20℃，精密量取25ml，置150～200ml蒸馏瓶中，加水约50ml，如上法蒸馏。馏出液导入50ml量瓶中，俟馏出液约达48ml时，停止蒸馏。按上法测定其相对密度。将查得所含乙醇的含量（%）（ml/ml）与2相乘，即得。

2. 第二法　本法系供测定含有挥发性物质如挥发油、三氯甲烷、乙醚、樟脑等的酊剂、醑剂等制剂中的乙醇量。根据制剂中含乙醇量的不同，也可分为两种情况。

（1）含乙醇量低于30%者　取供试品，调节温度至20℃，精密量取25ml，置150ml分液漏斗中，加等量的水，并加入氯化钠使之饱和，再加石油醚，振摇提取1～3次，每次约25ml，使干扰测定的挥发性物质溶入石油醚层中，静置至两液分离，分取下层水液，置150～200ml蒸馏瓶中，合并石油醚层并用氯化钠的饱和溶液洗涤3次，每次约10ml，洗液并入蒸馏瓶中，照上述第一法蒸馏（馏出液约23ml）并测定。

（2）含乙醇量高于30%者　取供试品，调节温度至20℃，精密量取25ml，置250ml分液漏斗中，加水约50ml，如上法加入氯化钠使之饱和，并用石油醚提取1~3次，分取下层水液，照上述第一法（馏出液约48ml）蒸馏并测定。

供试品中加石油醚振摇后，如发生乳化现象，或经石油醚处理后，馏出液仍很浑浊时，可另取供试品，加水稀释，照第一法蒸馏，再将得到的馏出液照本法处理、蒸馏并测定。

供试品如为水绵胶剂，可用水代替饱和氯化钠溶液。

3. 第三法　本法系供测定含有游离氨或挥发性酸的制剂中的乙醇量。供试品中含有游离氨，可酌情加稀硫酸，使成微酸性；如含有挥发性酸，可酌情加氢氧化钠试液，使成微碱性。再按第一法蒸馏、测定。如同时含有挥发油，除按照上述方法处理外，并照第二法处理。供试品中如含有肥皂，可加过量硫酸，使肥皂分解，再依法测定。

4. 注意事项

（1）整套蒸馏装置的连接部位（除接收瓶外）均应为标准磨口接头以保证从蒸馏瓶至接收瓶之间的气密性，防止因装置漏气而造成测定结果的偏低。

（2）蒸馏时，如产生泡沫，可在供试品中酌加硫酸或磷酸，使成强酸性，或加稍过量的氯化钙溶液，或加少量石蜡后再行蒸馏。

（3）任何一法的馏出液如显浑浊，可加滑石粉或碳酸钙振摇，滤过，使溶液澄清，再测定相对密度。

（4）收集流出液的量瓶，应预先洗净，干燥并精密称定。

（五）记录与计算

1. 记录　记录测定时室温和相对湿度、比重瓶类型、分析天平型号、测定温度、测定数据。

2. 计算　测得相对密度后，从表4-13查获供试品中乙醇量。

（六）结果判定

测得的数值在规定范围内，判为符合规定；否则，判为不符合规定。

 知识链接

中药酒剂的发展

中药酒剂系指中药材采用蒸馏酒提取有效成分而制得的澄明液体制剂。酒剂在中国已有数千年的历史，《内经素问》就有"上古圣人作汤液醪醴"的记载（"醪醴"系指酒剂）。

中药酒剂多供内服，少有外用。传统中医学认为：酒乃水谷之气，味辛、甘，性大热，气味香醇，入心、肝二经，能升能散，宜引药势，且活血通络、祛风散寒，有健脾胃消冷积，矫臭矫味之功。现代医学认为：酒能扩张血管，增加脑血流量，刺激中枢神经系统、血液循环系统、消化系统等。中药酒剂目前多采用符合国家药典质量标准的白酒为溶媒，中药材中的有效成分溶于白酒中，用于治疗相关疾病（如乳腺炎、风湿性关节炎、湿疹及腰痛等）。

为控制中药酒剂的质量，《中国药典》规定：生产酒剂所用的饮片一般应适当粉碎；内服酒剂应以谷类酒为原料；可用浸渍法、渗漉法或其他适宜方法制备；可加入适量糖或蜂蜜矫味；配制后的酒剂须静置澄清，滤过后分装于洁净的容器中，贮存期间允许有少量摇之易散的沉淀；应检查乙醇量；应密封，置阴凉处贮存。除另有规定外，应进行总固体、甲醇量、装量、微生物限度等检查。

PPT

第七节　甲醇量检查法

实例分析4-5

实例　四川省食品药品监督管理局从2015年2月1日起开展为期3个月的白酒质量安全专项整治。全省各地食品药品监管部门对辖区内散装白酒生产经营单位进行摸底、登记造册，明确整治对象。省市县三级联动、紧密配合，对散装白酒监督抽检覆盖生产、销售、消费各环节。对排查中发现用工业酒精或甲醇制售散装白酒等违法行为的，一律移送司法机关追究刑事责任。对抽检中发现甲醇、甜味剂含量严重超标的，依法没收涉嫌违法产品，采取强制措施和进行无害化处理，并彻底查明原因，找到源头。

答案解析

问题　1. 食品药品监督管理局组织这样的专项整治，与药品的质量安全是否有关？

　　　2. 用甲醇超标的白酒制成的药品会对人体产生什么危害？

一、概述

中药制剂是以中药饮片为原料，常采用不同的制备工艺将有效成分提取出来而制得，醇类常用来作为有效成分的提取溶剂之一。由于甲醇的性质与乙醇很相似，沸点比乙醇低，因而极易混入乙醇中而影响药物安全性。《中国药典》在酒剂和酊剂通则中规定了甲醇量检查项目。除另有规定外，供试液含甲醇量不得过0.05%（ml/ml）。

"甲醇量检查法"系指采用气相色谱法测定酒剂或酊剂等含有乙醇制剂中甲醇的含量。《中国药典》收载的甲醇量检查法为气相色谱法，包括第一法（毛细管柱法）和第二法（柱填充法），前者采用外标法定量，后者采用内标-校正因子法定量。

二、方法

（一）仪器与用具

气相色谱仪配置：①氢火焰离子化检测器；②顶空进样器；③色谱工作站；④自动进样器或微量注射器；⑤氢气发生器、空气发生器或钢瓶装的相应助燃气；⑥载气，高纯氮气；⑦气相色谱柱，（6%）氰丙基苯基-（94%）二甲基聚硅氧烷为固定液的毛细管柱或直径为0.18~0.25mm的二乙烯苯-乙基乙烯苯型高分子多孔小球为载体的填充柱；分析天平（分度值0.1mg）、温度计、量瓶、移液管等。

（二）试药与试液

甲醇、正丙醇、水等。

（三）操作方法

1. 第一法（毛细管柱法）

（1）**色谱条件与系统适用性试验**　采用（6%）氰丙基苯基-（94%）二甲基聚硅氧烷为固定液的毛细管柱，起始温度为40℃，维持2分钟，以每分钟3℃的速率升温至65℃，再以每分钟25℃的速率升温至200℃，维持10分钟；进样口温度为200℃；检测器（FID）温度为220℃；采用合适的比例分流进样；顶空进样温度为85℃，平衡时间为20分钟。理论板数按甲醇峰计算应不低于10000，甲醇峰与其他色谱峰的分离度应大于1.5。

（2）测定法　取供试液作为供试品溶液。精密量取甲醇1ml，置100ml量瓶中，加水稀释至刻度，摇匀，精密量取5ml，置100ml量瓶中，加水稀释至刻度，摇匀，作为对照品溶液。分别精密量取对照品溶液与供试品溶液各3ml，置10ml顶空进样瓶中，密封，顶空进样。按外标法以峰面积计算，即得。

2. 第二法（填充柱法）

（1）色谱条件与系统适用性试验　用直径为0.18～0.25mm的二乙烯苯-乙基乙烯苯型高分子多孔小球为载体；柱温为125℃。理论板数按甲醇峰计算应不低于1500；甲醇峰、乙醇峰与内标物质各相邻色谱峰之间的分离度应符合规定。

（2）校正因子测定　精密量取正丙醇1ml，置100ml量瓶中，用水溶解并稀释至刻度，摇匀，作为内标溶液。另精密量取甲醇1ml，置100ml量瓶中，用水稀释至刻度，摇匀，精密量取10ml，置100ml量瓶中，精密加入内标溶液10ml，用水稀释至刻度，摇匀，取1μl注入气相色谱仪，连续进样3～5次，测定峰面积，计算校正因子。

（3）测定法　精密量取内标溶液1ml，置10ml量瓶中，加供试液至刻度，摇匀，作为供试品溶液，取1μl注入气相色谱仪，测定，即得。

3. 注意事项

（1）如采用柱填充法时，内标物质峰相应的位置处出现杂质峰，可改用外标法测定。

（2）毛细管柱建议选择大口径、厚液膜色谱柱，规格为30m×0.53mm×3.00μm。

（3）填充柱法若采用手工进样，进样量不易精确控制，特别注意留针时间和室温，尽量做到平行操作以减小误差。

（四）记录与计算

1. 记录　记录仪器型号、编号，载体和内标物的名称，柱温，系统适用性试验（理论板数、分离度和校正因子的变异系数），标准溶液与供试品溶液的制备（平行试验各2份）及其连续3～5次进样的测定结果，平均值；并附色谱图。

2. 计算

（1）毛细管柱法（外标法）

$$含量(c_X) = c_S \cdot \frac{A_X}{A_S} \qquad\qquad (4-14)$$

式中，A_S为对照品溶液的峰面积（或峰高）；A_X为供试品溶液的峰面积（或峰高）；c_S为对照品溶液的浓度；c_X为供试品溶液的浓度。

（2）填充柱法（内标-校正因子法）　校正因子（f）计算见公式（4-12）：

$$含量(c_X) = f \cdot c'_R \cdot \frac{A_X}{A'_R} \qquad\qquad (4-15)$$

式中，f为校正因子；A_X为供试品溶液中甲醇的峰面积（或峰高）；A'_R为供试品溶液中内标物的峰面积（或峰高）；c'_R为供试品溶液中内标物的浓度。

（五）结果判定

两次测定的平均相对偏差应小于 10%；否则应重新测定。根据测定的平均值计算，酒剂中含甲醇量不得过 0.05%（ml/ml）。

（六）实例——国公酒

1. 检验依据　《中国药典》2020 年版一部 1134 页。

［检查］其他，应符合酒剂项下有关的各项规定（通则 0185）。

［甲醇量］照甲醇量测定法（通则 0871）检查，应符合规定。

2. 测定　取国公酒作为供试品溶液。精密量取甲醇 1ml，置 100ml 量瓶中，加水稀释至刻度，摇匀，精密量取 5ml，置 100ml 量瓶中，加水稀释至刻度，摇匀，作为对照品溶液。分别精密量取对照品溶液与供试品溶液各 3ml，置 10ml 顶空进样瓶中，密封，顶空进样。对照品溶液与供试品溶液的峰面积 A_S 和 A_X 分别为 23692 和 19762，计算供试品中的甲醇量。

根据公式（4-14）计算供试品中甲醇含量：

$$含量(c_X) = c_R \cdot \frac{A_X}{A_R} \times 100\% = \frac{1}{100} \times \frac{5}{100} \times \frac{19762}{23692} \times 100\% = 0.042\%$$

 知识链接

甲醇的危害

甲醇（CH_3OH）是一种无色易挥发液体，有毒，一般服用量在 7~8ml 即可引起失明，30~100ml 可导致死亡。它主要经呼吸道及消化道吸收，皮肤也可部分吸收，吸收后迅速分布于各组织器官，在体内氧化及排出均缓慢，故有明显的蓄积作用。急性中毒时上呼吸道刺激症状、头痛、头晕、乏力、眩晕、酒醉感、意识模糊、谵妄，甚至昏迷；视神经及视网膜病变可有视物模糊、复视等症状，重者失明。

工业酒精中大约含有 4% 的甲醇，常被不法分子当作食用酒精制作假酒，为保证用药安全，《中国药典》规定酒剂和酊剂必须进行甲醇量检查。

第八节　可见异物检查法

PPT

 实例分析 4-6

实例　在搜狐新闻网上曾有一篇"鲁抗医药因可见异物被罚近 170 万企业非首次被罚"的报道，报道中指出，该企业生产的注射液因被检出有"可见异物"，而被判定为劣药，召回产品，被处罚款 169.8 万元。

问题　1. 什么是劣药？

2. 为什么被检出有可见异物会被判定为劣药？

答案解析

一、概述

可见异物系指存在于注射剂、眼用液体制剂和无菌原料药中，在规定条件下目视可以观测到的不溶性物质，其粒径或长度通常大于50μm。注射剂、眼用液体制剂和无菌原料药中若含有可见异物将影响药品质量，甚至导致严重的药品不良反应或药疗事故，因此可见异物检查对于保证注射剂、眼用液体制剂和无菌原料药的安全性具有重要意义。

《中国药典》规定了注射剂、眼用液体制剂应在符合药品生产质量管理规范（GMP）的条件下生产，产品在出厂前应采用适宜的方法逐一检查并同时剔除不合格产品。临用前，需在自然光下目视检查（避免阳光直射），如有可见异物，不得使用。

《中国药典》收载有两种可见异物检查法（即灯检法和光散射法），常用灯检法，也可采用光散射法。灯检法不适用的品种，如用深色透明容器包装或液体色泽较深（一般深于各标准比色液7号）的品种可选用光散射法；混悬型、乳状液型注射液和滴眼液不能使用光散射法。测定用的供试品，必须按规定随机抽样。

本节仅介绍灯检法。

二、方法

（一）环境、装置与人员

1. 环境　实验室检测时应避免引入可见异物。当制备注射用无菌粉末和无菌原料药供试品溶液时，或供试品的容器不适于检查（如透明度不够、不规则形状容器等），需转移至适宜容器中时，均应在B级的洁净环境（如层流净化台）中进行。

灯检法应在暗室中进行。

2. 检查装置　见图4-8。A为带有遮光板的日光灯光源（光照度可在1000~4000lx范围内调节）；B为不反光的黑色背景；C为不反光的白色背景和底部（供检查有色异物）；D为反光的白色背景（指遮光板内侧）。

3. 检查人员条件　远距离和近距离视力测验，均应为4.9及以上（矫正后视力应为5.0及以上）；应无色盲。

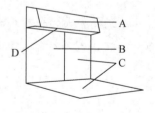

图4-8　灯检法检查装置

（二）操作方法

按各类供试品的要求，取规定量供试品，除去容器标签，擦净容器外壁，必要时将药液转移至洁净透明的适宜容器内，将供试品置遮光板边缘处，在明视距离（指供试品至人眼的清晰观测距离，通常为25cm），手持容器颈部，轻轻旋转和翻转容器（但应避免产生气泡），使药液中可能存在的可见异物悬浮，分别在黑色和白色背景下目视检查，重复观察，总检查时限为20秒。供试品装量每支（瓶）在10ml及10ml以下的，每次检查可手持2支（瓶）。50ml或50ml以上大容量注射液按直、横、倒三步法旋转检视。供试品溶液中有大量气泡产生影响观察时，需静置足够时间至气泡消失后检查。

用无色透明容器包装的无色供试品溶液，检查时被观察供试品所在处的光照度应为1000~1500lx；用透明塑料容器包装、棕色透明容器包装的供试品或有色供试品溶液，光照度应为2000~3000lx；混悬型供试品或乳状液，光照度应增加至约 4000lx。

1. 注射液　除另有规定外，取供试品 20 支（瓶），按上述方法检查。

2. 注射用无菌制剂　除另有规定外，取供试品 5 支（瓶），用适宜的溶剂和适当的方法使药粉全部溶解后，按上述方法检查。配带有专用溶剂的注射用无菌制剂，应先将专用溶剂按注射液要求检查并符合注射液的规定后，再用其溶解注射用无菌制剂。如经真空处理的供试品，必要时应用适当的方法破其真空，以便于药物溶解。低温冷藏的品种，应先将其放至室温，再进行溶解和检查。

3. 无菌原料药　除另有规定外，按抽样要求称取各品种制剂项下的最大规格量 5 份，分别置洁净透明的适宜容器内，采用适宜的溶剂及适当的方法使药物全部溶解后，按上述方法检查。

注射用无菌制剂及无菌原料药所选用的适宜溶剂应无可见异物。如为水溶性药物，一般使用不溶性微粒检查用水（通则 0903）进行溶解制备；如使用其他溶剂，则应在各品种正文中明确规定。溶剂量应确保药物溶解完全并便于观察。

注射用无菌制剂及无菌原料药溶解所用的适当方法应与其制剂使用说明书中注明的临床使用前处理的方式相同。除振摇外，如需其他辅助条件，则应在各品种正文中明确规定。

4. 眼用液体制剂　除另有规定外，取供试品 20 支（瓶），按上述方法检查。临用前配制的滴眼剂所带的专用溶剂，应先检查合格后，再用其溶解滴眼用制剂。

5. 注意事项　①供试品可以直接检查时，应除去容器标签或影响检查的字迹，一般用镊子夹上蘸有乙醇的棉球来擦净容器外壁；②调节光照度时，为避免误差要在 A 遮光板的边缘处垂直于水平面的角度来调节；③一般采用灯检法检查，当灯检法难于判定时，可采用光散射法进行检查。

（三）记录

记录可见异物测试仪的仪器型号、供试品类型、光照度实际值、在规定时限内的检查情况等。

（四）结果判定

（1）供试品中不得检出金属屑、玻璃屑、长度超过 2mm 的纤维、最大粒径超过 2mm 的块状物以及静置一定时间后轻轻旋转时肉眼可见的烟雾状微粒沉积物、无法计数的微粒群或摇不散的沉淀，以及在规定时间内较难计数的蛋白质絮状物等明显可见异物。

（2）供试品中如检出点状物、2mm 以下的短纤维和块状物等微细可见异物，生化药品或生物制品若检出半透明的小于约 1mm 的细小蛋白质絮状物或蛋白质颗粒等微细可见异物，除另有规定外，应分别符合下列各表中的有关规定。

（3）生物制品注射液、滴眼剂的结果判定见表 4-14；非生物制品注射液、滴眼剂的结果判定见表 4-15。

表 4-14　生物制品注射液、滴眼剂结果判定

类别	细微可见异物限度	
	初试 20 支（瓶）	初、复试 40 支（瓶）
注射液	装量 50ml 及以下，每支（瓶）中微细可见异物不得超过 3 个 装量 50ml 以上，每支（瓶）中微细可见异物不得超过 5 个 如仅有 1 支（瓶）超出，符合规定 如检出 2 支（瓶）超出，复试 如检出 3 支（瓶）及以上超出，不符合规定	2 支（瓶）以上超出，不符合规定
滴眼剂		3 支（瓶）以上超出，不符合规定

表 4 – 15　非生物制品注射液、滴眼剂结果判定

类别		微细可见异物限度	
		初试20支（瓶）	初、复试40支（瓶）
注射液	静脉用	如1支（瓶）检出，复试 如2支（瓶）或以上检出，不符合规定	超出1支（瓶）检出，不符合规定
	非静脉用	如1~2支（瓶）检出，复试 如2支（瓶）以上检出，不符合规定	超出2支（瓶）检出，不符合规定
滴眼剂		如1支（瓶）检出，符合规定 如2~3支（瓶）检出，复试 如3支（瓶）以上检出，不符合规定	超出3支（瓶）检出，不符合规定

（4）既可静脉用也可非静脉用的注射液，以及脑池内、硬膜外、椎管内用的注射液应执行静脉用注射液的标准，混悬液与乳状液仅对明显可见异物进行检查。

（5）注射用无菌制剂：5支（瓶）检查的供试品中如检出微细可见异物，每支（瓶）中检出微细可见异物的数量应符合表 4 – 16 的规定；如有 1 支（瓶）超出限度规定，另取 10 支（瓶）同法复试，均应不超出表 4 – 16 中的限度规定。结果判定见表 4 – 16。

表 4 – 16　注射用无菌制剂结果判定

类别		每支（瓶）中微细可见异物限度
生物制品	复溶体积50ml 及以下	≤3 个
	复溶体积50ml 以上	≤5 个
非生物制品	冻干	≤3 个
	非冻干	≤5 个

（6）无菌原料药：5 份检查的供试品中如检出微细可见异物，每份供试品中检出微细可见异物的数量应符合相应注射用无菌制剂的规定；如有 1 份超出限度规定，另取 10 份同法复试，均应不超出限度规定。

（五）实例——清开灵注射液

1. 检验依据　《中国药典》2020 年版一部 1657 页。

［检查］其他，应符合注射剂项下有关的各项规定（通则 0102）。

［性状］本品为棕黄色或棕红色的澄明液体。

［规格］（1）每支装 2ml；（2）每支装 10ml。

2. 测定　取 20 支，除去容器标签，擦净容器外壁，照可见异物检查法（通则 0904）中灯检法检查，调节光照度为 2800lx，每次检查 2 支（瓶），置遮光板边缘处，在距 25cm 处观察，手持容器颈部，轻轻旋转和翻转容器（但应避免产生气泡），使药液中可能存在的可见异物悬浮，分别在黑色和白色背景下目视检查，重复观察，总检查时限为 20 秒。

3. 结果　供试液无肉眼可见的烟雾状微粒沉积物，无无法计数的微粒群或摇不散的沉淀和明显可见异物。

4. 结论　符合规定。

知识链接

不溶性微粒检查法

不溶性微粒系指可流动的、随机存在于静脉注射用药物中不溶于水的微小颗粒。不溶性微粒是外来物质，粒径一般在 $2 \sim 50\mu m$ 之间，肉眼难以看见，主要包括钙、硅等无机微粒，或是炭黑、纤维、细菌、霉菌、芽孢和结晶体、玻璃屑，以及塑料微粒、橡胶微粒等，是由药品生产、储存、运输和临床使用等过程的污染和药物配伍时的物理或化学性质变化而产生，其粒径超过一定大小，或数量超过一定限度，就不能在体内被代谢，会对人体产生一些危害，如形成肉芽肿、产生局部组织栓塞坏死、静脉炎、肿瘤或肿瘤样反应，严重时甚至还可引起变态反应危及生命。

不溶性微粒检查法是在可见异物检查符合规定后，用以检查静脉用注射剂（溶液型注射液、注射用无菌粉末、注射用浓溶液）及供静脉注射用无菌原料药中不溶性微粒的大小及数量。《中国药典》收载有两种检查方法，即第一法（光阻法）和第二法（显微计数法）。

各国药典对微粒的监控越来越严格，但到目前为止仍然仅对 $10\mu m$ 和 $25\mu m$ 以上的微粒进行控制，对 $10\mu m$ 以下的微粒未作任何限量的规定。对人体来说，只有 $2\mu m$ 以下的微粒才有可能参加与肾交换排出体外，直径 $2 \sim 10\mu m$ 的微粒会残留在体内无法排处。而人体很多部位，如脑、肾、眼、肺等毛细血管中最小的仅有 $4 \sim 7\mu m$。婴幼儿的更细。因此，随着科技的进步与发展，希望在不远的将来出现更多新型的不溶性微粒检查法，拓展微粒测定的应用范围。

第九节　注射剂有关物质检查法

PPT

注射剂有关物质系指中药材经提取、纯化制成注射剂后，残留在注射剂中可能含有并需要控制的物质。除另有规定外，一般应检查蛋白质、鞣质、树脂等，静脉注射液还应检查草酸盐、钾离子等。这些杂质难以完全除去，放置一段时间后会出现色泽变深、混浊、沉淀等现象，影响制剂的疗效和安全性。

 知识链接

中药注射剂不良反应

中药注射剂是在中医药理论指导下，采用现代科技从天然药物的单方或复方中提取有效成分制成的可供注射入体内的灭菌制剂。但是中药注射剂的不良反应频发，使人们不得不探究其不良反应发生的原因。

中药注射剂发生不良反应的原因主要是中药注射剂制备工艺差异，中药注射剂成分复杂，临床使用不适当。其中制备工艺差主要是不同批次间，各生产步骤的工艺条件控制不严格，导致不同批次间药品质量参差不齐，且缺乏高效可控、统一的原辅料标准，导致中药注射剂质量在源头上就难以保证。中药注射剂中除了有效成分外，还有蛋白质、鞣质、有机酸等多种成分，这些成分通常难以剔除，残留在注射剂中，直接进入血液或者形成不溶性颗粒进入血液可能会导致过敏反应或者是热原反应。在中药注射剂的生产过程中，为了提高有效成分的稳定性和溶解度减少临床使用时的疼痛，通常加入增溶剂、抗氧剂、局麻剂等，这些辅料在进入机体后可与中药成分发生反应形成致敏原，增加溶血和过敏反应等不良反应发生的概率。当然临床中药注射剂的不合理使用也是导致不良反应的原因。

一、蛋白质

（一）概述

中药注射剂中如果植物蛋白未除尽，注射后由于异性蛋白的缘故易引起过敏反应，故应检查蛋白质。《中国药典》采用的检测方法系基于蛋白质在 pH 小于其等电点时呈正离子，可与磺基水杨酸或鞣酸等试剂结合形成不溶性的沉淀，以判断蛋白质的存在。

（二）仪器与用具

试管等。试管应选择质量较好、质地一致、无色、无刻度的玻璃试管。

（三）试药与试液

30%磺基水杨酸溶液（临用新制）、鞣酸试液等。

（四）操作方法

1. 检查方法　除另有规定外，取注射液 1ml，加新配制的 30%磺基水杨酸溶液 1ml，混匀，放置 5 分钟，不得出现浑浊。注射液中如含有遇酸能产生沉淀的成分，可改加鞣酸试液 1～3 滴，不得出现浑浊。

2. 注意事项

（1）磺基水杨酸试液应新鲜配制，否则会影响检验结果。

（2）注射剂含有黄芩苷、蒽醌类等成分时，应改用鞣酸试液检查。否则会影响检验结果的正确性。

（3）防止出现假阳性。某些注射剂遇酸能产生沉淀，会干扰检查结果，应注意辨别。

（4）如结果不明显，可取注射用水作空白，同法操作，加以比较。

（五）记录

记录样品取样量、试液名称、用量，实验过程中出现的现象（供试品加入磺基水杨酸试液后 5 分钟浑浊与否）及实验结果等。

（六）结果判定

若不出现浑浊，判为符合规定。

二、鞣质

（一）概述

中药注射剂中如含有较多的鞣质，将会对人体产生刺激，引起疼痛，故应检查鞣质。《中国药典》2020 年版采用的检测方法系利用蛋白质与鞣质在水中形成鞣酸蛋白而析出沉淀的原理，以判断鞣质的存在。

（二）仪器与用具

试管等。试管应选质量较好、质地一致、无色、无刻度的玻璃试管。

（三）试药与试液

1%鸡蛋清的生理氯化钠溶液：取新鲜鸡蛋清 1ml，加生理氯化钠溶液溶解使成 100ml，即得［必要时，用微孔滤膜（0.45μm）滤过]，本液应临用新制；稀醋酸；氯化钠明胶试液等。

（四）操作方法

1. 检查方法　除另有规定外，取注射液1ml，加新配制的含1%鸡蛋清的生理氯化钠溶液5ml，放置10分钟，不得出现浑浊或沉淀。如出现浑浊或沉淀，应另取注射液1ml，加稀醋酸1滴，再加氯化钠明胶试液4~5滴，不得出现浑浊或沉淀。

2. 注意事项

（1）鸡蛋清生理盐水应新鲜配制，否则影响检验结果。

（2）如结果不明显，可取注射用水作空白，同法操作，加以比较。

（3）含有聚乙二醇、聚山梨酯等聚氧乙烯基附加剂的注射液，虽有鞣质也不产生沉淀，对这类注射液应取未加附加剂前的中间体检查。

（五）记录

记录样品取样量，试液名称、用量，实验过程中出现的现象（供试品加入1%鸡蛋清的生理氯化钠溶液后10分钟有无沉淀产生）及实验结果等。

（六）结果判定

若不出现浑浊，判为符合规定。

三、树脂

（一）概述

树脂类也是影响中药注射剂澄明度的重要原因。树脂中的树脂酸与树脂醇类具有极性基团，当它们进入水中之后较不容易沉淀析出，因此不易除尽，但在灭菌或贮藏过程中可逐渐析出，使注射剂产生浑浊、沉淀。中药注射剂中如含有树脂，会引起疼痛等，故应进行树脂检查。《中国药典》采用的检测方法系基于树脂在酸性水中析出絮状沉淀，以判断树脂的存在。

（二）仪器与用具

恒温水浴箱、烧杯、分液漏斗、蒸发皿、具塞试管等。

（三）试药与试液

盐酸、三氯甲烷、冰醋酸等。

（四）操作方法

1. 测定方法

（1）除另有规定外，取注射液5ml，加盐酸1滴，放置30分钟，不得出现沉淀。

（2）如出现沉淀，可另取注射液5ml，加三氯甲烷10ml振摇提取，分取三氯甲烷液，置水浴上蒸干，残渣加冰醋酸2ml使溶解，置具塞试管中，加水3ml，混匀，放置30分钟，不得出现沉淀。

2. 注意事项

（1）如试验有沉淀析出，应照上述操作方法2检查，应无沉淀析出。

（2）用三氯甲烷提取时，应充分放置，使其分层完全，否则，易出现假阳性。

（3）如结果不明显，可取注射用水作空白，同法操作，加以比较。

（五）记录

记录样品取样量，试液名称、用量，实验过程中出现的现象及实验结果等。

（六）结果判定

若无沉淀析出，判为符合规定。照上述操作方法（2）检查，有沉淀析出，判为不符合规定；如出现絮状物也判为不符合规定。

四、草酸盐

（一）概述

中药注射液如含有草酸盐，进入血液可使血液脱钙，产生抗血凝作用，甚至引起痉挛；并由于生成不溶于水的草酸钙，可引起血栓，故供静脉注射用注射剂应检查草酸盐，以保证用药安全。

《中国药典》采用的检测方法系基于草酸与氯化钙反应生成不溶于水的草酸钙，以判断草酸盐的存在。

（二）仪器与用具

玻璃漏斗、滤纸、试管、pH 试纸等。

（三）试药与试液

稀盐酸、氢氧化钠试液、3% 氯化钙溶液等。

（四）操作方法

1. 检查方法　除另有规定外，取溶液型静脉注射液适量，用稀盐酸调节 pH 至 1 ~ 2，滤过，取滤液 2ml，滤液调节 pH 至 5 ~ 6，加 3% 氯化钙溶液 2 ~ 3 滴，放置 10 分钟，不得出现浑浊或沉淀。

2. 注意事项

（1）如结果不明显，可取注射用水作空白，同法操作，加以比较。

（2）pH 的调节宜先用盐酸调 pH 至 1 ~ 2，将其过滤后再用氢氧化钠试液调 pH 至 5 ~ 6，否则会影响检查结果。

（五）记录与计算

记录样品取样量，试液名称、用量，实验过程中出现的现象及实验结果等。

（六）结果判定

若不出现浑浊或沉淀，判为符合规定。

五、钾离子

（一）概述

中药注射剂中如钾离子含量过高，可引起明显的局部刺激（疼痛反应）和心肌损害。用于静脉注射时，会引起患者血钾浓度偏高，使电解质平衡失调，一般认为钾离子浓度以控制在 22%（mg/ml）以下为宜，故应对供静脉注射用注射剂中钾离子进行限量检查。《中国药典》采用的检测方法系基于钾离子与四苯硼钠在酸性条件下生成沉淀，根据浊度判断钾离子的限量。

（二）仪器与用具

高温炉，纳氏比色管［应选玻璃质量较好、无色（尤其管底）、配对、刻度标线高度一致的纳氏比色管，洗涤时避免划伤内壁］，移液管，量瓶，坩埚等。

（三）试药与试液

标准钾离子溶液：取硫酸钾适量，研细，于110℃干燥至恒重，精密称取2.23g，置1000ml量瓶中，加水适量使溶解并稀释至刻度，摇匀，作为贮备液。临用前，精密量取贮备液10ml，置100ml量瓶中，加水稀释至刻度，摇匀，即得（每1ml相当于100μg的钾）。

稀醋酸、碱性甲醛溶液（取甲醛溶液，用0.1mol/L氢氧化钠溶液调节pH至8.0～9.0）、3%乙二胺四醋酸二钠溶液、3%四苯硼钠溶液等。

（四）操作方法

1. 操作方法

供试品溶液的制备：除另有规定外，取注射液2ml，蒸干，先用小火炽灼至炭化，再在500～600℃炽灼至完全灰化，加稀醋酸2ml使溶解，并转移至25ml量瓶中，加水稀释至刻度，摇匀。

取10ml纳氏比色管两支，编号为甲、乙。甲管中精密加入标准钾离子溶液0.8ml，加碱性甲醛溶液0.6ml、3%乙二胺四醋酸二钠溶液2滴、3%四苯硼钠溶液0.5ml，加水稀释成10ml，乙管中精密加入供试品溶液1ml，与甲管同时依法操作，摇匀，甲、乙两管同置黑纸上，自上向下透视，乙管中显出的浊度与甲管比较，不得更浓。

2. 注意事项

（1）标准钾离子储备液应放冰箱保存，临用前精密量取标准钾离子贮备液新鲜稀释配制。

（2）供试品在炭化时，应注意缓慢加热，以防止暴沸而造成误差。炽灼温度应控制在500～600℃，灰化必须完全。

（五）记录与计算

记录样品取样量，试液名称、用量，标准钾离子取用量、实验过程中出现的现象及实验结果等。

（六）结果判定

甲管与乙比较，乙管浊度浅于甲管，判为符合规定。

（七）实例——注射用双黄连（冻干）

1. 检验依据　《中国药典》2020年版一部1194页。

［处方］连翘500g　金银花250g　黄芩250g

［检查］

（1）蛋白质　取本品0.6g，用水10ml溶解，取2ml，滴加鞣酸试液1～3滴，不得出现浑浊。

（2）鞣质　取本品0.6g，加水10ml使溶解，取1ml，依法（通则2400）检查。应符合规定。

（3）树脂　取本品0.6g，加水10ml使溶解，取5ml，置分液漏斗中，加三氯甲烷10ml振摇提取，分取三氯甲烷液，依法（通则2400）检查。应符合规定。

（4）草酸盐　取本品0.6g，加水10ml使溶解，用稀盐酸调节pH至1～2，保温滤去沉淀，调节pH至5～6，取2ml，加3%氯化钙溶液2～3滴，放置10分钟，不得出现浑浊和沉淀。

（5）钾离子　取本品0.12g，称定，自"先用小火炽灼至炭化"起，依法（通则2400）检查。应符合规定。

2. 检查

（1）蛋白质　取本品 0.6g，用水 10ml 溶解，取 2ml，滴加鞣酸试液 1~3 滴。

结果：澄清，未出现浑浊。

结论：符合规定。

（2）鞣质　取本品 0.6g，加水 10ml 使溶解，取 1ml，加新配制的含 1% 鸡蛋清的生理氯化钠溶液 5ml，放置 10 分钟。

结果：未出现浑浊。

结论：符合规定。

（3）树脂　取本品 0.6g，加水 10ml 使溶解，取 5ml，置分液漏斗中，加三氯甲烷 10ml 振摇提取，分取三氯甲烷液，置水浴上蒸干，残渣加冰醋酸 2ml 使溶解，置具塞试管中，加水 3ml，混匀，放置 30 分钟。

结果：无絮状物和沉淀析出。

结论：符合规定。

（4）草酸盐检查　取本品 0.6g，加水 10ml 使溶解，用稀盐酸调节 pH 至 1~2，保温滤去沉淀，调节 pH 至 5~6，取 2ml，加 3% 氯化钙溶液 2~3 滴，放置 10 分钟。

结果：澄清，未出现浑浊。

结论：符合规定。

（5）钾离子　取本品 0.12g，称定，先用小火炽灼至炭化，再在 500~600℃ 炽灼至完全灰化，加稀醋酸使溶解，置 25ml 量瓶中，加水稀释至刻度，混匀，作为供试品溶液。取 10ml 纳氏比色管两支，甲管中精密加入标准钾离子溶液 0.8ml，加碱性甲醛溶液（取甲醛溶液，用 0.1mol/L 氢氧化钠溶液调节 pH 至 8.0~9.0）0.6ml、3% 乙二胺四醋酸二钠溶液 2 滴、3% 四苯硼钠溶液 0.5ml，加水稀释成 10ml，乙管中精密加入供试品溶液 1ml，与甲管同时依法操作，摇匀，甲、乙两管同置黑纸上，自上向下透视，乙管中显出的浊度与甲管比较，不得更浓。

结果：乙管的浊度浅于甲管。

结论：符合规定。

PPT

第十节　生物检查法

 实例分析 4-7

实例　2008 年 10 月，云南省红河州 6 名患者使用了标示为黑龙江省某制药厂生产的两批刺五加注射液（批号 2007122721、207121511，规格 100ml/瓶），出现严重不良反应，其中有 3 例死亡。经调查，因昆明特大暴雨造成完达山云南药业公司库存的"刺五加注射液"被雨水浸泡，销售人员从完达山药业公司调来包装标签，更换后销售。中国食品药品检定研究院（中国药品生物制品检定所）、云南省食品药品检验所在被雨水浸泡过的药品的部分样品中检出多种细菌。

问题　1. 注射液为什么要进行无菌检查，使其达到无菌要求？

　　　　2. 销售人员调换包装标签继续销售被污染的药品应承担什么后果？

答案解析

药品作为一种防病、治病的特殊商品，除了在理化方面需要有效地控制其质量以外，其生物检查也尤为重要。药品生物检查法包含无菌检查法（通则 1101）、非无菌产品微生物限度检查法（通则 1105、1106、1107）、抑菌效力检查法（通则 1121）、异常毒性检查法（通则 1141）、热原检查法（通则 1142）、细菌内毒素检查法（通则 1143）、升压物质检查法（通则 1144）、降压物质检查法（通则 1145）等。《中国药典》规定，药典要求无菌的药品、生物制品、医疗器具、原辅料、原料、辅料及其他品种均应进行无菌检查，非无菌制剂及其原、辅料进行非无菌微生物限度检查并应符合标准规定。本节只讨论无菌检查法和非无菌产品微生物限度检查法。

一、非无菌药品微生物限量检查：微生物计数法 e 微课

（一）概述

非无菌产品微生物限度检查系用于检查非无菌制剂及其原、辅料等是否符合规定的微生物限度标准的方法。检查项目包括需氧菌总数、霉菌数、酵母菌及控制菌检查。《中国药典》2015 年版参考国外药典的内容、体例，对微生物限度检查法做了较大修订，将以往历版中微生物限度检查法拆分为三个通则，即 1105 非无菌产品微生物限度检查：微生物计数法（简称计数法），1106 非无菌产品微生物限度检查控制菌检查法和 1107 非无菌药品的微生物限度标准（简称限度标准）。《中国药典》2020 年版新增 1108 中药饮片微生物限度检查法。从拆分的三个通则和新增的 1108 通则可以看出，通则（1105）主要指导细菌数、霉菌数、酵母菌的检查，通则（1106）主要指导控制菌的检查，通则（1108）主要指导中药饮片的需氧菌总数、霉菌数、酵母菌及控制菌检查。其以上检查结果依据通则（1107）提供的限度标准进行判断或制定标准。

非无菌微生物限度检查是体现药品受污染程度的重要指标之一，通过检测药品在单位质量或体积（g 或 ml）内所含有菌落数，判断药品受污染的程度和安全性的标志。同时微生物限度的测定结果也是对药物生产中原料、工具设备、操作人员及工艺流程等各个环节的卫生状况的整体评价，它是从卫生学角度评价药品受污染程度的一个综合依据。

（二）限度标准

1. 制剂通则、各品种项下要求无菌的及标示无菌的制剂和原辅料 应符合无菌检查法规定。

2. 用于手术、严重烧伤、严重创伤的局部给药制剂 应符合无菌检查法规定。

3. 非无菌化学药品制剂、生物制品制剂、不含药材原粉的中药制剂 微生物限度标准见表 4 – 17。

表 4 – 17 非无菌化学药品制剂、生物制品制剂、不含药材原粉的中药制剂的微生物限度标准

给药途径	需氧菌总数（cfu/g、cfu/ml 或 cfu/10cm²）	霉菌和酵母菌总数（cfu/g、cfu/ml 或 cfu/10cm²）	控制菌
口服给药* 固体制剂 液体制剂	10^3 10^2	10^2 10^1	不得检出大肠埃希菌（1g 或 1ml）；含脏器提取物的制剂还不得检出沙门菌（10g 或 10ml）
口腔黏膜给药制剂 齿龈给药制剂 鼻用制剂	10^2	10^1	不得检出大肠埃希菌、金黄色葡萄球菌、铜绿假单胞菌（1g、1ml 或 10cm²）
耳用制剂 皮肤给药制剂	10^2	10^1	不得检出金黄色葡萄球菌、铜绿假单胞菌（1g、1ml 或 10cm²）

续表

给药途径	需氧菌总数（cfu/g、cfu/ml 或 cfu/10cm²）	霉菌和酵母菌总数（cfu/g、cfu/ml 或 cfu/10cm²）	控制菌
呼吸道吸入给药制	10^2	10^1	不得检出大肠埃希菌、金黄色葡萄球菌、铜绿假单胞菌、耐胆盐革兰阴性菌（1g 或 1ml）
阴道、尿道给药制	10^2	10^1	不得检出金黄色葡萄球菌、铜绿假单胞菌、白色念珠菌（1g、1ml 或 10cm²）；中药制剂还不得检出梭菌（1g、1ml 或 10cm²）
直肠给药 　固体制剂 　液体制剂	 10^3 10^2	 10^2 10^2	不得检出金黄色葡萄球菌、铜绿假单胞菌（1g 或 1ml）
其他局部给药制剂	10^2	10^2	不得检出金黄色葡萄球菌、铜绿假单胞菌（1g、1ml 或 10cm²）

注，＊化学药品制剂和生物制品制剂若含有未经提取的动植物来源的成分及矿物质，还不得检出沙门菌（10g 或 10ml）。

4. 非无菌含药材原粉的中药制剂　微生物限度标准见表 4-18。

表 4-18　非无菌含药材原粉的中药制剂的微生物限度标准

给药途径	需氧菌总数（cfu/g、cfu/ml 或 cfu/10cm²）	霉菌和酵母菌总数（cfu/g、cfu/ml 或 cfu/10cm²）	控制菌
固体口服给药 　不含豆豉、神曲等发酵原粉 　含豆豉、神曲等发酵原粉	 10^4（丸剂 3×10^4） 10^5	 10^2 5×10^2	不得检出大肠埃希菌（1g）；不得检出沙门菌（10g）；耐胆盐革兰阴性菌应小于 10^2 cfu（1g）
液体口服给药 　不含豆豉、神曲等发酵原粉 　含豆豉、神曲等发酵原粉	 5×10^2 10^3	 10^2 10^2	不得检出大肠埃希菌（1ml）；不得检出沙门菌（10ml）；耐胆盐革兰阴性菌应小于 10^1 cfu（1ml）
固体局部给药制剂 　用于表皮或黏膜不完整 　用于表皮或黏膜完整	 10^3 10^4	 10^2 10^2	不得检出金黄色葡萄球菌、铜绿假单胞菌（1g 或 10cm²）；阴道、尿道给药制剂还不得检出白色念珠菌、梭菌（1g 或 10cm²）；
液体局部给药制剂 　用于表皮或黏膜不完整 　用于表皮或黏膜完整	 10^2 10^2	 10^2 10^2	不得检出金黄色葡萄球菌、铜绿假单胞菌（1ml）；阴道、尿道给药制剂还不得检出白色念珠菌、梭菌（1ml）；

5. 非无菌药用原料及辅料　微生物限度标准见表 4-19。

表 4-19　非无菌药用原料及辅料的微生物限度标准

	需氧菌总数（cfu/g 或 cfu/ml）	霉菌和酵母菌总数（cfu/g 或 cfu/ml）	控制菌
药用原料及辅料	10^3	10^2	未做统一规定

6. 中药提取物及中药饮片 微生物限度标准见表4-20。

表4-20 中药提取物及中药饮片的微生物限度标准

	需氧菌总数 （cfu/g 或 cfu/ml）	霉菌和酵母菌总数 （cfu/g 或 cfu/ml）	控制菌
中药提取物质	10^3	10^2	未做统一规定
研粉口服用贵细饮片、直接口服及泡服饮片	未做统一规定	未做统一规定	不得检出沙门菌（10g）；耐胆盐革兰阴性菌应小于10^4cfu（1g）

7. 有兼用途径的制剂 应符合各给药途径的标准。

中药饮片的需氧菌总数、霉菌数、酵母菌及控制菌检查按照"中药饮片微生物限度检查法（通则1108）"检查。

（三）试验准备

1. 环境要求 《中国药典》规定，非无菌微生物限度检查应符合微生物限度检查的要求。应在不低于D级背景下的B级单向流空气区域内进行。检验全过程必须严格遵守无菌操作，防止再污染，防止污染的措施不得影响供试品中微生物的检出。单向流空气区域、工作台面及环境应定期进行监测。

2. 试验前准备

（1）验证性准备

1）培养基及培养基适用性试验 《中国药典》通则1105"非无菌产品微生物限度检查：微生物计数法"收载了常见的5种培养基：胰酪胨大豆琼脂培养基、胰酪胨大豆液体培养基、沙氏葡萄糖琼脂培养基、沙氏葡萄糖液体、马铃薯葡萄糖琼脂培养基。其中，胰酪大豆胨琼脂培养基和胰酪大豆胨液体培养基用于测定需氧菌总数，沙氏葡萄糖琼脂培养基用于测定霉菌和酵母菌总数。这些培养基在使用前应按照通则（1105）进行计数培养基适用性检查。主要通过接种不大于100cfu的菌液至培养基中，按规定培养后，比较被检验培养基与对照培养基平均菌落数比值以及菌落形态大小，或试验菌生长情况，判断培养基性能是否能满足菌株生长要求。只有当培养基满足培养基适用性的要求后，方可用于检验。《中国药典》通则1106"非无菌产品微生物限度检查：控制菌检查法"中使用的培养基应按要求进行促生长能力、抑制能力及指示特性的检查，判定是否满足培养基的适用性。

2）方法适用性试验 对供试品进行微生物限度检验前，其所使用的检测方法均应按通则（1105）非无菌产品微生物限度检查：微生物计数法和通则（1106）非无菌产品微生物限度检查：控制菌检查法的要求对检测方法进行适用性检查。以确认所采用的方法适合于该产品的检验。

（2）试验前准备 进行非无菌微生物限度检查前先应做好准备：①培养基。②稀释液、冲洗液或中和剂。③空平皿、吸管、镊子、剪刀等用具。④环境监测用培养皿。以上物品试验前均应根据其特性进行灭菌，保证其无菌，避免检验中微生物的污染。⑤消毒液。

《中国药典》通则（1106）收载的稀释液有pH 7.0无菌氯化钠-蛋白胨缓冲液（通则1101），pH 6.8无菌磷酸盐缓冲液、pH 7.2无菌磷酸盐缓冲液、pH 7.4无菌磷酸盐缓冲液、pH 7.6无菌磷酸盐缓冲液（通则8004），0.9%无菌氯化钠溶液（通则1106），除0.9%无菌氯化钠溶液外，其余药典规定的稀释液在灭菌前或灭菌后可加入表面活性剂或中和剂。上述稀释液配置后，应采用验证合格的灭菌程序灭菌。

3. 供试品的检验量 检验量即一次试验所用的供试品量（g、ml或cm²）。由于药品受微生物污染的不均匀性和多变性，因此抽样方法、抽样数量和次数直接影响着非无菌微生物限度检查的结果。非无菌微生物限度检查的样品一般采用随机抽样法，一般应随机抽取不少于 2 个最小包装的供试品，混合，取规定量供试品进行检验。

除另有规定外，一般供试品的检验量为 10g 或 10ml；膜剂为 $100cm^2$；贵重药品、微量包装药品的检验量可以酌减。检验时，应从 2 个以上最小包装单位中抽取供试品，大蜜丸不得少于 4 丸，膜剂不得少于 4 片。

4. 供试液的预处理 在符合非无菌微生物限度检查要求的环境中，根据供试品的理化特性与生物学特性，采取适宜的方法制备供试液，供试液的制备应按方法适用性试验确认的方法制备。供试液制备若需加温时，应均匀加热，且温度不超过 45℃ 时，供试液从制备到加入检验用培养基，不得超过 1 小时。

（四）需氧菌总数、霉菌和酵母菌总数检查

需氧菌总数、霉菌和酵母菌总数检查按"非无菌产品微生物限度检查：微生物计数法（通则 1105）"检查，用于能在有氧条件下生长的嗜温细菌和真菌的计数。包括平皿法、薄膜过滤法和最可能数法（MPN 法）三种方法。

供试品检查时，应根据供试品理化特性和微生物限度标准等因素选择计数方法，检测的样品量应保证所获得的试验结果能够判断供试品是否符合规定。供试品的微生物计数方法应进行方法适用性试验，以确认所采用的方法适合于该产品的微生物计数。若检验程序或产品发生变化可能影响检验结果时，计数方法应重新进行适用性试验。系统试用性方法参照《中国药典》非无菌产品微生物限度检查：微生物计数法（通则 1105）"计数培养基适用性检查和供试品计数方法适用性试验"进行。

1. 平皿法 包括倾注法和涂布法。

（1）供试液检测 将供试品按方法适用性试验确认的方法稀释成不同级别的稀释液（1∶100、1∶1000、1∶10000 等）。

1）倾注法 取不同稀释级别供试液 1ml，置直径 90mm 的无菌平皿中，注入 15～20ml 温度不超过 45℃ 溶化的胰酪大豆胨琼脂或沙氏葡萄糖琼脂培养基，混匀，凝固，倒置培养。若使用直径较大的平皿，培养基的用量应相应增加。每稀释级每种培养基至少制备 2 个平板。

2）涂布法 取 15～20ml 温度不超过 45℃ 的胰酪大豆胨琼脂或沙氏葡萄糖琼脂培养基注入直径 90mm 的无菌平皿，凝固，制成平板，采用适宜的方法使培养基表面干燥。若使用直径较大的平皿，培养基的用量应相应增加。每一平板表面接种上不少于 0.1ml 各稀释级别的供试液，每稀释级每种培养基至少制备 2 个平板。

（2）阴性对照试组 取制备供试液用的稀释液 1ml 或不少于 0.1ml，代替供试液按上述倾注法，每种计数用的培养基各制备 2 个平板，均不得有菌生长。

（3）培养和计数 除另有规定外，胰酪大豆胨琼脂培养基平板在 30～35℃ 培养 3～5 天，沙氏葡萄糖琼脂培养基平板在 20～25℃ 培养 5～7 天，观察菌落生长情况，点计平板上生长的所有菌落数，计数并报告。菌落蔓延生长成片的平板不宜计数。点计菌落数后，计算各稀释级供试液的平均菌落数，按菌数报告规则报告菌数。若同稀释级两个平板的菌落平均数不小于 15，则两个平板的菌落数不能相差 1 倍或以上。

（4）菌数报告规则 需氧菌总数测定宜选取平均菌落数小于 300cfu 的稀释级、霉菌和酵母菌总数测定宜选取平均菌落数小于 100cfu 的稀释级，作为菌数报告的依据。取最高的平均菌落数，计算 1g、1ml 或 $10cm^2$ 供试品中所含的微生物数，取两位有效数字报告。

如各稀释级的平板均无菌落生长，或仅最低稀释级的平板有菌落生长，但平均菌落数小于 1 时，以 < 1 乘以最低稀释倍数的值报告菌数。

2. 薄膜过滤法　所采用的滤膜孔径应不大于 0.45μm，直径一般为 50mm，若采用其他直径的滤膜，冲洗量应进行相应的调整。选择滤膜材质时应保证供试品及其溶剂不影响滤膜材质对微生物的截留。滤器及滤膜使用前应采用适宜的方法灭菌。使用时，应保证滤膜在过滤前后的完整性。水溶性供试液过滤前先将少量的冲洗液过滤以润湿滤膜。油类供试品，其滤膜和过滤器在使用前应充分干燥。为发挥滤膜的最大过滤效率，应注意保持供试品溶液及冲洗液覆盖整个滤膜表面。供试液经薄膜过滤后，若需要用冲洗液冲洗滤膜，每张滤膜每次冲洗量不超过 100ml，总冲洗量不得超过 1000ml，以避免滤膜上的微生物受损伤。

（1）供试液检测　除另有规定外，按计数方法适用性试验确认的方法进行供试液制备。取相当于 1g、1ml 或 10cm² 供试品的供试液，若供试品所含的菌数较多时，可取适宜稀释级的供试液，照方法适用性试验确认的方法加至适量稀释液中，立即过滤，冲洗，冲洗后取出滤膜，菌面朝上贴于胰酪大豆胨琼脂培养基或沙氏葡萄糖琼脂培养基上培养。每种培养基至少制备一张滤膜。

（2）阴性对照组　取与供试液相同体积的稀释液，照上述薄膜过滤法操作，作为阴性对照。阴性对照不得有菌生长。

（3）培养和计数　培养条件和计数方法同平皿法。

（4）菌数报告规则　以相当于 1g、1ml 或 10cm² 供试品的菌落数报告菌数；若滤膜上无菌落生长，以 <1 报告菌数（每张滤膜过滤 1g、1ml 或 10cm² 供试品），或 <1 乘以最低稀释倍数的值报告菌数。

3. 最可能数法（most – probable – number method，简称 MPN 法）　其精密度和准确度不及薄膜过滤法和平皿计数法，仅在供试品需氧菌总数没有适宜计数方法的情况下使用，本法不适用于霉菌计数。

（1）供试液检测　取供试液至少 3 个连续稀释级，每一稀释级取 3 份，每 1ml 分别接种至 3 管装有 9~10ml 胰酪大豆胨液体培养基中，同法测定菌液对照组菌数。必要时可在培养基中加入表面活性剂、中和剂或灭活剂。

（2）培养和计数　所有试验管在 30~35℃ 试验培养 3 天，逐日观察各管微生物生长情况。如需要确认是否有微生物生长，按方法适用性试验确定的方法进行。记录每一稀释级微生物生长的管数，查表可知每 1g 或 1ml 供试品中需氧菌总数的最可能数。微生物最可能数检索表见表 4 – 21。

表 4 – 21　微生物最可能数检索表

每管含样品的 g、ml 或 10cm² 数			MPN/g、ml 或 10cm²	下限	上限
0.1	0.01	0.001			
0	0	0	<3	0	9.4
0	0	1	3	0.1	9.5
0	1	0	3	0.1	10
0	1	1	6.1	1.2	17
0	2	0	6.2	1.2	17
0	3	0	9.4	3.5	35
1	0	0	3.6	0.2	17
1	0	1	7.2	1.2	17
1	0	2	11	4	35
1	1	0	7.4	1.3	20

续表

每管含样品的 g、ml 或 10cm² 数			MPN/g、ml 或 10cm²	下限	上限
0.1	0.01	0.001			
1	1	1	11	4	35
1	2	0	11	4	35
1	2	1	15	5	38
1	3	0	16	5	38
2	0	0	9.2	1.5	35
2	0	1	14	4	35
2	0	2	20	5	38
2	1	0	15	4	38
2	1	1	20	5	38
2	1	2	27	9	94
2	2	0	21	5	40
2	2	1	28	9	94
2	2	2	35	9	94
2	3	0	29	9	94
2	3	1	36	9	94
3	0	0	23	5	94
3	0	1	38	9	104
3	0	2	64	16	181
3	1	0	43	9	181
3	1	1	75	17	199
3	1	2	120	30	360
3	1	3	160	30	380
3	2	0	93	18	360
3	2	1	150	30	380
3	2	2	210	30	400
3	2	3	290	90	990
3	3	0	240	40	990
3	3	1	460	90	1980
3	3	2	1100	200	4000
3	3	3	>1100		

4. 结果判断 需氧菌总数是指胰酪大豆胨琼脂培养基上生长的总菌落数（包括真菌菌落数），霉菌和酵母菌总数是指沙氏葡萄糖琼脂培养基上生长的总菌落数（包括细菌菌落数）。若采用 MPN 法，测定结果为需氧菌总数。各品种项下规定的微生物限度标准解释如下。

10^1cfu：可接受的最大菌数为 20；10^2cfu：可接受的最大菌数为 200；10^3cfu：可接受的最大菌数为 2000；依此类推。

若供试品的需氧菌总数、霉菌和酵母菌总数的检查结果均符合该品种项下的规定，判供试品符合规定；若其中任何一项不符合该品种项下的规定，判供试品不符合规定。

（五）控制菌检查

控制菌检查法系用于在规定的试验条件下，检查供试品中是否存在特定的微生物。控制菌检查法是药品微生物限度检查的重要组成部分，是控制药品安全性的重要指标之一。本法是非无菌产品微生物限度检查中包含的一种方法，因此供试液制备及实验环境要求同"非无菌产品微生物限度检查：微生物计数法（通则1105）"。用于检查非无菌制剂及其原、辅料等是否符合相应的微生物限度标准限度。

供试品控制菌检查中所使用的培养基应进行适用性检查。供试品的控制菌检查方法应进行方法适用性试验，以确认所采用的方法适合于该产品的控制菌检查。若检验程序或产品发生变化可能影响检验结果时，控制菌检查方法应重新进行适用性试验。

药品控制菌检查包括：耐胆盐革兰阴性菌、金黄色葡萄球菌、铜绿假单胞菌、大肠埃希菌、乙型副伤寒沙门菌、白色念珠菌、生孢梭菌。《中国药典》规定样品中不得检出控制菌。

控制菌的检查根据药品的来源、剂型、用途、对患者健康潜在的危害而选择相应的控制菌进行检查。控制菌的检查方法是根据各控制菌的特性分别进行定性或定量检测，当结果呈阳性时，应进一步进行适宜的鉴定试验，确证是否为待检控制菌。

 知识链接

微生物限度检测室要求及检测流程

微生物限度检测室应符合《中国药典》规定的微生物限度检测应在不低于D级背景下的生物安全柜或通过终端高效过滤器供给的B级洁净区域内进行。

领取检验用样品，检查样品外观及外包装，外观异常，外包装破损的样品，可拒绝检验。微生物限度检测室使用前需要开启紫外灯消毒至少30分钟后方能使用；同时开启净化工作台紫外灯消毒30分钟；然后将实验所用器具及样品从传递窗转移至微生物限度检测室；人员由人流通道按人员进出洁净区的净化程序（更鞋、洗手、烘干、戴头套及口罩、穿无菌洁净服、戴无菌手套、手消毒）进入微生物限度检测室；操作前，将所有物品转移至净化操作台上进行实验，用75%乙醇棉球擦拭实验用器具及样品外包装表面进行消毒，进行实验，实验完成后，关闭净化操作台，整理工作台面，用抹布将净化工作台内表面擦拭干净，并用消毒剂擦拭消毒，将用具、检验完成的样品和废弃物及时通过传递窗传递出微生物限度检测室，最后对微生物检测室进行清场。

二、无菌检查法

（一）概述

凡进入人体血液循环系统、肌肉、皮下组织或接触创伤、溃疡、烧伤等部位而发生作用的制品或要求无菌的材料、灭菌器具等应用于临床，一旦染有活菌进入患者体内往往会引起剧烈的反应，引起并发症，加重病情，甚至威胁生命。因此，对规定灭菌或无菌制剂进行无菌检查，在保证人民用药安全方面有着十分重要的意义。

无菌检查法系用于检查药典要求的药品、生物制品、医疗器具、原料、辅料及其他品种是否无菌的一种方法。若供试品符合无菌检查法的规定，仅表明供试品在该检验条件下未发现微生物污染。

无菌检查需用最严格的无菌操作法将被检查的药品或材料的样本通过各种技术和手段分别接种于适

合各种微生物生长的不同培养基中，置于不同适宜温度下培养一定时间，定期观察微生物的生长情况，并结合阳性和阴性对照试验的结果，判断供试品是否污染了微生物，从而确定产品是否达到质量标准中"无菌"的要求。

（二）试验准备

1. 对环境和操作人员要求

（1）无菌室　必须达到无菌检查的要求，无菌检查应在 B 级背景下的 A 级单向流洁净区域或隔离系统中进行。检验全过程应严格遵守无菌操作，防止微生物污染，防止污染的措施不得影响供试品中微生物的检出。单向流空气区、工作台面及受控环境应定期按医药工业洁净室（区）悬浮粒子、浮游菌和沉降菌的测试方法的现行国家标准进行洁净度确认。隔离系统应定期按相关的要求进行验证，其内部环境的洁净度须符合无菌检查的要求。日常检验还需对试验环境进行监测。

 知识链接

无菌室卫生要求及环境监测

无菌室清洁是保持持续无菌环境的重要手段，每周对无菌室地面、墙壁、传递窗用消毒剂消毒一次；每月或必要时对无菌室及各回风口进行一次全面清洁消毒，先用纯化水清洁一次再用消毒剂消毒一次，开启无菌室空调系统及紫外灯杀菌 30 分钟。在每次操作完毕后，也要用消毒剂擦拭台面，除去室内湿气，用紫外灯杀菌 30 分钟。无菌室的清扫工具必须专用，用后应立即进行清洗，晾于指定位置，清洁用的抹布，每次使用前需用呼吸袋包裹后经蒸汽灭菌（一般在 120℃ 湿热灭菌 30 分钟），放冷至室温后才能通过传递窗送入无菌室使用，使用过后经传递窗传递出去清洗、灭菌。

无菌室需定期进行悬浮粒子、浮游菌、沉降菌检测（一般建议每月一次）。另外每次实验操作时需在净化操作台左、中、右三侧各放置 1 个无菌的胰酪大豆胨琼脂平板（TSA），监测实验全过程，若实验时间超出 4 小时，则需重新换平板继续监测。实验结束后将平板置 30～35℃，培养箱培养 48 小时，取出观察，3 个平板上生长的菌落数平均不得超过 1cfu/4h。

（2）人员　应符合《中国药典》通则（0923）药品微生物实验室质量管理指导原则中对人员的要求。要具备微生物学或相近专业知识的教育背景，应进行岗前培训和持续培训且合格，熟悉相关检测方法、程序、检测目的和结果评价，具备承担相应实验室活动的能力，以及评估偏离影响程度的能力。

2. 供试品检验数量　检验数量是指一次试验所用供试品最小包装容器的数量，成品每亚批均应进行无菌检查。除另有规定外，出厂产品按表 4-22 规定；上市产品监督检验按表 4-23 规定。表 4-22、表 4-23 中最少检验数量不包括阳性对照试验的供试品用量。供试品的最少检验量见表 4-24。

表 4-22　批出厂产品及生物制品的原液和半成品最少检验数量

供试品	每批产品 N（个）	接种每种培养基的最少检验数量
注射剂		
	≤100	10% 或 4 个（取较多者）
	100 < N ≤ 500	10 个
	>500	2% 或 20 个（取较少者）、20 个（生物制品）
大体积注射液（>100ml）		2% 或 10 个（取较少者）、20 个（生物制品）

供试品	每批产品 N（个）	接种每种培养基的最少检验数量
冻干血液制品 　>5ml 　≤5ml	每柜冻干≤200 每柜冻干>200 ≤100 100<N<500 >500	5个 10个 5个 10个 20个
眼用及其他非注射产品	≤200 >200	5%或2个（取较多者） 10个
桶装无菌固体原料	≤4 4<N≤50 >50	每个容器 20%或4个容器（取较多者） 2%或10个容器（取较多者）
抗生素固体原料药（≥5g）		6个容器
生物制品原液或半成		每个容器（每个容器制品的取样量为总量的0.1%或不少于10ml，每开瓶一次，应如上法抽验）
体外用诊断制品半成品		每批（抽验量应不少于3ml）
医疗器具	≤100 100<N≤500 >500	10%或4件（取较多者） 10件 2%或20件（取较少者）

注：若供试品每个容器内的装量不够接种两种培养基，那么表中的最少检验数量应增加相应倍数。

表 4 –23　上市抽验样品的最少检验量

供试品		供试品最少检验数量（瓶或支）
液体制剂		10
固体制剂		10
血液制品	V<50ml	6
	V≥50ml	2
医疗器械		10

注：①若供试品每个容器内的装量不够接种两种培养基，那么表中的最少检验数量应增加相应倍数。
②抗生素粉针剂（≥5g）及抗生素原料药（≥5g）的最少检验数量为6瓶（或支）。桶装固体原料的最少检验数量为4个包装。

表 4 –24　供试品的最少检验量

供试品	供试品装量	每支供试品接入每种培养基的最少量
液体制剂	≤1ml 1ml<V≤40ml 40ml<V≤100ml V>100ml	全量 半量，但不得少于1ml 20ml 10%但不少于20ml
固体制剂	M<50mg 50mg≤M<300mg 300mg≤M<5g M≥5g	全量 半量 150mg 500mg 半量（生物制品）
生物制品的原液及半成品		半量
医疗器具	外科用敷料棉花及纱布 缝合线、一次性医用材料 带导管的一次性医疗器具（如输液袋） 其他医疗器具	取100mg或1cm×3cm 整个材料* 二分之一内表面积 整个器具*（切碎或拆散开）

注：＊如果医用器械体积过大，培养基量可在2000ml以上，将其完全浸没。

检验量是指供试品每个最小包装接种至每份培养基的最小量（g 或 ml）。除另有规定外，供试品检验量按表 4－23 规定。若每支（瓶）供试品的装量按规定足够接种两种培养基，则应分别接种硫乙醇酸盐流体培养基和胰酪大豆胨液体培养基。采用薄膜过滤法时，只要供试品特性允许，应将所有容器内的全部内容物过滤。

3. 试验前准备

（1）验证性准备

1）培养基适用性检查　《中国药典》通则 1101 "无菌检查法"中收载了 7 种培养基（硫乙醇酸盐流体培养基、胰酪大豆胨液体培养基、0.5% 葡萄糖肉汤培养基、胰酪大豆胨琼脂培养基、沙氏葡萄糖液体培养基、马铃薯葡萄糖琼脂培养基，以及中和或灭菌用培养基）。以上无菌检查用培养基应符合培养基的无菌性检查基灵敏度检查的要求。无菌性检查即每批培养基一般随机取不少于 5 支（瓶），置各培养基规定的温度培养 14 天，应无菌生长；以空白对照管无菌生长，加入控制菌的培养基管均生长良好判断该培养基的灵敏度。培养基的适用性检查可在供试品的无菌检查前或与供试品的无菌检查同时进行。

2）方法适用性试验　用以确认所采用的方法适合于该产品的检验。按通则（1101）无菌检查中"供试品的无菌检查"的要求，取供试品或供试品溶液，采用薄膜过滤法或直接接种法操作后，按要求每一试验菌株按规定接种、培养。与对照管比较，如含供试品容器中的试验菌生长良好，则说明供试品的该检验量在该条件下无抑菌作用或其抑菌作用可以忽略不计，可以照此检查方法和条件进行供试品的无菌检查。如含供试品的任一容器中的试验菌生长微弱、缓慢或不生长，则应采用新的方法，消除供试品的抑菌作用，并重新验证。

（2）试验前准备　进行无菌检查前先应做好准备：①培养基。②稀释液、冲洗液或中和剂。③吸管、镊子、注射器、剪刀等用具。④环境监测用培养皿。⑤无菌过滤培养器。以上物品试验前均应根据其特性进行灭菌，保证其无菌，避免检验中微生物的污染。⑥消毒液。⑦菌液。

稀释液、冲洗液：《中国药典》通则 1101 "无菌检查法"收载了 0.1% 无菌蛋白胨水溶液和 pH 7.0 无菌氯化钠－蛋白胨缓冲液两种，也可根据供试品的特性选用其他经验证的适宜溶液作为稀释液或冲洗液（如 0.9% 无菌氯化钠溶液）。如需要，可在上述稀释液或冲洗液的灭菌前或灭菌后加入表面活性剂或中和剂。

（三）无菌检查法

1. 阳性对照　应根据供试品特性选择阳性对照菌：无抑菌作用及抗革兰阳性菌为主的供试品，以金黄色葡萄球菌为对照菌；抗革兰阴性菌为主的供试品，以大肠埃希菌为对照菌；抗厌氧菌的供试品，以生孢梭菌为对照菌；抗真菌的供试品，以白色念珠菌为对照菌。阳性对照试验的菌液制备同方法适用性试验，加菌量小于 100cfu，供试品用量同供试品无菌检查时每份培养基接种的样品量。阳性对照管培养 72 小时应生长良好。

2. 阴性对照　供试品无菌检查时，应取相应溶剂和稀释液、冲洗液同法操作，作为阴性对照。阴性对照不得有菌生长。

无菌试验过程中，若需使用表面活性剂、灭活剂、中和剂等试剂，应证明其有效性，且对微生物无毒性。

3. 操作方法　无菌检查法包括薄膜过滤法和直接接种法。只要供试品性状允许，应采用薄膜过滤法。供试品无菌检查所采用的检查方法和检验条件应与验证的方法相同。

（1）薄膜过滤法　一般应采用封闭式薄膜过滤器。无菌检查用的滤膜孔径应不大于 $0.45\mu m$，滤膜直径约为50mm。若使用其他尺寸的滤膜，应对稀释液和冲洗液体积进行调整，并重新验证。使用时应保证滤膜在过滤前后的完整性。

水溶性供试液过滤前，一般应先将少量的冲洗液过滤，以润湿滤膜。油类供试品，其滤膜和过滤器在使用前应充分干燥。为发挥滤膜的最大过滤效率，应注意保持供试品溶液及冲洗液覆盖整个滤膜表面。

《中国药典》根据供试品的特性将其分为水溶性液体供试品、水溶性固体和半固体供试品、非水溶性供试品、可溶于十四烷酸异丙酯的膏剂和黏性油剂供试品、无菌气雾剂供试品、装有药物的注射器供试品、具有导管的医疗器械（输血、输液袋等）供试品。上述供试品根据其特性取供试品或制成水溶性或油性供试品溶液或用冲洗液冲洗作为供试品溶液，供试液一般采用三联筒的过滤培养器进行薄膜过滤操作（若需要用冲洗液冲洗滤膜，应按通则1101"无菌检查法"中各类供试品溶液的具体要求进行冲洗，每张滤膜每次冲洗量一般为100ml，且总冲洗量不得超过500ml，最高不得过1000ml，以避免滤膜上的微生物受损伤）。两个滤筒内分别接入硫乙醇酸盐流体培养基和胰酪大豆胨液体培养基各100ml，另一个滤筒内按阳性对照操作要求接入适合所选阳性对照菌的培养基。

（2）直接接种法　适用于无法用薄膜过滤法进行无菌检查的供试品，即取规定量供试品分别等量接种至硫乙醇酸盐流体培养基和胰酪大豆胨液体培养基中。除生物制品外，一般样品无菌检查时两种培养基接种的瓶或支数相等；生物制品无菌检查时硫乙醇酸盐流体培养基和胰酪大豆胨液体培养基接种的瓶或支数为2：1。除另有规定外，每个容器中培养基的用量应符合接种的供试品体积不得大于培养基体积的10%，同时，硫乙醇酸盐流体培养基每管装量不少于15ml，胰酪大豆胨液体培养基每管装量不少于10ml。供试品检查时，培养基的用量和高度同方法适用性试验。

《中国药典》根据供试品的特性将其分为混悬液等非澄清水溶性、固体、非水溶性、敷料、灭菌医用器械、肠线、缝合线等供试品及放射性药品。上述供试品根据其特性直接接种或经处理后接种至上述两种培养基中。

4. 培养及观察　将上述接种供试品后的培养基容器分别按各培养基规定的温度培养14天。上述含培养基的容器按规定的温度培养14天。培养期间应逐日观察并记录是否有菌生长。如在加入供试品后或在培养过程中，培养基出现浑浊，培养14天后，不能从外观上判断有无微生物生长，可取该培养液适量转种至同种新鲜培养基中，培养3天，观察接种的同种新鲜培养基是否再出现浑浊；或取培养液涂片，染色，镜检，判断是否有菌。

（四）结果判定

（1）若供试品管均澄清，或虽显浑浊但经确证无细菌生长，判供试品符合规定。

（2）若供试品管中任何一管显浑浊并确证有菌生长，判供试品不符合规定。

（3）无效试验结果：即生长的微生物非供试品所含。当符合下列至少1个条件时方可判试验结果无效：

1）无菌检查试验所用的设备及环境的微生物监控结果不符合无菌检查法的要求。

2）回顾无菌试验过程，发现有可能引起微生物污染的因素。

3）在阴性对照管中观察到微生物生长。

4）供试品管中生长的微生物经鉴定后，确证是因无菌试验中所使用的物品和（或）无菌操作技术不当引起的。

试验若经确认无效，应重试。重试时，重新取同量供试品，依法检查。若无菌生长，判供试品符合规定；若有菌生长，判供试品不符合规定。

（五）注意事项

（1）供试品进入无菌检查洁净室前应用适当的消毒液对供试品最小包装容器表面采用浸没或擦拭的方法进行消毒，然后在洁净室的物流通道中吹干并经紫外线照射灭菌30分钟后通过传递窗送入无菌操作实验室。

（2）如采用无菌检查用隔离系统，也应当用适当的消毒液对供试品最小包装容器表面采用浸没或擦拭的方法进行消毒，然后将供试品、实验用品、培养基等容器预先置入物料舱，注意物品间留有一定的间距以利于灭菌气体充分流通地接触到每个物品的表面进行灭菌和去污。

（3）检验中开启供试品、取样、接种培养基等关键操作应注意在酒精灯火焰用围产生的无菌区域内进行。如果容器内有一定的真空度，可用适当的无菌器材（如带有除菌过滤器的针头），向供试品容器内导入无菌空气，再按无菌操作启开容器取出内容物。

（4）阳性对照供试品用量同供试品无菌检查时每份培养基接种的样品量，如若采用薄膜过滤法，应增加供试品1/2的检验数量。

（5）阳性对照试验操作应在专门的阳性接种室内进行，不得将供试菌悬液带入洁净室。所以，加入阳性对照菌的操作必须是待洁净室内的实验操作全部结束退出洁净室后，取供试品阳性对照用的一筒培养基在阳性接种室接种。

（6）无菌检查时操作动作要准确敏捷，但又不能太快，以防空气流动，增加污染机会。不能用手触碰消毒器皿的工作部分，工作台面上用品要布局合理。吸溶液的吸管等不能混用。

三、其他生物检查法

《中国药典》收录的生物检查法除无菌检查法和非无菌微生物限度检查法外，还包含抑菌效力检查法、异常毒性检查法、热原检查法、细菌内毒素检查法、升压物质检查法、降压物质检查法等。

实践实训

实训六　水分测定（甲苯法）

【实训目的】

1. 掌握甲苯法　测定中药制剂水分的原理和方法。
2. 学会甲苯法测定中药制剂水分的基本操作和技能。

【实训依据】

1. 水分测定法　《中国药典》2020年版四部通则0832。
2. 各药品质量标准　包括前列舒丸（水蜜丸）、柴胡舒肝丸、得生丸。

【药品质量标准】

1. 前列舒丸　《中国药典》2020版一部1389页。

【处方】熟地黄120g　薏苡仁120g　冬瓜子75g　山茱萸60g　山药60g　牡丹皮60g　苍术60g　桃

仁 60g　泽泻 45g　茯苓 45g　桂枝 15g　附子（制）15g　韭菜子 15g　淫羊藿 20g　甘草 15g

【检查】水分　应符合规定（通则 0832 第四法）。

2. **柴胡舒肝丸**　《中国药典》2020 年版一部 1456 页。

【处方】茯苓 100g　枳麸炒壳 50g　豆蔻 40g　酒白勺 50g　甘草 50g　醋香附 75g　陈皮 50g　桔梗 50g　姜厚朴 50g　炒山楂 50g　防风 50g　六神曲（炒）50g　柴胡 75g　黄芩 50g　薄荷 50g　紫苏梗 75g　木香 25g　炒槟榔 75g　醋三棱 50g　酒大黄 50g　青皮（炒）50g　当归 50g　姜半夏 75g　乌药 50g　醋莪术 50g

【检查】水分　不得过 15.0%（通则 0832 第四法）。

3. **得生丸**　《中国药典》2020 年版一部 1635 页。

【处方】益母草 600g　当归 200g　白芍 200g　柴胡 100g　木香 50g　川芎 50g

【检查】水分　不得过 15.0%（通则 0832 第四法）。

【实训要求】

1. 实训预习

（1）熟悉甲苯法测定水分的原理和相关仪器的使用。

（2）制定实训步骤。

2. 实训过程

（1）玻璃仪器洗涤（干燥）。

（2）实训操作应规范。

（3）检验原始记录：应按"检验原始记录和报告书"要求记录。

3. 实训结束

（1）仪器应复原。

（2）应清洗玻璃仪器等。

（3）应清洁实训场所。

（4）检验报告书：应按"检验原始记录和报告书"要求书写。

【实训评价】

评价项目	评价内容	评价标准	分值	得分
实训预习	方法原理	正确	5	
	仪器、装置	齐全	5	
	实训步骤	合理	10	
实训过程	玻璃仪器洗涤	内壁应不挂水珠、干燥	5	
	供试品制备	研磨、称取、量取等操作应规范	15	
	温度控制	操作规范，现象观察仔细	15	
	数据读取	正确	15	
	检验原始记录	应符合要求	10	
实训结束	清场	干净、整洁	5	
	检验报告书	应符合要求	15	

【实训思考】

1. 甲苯在使用前应如何处理？为什么？

2. 检测样品的取样量应如何估算？

实训七　崩解时限检查

【实训目的】

1. 掌握中药制剂崩解时限检查法的原理和方法。

2. 学会崩解时限检查的基本操作方法和技能。

【实训依据】

1. 崩解时限检查法　《中国药典》2020 年版四部通则 0921。

2. 各药品的质量标准　包括三黄片、黄藤素片、清开灵软胶囊、清开灵泡腾片、藿香正气软胶囊。

【药品质量标准】

1. 三黄片　《中国药典》2020 年版一部 517 页。

【处方】大黄 300g　盐酸小檗碱 5g　黄芩浸膏 21g

【检查】**崩解时限**　取本品，依法（通则 0921）检查，应在 1 小时内全部崩解。

2. 黄藤素片　《中国药典》2020 年版一部 1601 页。

【处方】黄藤素 300g

【检查】**崩解时限**　取本品，照崩解时限检查法（通则 0921）试验，应在 30 分钟之内全部崩解。

3. 清开灵软胶囊　《中国药典》2020 年版一部 1655 页。

【处方】苍术 195g　陈皮 195g　厚朴（姜制）195g　白芷 293g　茯苓 293g　大腹皮 293g　生半夏 195g　甘草浸膏 24.4g　广藿香油 1.95ml　紫苏叶油 0.98ml

【检查】取本品，依法（通则 0921），在人工胃液中试验，应在 1 小时内全部崩解并全部通过筛网（囊壳碎片除外）。

4. 清开灵泡腾片　《中国药典》2020 年版一部 1656 页。

【处方】胆酸 6.5g　珍珠母 100g　猪去氧胆酸 7.5g　栀子 50g　水牛角 50g　板蓝根 400g　黄芩苷 10g　金银花 120g

【检查】**崩解时限**　取本品 6 片，置 250ml 烧杯中，烧杯中盛有热水（70~80℃）200ml，有许多气泡放出，当气体停止逸出时，片剂应溶解或分散在水中，无聚焦的颗粒剩余，各片均应在 5 分钟内崩解（通则 0921）。

5. 藿香正气软胶囊　《中国药典》2020 年版一部 1882 页。

【处方】苍术 195g　陈皮 195g　厚朴（姜制）195g　白芷 293g　茯苓 293g　大腹皮 293g　生半夏 195g　甘草浸膏 24.4g　广藿香油 1.95ml　紫苏叶油 0.98ml

【检查】**崩解时限**　取本品，依法（通则 0921）检查，应在 1.5 小时内全部崩解并全部通过筛网（囊壳碎片除外）。

【实训要求】

1. 实训预习

（1）了解崩解时限检查的原理。

（2）制定实训步骤。

（3）查阅有关参考资料，了解不同剂型崩解时限检查的方法及结果判定。

（4）熟悉相关仪器的使用。

2. 实训过程

（1）仪器设备的安装调试。

（2）实训操作应规范。

（3）检验原始记录：应按"检验原始记录和报告书"要求记录。

3. 实训结束

（1）仪器应复原。

（2）应清洗玻璃仪器等。

（3）应清洁实训场所。

（4）检验报告书：应按"检验原始记录和报告书"要求书写。

【实训评价】

评价项目	评价内容	评价标准	分值	得分
实训预习	设备原理	正确	5	
	仪器、装置	齐全	5	
	实训步骤	合理	10	
实训过程	安装调试	正确	15	
	温度控制	操作规范，现象观察仔细	15	
	数据读取	正确	15	
	检验原始记录	应符合要求	15	
实训结束	清场	规范、合理、完整	5	
	检验报告书	应符合要求	15	

【实训思考】

1. 崩解的含义是什么？

2. 凡规定检查溶出度或释放度的制剂，是否需要再进行崩解时限检查？为什么？

实训八　重（装）量差异检查

【实训目的】

1. 掌握丸剂、片剂及胶囊剂重（装）量差异的检查原理和方法。

2. 学会重（装）量差异检查的基本操作和技能。

【实训依据】

1. 制剂通则　《中国药典》2020 年版四部通则 0100。

2. 各药品的质量标准　包括三黄片、六味地黄丸、心血康胶囊、消渴丸、麝香保心丸。

【药品质量标准】

1. 三黄片　《中国药典》2020 年版一部 517 页。

【处方】 大黄 300g　盐酸小檗碱 5g　黄芩浸膏 21g

【检查】其他　应符合片剂项下有关的各项规定（通则 0101）。

【规格】（1）薄膜衣小片，每片重 0.26g；（2）薄膜衣大片，每片重 0.52g。

2. 六味地黄丸　《中国药典》2020 年版一部 742 页。

【处方】 熟地黄 160g　酒萸肉 80g　牡丹皮 60g　山药 80g　茯苓 60g　泽泻 60g

【检查】 应符合丸剂项下有关的各项规定（通则 0108）。

【规格】 大蜜丸，每丸重9g；水丸，每袋装5g。

3. 心脑康胶囊 《中国药典》2020年版一部766页。

【检查】 应符合胶囊剂项下有关的各项规定（通则0103）。

【规格】 每粒装0.25g。

4. 消渴丸 《中国药典》2020年版一部1547页。

【处方】 葛根265g　地黄159g　黄芪53g　天花粉265g　玉米须265g　南五味子53g　山药26.5g 格列本脲0.25g

【检查】重量差异 应符合丸剂项下的有关规定（通则0108）。

【规格】 每10丸重2.5g（含格列本脲2.5mg）。

5. 麝香保心丸 《中国药典》2020年版一部1891页。

【处方】 人工麝香　人参提取物　人工牛黄　肉桂　苏合香　蟾酥　冰片

【检查】重量差异 取本品10丸，以1丸为1份，依法（通则0108）检查，重量差异限度不得过±15%。

【规格】 每丸重22.5mg。

【实训要求】

1. 实训预习

（1）了解重（装）量差异检查的原理。

（2）制定实训步骤。

（3）查阅有关参考资料，了解不同剂型重（装）量差异检查的方法及结果判定。

（4）熟悉相关仪器的使用。

2. 实训过程

（1）实训操作应规范。

（2）检验原始记录：应按"检验原始记录和报告书"要求记录。

3. 实训结束

（1）仪器应复原。

（2）应清洗玻璃仪器等。

（3）应清洁实训场所。

（4）检验报告书：应按"检验原始记录和报告书"要求书写。

【实训评价】

评价项目	评价内容	评价标准	分值	得分
实训预习	方法原理	正确	5	
	仪器、装置	齐全	5	
	实训步骤	合理	10	
实训过程	称量操作	操作规范，记录完整	20	
	数据读取	正确	20	
	检验原始记录	应符合要求	20	
实训结束	清场	规范、合理、完整	5	
	检验报告书	应符合要求	15	

【实训思考】

1. 重（装）量差异检查的目的是什么？

2. 重量差异检查与装量差异检查有何不同？

3. 为什么麝香保心丸的标示丸重为 22.5mg，重量差异检查却以每 1 丸作为称重取样？

实训九　相对密度测定（比重瓶法）

【实训目的】

1. 掌握比重瓶法测定相对密度的原理和方法。

2. 学会相对密度测定的基本操作技能。

【实训依据】

1. 相对密度测定法　《中国药典》2020 年版四部通则 0601。

2. 各药品质量标准　包括川贝雪梨膏、小儿止咳糖浆、银黄口服液、藿香正气口服液。

【药品质量标准】

1. 川贝雪梨膏　《中国药典》2020 年版一部 541 页。

【处方】梨清膏 400g　川贝母 50g　麦冬 100g　百合 50g　款冬花 25

【检查】相对密度　取本品 10g，加水 20ml 稀释后，依法（通则 0601）测定应不低于 1.10。

2. 小儿止咳糖浆　《中国药典》2020 年版一部 552 页。

【处方】甘草流浸膏 150ml　桔梗流浸膏 30ml　氯化铵 10g　橙皮酊 20ml

【检查】相对密度　应为 1.20～1.30（通则 0601）。

3. 银黄口服液　《中国药典》2020 年版一部 1618 页。

【处方】金银花提取物（以绿原酸计）2.4g　黄芩提取物（以黄芩苷计）24g

【检查】相对密度　应不低于 1.10（通则 0601）。

4. 藿香正气口服液　《中国药典》2020 年版一部 1879 页。

【处方】苍术 80g　陈皮 80g　厚朴（姜制）80g　白芷 120g　茯苓 120g　大腹皮 120g　生半夏 80g 甘草浸膏 10g　广藿香油 0.8ml　紫苏叶油 0.4ml

【检查】相对密度　应不低于 1.01（通则 0601）。

【实训要求】

1. 实训预习

（1）熟悉比重瓶法测定相对密度的原理和相关仪器的使用。

（2）根据实训内容，学会选用仪器、试药。

（3）制定实训步骤。

2. 实训过程

（1）玻璃仪器洗涤（干燥）。

（2）实训操作应规范。

（3）检验原始记录：应按"检验原始记录和报告书"要求记录。

3. 实训结束

（1）仪器应复原。

（2）应清洗玻璃仪器等。

（3）应清洁实训场所。

（4）检验报告书：应按"检验原始记录和报告书"要求书写。

【实训评价】

评价项目	评价内容	评价标准	分值	得分
实训预习	测定原理 仪器、试药 实训步骤	正确 齐全 合理	5 5 10	
实训过程	玻璃仪器洗涤 操作过程 检验原始记录	内壁应不挂水珠 操作规范，现象观察仔细 应符合要求	5 45 10	
实训结束	清场 检验报告书	规范、合理、完整 应符合要求	5 15	

【实训思考】

1. 中药制剂测定相对密度的意义是什么？

2. 比重瓶法和韦氏比重秤法测定相对密度的原理有何不同？

3. 比重瓶法测定相对密度时应注意哪些问题？

实训十　pH 测定

【实训目的】

1. 掌握酸度计测定 pH 的原理和方法。

2. 学会酸度计测定 pH 的基本操作技能。

【实训依据】

1. pH 测定法　《中国药典》2020 年版四部通则 0631。

2. 各药品质量标准　包括小儿止咳糖浆、止喘灵注射液、银黄口服液。

【药品质量标准】

1. 小儿止咳糖浆　《中国药典》2020 年版一部 552 页。

【处方】甘草流浸膏 150ml　桔梗流浸膏 30ml　氯化铵 10g　橙皮酊 20ml

【检查】pH　应为 5.0 ~ 7.0（通则 0631）。

2. 止喘灵注射液　《中国药典》2020 年版一部 660 页。

【处方】麻黄 150g　洋金花 30g　苦杏仁 150g　连翘 150g

【检查】pH　应为 4.5 ~ 6.5（通则 0631）。

3. 银黄口服液　《中国药典》2020 年版一部 1618 页。

【处方】金银花提取物（以绿原酸计）2.4g　黄芩提取物（以黄芩苷计）24g

【检查】pH　应为 5.5 ~ 7.0（通则 0631）。

【实训要求】

1. 实训预习

（1）熟悉酸度计测定 pH 的原理和相关仪器的使用。

（2）根据实训内容，学会选用仪器、试药。

（3）制定实训步骤。

2. 实训过程

（1）玻璃仪器洗涤（干燥）。

（2）实训操作应规范。

（3）检验原始记录：应按"检验原始记录和报告书"要求记录。

3. 实训结束

（1）仪器应复原。

（2）应清洗玻璃仪器等。

（3）应清洁实训场所。

（4）检验报告书：应按"检验原始记录和报告书"要求书写。

【实训评价】

评价项目	评价内容	评价标准	分值	得分
实训预习	测定原理	正确	5	
	仪器、试药	齐全	5	
	实训步骤	合理	10	
实训过程	酸度计的校正	缓冲液选择准确，二点校正法	25	
	操作过程	操作规范，现象观察仔细	25	
	检验原始记录	应符合要求	10	
实训结束	清场	规范、合理、完整	5	
	检验报告书	应符合要求	15	

【实训思考】

1. 采用酸度计测定中药制剂 pH 时应注意哪些问题？

2. 为什么供试品溶液的 pH 应当处于选择的两种标准缓冲液之间？

3. 每次更换标准缓冲液或供试品时为什么要冲洗电极？

实训十一　乙醇量测定

【实训目的】

1. 掌握气相色谱法内标法测定中药制剂乙醇量的原理和方法。

2. 学会气相色谱仪的一般操作步骤和技能。

【实训依据】

1. 乙醇量测定法　《中国药典》2020 年版四部通则 0711。

2. 各药品质量标准　包括正骨水、国公酒、藿香正气水。

【药品质量标准】

1. 正骨水　《中国药典》2020 年版一部 792 页。

【处方】九龙川　木香　海风藤　土鳖虫　豆豉姜　大皂角　香加皮　莪术　买麻藤　过江龙　香樟　徐长卿　降香　两面针　碎骨木　羊耳菊　虎杖　五味藤　千斤拔　朱砂根　横经席　穿壁风　鹰不扑　草乌　薄荷脑　樟脑

【检查】乙醇量　应为56%～66%（通则0711）。

2. 国公酒　《中国药典》2020年版一部1134页。

【处方】当归　羌活　牛膝　防风　独活　牡丹皮　广藿香　槟榔　麦冬　陈皮　五加皮　姜厚朴　红花　制天南星　枸杞子　白芷　白芍　紫草　盐补骨脂　醋青皮　炒白术　川芎　木瓜　栀子　麸炒苍术　麸炒枳壳　乌药　佛手　玉竹　红曲

【检查】乙醇量　应为55%～60%（通则0711）。

3. 藿香正气水　《中国药典》2020年版一部1881页。

【处方】苍术160g　陈皮160g　厚朴（姜制）160g　白芷240g　茯苓240g　大腹皮240g　生半夏160g　甘草浸膏20g　广藿香油1.6ml　紫苏叶油0.8ml

【检查】乙醇量　应为40%～50%（通则0711）。

【实训要求】

1. 实训预习
（1）熟悉气相色谱法（内标法）测定乙醇量的原理和相关仪器的使用。
（2）根据实训内容，学会选用仪器、试药。
（3）制定实训步骤。

2. 实训过程
（1）玻璃仪器洗涤（干燥）。
（2）实训操作应规范。
（3）检验原始记录：应按"检验原始记录和报告书"要求记录。

3. 实训结束
（1）仪器应复原。
（2）应清洗玻璃仪器等。
（3）应清洁实训场所。
（4）检验报告书：应按"检验原始记录和报告书"要求书写。

【实训评价】

评价项目	评价内容	评价标准	分值	得分
实训预习	实训原理	正确	5	
	仪器、试药	齐全	5	
	实训步骤	合理	10	
实训过程	供试品和对照品溶液的配制	操作规范，浓度准确	15	
	操作过程	操作规范	35	
	检验原始记录	应符合要求	10	
实训结束	清场	规范、合理、完整	5	
	检验报告书	应符合要求	15	

【实训思考】

1. 气相色谱法测定制剂中乙醇含量为什么采用内标法进行定量？

2. 哪些中药制剂需要进行乙醇量的测定？

3. 内标物的选择应符合哪些条件？

目标检测

答案解析

一、单项选择题

1. 烧杯法检查崩解时限仅适用于（　　）

    A. 糖衣片　　　　　　　　　　B. 硬胶囊

    C. 颗粒剂　　　　　　　　　　D. 泡腾片

2. 关于丸剂的重量差异检查，下列说法错误的是（　　）

    A. 在称量前后，应仔细核对药物丸数

    B. 称量时记录每份称量数据

    C. 凡进行装量差异检查的单剂量包装丸剂及进行含量均匀度检查的丸剂，不再进行重量差异检查

    D. 超出重量（装量）差异限度的没有多于 2 份，且没有 1 份超出限度 1 倍，判为符合规定

3. 相对密度检查，其检查温度除另有规定外，是指（　　）

    A. 15℃　　　　　　　　　　　B. 20℃

    C. 25℃　　　　　　　　　　　D. 30℃

4. 韦氏比重秤法测定相对密度，适用于下列哪种药品（　　）

    A. 脂溶性成分　　　　　　　　B. 水溶性成分

    C. 不挥发的液体　　　　　　　D. 易挥发的液体

5. 酸度计测定 pH 时，校正用两种标准缓冲液应相差（　　）个 pH 单位

    A. 2　　　　　　　　　　　　　B. 3

    C. 4　　　　　　　　　　　　　D. 5

6.《中国药典》通则"甲醇量测定法"采用（　　）法进行测定

    A. 高效液相色谱　　　　　　　B. 红外光谱

    C. 气相色谱　　　　　　　　　D. 薄层色谱

7. 可见异物主要观察制剂在规定条件下目视可以观测到的（　　）以上的不溶性物质

    A. 10μm　　　　　　　　　　B. 20μm

    C. 30μm　　　　　　　　　　D. 50μm

8. 注射剂有关物质检查项目中钾离子的检查采用（　　）

    A. 对照法　　　　　　　　　　B. 含量测定法

    C. 灵敏度法　　　　　　　　　D. 质量法

二、多项选择题

1.《中国药典》规定应进行崩解时限检查的剂型有（　　）

    A. 丸剂（除蜜丸）　　　　　B. 片剂　　　　　　　　　C. 胶囊剂

    D. 滴丸剂　　　　　　　　　E. 散剂

2. 以下哪种剂型需要进行乙醇量测定（　　）

A. 酒剂   B. 喷雾剂   C. 酊剂

D. 流浸膏   E. 注射剂

3. 以下哪种剂型需要进行甲醇量测定（　　　）

    A. 酒剂   B. 喷雾剂   C. 酊剂

    D. 糖浆剂   E. 片剂

4. 以下哪些制剂需要检查"可见异物"（　　　）

    A. 注射剂   B. 眼用液体制剂   C. 无菌原料药

    D. 颗粒剂   E. 酒剂

5. 非无菌微生物限度检查主要包含以下哪些方面的检查（　　　）

    A. 霉菌、酵母菌数   B. 真菌数   C. 需氧菌总数

    D. 厌氧菌总数   E. 控制菌

6. "无菌检查法"包括以下哪两种方法（　　　）

    A. 平皿法   B. 计数法   C. 薄膜过滤法

    D. 直接接种法   E. 划线法

三、判断题

1. 气相色谱法适用难挥发和热不稳定的物质的水分检查（　　　）

2. 崩解时限系指《中国药典》所规定的允许该制剂崩解或溶散的最长时间（　　　）

3. 对于包糖衣的中药制剂，包糖衣前后均不用检查重量差异（　　　）

4. 供试品或水装入比重瓶时，注意不要有气泡，如有气泡则应放置，待气泡消失时再调节，黏稠液体装瓶时则无需注意（　　　）

5. 标准缓冲液一般可保存 2 ~ 3 个月，如有浑浊、发霉或沉淀等现象时，不能继续使用（　　　）

四、简答题

1. 简述中药中水分测定的方法及适用范围。

2. 内标 – 校正因子法测定乙醇量时，进样量是否需要准确？为什么？

书网融合……

    知识回顾   微课   习题

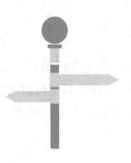

学习引导

随着人口的增加，中药在临床上的需求越来越大，中药质量优劣直接影响临床疗效，甚至关系到人民的生命安全。杂质是药品的关键质量属性，可影响产品的安全性和有效性。任何影响药品纯度的物质均视为杂质，杂质检查是中药质量把控的关键环节，那么，中药制剂中如何定义杂质？杂质的分类有哪些？《中国药典》中对中药制剂规定了哪些杂质检查项目？其意义何在？又是如何进行检测的呢？

本章主要介绍中药制剂杂质的定义、来源和分类，炽灼残渣检查法、灰分测定法、氯化物检查法、重金属检查法、砷盐检查法、二氧化硫残留量测定法、农药残留量测定法、黄曲霉毒素测定法及特殊杂质检查方法。

📖 **学习目标**

1. **掌握**　杂质的概念、来源和分类；重金属检查法和砷盐检查法的检查原理和方法。

2. **熟悉**　炽灼残渣检查法和灰分测定法的方法；氯化物检查法的检查原理和方法；特殊杂质检查方法。

3. **了解**　二氧化硫残留量测定法、农药残留量测定法、黄曲霉毒素测定法及特殊杂质检查方法。

第一节　概　述

PPT

 实例分析 5-1

实例　《中国药典》收载的甘草为豆科植物甘草 *Glycyrrhiza uralensis* Fisch.、胀果甘草 *Glycyrrhiza inflata* Bat. 或光果甘草 *Glycyrrhiza glabra* L. 的干燥根和根茎，其［检查］项下检查的项目包括"总灰分、酸不溶性灰分、重金属及有害元素、有机氯农药残留"等。

问题　1. 甘草为什么会含有这些物质？

2. 甘草为什么要检查这些物质？怎么检查？

答案解析

《中国药典》［检查］项下规定的各项系指药品在加工、生产或贮藏过程中可能含有并需要控制的物质或物理参数，包括安全性、有效性、均一性与纯度要求四个方面。中药制剂的安全性与杂质的种类及含量高低密切相关。

中药制剂的杂质一般系指中药制剂中存在的无治疗作用或影响中药制剂的稳定性和疗效，甚至对人体健康有害的物质。本章将介绍中药制剂杂质检查中的一些常见检查项目，包括炽灼残渣检查法、灰分测定法、氯化物检查法、重金属检查法、砷盐检查法、二氧化硫残留量测定法、农药残留量测定法、黄曲霉毒素测定法、特殊杂质检查方法等。

对于药材和饮片中混存的杂质，《中国药典》收载的检查方法：取适量的供试品，摊开，用肉眼或借助放大镜（5～10倍）观察，将杂质拣出；如其中有可以筛分的杂质，则通过适当的筛，将杂质分出；将各类杂质分别称重，计算其在供试品中的含量（%）。

一、杂质检查的意义

评价中药制剂的质量主要考虑两方面，首先应评价的是药品本身的治疗作用及其毒副反应，其次是药品中所含有的杂质对人体和药品质量产生的影响。因此，了解杂质对人体的危害和对中药制剂生产、贮藏等过程的影响，并对中药制剂中所含有的杂质的种类及其限量作出规定和检查是十分必要的，只有这样才能确保中药制剂在使用过程中安全有效。

二、杂质的来源

1. 原料中带入　中药制剂的原料是饮片，一方面，饮片本身含有不能且不可能除去的杂质；另一方面，中药材本身及外来的掺杂物，这些杂质均会引入成品中。例如，麻黄中带进麻黄根杂质，大黄中引入土大黄杂质，农药、化肥等有可能带来重金属、有机磷、钾离子、钙离子、硫酸盐和草酸盐等。

2. 生产过程中引入　制剂生产中，使用污染的水冲洗原料药，粉碎工序的机器磨损，金属器具、装置等有可能引入金属杂质和其他一些杂质；此外，那些化学结构、性质与产品相似的成分，在提取、分离、精制过程中除不尽而引入产品中成为杂质。

3. 贮存等过程中产生　制剂制成后，由于包装、运输、贮存、保管不当等原因可造成产品破损、分解霉变、腐败以及鼠咬、虫蛀等现象，引入大量杂质。例如，一些制剂在外界条件（日光、空气、温度、湿度等）的影响下，发生聚合、分解、氧化还原、水解、发霉等变化而产生一些有毒物质；在适宜的水分、温度、pH 等条件下，微生物也会使药品变质，如霉菌能使一些中药制剂尤其是含糖类、蛋白质、淀粉较多的药品霉变、失效，甚至有毒。

《中国药典》根据制剂的性质对药物的贮存条件作出规定，一般制剂在室温阴凉干燥处贮存于避光容器内或密闭（或密封）保存，以确保其相对的稳定性。对于易发生变化的制剂，在允许范围内，必须加入一定量的稳定剂，不得认为是杂质。

三、杂质的分类

中药制剂中的杂质通常分为一般杂质和特殊杂质两类。

1. 一般杂质　系指自然界中分布广泛，普遍存在于药材之中，在中药制剂的生产或贮存过程中引入的杂质。如泥沙（硅酸盐）、酸、碱、氯化物、硫酸盐、铁盐、重金属、砷盐、有机氯类农药等。一般杂质的检查方法均在《中国药典》四部中加以规定。

并非所有的中药材及其制剂都要进行一般杂质的全面检查，而是根据具体要求，进行一定项目的检查。

2. 特殊杂质 是指在制剂生产和贮存过程中，可能引入或产生的某种（类）特有杂质，而非大多数制剂普遍存在的，如三黄片中土大黄苷、附子理中丸中的乌头碱、黄藤素片中的盐酸小檗碱等。特殊杂质及其检查方法被列入各有关品种检查项下。

四、杂质限量

中药制剂中存在的杂质，从危害性来看其含量应该是越少越好，但是要将制剂中的杂质完全去除，既没必要，也不可能，故在不影响疗效和不产生毒副反应的前提下，允许制剂中的杂质在一定限度范围内存在。因此，《中国药典》规定，杂质检查均为限量（或限度）检查。

杂质限量是指药品中所含杂质的最大允许量，通常用百分之几（%）或 mg/kg 来表示。杂质限量计算公式如下：

$$杂质限量 = \frac{杂质最大允许量}{供试品量} \times 100\% \qquad (5-1)$$

或

$$杂质限量 = \frac{杂质最大允许量}{供试品量} \times 10^6 \qquad (5-2)$$

五、杂质检查的方法 📱微课1

1. 对照法 系将待检杂质的对照物质配成标准溶液，取限度量的标准溶液与一定量供试品溶液在相同条件下处理，比较反应结果（比色或比浊），从而判断供试品中所含杂质是否符合规定。《中国药典》采用此法检查的有氯化物、重金属、砷盐等。

本法中，杂质的最大允许量也就是标准溶液的体积（V）与其浓度（c）的乘积，计算公式为：

$$L = \frac{c \cdot V}{W_s} \times 100\% \qquad (5-3)$$

或

$$L = \frac{c \cdot V}{W_s} \times 10^6 \qquad (5-4)$$

式中，L 为杂质限量，% 或 mg/kg；c 为标准溶液的浓度，g/ml；V 为标准溶液的体积，ml；W_s 为供试品的重量，g。

实际工作中，可根据杂质限量和标准溶液的浓度，计算供试品或标准溶液的体积数。《中国药典》一部收载的品种中，计算标准溶液的体积最为常用。

例如黄连上清丸中重金属检查：取本品水丸或水蜜丸 15g，研碎，或取大蜜丸或小蜜丸 30g，剪碎。取约 1g，精密称定，照炽灼残渣检查法（通则 0841）炽灼至完全灰化。取遗留的残渣，依法检查（通则 0821 第二法），含重金属不得过 25mg/kg（已知标准铅溶液的浓度为每 1ml 相当于 10μg 的 Pb）。

根据公式（5-4）计算：

$$V = \frac{L \cdot W_s}{c} = \frac{25 \times 10^{-6} \times 1.0}{10 \times 10^{-6}} = 2.5（ml）$$

2. 含量测定法 系指以一定的方法测定杂质的含量或与含量相关的物理量，测得的量与规定的限量进行比较，不得超过规定的限度（范围）。《中国药典》采用此法检查的有炽灼残渣、灰分、酸不溶性灰分等。

3. 灵敏度法 系指在供试品溶液中加入检测试剂，在一定反应条件下，不得有正反应出现，即以该测定条件下的反应灵敏度来控制杂质限量。《中国药典》采用此法检查的有注射剂有关物质中的蛋白质、鞣质、树脂、草酸盐。

即学即练 5-1

某药物，依法检查重金属，其标准规定重金属限量不得超过 5mg/kg，已知标准铅体积为 2.0ml（每 1ml 相当于 10μg 的 Pb^{2+}），则应取药物（　　　）

A. 1.0g　　　　B. 2.0g　　　　C. 4.0g　　　　D. 6.0g

答案解析

第二节　炽灼残渣检查法

PPT

一、概述

炽灼残渣系指将药品（多为有机化合物）经加热灼烧至完全炭化，再加硫酸 0.5~1.0ml 并炽灼（700~800℃）至恒重后遗留的金属氧化物或其硫酸盐。炽灼残渣检查用于考查有机药物中混入的各种无机杂质，一般规定限度为 0.1%~0.2%。

二、方法

（一）仪器与用具

分析天平（分度值 0.1mg）、高温炉、坩埚（瓷坩埚、铂坩埚、石英坩埚）、坩埚钳（普通坩埚钳、尖端包有铂层的铂坩埚钳）、通风柜等。

（二）试药与试液

硫酸（分析纯）等。

（三）操作方法

1. 空坩埚恒重 取洁净坩埚置高温炉内，将坩埚盖子斜盖在坩埚上，经加热至 700~800℃ 炽灼 30~60 分钟，停止加热，待高温炉温度冷却至 300℃ 左右，取出坩埚，移置适宜的干燥器内，盖好坩埚盖，放冷至室温（一般约需 60 分钟），精密称定坩埚重量（准确至 0.1mg）。再以同法重复操作，直至恒重，备用。

2. 称取供试品 取供试品 1.0~2.0g 或各品种项下规定的重量，置已炽灼至恒重的坩埚内，精密称定。

3. 炭化 将盛有供试品的坩埚置电炉上缓缓灼烧（应避免供试品受热骤然膨胀或燃烧而逸出），炽灼至供试品全部炭化呈黑色，并不冒浓烟，放至室温（以上操作应在通风柜内进行）。

4. 灰化 除另有规定外，滴加硫酸 0.5~1ml，使炭化物全部湿润，继续在电炉上低温加热至硫酸蒸气除尽，白烟完全消失（以上操作应在通风柜内进行），将坩埚置高温炉内，坩埚盖斜盖于坩埚上，在 700 ~ 800℃ 炽灼 60 分钟，使供试品完全灰化。

如需将残渣留作重金属检查，则炽灼温度必须控制在 500 ~ 600℃。

5. 恒重　按操作方法 1 自 "停止加热，待高温炉" 起，依法操作，直至恒重。

6. 注意事项

（1）炭化与灰化的前一段操作应在通风柜内进行。供试品放入高温炉前，务必完全炭化并除尽硫酸蒸气。必要时，高温炉应加装排气管道。

（2）供试品的取样量应合适。取样量大，灰化和炭化时间长；取样量过少，炽灼残渣少，称量误差大。除另有规定外，一般为 1.0 ~ 2.0g（炽灼残渣限度为 0.1 ~ 0.2%），如有限度较高的品种，可调整供试品的取用量，使炽灼残渣的量为 1 ~ 2mg。

（3）坩埚应编码标记，盖子与坩埚应编码一致。从高温炉取出时的温度、先后次序、在干燥器内的放冷时间及称量顺序，均应前后一致；同一干燥器内同时放置坩埚最好不超过 4 个，否则不易达到恒重。

（4）坩埚放冷后干燥器内易形成负压，应小心开启干燥器，以免吹散坩埚内的轻质残渣。

（5）如供试品分子中含有碱金属或氟元素时，可腐蚀瓷坩埚，应使用铂坩埚。在高温条件下夹取热铂坩埚时，宜用钳头包有铂层的坩埚钳。

（6）开关炉门时，应注意勿损坏高质耐火绝缘层。

（四）记录与计算

1. 记录　记录炽灼温度，空坩埚恒重值，供试品的称量，炽灼后残渣与坩埚的恒重值等。

2. 计算

$$炽灼残渣 = \frac{W}{W_S} \times 100\% \tag{5-5}$$

式中，W 为残渣的重量，g；W_S 为供试品的重量，g。

（五）结果判定

计算结果按有效数字修约规则修约，使与标准中规定限度有效数位一致，实测数值在规定范围内，判为符合规定；否则，判为不符合规定。

（六）实例——注射用灯盏花素

1. 检验依据　《中国药典》2020 年版一部 1196 页。

［检查］炽灼残渣不得过 0.5%（通则 0841）。

2. 测定　取本品 1.0 ~ 2.0g，置已炽灼至恒重的坩埚内，精密称定。缓缓炽灼至完全炭化，放至室温。加硫酸 0.5 ~ 1ml 使炭化物全部湿润，低温加热至硫酸蒸气除尽后，在 700 ~ 800℃ 炽灼使供试品完全灰化。移置干燥器内，放冷至室温，精密称定后，再在 700 ~ 800℃ 炽灼直至恒重，即得。

3. 实验数据　坩埚重量（$W_0 = 21.4289$g）、炽灼前供试品与坩埚的重量（$W_1 = 22.9613$g）、炽灼后残渣与坩埚的恒重量（$W_2 = 21.4336$g）。

根据公式（5-5）计算：

$$炽灼残渣 = \frac{W}{W_S} \times 100\% = \frac{W_2 - W_0}{W_1 - W_0} \times 100\% = \frac{21.4336 - 21.4289}{22.9613 - 21.4289} \times 100\% = 0.3\%$$

> **知识链接**
>
> 马弗炉
>
> 实验室常用的高温炉为马弗炉，其一般温度可以达到 900～1100℃，为金属熔融、有机物灰化及重量分析中常用的加热设备。高温炉一般配有自动调温仪，以便设定、控制、测量炉内温度。使用高温炉时应注意要设置专用电源电闸，升温过程应缓慢，以免造成仪器损坏；高温炉周围不得放置化学试剂和易燃易爆物品，严格控制升温速度和最高温度，防止样品飞溅，腐蚀和黏结炉膛。熔融或灼烧完毕后，应先断电，待炉温降低后方可打开炉门取放样品。

第三节　灰分测定法

PPT

灰分测定法包括总灰分测定法和酸不溶性灰分测定法。

植物药、动物药经粉碎后，高温炽灼至灰化，在这个过程中，有机物全部氧化分解成二氧化碳、水蒸气等气体而逸出，而无机物成为灰烬而残留，称为总灰分。其中来源于药品本身含有的各种盐类成分，如夏枯草中的钾盐、大黄中的草酸钙等，这部分灰分称为生理灰分。

同一种中药材或制剂，在没有外来掺杂物时，一般总灰分的含量范围是一定的，在此含量范围内的灰分不属于杂质。如果总灰分超过限度范围，则可能掺有外来杂质，最常见的是泥土、砂石等。因此，灰分检查对于保证药品品质和洁净度有着重要意义，《中国药典》对某些药材特别是根类药材及其制剂规定了此项目。

一、总灰分测定法

（一）概述

供试品在 500～600℃ 高温炽灼，使其中有机物质完全分解逸出，而无机成分生成灰分残渣，根据残渣重量，即可计算出供试品中的总灰分的含量。

（二）仪器与用具

标准筛（二号筛）、分析天平（分度值 0.1mg）、高温炉、恒温干燥箱（精确至 ±1℃）、坩埚等。

（三）试药与试液

10% 硝酸铵溶液、变色硅胶（干燥剂）等。

（四）操作方法

1. 测定方法　测定用的供试品需粉碎，使能通过二号筛，混合均匀后，取供试品 2～3g（如需测定酸不溶性灰分，可取供试品 3～5g），置炽灼至恒重的坩埚中，称定重量（准确至 0.01g），缓缓炽灼，注意避免燃烧，至完全炭化时，逐渐升高温度至 500～600℃，使完全灰化并至恒重。根据残渣重量，计算供试品中总灰分的含量（%）。

如供试品不易灰化，可将坩埚放冷，加热水或 10% 硝酸铵溶液 2ml，使残渣湿润，然后置水浴上蒸干，残渣照前法炽灼，至坩埚内容物完全灰化。

2. 注意事项

（1）洗净的坩埚应在 500～600℃ 的高温炉内灼烧至恒重。

（2）测定前检查干燥器的清洁卫生和密封性。

（3）严格控制灰化温度。

（4）移动坩埚应使用坩埚钳或厚纸条，不得徒手操作，灰分极易吸水，冷却及称重时应盖严坩埚盖，迅速称重。

（5）测定过程中，实验人员不得离去，并应注意防止供试品燃烧及其他事故。

（五）记录与计算

1. 记录　记录炽灼温度，空坩埚恒重值，供试品的称量，炽灼后残渣与坩埚的恒重值等。

2. 计算

$$总灰分 = \frac{W}{W_s} \times 100\% \tag{5-6}$$

式中，W 为总灰分重量，g；W_s 为供试品重量，g。

（六）结果判定

计算结果按有效数字修约规则修约，使与标准中规定限度有效数位一致，实测数值在规定范围内，判为符合规定；否则，判为不符合规定。

二、酸不溶性灰分测定法

（一）概述

有些中药及其制剂的生理灰分本身差异较大，特别是组织中含草酸钙较多的中药材，如大黄的总灰分因生长条件不同可以从 8% 到 20% 以上，这种情况下，测定总灰分就很难说是否有过多的外来泥沙等杂质，因此，《中国药典》对该类药物规定了酸不溶性灰分测定。

酸不溶性灰分系指总灰分加盐酸处理后，得到的不溶于盐酸的灰分。由于草酸钙等生理灰分可溶于稀盐酸，而泥沙（主要为硅酸盐）等外来无机杂质难溶于稀盐酸，因此，对于生理灰分含量差异较大，特别是在组织中含草酸钙较多的中药（例如大黄）以及中药制剂，酸不溶性灰分能更准确反映其中泥沙等杂质的掺杂程度。

（二）仪器与用具

标准筛（二号筛）、分析天平（分度值 0.1mg）、高温炉、恒温干燥箱（精确至 ±1℃）、坩埚、干燥器、表面皿、恒温水浴锅、无灰滤纸等。

（三）试药与试液

10% 硝酸铵溶液、变色硅胶（干燥剂）、稀盐酸（取盐酸 234ml，加水稀释至 1000ml 即得）、硝酸、0.1mol/L 硝酸银溶液等。

（四）操作方法

1. 测定方法　按上述总灰分测定法测定供试品的总灰分。取所得的灰分，在坩埚中小心加入稀盐酸约 10ml，用表面皿覆盖坩埚，置水浴上加热 10 分钟，表面皿用热水 5ml 冲洗，洗液并入坩埚中，用无灰滤纸滤过，坩埚内的残渣用水洗于滤纸上，并洗涤至洗液不显氯化物反应为止。滤渣连同滤纸移至同一坩埚中，干燥，炽灼至恒重。根据残渣重量计算供试品中酸不溶性灰分的含量（%）。

2. 注意事项 同"总灰分测定"。

（五）记录与计算

1. 记录 记录炽灼温度，空坩埚恒重值，供试品的称量，炽灼后残渣与坩埚的恒重值等。

2. 计算

$$酸不溶性灰分 = \frac{W}{W_s} \times 100\% \tag{5-7}$$

式中，W 为酸不溶性灰分重量，g；W_s 为供试品重量，g。

三、实例——九味羌活丸

1. 检验依据 《中国药典》2020 年版一部 502 页。

［处方］羌活 150g　防风 150g　苍术 150g　细辛 50g　川芎 100g　白芷 100g　黄芩 100g　甘草 100g　地黄 100g

［检查］总灰分不得过 7.0%（通则 2302）。酸不溶性灰分不得过 2.0%（通则 2302）。

2. 测定 取九味羌活丸 5 袋，粉碎后过二号筛，取供试品 3～5g，置炽灼至恒重的坩埚（20.8374g）中，称定重量（23.9089g），缓缓炽热，注意避免燃烧，至完全炭化时，逐渐升高温度至 500～600℃，使完全灰化并至恒重（21.0302g），称定灰分重量，计算总灰分含量。所得灰分置坩埚中小心加入稀盐酸约 10ml，用表面皿覆盖坩埚，置水浴上加热 10 分钟，表面皿用热水 5ml 冲洗，洗液并入坩埚中，用无灰滤纸滤过，坩埚内的残渣用水洗于滤纸上，并洗涤至洗液不显氯化物反应为止。滤渣连同滤纸移至同一坩埚中，干燥，炽灼至恒重（20.8761g）。

3. 实验数据 坩埚重量（20.8374g）、炽灼前供试品与坩埚的重量（23.9089g）、炽灼后残渣与坩埚的恒重量（21.0302g）、加盐酸处理炽灼后残渣与坩埚的恒重量（20.8781g）。

根据公式（5-6）和（5-7）计算：

$$总灰分 = \frac{W}{W_s} \times 100\% = \frac{W_2 - W_0}{W_1 - W_0} \times 100\% = \frac{21.0302 - 20.8374}{23.9089 - 20.8374} \times 100\% = 6.3\%$$

$$酸不溶性灰分 = \frac{20.8781 - 20.8374}{23.9089 - 20.8374} \times 100\% = 1.3\%$$

第四节　氯化物检查法

PPT

一、概述

氯化物广泛存在于自然界中，在药物的生产过程中极易引入。少量的氯化物虽对人体无害，但氯化物属于信号杂质，其存在量可以反映出药物的纯净程度以及生产工艺和贮存条件是否正常，因此，控制氯化物的量有其特殊的意义。

利用氯化物在硝酸酸性条件下与硝酸银试液作用，生成氯化银白色浑浊，与一定量标准氯化钠溶液在相同条件下生成的氯化银浑浊比较，以判断供试品中的氯化物是否超过了限量。标准氯化钠溶液制备见表 5-1。

$$Cl^- + Ag^+ \longrightarrow AgCl（白色浑浊）$$

表 5-1　标准氯化钠溶液制备

类别	制备方法
标准氯化钠贮备液	称取氯化钠 0.165g，置 1000ml 量瓶中，加水适量使溶解并稀释至刻度，摇匀，即得
标准氯化钠溶液（临用新配）	精密量取贮备液 10ml，置 100ml 量瓶中，加水稀释至刻度，摇匀，即得（每 1ml 相当于 10μg 的 Cl）

二、方法

（一）仪器与用具

分析天平（分度值 0.1mg）、量瓶（100ml、1000ml）、纳氏比色管（50ml）、比色管架、滤纸、量筒（50ml）、量杯（10ml）、移液管、刻度吸管、计时器、烧杯及玻棒等。

（二）试药与试液

稀硝酸、硝酸银试液、标准氯化钠溶液等。

（三）操作方法

1. 供试品溶液的制备　取各品种项下规定量的供试品，加水使溶解成 25ml（溶液如显碱性，可滴加硝酸使成中性），再加稀硝酸 10ml，溶液如不澄清，应滤过；置 50ml 纳氏比色管中，加水使成约 40ml，摇匀，即得。

2. 对照溶液的制备　取各品种项下规定量的标准氯化钠溶液，置 50ml 纳氏比色管中，再加稀硝酸 10ml，加水使成约 40ml，摇匀，即得。

3. 加比浊剂　于供试品溶液与对照溶液中，分别加入硝酸银试液 1.0ml，用水稀释使成 50ml，摇匀，在暗处放置 5 分钟。

4. 比浊　同置黑色背景上，从比色管上方向下观察，比较，即得。

5. 注意事项

（1）纳氏比色管　玻璃质量较好，应配对使用，每对比色管不得有色差。

（2）检查时，以 50ml 中含 50~80μg 的 Cl^- 为宜，在此范围内氯化物与硝酸银反应产生的浑浊梯度明显，便于比较。因此，在设计检查方法时应根据氯化物的限量考虑供试品的取用量。

（3）稀硝酸作用　消除 CO_3^{2-}、PO_4^{3-}、SO_3^{2-} 等的干扰；加速氯化银沉淀的生成；产生较好的乳浊。

（4）平行操作原则　供试品溶液与对照溶液的操作应同时进行，加入试剂顺序应一致。

（5）供试液不澄清　可预先用含硝酸的水洗净滤纸中的氯化物，再滤过供试液，使其澄清。

（6）供试品有色　可用内消色法处理。

（四）记录与计算

1. 记录　记录供试品取样量，标准氯化钠溶液取用量，操作过程中使用的特殊试剂，试液名称和用量或对检查结果有影响的试剂用量，试验过程中出现的现象及试验结果等。

2. 计算　根据公式（5-3）或（5-4）计算取样量或标准溶液的用量。

（五）结果判定

供试品溶液所显乳光浅于对照液，判为符合规定；深于对照液则判为不符合规定。

（六）实例——红粉

1. 检验依据 《中国药典》2020 年版一部 154 页。

本品为红氧化汞（HgO）。

［检查］氯化物：取本品 0.5g，加水适量与硝酸 3ml，溶解后，加水稀释使至约 40ml，依法（通则 0801）检查。如显浑浊，与标准氯化钠溶液 3ml 制成的对照液比较，不得更浓（0.006%）。

2. 检查

（1）供试品溶液的制备 取红粉 0.5g，加水适量与硝酸 3ml，溶解后，加水稀释成 25ml（溶液如显碱性，可滴加硝酸使成中性），再加稀硝酸 10ml，置 50ml 纳氏比色管中，加水使成约 40ml，摇匀，即得。

（2）对照溶液的制备 精密量取 3ml 标准氯化钠溶液，置另一 50ml 纳氏比色管中，加水适量与硝酸 3ml，再加稀硝酸 10ml，加水使成约 40ml，摇匀，即得。

（3）加比浊剂 于供试品溶液与对照溶液中，分别加入硝酸银试液 1.0ml，用水稀释使成 50ml，摇匀，在暗处放置 5 分钟。

（4）比浊 同置黑色背景上，从比色管上方向下观察、比较。

（5）结果 供试品溶液所显乳光浅于对照溶液。

（6）结论 符合规定。

第五节 重金属检查法 微课2

PPT

>> **实例分析 5-2**

实例 2012 年 4 月 15 日，央视《每周质量报告》曝光河北一些企业用生石灰给皮革废料进行脱色漂白和清洗，随后熬制成工业明胶，卖给浙江新昌县药用胶囊生产企业，最终流向药品企业。经调查发现，9 家药厂的 13 个批次药品所用胶囊重金属铬含量超标，其中超标最多的达 90 多倍。

问题 1. 重金属是什么物质？药物中怎么会含有此物质？

2. 重金属超标对人体有危害吗？可用什么方法检查其重金属是否超出限量？

答案解析

《中国药典》规定的重金属检查法中的重金属，是指在规定实验条件下能与硫代乙酰胺或硫化钠作用显色的金属杂质，包括 Ag、Pb、Hg、Cu、Cd、Bi、Zn、Co、Ni 等。药物生产中，接触铅的机会较多，且铅易积蓄中毒，故《中国药典》规定重金属检查以铅为代表。

为保证药品的安全性，《中国药典》加强了重金属检查力度，对某些中成药尤其是含矿物类中药的品种，规定了重金属检查项目。例如黄连上清丸含重金属不得过 25mg/kg，地奥心血康含重金属不得过 20mg/kg。

《中国药典》收载有三种重金属检查法，包括第一法（硫代乙酰胺法）、第二法（炽灼残渣检查法）、第三法（硫化钠法），检查时，应根据《中国药典》品种项下规定的方法选用。三种方法均是利用重金属离子与显色剂反应生成不溶性的重金属硫化物微粒，比较供试品溶液和标准溶液所生成的重金属硫化物微粒均匀混悬在溶液中所呈现的颜色深浅，判断供试品中重金属的限量是否符合规定。

标准铅溶液制备方法见表5－2。配制和贮存用的玻璃容器不得含铅。

表5－2 标准铅溶液制备

类别	制备方法
标准铅贮备液	称取硝酸铅0.160g，置1000ml量瓶中，加硝酸5ml与水50ml溶解后，用水稀释至刻度，摇匀，即得
标准铅溶液（仅供当日使用）	精密量取贮备液10ml，置100ml量瓶中，加水稀释至刻度，摇匀，即得（每1ml相当于10μg的Pb）

一、第一法（硫代乙酰胺法） 微课3

本法适用于溶于水、稀酸或乙醇的药品，供试品不经有机破坏，在酸性溶液中进行显色，检查重金属。

（一）原理

硫代乙酰胺在弱酸（pH 3.5）条件下水解，生成的硫化氢与供试品溶液中重金属离子生成有色的重金属硫化物的均匀混悬液，与一定量标准铅溶液经同法处理所呈颜色进行对照比较，检查供试品中重金属是否超出限度。

$$CH_3CSNH_2 + H_2O \xrightarrow{pH\,3.5} CH_3CONH_2 + H_2S$$

$$Pb^{2+} + H_2S \xrightarrow{pH\,3.5} PbS + 2H^+$$

（二）仪器与用具

25ml纳氏比色管、分析天平（分度值0.1mg）、量瓶（100ml、1000ml）、量筒、比色管架、白纸等。

（三）试药与试液

标准铅贮备液、4%硫代乙酰胺水溶液、混合液（由1mol/L氢氧化钠液15ml、水5ml及甘油20ml组成）、醋酸盐缓冲液（pH 3.5）、维生素C、盐酸、硝酸铅、硝酸、氨试液、稀焦糖溶液等。

（四）操作方法

1. 检查方法 取25ml纳氏比色管三支，编号为甲、乙、丙。

（1）甲管 加一定量的标准铅溶液与醋酸盐缓冲液（pH 3.5）2ml，加水或各品种项下规定的溶剂稀释成25ml。

（2）乙管 加入按各品种项下规定的方法制成的供试液25ml。

（3）丙管 加入与乙管相同量的供试品，按该品种项下规定的方法制成溶液，在加水或溶剂稀释成25ml前，加与甲管相同量的标准铅溶液与醋酸盐缓冲液（pH 3.5）2ml后，用溶剂稀释成25ml。

（4）如供试液带颜色，可在甲管中滴加稀焦糖溶液少量或其他无干扰的有色溶液，使其色泽与乙管、丙管一致。

（5）在甲、乙、丙三管中分别加硫代乙酰胺试液（易水解，需临用新配）各2ml，摇匀，放置2分钟，同置白纸上，自上向下透视。

2. 注意事项

（1）硫代乙酰胺试液与重金属反应受溶液的pH、硫代乙酰胺试液加入量、显色时间等因素的影响，经试验，本重金属检查选用醋酸盐缓冲液（pH 3.5）2ml 调节 pH，显色剂硫代乙酰胺试液用量 2ml，显色时间为 2 分钟，是最有利显色反应进行、使呈色最深的条件，故配制醋酸盐缓冲液（pH 3.5）时，要用 pH 计调节溶液的 pH。应注意控制硫代乙酰胺试液加入量及硫代乙酰胺试液显色剂的显色时间。

（2）为了便于目视比较，标准铅溶液用量以 2.0ml（相当于 $20\mu g$ 的 Pb）为宜，小于 1.0ml 或大于 3.0ml，呈色太浅或太深，均不利于目视比较。故在检查时，如供试品的取样量与标准铅溶液的取用量均未指明时，常以标准铅溶液为 2.0ml 来计算供试品的取样量，并进行试验。

（3）供试品中如含有高铁盐，在弱酸性溶液中会使硫代乙酰胺水解生成的硫化氢进一步氧化析出乳硫，影响检查，加入维生素 C 可将高铁离子还原为亚铁离子而消除干扰。

（4）检查时，标准管（甲管）、供试品管（乙管）与监测管（丙管）应平行操作，同时按顺序加入试剂，试剂加入量、操作条件等应一致。

（5）如在甲管中滴加稀焦糖溶液或其他无干扰的有色溶液，仍不能使颜色一致时，应取样按第二法重新检查。

（6）配制供试液时，如使用的盐酸超过 1ml（或与盐酸 1ml 相当的稀盐酸）、氨试液超过 2ml 或加入其他试剂进行处理者，除另有规定外，甲管溶液应取同样同量的试剂置瓷皿中蒸干后，加醋酸盐缓冲液（pH 3.5）2ml 与水 15ml，微热溶解后，移至纳氏比色管中，加标准铅溶液一定量，再用水或各品种项下规定的溶剂稀释成 25ml。

（五）记录与计算

1. 记录 记录所采用的方法，供试品取样量，标准铅溶液取用量，操作过程中使用的特殊试剂，试液名称和用量或对检查结果有影响的试剂用量，试验过程中出现的现象及试验结果等。

2. 计算 根据公式（5-3）或（5-4）计算取样量或标准溶液的用量。

（六）结果判定

当丙管中显出的颜色不浅于甲管时，乙管中显出的颜色浅于甲管，判为符合规定；如丙管显出的颜色浅于甲管，试验无效，应取样按第二法重新检查。

（七）实例——芒硝

芒硝为硫酸盐类矿物芒硝族芒硝，经加工制成的结晶体。主含含水硫酸钠（$Na_2SO_4 \cdot 10H_2O$）。《中国药典》规定，采用第一法检查重金属。

1. 检验依据 《中国药典》2020 年版一部 132 页。

[检查] 重金属：取本品 2.0g，加稀醋酸 2ml 与适量的水溶解使成 25ml，依法检查（通则 0821 第一法），含重金属不得过 10mg/kg。

2. 检查

（1）标准铅溶液体积计算：

$$V = \frac{L \cdot W_s}{c} = \frac{10 \times 10^{-6} \times 2.0}{10 \times 10^{-6}} = 2.0(ml)$$

（2）甲、乙、丙管溶液的制备 取配对的 25ml 纳氏比色管三支，编号为甲、乙、丙。

甲管：加标准铅溶液 2.0ml，稀醋酸 2ml 与醋酸盐缓冲液（pH 3.5）2ml，加水稀释成 25ml。

乙管：取芒硝 2.0g，加稀醋酸 2ml 与适量的水溶解后，再加水使成 25ml。

丙管：取芒硝 2.0g，加稀醋酸 2ml 和适量水使溶解，再加标准铅溶液 2.0ml 与醋酸盐缓冲液（pH 3.5）2ml 后，用水稀释成 25ml。

（3）显色、比较　在甲、乙、丙三管中分别加硫代乙酰胺试液各 2ml，摇匀，放置 2 分钟，同置白纸上，自上向下透视，比较。

3. 结果　丙管的颜色深于甲管，乙管的颜色浅于甲管。

4. 结论　符合规定。

二、第二法（炽灼残渣检查法）

本法适用于供试品需灼烧破坏，取炽灼残渣项下遗留的残渣，经处理后按第一法进行检查。

（一）原理

取各品种项下规定量的供试品，按炽灼残渣检查法进行炽灼处理，使有机物分解，重金属游离出来。再与硫代乙酰胺水解产生的硫化氢生成有色金属硫化物的均匀混悬液，与一定量标准铅溶液经同法处理所呈颜色进行比较，从而判断供试品中重金属是否超限。大多数中成药采用此法检查重金属。

（二）仪器与用具

25ml 纳氏比色管、分析天平（分度值 0.1mg）、量瓶（100ml、1000ml）、量筒、比色管架、白纸、恒温水浴锅、高温炉、坩埚、瓷皿等。

（三）试药与试液

硫酸、标准铅贮备液、4% 硫代乙酰胺水溶液、混合液（由 1mol/L 氢氧化钠液 15ml、水 5ml 及甘油 20ml 组成）、醋酸盐缓冲液（pH 3.5）、盐酸、硝酸铅、硝酸、氨试液、酚酞等。

（四）操作方法

1. 检查方法　取配对的 25ml 纳氏比色管两支，编号为甲、乙。

（1）乙管　供试品按炽灼残渣检查法处理后，取残留的残渣，或直接取炽灼残渣项下遗留的残渣（如供试品为溶液，则取各品种项下规定量的溶液，蒸发至干，再按上述方法处理后取遗留的残渣），加硝酸 0.5ml，蒸干，至氧化氮蒸气除尽后（或取供试品一定量，缓缓炽灼至完全炭化，放冷，加硫酸 0.5 ~ 1ml，使恰湿润，用低温加热至硫酸除尽后，加硝酸 0.5ml，蒸干，至氧化氮蒸气除尽后，放冷，在 500 ~ 600℃ 炽灼使完全灰化），放冷，加盐酸 2ml，置水浴上蒸干后加水 15ml，滴加氨试液至对酚酞指示液显微粉红色，再加醋酸盐缓冲液（pH 3.5）2ml，微热溶解后，移置纳氏比色管（乙管）中，加水稀释成 25ml，即得。

（2）甲管　取配制供试品溶液的试剂，置瓷皿中蒸干后，加醋酸盐缓冲液（pH 3.5）2ml 与水 15ml，微热溶解后，移置纳氏比色管（甲管）中，加标准铅溶液一定量，再用水稀释成 25ml，即得。

（3）加显色剂　在甲、乙两管中分别加硫代乙酰胺试液（临用前配制）各 2ml，摇匀，放置 2 分钟，同置白纸上，自上向下透视，乙管中显出的颜色与甲管比较，不得更深。

2. 注意事项

（1）炽灼温度必须控制在 500 ~ 600℃。炽灼温度在 700℃ 以上时，多数重金属盐都有不同程度的损失。以铅为例，在700℃经6小时炽灼，损失达68%。

（2）炽灼残渣加硝酸处理，是为了使有机物分解破坏完全，必须蒸干，至氧化氮蒸气除尽，否则会使硫代乙酰胺水解生成的硫化氢因氧化析出乳硫，影响检查。蒸干后残渣加盐酸处理，使重金属转化为氯化物，在水浴上蒸干以赶除多余的盐酸。

（3）其他同第一法。

（五）记录与计算

1. 记录　记录所采用的方法，供试品取样量，标准铅溶液取用量，操作过程中使用的特殊试剂，试液名称和用量或对检查结果有影响的试剂用量，试验过程中出现的现象及试验结果等。

2. 计算　根据公式（5-3）或（5-4）计算取样量或标准溶液的用量。

（六）结果判定

甲管与乙管比较，乙管显出的颜色浅于甲管，判为符合规定；乙管显出的颜色深于甲管，判为不符合规定。

（七）实例——注射用双黄连（冻干）

注射用双黄连（冻干）为黄棕色的无定形粉末或疏松固体状物；有引湿性。《中国药典》规定采用第二法对其进行重金属检查。

1. 检验依据　《中国药典》2020年版一部1194页。

［处方］连翘500g　金银花250g　黄芩250g

［检查］重金属：取本品1.0g，依法（通则0821第二法）检查，含重金属不得过10mg/kg。

2. 检查

（1）标准铅溶液用量计算　根据公式（5-3）计算应取的标准铅溶液的体积：

$$V = \frac{L \cdot W_s}{c} = \frac{10 \times 10^{-6} \times 1.0}{10 \times 10^{-6}} = 1.0\,(ml)$$

（2）标准溶液、试液的制备　按规定的方法制备。标准铅溶液、硫代乙酰胺试液需临用前配制。

（3）甲、乙管溶液的制备　取25ml钠氏比色管两支，编号为甲、乙。

乙管：取本品适量，混合均匀，取1.0g，置已炽灼至恒重的坩埚内，精密称定，置电炉上缓缓灼烧（应避免供试品受热骤然膨胀或燃烧而逸出），炽灼至供试品全部炭化呈黑色，并不冒浓烟，放冷至室温，滴加硫酸0.5~1.0ml，使恰湿润，继续在电炉上加热至硫酸蒸气除尽后，加硝酸0.5ml，蒸干，至氧化氮蒸气除尽后，放冷，将坩埚置高温炉内，坩埚盖斜盖于坩埚上，在500~600℃炽灼使完全灰化，放冷，加盐酸2ml，置水浴上蒸干后加水15ml，滴加氨试液至对酚酞指示液显微粉红色，再加醋酸盐缓冲液（pH 3.5）2ml，微热溶解后，移置乙管中，加水稀释成25ml，即得。

甲管：取配制供试品溶液的试剂（硫酸、盐酸、氨试液、酚酞指示液），置瓷皿中蒸干后，加醋酸盐缓冲液（pH 3.5）2ml与水15ml，微热溶解后，移置甲管中，加标准铅溶液1.0ml，再用水稀释成25ml，即得。

（4）显色　在甲、乙两管分别加硫代乙酰胺试液各2ml，摇匀，放置2分钟，同置白纸上，自上向下透视。

3. 结果　乙管显出的颜色浅于甲管。

4. 结论　符合规定。

三、第三法（硫化钠法）

本法适用于检查能溶于碱而不溶于稀酸（或在稀酸中即生成沉淀）的药品中的重金属限量检查。

（一）原理

在碱性条件下，某些重金属的溶解度增大，滴加硫化钠试液，可与重金属离子生成有色硫化物的均匀混悬液，与一定量标准铅溶液经同法处理所呈颜色进行对比，检查供试品中重金属是否超出限度。

（二）仪器与用具

25ml 纳氏比色管、分析天平（分度值 0.1mg）、量瓶（100ml、1000ml）、量筒、比色管架、白纸等。

（三）试药与试液

标准铅贮备液、氢氧化钠试液、硫化钠等。

（四）操作方法

1. 检查方法　取 25ml 纳氏比色管两支，编号为甲、乙。

（1）乙管　除另有规定外，取规定量的供试品置乙管中，加氢氧化钠试液 5ml 使溶解，再加水稀释至 25ml。

（2）甲管　取一定量的标准铅溶液置甲管中，加氢氧化钠试液 5ml 并加水至 25ml。

（3）在甲、乙两管中分别加硫化钠试液 5 滴，摇匀，同置白纸上，自上向下透视，乙管中显出的颜色与甲管比较，不得更深。

2. 注意事项

（1）如供试品自身为金属盐，检查这类药品中的重金属时，必须先将供试品本身的金属离子除去，再进行检查。例如铁盐，利用 Fe^{3+} 在一定浓度的盐酸中形成 $HFeCl_6^{2-}$，用乙醚提取除去，再调节供试液至碱性，用氰化钾试液掩蔽微量的铁后进行检查。

（2）药品本身生成的不溶性硫化物，影响重金属检查，可加入掩蔽剂以避免干扰。

（3）其他同第一法。

（五）记录与计算

1. 记录　记录所采用的方法，供试品取样量，标准铅溶液取用量，操作过程中使用的特殊试剂，试液名称和用量或对检查结果有影响的试剂用量，试验过程中出现的现象及试验结果等。

2. 计算　根据公式（5-3）或（5-4）计算取样量或标准溶液的用量。

（六）结果判定

甲管与乙管比较，乙管的颜色浅于甲管，判为符合规定；乙管显出的颜色深于甲管，判为不符合规定。

知识链接

中药与重金属

中药是源于天然的物料，按基源可分为植物药、动物药及矿物药，其中植物药占的比例最高。矿物药源于天然的土壤中，本身便含有不同的重金属；动物在捕食中可能随食物链的累积而吸收到重金属；而植物则在生长的过程由泥土中吸收到重金属。这些天然物料还会受到外界环境如泥土、空气、水分的污染，使其重金属含量增高。另外，由于中药制剂的生产过程较为复杂，在磨粉、提取、过筛等生产过程中，重金属都有机会从机器的表面剥落而引起污染。

要防止出现重金属超标的情况，必须由源头做起。如改善工业污染地区土壤、水及空气质量；药用植物要在达到 GAP 的生产基地栽培，严格控制生长环境、农药及肥料的使用，解决重金属污染的来源。

除了药材，中药制剂的生产同样须严格把关，生产要在达到 GMP 的药厂生产，中药材检测符合规定后，方可使用。成品也要通过检验，确保生产过程不受污染。对于含有矿物类中药的中药制剂，生产时须严格控制用药量。

第六节　砷盐检查法

PPT

实例分析 5 –3

实例　2014 年广东省食品药品监督管理局第三季度在广东组织药品质量抽查检验，抽检结果显示，福建某药业有限公司生产的黄连上清片（0.3g/片），普遍被检出性状不合格或者砷盐含量超标。

问题　1. 中药制剂中的砷盐从何而来，为什么要检查？

　　　　2. 如何才能得知中药制剂中的砷盐含量是否超标？

答案解析

砷盐检查法系指用于药品中微量砷盐（以 As 计算）的限量检查方法。

中药制剂的原药材受到环境污染或农药污染而残存砷盐。砷盐毒性极强，危害生命安全。为保证药品的安全性，《中国药典》对某些中药制剂规定了砷盐限量检查项目。例如甘露消毒丸中含砷盐不得过 10mg/kg，黄连上清丸中含砷盐不得过 2mg/kg。

《中国药典》收载了两种砷盐检查法：第一法（古蔡氏法），用作药品中砷盐的限量检查；第二法（二乙基二硫代氨基甲酸银法），既可检查药品中砷盐限量，又可作砷盐的含量测定。两法并列，可根据需要选用。

检查时以三氧化二砷配制标准砷溶液，标准砷溶液的制备方法见表 5 –3。

表 5 –3　标准砷溶液制备

类别	制备方法
标准砷贮备液	称取三氧化二砷 0.132g，置 1000ml 量瓶中，加 20% 氢氧化钠溶液 5ml 溶解后，用适量的稀硫酸中和，再加稀硫酸 10ml，用水稀释至刻度，摇匀，即得
标准砷溶液（当日使用）	精密量取贮备液 10ml，置 1000ml 量瓶中，加稀硫酸 10ml，用水稀释至刻度，摇匀，即得（每 1ml 相当于 1μg 的 As）

此外，《中国药典》还规定了三氧化二砷检查。三氧化二砷毒性很强，进入人体后能破坏某些细胞呼吸酶，使组织细胞不能获得氧气而死亡；还能强烈刺激胃肠黏膜，使黏膜溃烂、出血；亦可破坏血管，发生出血，破坏肝脏，严重的会因呼吸和循环衰竭而死。检查中，通常加入稀盐酸使砷转化为 As^{3+}，再参照砷盐检查法进行限量检查。

$$As_2O_3 + 6HCl \longrightarrow 2AsCl_3 + 3H_2O$$

一、第一法（古蔡氏法）　 e 微课4

（一）原理

古蔡氏法是利用金属锌与酸作用产生新生态的氢与药品中微量亚砷酸盐（ AsO_3^{3-} ）反应生成具有挥发性的砷化氢（ AsH_3 ），遇溴化汞（ $HgBr_2$ ）试纸产生黄色至棕色的砷斑，与同一条件下与定量标准砷溶液所产生的砷斑比较，以判定砷盐的限量。

$$AsO_3^{3-} + 3Zn + 9H^+ \longrightarrow AsH_3\uparrow + 3Zn^{2+} + 3H_2O$$

$$AsH_3 + 2HgBr_2 \longrightarrow 2HBr + AsH(HgBr)_2（黄色）$$

$$AsH_3 + 3HgBr_2 \longrightarrow 3AsH(HgBr)_3（棕色）$$

五价砷在酸性溶液中也可被金属锌还原为砷化氢，但速度比三价砷慢。为了防止五价砷的存在影响测定结果的稳定性，必须加入碘化钾、酸性氯化亚锡还原剂，将五价砷还原为三价砷。

$$AsO_4^{3-} + 2I^- + 2H^+ \longrightarrow AsO_3^{3-} + I_2 + H_2O$$

$$AsO_4^{3-} + Sn^{2+} + 2H^+ \longrightarrow AsO_3^{3-} + Sn^{4+} + H_2O$$

$$I_2 + Sn^{2+} \longrightarrow 2I^- + Sn^{4+}$$

$$4I^- + Zn^{2+} \longrightarrow [ZnI_4]^{2-}$$

（二）仪器与用具

古蔡氏法检查砷装置（图5-1）、分析天平（分度值0.01mg）、恒温水浴锅、高温炉、坩埚、干燥器、量瓶（100ml、1000ml）、量筒、定量滤纸等。

古蔡氏法检查砷装置中，A为100ml标准磨口锥形瓶；B为中空的标准磨口塞，上连导气管C（外径8.0mm，内径6.0mm），全长约180mm；D为具孔的有机玻璃旋塞，其上部为圆形平面，中央有一圆孔，孔径与导气管C的内径一致，其下部孔径与导气管C的外径相适应，将导气管C的顶端套入旋塞下部孔内，并使管壁与旋塞的圆孔相吻合，黏合固定；E为中央具有圆孔（孔径6.0mm）的有机玻璃旋塞盖，与D紧密吻合。

测试时，于导气管C中装入醋酸铅棉花60mg（装管高度为60~80mm），再于旋塞D的顶端平面上放一片溴化汞试纸（试纸大小以能覆盖孔径而不露出平面外为宜），盖上旋塞盖E并旋紧，即得。

（三）试药与试液

碘化钾试液、酸性氯化亚锡试液、乙醇制溴化汞试液、锌粒、盐酸、醋酸铅棉花、变色硅胶、20%氢氧化钠溶液等。

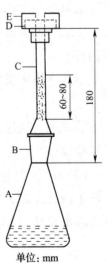

单位：mm

图5-1　古蔡氏法检查砷装置示意图

(四) 操作方法

1. 标准砷斑制备

(1) 装置的准备 取醋酸铅棉花适量 (60~100mg) 撕成疏松状，每次少量，用细玻璃棒均匀地装入导气管 C 中，松紧要适度，装管高度为 60~80mm。用玻璃棒夹取溴化汞试纸 1 片 (其大小能覆盖 D 顶端口径而不露出平面外为宜) 置旋塞 D 顶端平面上，盖住孔径，盖上旋塞盖 E 并旋紧。

(2) 标准砷斑制备 精密量取标准砷溶液 2ml，置 A 瓶中，加盐酸 5ml 与水 21ml，再加碘化钾试液 5ml 与酸性氯化亚锡试液 5 滴，在室温放置 10 分钟后，加锌粒 2g，立即将准备好的导气管 C 密塞于 A 瓶上，并将 A 瓶置 25~40℃水浴中，反应 45 分钟，取出溴化汞试纸，即得。若供试品需经有机破坏后检查，则应精密量取标准砷溶液 2ml 代替供试品，照该药品正文项下规定的方法处理后，依法制备标准砷斑。

2. 检查法 取按各品种项下规定方法制成的供试液，置 A 瓶中，照标准砷斑的制备，自"再加碘化钾试液 5ml"起依法操作。将生成的砷斑与标准砷斑比较，即得。

3. 注意事项

(1) 所用仪器和试液等照本法检查，均不应生成砷斑，或经空白试验至多生成仅可辨认的斑痕。

(2) 新购置的仪器装置，在使用前应检查是否符合要求。可将所使用的仪器装置依法制备标准砷斑，所得砷斑应呈色一致。同一套仪器应能辨别出标准砷溶液 1.5ml 与 2.0ml 所呈砷斑的深浅。

(3) 制备标准砷斑或标准砷对照液，应与供试品检查同时进行。因砷斑不稳定，反应中应保持干燥及避光，并立即比较。标准砷溶液应于实验当天配制，标准砷贮备液存放时间一般不宜超过 1 年。

(4) 古蔡氏法反应灵敏度约为 $0.75\mu g$ (以 As 计)，砷斑色泽的深度随砷化氢的量而定，《中国药典》规定标准砷斑为 2ml 标准砷溶液 (相当于 $2\mu g$ 的 As) 所形成的色斑，此浓度得到的砷斑色度适中，清晰，便于分辨。供试品规定含砷限量不同时，采用改变供试品取用量的方法来适应要求，而不采用改变标准砷溶液取量的办法。

(5) 如供试品中存在锑盐，将干扰砷盐检查，所以本法不适用供试品为锑盐的砷盐检查。

(6) 供试品和锌粒中可能含有少量硫化物，在酸性溶液中产生 H_2S 气体，干扰试验，故用醋酸铅棉花吸收除去 H_2S；因此，导气管中的醋酸铅棉花，要保持疏松、干燥，不要塞入近下端。

(7) 浸入乙醇制溴化汞试液的滤纸必须选用质量较好，组织疏松的中速定量滤纸；溴化汞试纸一般宜新鲜制备。

(8) 锌粒大小影响反应速度，为使反应速度及产生砷化氢气体适宜，需选用粒径为 2mm 左右的锌粒。

(9) 如供试品为铁盐，需先加酸性氯化亚锡试液，将高铁离子还原为低价铁而除去干扰。如枸橼酸铁铵的砷盐检查。

(10) 中药材、中药制剂和一些有机药物中的砷因与杂环分子可能以共价键结合，需先行有机破坏，否则检出结果偏低或难以检出。有机破坏时，所用试剂的含砷量如超过 $1\mu g$，除另有规定外，应取同量的试剂加入标准砷溶液一定量，按供试品同样处理，制备标准砷斑，再与供试品所生成砷斑的颜色比较。

(五) 记录与计算

1. 记录 记录采用的方法，供试品取样量，标准砷溶液取用量，操作过程，使用特殊试剂、试液的名称和用量，试验过程中出现的现象及试验结果等。

2. 计算　根据公式（5-3）或（5-4）计算供试品的用量。

（六）结果判定

供试品生成的砷斑颜色比标准砷斑浅，判为符合规定；否则，判为不符合规定。

（七）实例——黄连上清丸（水丸）

黄连上清丸由黄连、栀子、连翘、防风、石膏等17味中药制成，《中国药典》规定采用第一法对其进行砷盐检查。

1. 检验依据　《中国药典》2020年版一部1593页。

［处方］黄连10g　栀子（姜制）80g　连翘80g　炒蔓荆子80g　防风40g　荆芥穗80g　白芷80g　黄芩80g　菊花160g　薄荷40g　酒大黄320g　黄柏（酒炒）40g　桔梗80g　川芎40g　石膏40g　旋覆花20g　甘草40g

［检查］砷盐：取本品水丸或水蜜丸15g、大蜜丸5丸、小蜜丸30g，研碎或剪碎，过二号筛，取1.0g，称定重量，加无砷氢氧化钙1g，加少量水，搅匀，烘干，用小火缓缓炽灼至炭化，再在500~600℃炽灼至完全炭化（同时做空白，留作标准砷斑用），放冷，加盐酸7ml使溶解，再加水21ml，依法检查（通则0822第一法），含砷量不得过2mg/kg。

2. 检查

（1）装置的准备　准备两套。

（2）供试品砷斑的制备　取本品15g，研碎，过二号筛，取1.0g，称定重量。加无砷氢氧化钙1g，加少量水，搅匀，烘干，用小火缓缓炽灼至炭化，再在500~600℃炽灼至完全炭化，放冷，加盐酸7ml使溶解后，置A瓶中，再加水21ml，加碘化钾试液5ml与酸性氯化亚锡试液5滴，在室温放置10分钟后，加锌粒2g，立即将已装入醋酸铅棉花的导管C与已于旋塞D的顶端平面上放上一片溴化汞试纸，盖上旋塞E，密塞于A瓶中，并将A瓶置25~40℃水浴中反应45分钟，取出溴化汞试纸，即得供试品砷斑。

（3）标准砷斑制备　精密量取标准砷溶液2ml，置坩埚中，照供试品砷斑的制备，自"加无砷氢氧化钙1g"起依法操作，即得。

3. 结果　供试品的砷斑颜色比标准砷斑浅。

4. 结论　符合规定。

二、第二法（二乙基二硫代氨基甲酸银法）

本法既可以检查药品中砷盐限量，又可以测定砷盐的含量。

（一）原理

利用金属锌与酸作用产生新生态氢，与药品中的微量亚砷酸盐反应生成具有挥发性的砷化氢，用二乙基二硫代氨基甲酸银试液吸收，使二乙基二硫代氨基甲酸银还原生成红色胶态银，与同条件下一定量标准砷溶液所产生的红色胶态银进行比较，判定砷盐的含量是否超出限度；或在510nm处测其吸光度计算砷盐的含量。

（二）仪器与用具

二乙基二硫代氨基甲酸银法检砷装置（图5-2）、分析天平（分度值0.1mg）、恒温水浴锅、高温炉、坩埚、干燥器、量瓶（100ml、1000ml）、量筒、定量滤纸、恒温干燥箱（精确±1℃）。

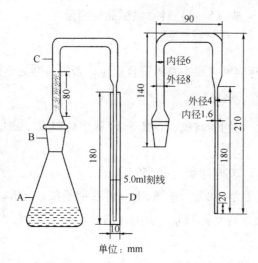

图5-2　二乙基二硫代氨基甲酸银法装置示意图

二乙基二硫代氨基甲酸银法检查砷装置中，A为100ml标准磨口锥形瓶；B为中空的标准磨口塞，上连导气管C（一端外径为8mm，内径为6mm；另一端长为180mm，外径为4mm，内径为1.6mm，尖端内径为1mm）；D为平底玻璃管（长为180mm，内径为10mm，于5.0ml处有一刻度）。

测试时，于导气管C中装入醋酸铅棉花60mg（装管高度约80mm），并于D管中精密加入二乙基二硫代氨基甲酸银试液5ml。

（三）试药与试液

标准砷溶液、盐酸、锌粒、碘化钾试液、酸性氯化亚锡试液、醋酸铅棉花、二乙基二硫代氨基甲酸银试液、三氯甲烷等。

（四）操作方法

1. 标准砷对照液的制备

精密量取标准砷溶液2ml，置A瓶中，加盐酸5ml与水21ml，再加碘化钾试液5ml与酸性氯化亚锡试液5滴，在室温放置10分钟后，加锌粒2g，立即将导气管C与A瓶密塞，使生成的砷化氢气体导入D管中，并将A瓶置25~40℃水浴中反应45分钟，取出D管，添加三氯甲烷至刻度，混匀，即得。

若供试品需经有机破坏后再行检砷，则应取标准砷溶液代替供试品，照各品种项下规定的方法同法处理后，依法制备标准砷对照液。

2. 检查法　取照各品种项下规定方法制成的供试品溶液，置A瓶中，照标准砷对照液的制备，自"再加碘化钾试液5ml"起，依法操作。将所得溶液与标准砷对照液同置白色背景上，从D管上方向下观察、比较，所得溶液的颜色不得比标准砷对照液更深。必要时，可将所得溶液转移至1cm吸收池中，照紫外-可见分光光度法（通则0401）在510nm波长处以二乙基二硫代氨基甲酸银试液作空白，测定吸光度，与标准砷对照液按同法测得的吸光度比较，即得。

3. 注意事项

（1）制备标准砷对照液，应与供试品检查同时进行。

（2）本法所用锌粒应无砷，以能通过一号筛的细粒为宜，如使用的锌粒较大时，用量应酌情增加，反应时间亦应延长为1小时。

（3）醋酸铅棉花系取脱脂棉 1.0g，浸入醋酸铅试液与水的等容混合液 12ml 中，湿透后，挤压除去过多的溶液，并使之疏松，在 100℃ 以下干燥后，贮于玻璃塞瓶中备用。

（五）记录与计算

1. 记录 记录采用的方法，供试品取样量，标准砷溶液取用量，操作过程，使用特殊试剂、试液的名称和用量，试验过程中出现的现象及试验结果等。

2. 计算 根据公式（5-3）或（5-4）计算供试品的用量。

（六）结果判定

供试液所得的颜色比标准砷对照液浅，判为符合规定；或在 510nm 波长处测得吸光度小于标准砷对照液的吸光度，判为符合规定；否则，判为不符合规定。

 知识链接

砒 霜

三氧化二砷就是我们常说的砒霜，虽然是毒性物质，可也能用于治疗疾病。目前，在医生指导下，含砷的西药、中药主要用来治疗癫痫、部分血液病和肿瘤；治疗肿瘤时，起到类似化疗药的作用。但目前，很多患者经常使用自行配制含雄黄、朱砂等的中药，而雄黄、朱砂含有砷，在临床上已见多位患者因此出现慢性砷中毒引起的血液系统改变，比如骨髓抑制合并贫血、白细胞减少、骨髓病态造血及染色体改变。患者在服用这类药物时，一旦出现乏力或者是肝功能改变，可以先停药，或者是用搭配太子参、丹参等药物，可以减轻砷的副作用。

第七节 二氧化硫残留量测定法

PPT

 实例分析 5-4

实例 云南的崔阿姨向电视台反映，自己在某药业有限公司买了 2 公斤山药，回家后发现山药是酸的，崔阿姨认为她购买的山药经过了硫黄熏蒸，使用起来并不安全。

问题 1. 为什么要用硫黄熏蒸中药材？

2. 经过硫黄熏蒸的中药材是否安全？

3. 如何判断中药材是否经过硫黄熏蒸处理？

答案解析

硫黄熏蒸中药材是传统习用且简便、易行的方法，硫黄燃烧生成的二氧化硫（SO_2）气体可以直接杀死药材内部的害虫，抑制细菌、霉菌的活性；也可以与潮湿药材的水分结合生成亚硫酸，进一步形成亚硫酸盐类物质，具有抗氧化作用。适量且规范的硫黄熏蒸可以达到防腐、防虫的目的，但滥用或过度使用会对中药材及饮片质量产生影响，国家禁止以外观漂白为目的的硫黄熏蒸。

在硫黄熏蒸操作过程中，硫黄燃烧生成的二氧化硫吸入人体后，易被湿润的黏膜表面吸收生成亚硫酸，对眼及呼吸道黏膜有强烈的刺激作用。大量吸入可引起肺水肿、喉水肿、声带痉挛而致窒息。长期接触低浓度二氧化硫气体，可有头痛、头昏、乏力等全身症状以及慢性鼻炎、咽喉炎、支气管炎、嗅觉及味觉减退等。制订二氧化硫残留限量标准是必要的，可以规范中药材产地初加工，保障作为原料药的中药材质量。

《中国药典》收载了酸碱滴定法、气相色谱法、离子色谱法分别作为第一法、第二法、第三法测定经硫磺熏蒸处理过的药材或饮片中二氧化硫的残留量。对于具体品种，可根据情况选择适宜方法进行二氧化硫残留量测定。

一、第一法（酸碱滴定法）

（一）原理

本方法系将中药材以水蒸气蒸馏法进行处理，样品中的亚硫酸盐系列物质加酸处理后转化为二氧化硫，随氮气流带入含有过氧化氢的吸收瓶中，过氧化氢将其氧化为硫酸根离子，采用酸碱滴定法测定，计算药材及饮片中的二氧化硫残留量。

$$SO_3^{2-} + 2H^+ \longrightarrow SO_2 \uparrow + H_2O$$
$$SO_2 + H_2O_2 \longrightarrow H_2SO_4$$
$$2NaOH + H_2SO_4 \longrightarrow Na_2SO_4 + 2H_2O$$

（二）仪器与用具

酸碱滴定法蒸馏仪器装置（图5-3）、锥形瓶（100ml）、氮气瓶、磁力搅拌器、电热套、气体流量计、滴定管等。

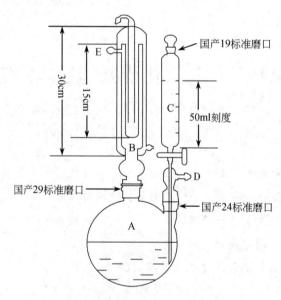

图5-3 酸碱滴定法蒸馏仪器装置示意图

A. 1000ml 两颈圆底烧瓶；B. 为竖式回流冷凝管；C. 为（带刻度）分液漏斗；

D. 为连接氮气流入口 E. 为二氧化硫气体导入口

（三）试药与试液

3%过氧化氢溶液、甲基红乙醇溶液指示剂（2.5mg/ml）、氢氧化钠滴定液（0.01mol/L）、6mol/L盐酸溶液等。

（四）操作方法

1. 测定方法 取药材或饮片细粉约10g（如二氧化硫残留量较高，超过1000mg/kg，可适当减少取样量，但应不少于5g），精密称定，置两颈圆底烧瓶中，加水300～400ml。打开回流冷凝管开关给水，将冷凝管的上端E口处连接一橡胶导气管置于100ml锥形瓶底部。锥形瓶内加入3%过氧化氢溶液50ml作为吸收液（橡胶导气管的末端应在吸收液液面以下）。使用前，在吸收液中加入3滴甲基红乙醇溶液指示剂（2.5mg/ml），并用氢氧化钠滴定液（0.01mol/L）滴定至黄色（即终点；如果超过终点，则应舍弃该吸收液）。开通氮气，使用流量计调节气体流量至约0.2L/min；打开分液漏斗C的活塞，使6mol/L盐酸溶液10ml流入蒸馏瓶，立即加热两颈烧瓶内的溶液至沸，并保持微沸；烧瓶内的水沸腾1.5小时后，停止加热。吸收液放冷后，置于磁力搅拌器上不断搅拌，用氢氧化钠滴定液（0.01mol/L）滴定，至黄色持续时间20秒不褪，并将滴定的结果用空白试验校正。

2. 注意事项

（1）使用前对吸收液进行滴定的目的是排除干扰物的干扰。

（2）［含量测定］中的"并将滴定的结果用空白试验校正"，系指按供试品所耗滴定液的量（ml）与空白试验中所耗滴定液的量（ml）之差进行计算。

（五）记录与计算

1. 记录 记录供试品重量，供试品溶液消耗氢氧化钠滴定液的体积，空白消耗氢氧化钠滴定液的体积等。

2. 计算

$$二氧化硫残留量（\mu g/g）= \frac{(A-B) \cdot c \times 0.032 \times 10^6}{W} \tag{5-8}$$

式中，A为供试品溶液消耗氢氧化钠滴定液的体积，ml；B为空白消耗氢氧化钠滴定液的体积，ml；c为氢氧化钠滴定液摩尔浓度，mol/L；0.032为1ml氢氧化钠滴定液（1mol/L）相当的二氧化硫的质量，g；W为供试品的重量，g。

（六）结果判定

计算结果按有效数字修约规则修约，使与标准中规定限度有效数位一致，实测数值在规定范围内，判为符合规定；否则，判为不符合规定

二、第二法（气相色谱法）

（一）原理

本法系用气相色谱法测定药材及饮片中的二氧化硫残留量。

（二）仪器与用具

气相色谱仪、量瓶（10ml）、电热恒温水浴、分析天平（分度值0.01mg）等。

（三）试药与试液

亚硫酸钠对照品、氯化钠、固体石蜡、含0.5%甘露醇和0.1%乙二胺四乙酸二钠的混合溶液、2mol/L盐酸溶液等。

（四）操作方法

1. 色谱条件与系统适用性试验　采用 GS – GasPro 键合硅胶多孔层开口管色谱柱（如 GS – GasPro，柱长 30m，柱内径 0.32mm）或等效柱，热导检测器，检测器温度为 250℃。程序升温：初始 50℃，保持 2 分钟，以每分钟 20℃速度升至 200℃，保持 2 分钟。进样口温度为 200℃，载气为氦气，流速为每分钟 2.0ml。顶空进样，采用气密针模式（气密针温度为 105℃）的顶空进样，顶空瓶的平衡温度为 80℃，平衡时间均为 10 分钟。系统适用性试验应符合气相色谱法要求。

2. 对照品溶液的制备　精密称取亚硫酸钠对照品 500mg，置 10ml 量瓶中，加入含 0.5% 甘露醇和 0.1% 乙二胺四乙酸二钠的混合溶液溶解，并稀释至刻度，摇匀，制成每 1ml 含亚硫酸钠 50.0mg 的对照品贮备溶液。分别精密量取对照品贮备溶液 0.1ml、0.2ml、0.4ml、1ml、2ml，置 10ml 量瓶中，用含 0.5% 甘露醇和 0.1% 乙二胺四乙酸二钠的溶液分别稀释成每 1ml 含亚硫酸钠 0.5mg、1mg、2mg、5mg、10mg 的对照品溶液。

分别准确称取 1g 氯化钠和 1g 固体石蜡（熔点 52～56℃）于 20ml 顶空进样瓶中，精密加入 2mol/L 盐酸溶液 2ml，将顶空瓶置于 60℃水浴中，待固体石蜡全部溶解后取出，放冷至室温使固体石蜡凝固密封于酸液层之上（必要时用空气吹去瓶壁上冷凝的酸雾）；分别精密量取上述 0.5mg/ml、1mg/ml、2mg/ml、5mg/ml、10mg/ml 的对照品溶液各 100μl 置于石蜡层上方，密封，即得。

3. 供试品溶液的制备　分别准确称取 1g 氯化钠和 1g 固体石蜡（熔点 52～56℃）于 20ml 顶空进样瓶中，精密加入 2mol/L 盐酸溶液 2ml，将顶空瓶置于 60℃水浴中，待固体石蜡全部溶解后取出，放冷至室温使固体石蜡重新凝固，取样品细粉约 0.2g，精密称定，置于石蜡层上方，加入含 0.5% 甘露醇和 0.1% 乙二胺四乙酸二钠的混合溶液 100μl，密封，即得。

4. 测定法　分别精密吸取经平衡后的对照品溶液和供试品溶液顶空瓶气体 1ml，注入气相色谱仪，记录色谱图。

（五）记录与计算

1. 记录　记录仪器型号，检测器及其灵敏度，色谱柱长与内径，柱填料与固定相，载气和流速，柱温，进样口与检测器的温度，供试品的预处理，供试品与对照品的称量和配制过程，进样量，测定数据，计算式与结果；并附色谱图。标准中如规定有系统适用性试验者，应记录该试验的数据（如理论板数、分离度、校正因子的相对标准偏差等）。

2. 计算　按外标工作曲线法定量，计算样品中亚硫酸根含量，测得结果乘以 0.5079，即为二氧化硫含量。

（六）结果判定

计算结果按有效数字修约规则修约，使与标准中规定限度有效数位一致，实测数值在规定范围内，判为符合规定；否则，判为不符合规定。

三、第三法（离子色谱法）

（一）原理

本方法将中药材以水蒸气蒸馏法进行处理，样品中的亚硫酸盐系列物质加酸处理后转化为二氧化硫，随水蒸气蒸馏，并被过氧化氢吸收、氧化为硫酸根离子后，采用离子色谱法检测，并计算药材及饮片中的二氧化硫残留量。

（二）仪器与用具

离子色谱法水蒸气蒸馏装置（图 5 - 4，其中 A 为两颈烧瓶，B 为接收瓶，C 为圆底烧瓶，D 为直形长玻璃管），电热套，微孔滤膜，离子色谱仪等。

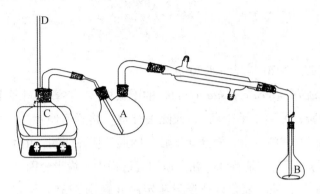

图 5 - 4　离子色谱法水蒸气蒸馏装置示意图

（三）试药与试液

硫酸根标准溶液、3% 过氧化氢溶液、盐酸等。

（四）操作方法

1. 色谱条件与系统适用性试验　采用离子色谱法。色谱柱采用以烷醇季铵为功能基的乙基乙烯基苯 - 二乙烯基苯聚合物树脂作为填料的阴离子交换柱（如 AS 11 - HC，250mm ×4mm）或等效柱，保护柱使用相同填料的阴离子交换柱（如 AG 11 - HC，50mm ×4mm），洗脱液为 20mmol/L 氢氧化钾溶液（由自动洗脱液发生器产生）；若无自动洗脱液发生器，洗脱液采用终浓度为 3.2mmol/L Na_2CO_3，1.0mmol/L $NaHCO_3$ 的混合溶液；流速为 1ml/min，柱温为 30℃。阴离子抑制器和电导检测器。系统适用性试验应符合离子色谱法要求。

2. 对照品溶液的制备　取硫酸根标准溶液，加水制成每 1ml 分别含硫酸根 1μg/ml、5μg/ml、20μg/ml、50μg/ml、100μg/ml、200μg/ml 的溶液，各进样 10μl，绘制标准曲线。

3. 供试品溶液的制备　取供试品粗粉 5 ~ 10g（不少于 5g），精密称定，置瓶 A（两颈烧瓶）中，加水 50ml，振摇，使分散均匀，接通水蒸气蒸馏瓶 C。吸收瓶 B（100ml 纳氏比色管或量瓶）中加入 3% 过氧化氢溶液 20ml 作为吸收液，吸收管下端插入吸收液液面以下。A 瓶中沿瓶壁加入 5ml 盐酸，迅速密塞，开始蒸馏，保持 C 瓶沸腾并调整蒸馏火力，使吸收管端的馏出液的流出速率约为 2ml/min。蒸馏至瓶 B 中溶液总体积约为 95ml（时间 30 ~ 40 分钟），用水洗涤尾接管并将其转移至吸收瓶中，并稀释至刻度，摇匀，放置 1 小时后，以微孔滤膜滤过，即得。

4. 测定法　分别精密吸取相应的对照品溶液和供试品溶液各 10μl，进样，测定，计算样品中硫酸根含量。

（五）记录与计算

1. 记录　记录仪器型号，检测器，柱填料，流速，柱温，供试品的预处理，供试品与对照品的称量和配制过程，进样量，测定数据，计算式与结果；并附色谱图。标准中如规定有系统适用性试验者，应记录该试验的数据。

2. 计算　按标准曲线法定量，计算样品中硫酸根含量，按照（$SO_2/SO_4^{2-} = 0.6669$）计算样品中二氧化硫的含量。

（六）结果判定

计算结果按有效数字修约规则修约，使与标准中规定限度有效数位一致，实测数值在规定范围内，判为符合规定。

（七）实例——山药

检验依据为《中国药典》2020年版一部30页。

本品为薯蓣科植物薯蓣 *Dioscorea opposita* Thunb. 的干燥根茎。冬季茎叶枯萎后采挖，切去根头，洗净，除去外皮和须根，干燥，习称"毛山药"；或除去外皮，趁鲜切厚片，干燥，称为"山药片"；也有选择肥大顺直的干燥山药，置清水中，浸至无干心，闷透，切齐两端，用木板搓成圆柱状，晒干，打光，习称"光山药"。山药鲜药材质地特殊，在产地加工过程中干燥十分困难，易腐烂生虫。

［检查］二氧化硫残留量：照二氧化硫残留量测定法（通则2331）测定，毛山药和光山药不得过400mg/kg；山药片不得过10mg/kg。

 知识链接

硫　黄

硫黄为常用矿物药材，是由自然元素类矿物硫族自然硫，采挖后，加热熔化，除去杂质；或用含硫矿物经加工制得。最早在《神农本草经》记载，历版本草和《中国药典》均有收载。性味：酸，温；有毒。外用解毒杀虫疗疮；内服补火助阳通便。外治用于疥癣，秃疮，阴疽恶疮；内服用于阳痿足冷，虚喘冷哮，虚寒便秘。外用适量，研末油调涂敷患处。内服用量1.5～3g，炮制后入丸散服。硫黄熏蒸在食品行业中也有使用，而亚硫酸盐类物质可作为保护剂、抗氧化剂添加到部分规定的食品和饮料中。

第八节　农药残留量测定法

PPT

▶▶ 实例分析 5–5

实例　近年来，四成被抽检的中药材含禁用农药，七成被抽检的中药材有农药残留。麦冬使用壮根灵后，单产可以从300公斤增加到1000多公斤；党参使用激素农药后，单产量也可增加一倍。产量增了，但药效减了，药农使用农药"没谱"，吃中药变成吃农药，许多中药"不灵"了，甚至危害身体健康。

问题　1. 中药农药残留有何危害？可用什么方法测定农药残留量？
　　　　2. 如何有效控制农药残留问题？

答案解析

中药制剂的原料药材有很大一部分依靠人工栽培种植，为了减少病虫害、提高产量，往往需使用农药。长期大范围地应用农药会造成中药材及其制剂的农药残留问题。患者若长期服用含有农药残留的中药材及其制剂，会引起蓄积中毒。由于农药对人体危害极大，因此，控制中药材及其制剂中的农药残留量是非常必要的。农药种类比较多，目前《中国药典》规定的被检农药包括有机氯类（六六六、DDT、五氯硝基苯等），有机磷类（对硫磷、甲基对硫磷、乐果、氧化乐果、甲胺磷、久效磷、二嗪农等），拟除虫菊酯类（氯氰菊酯、氰戊菊酯、溴氰菊酯等）。

《中国药典》采用气相色谱法测定药材、饮片及制剂中部分有机氯、有机磷和拟除虫菊酯类农药，方法有四种，包括第一法（有机氯类农药残留量测定法——色谱法）、第二法（有机磷类农药残留量测定法——色谱法）、第三法（拟除虫菊酯类农药残留量测定法——色谱法）和第四法（农药多残留量测定法——质谱法），本节介绍第一、第二和第三法。

一、第一法（有机氯类农药残留量测定法——色谱法）

（一）概述

有机氯类农药是农药史中使用量最大、使用历史最长的一类农药，其化学性质稳定，脂溶性强，有效期长，易在脂肪组织中蓄积，造成慢性中毒，严重危及人体健康。《中国药典》2000 年版一部开始收载有机氯类农药（六六六、DDT、五氯硝基苯等）残留量的测定方法，通过提取、净化和富集等步骤制备供试品溶液，采用气相色谱法，电子捕获检测器测定。

有机氯类农药残留量测定法包括 9 种有机氯类农药残留量测定法和 22 种有机氯类农药残留量测定法，这里只介绍 9 种有机氯类农药残留量测定法。

（二）仪器与用具

气相色谱仪（带有 ^{63}Ni – ECD 电子捕获检测器，载气为高纯氮，必须安装脱氧管）、超声仪、离心机、旋转蒸发仪、色谱柱、具塞刻度离心管、刻度浓缩瓶（图 5 – 5）、具塞锥形瓶（100ml）、移液管、分析天平（分度值 0.01mg）、标准筛、小型粉碎机、恒温干燥箱、干燥器、研钵、恒温水浴锅、减压装置、量瓶（100ml）等。

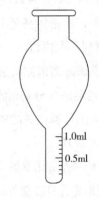

图 5 – 5 刻度浓缩瓶装置示意图

（三）试药与试液

（1）丙酮、石油醚（60～90℃）和二氯甲烷 均为分析纯，且全部经过全玻璃蒸馏装置重蒸馏，经气相色谱法确认，符合农残检测的要求。

（2）无水硫酸钠和氯化钠 均为分析纯，硫酸为优级纯。

（3）农药对照品 六六六（BHC）（α – BHC、β – BHC、γ – BHC、δ – BHC），滴滴涕（DDT）（p,p' – DDE、p,p' – DDD、o,p' – DDT、p,p' – DDT）及五氯硝基苯（PCNB），由中国计量科学研究院及农业部环境保护科研检测所提供，也可采用国际认可的农药标准品自行配制。

（四）操作方法

1. 测定方法

（1）色谱条件与系统适用性试验 以（14% 氰丙基 – 苯基）甲基聚硅氧烷或（5% 苯基）甲基聚硅氧烷为固定液的弹性石英毛细管柱（30m × 0.32mm × 0.25μm），^{63}Ni – ECD 电子捕获检测器。进样口温度 230℃，检测器温度 300℃，不分流进样。程序升温：初始 100℃，每分钟 10℃ 速度升至 220℃，每分钟 8℃ 速度升至 250℃，保持 10 分钟。理论板数按 α – BHC 峰计算应不低于 1×10^6，两个相邻色谱峰的分离度应大于1.5。

（2）对照品贮备液的制备　精密称取六六六（BHC）（α - BHC、β - BHC、γ - BHC、δ - BHC），滴滴涕（DDT）（p,p' - DDE、p,p' - DDD、o,p' - DDT、p,p' - DDT）及五氯硝基苯（PCNB）农药对照品溶液适量，用石油醚（60～90℃）分别制成每1ml含4～5μg的溶液，即得。

（3）混合对照品贮备液制备　精密量取上述各对照品储备液0.5ml，置10ml量瓶中，用石油醚（60～90℃）稀释至刻度，摇匀，即得。

（4）混合对照品溶液的制备　精密量取上述混合对照品储备液，用石油醚（60～90℃）制成每1L分别含0μg、1μg、5μg、10μg、50μg、100μg和250μg的溶液，即得。

（5）供试品溶液制备

1）药材或饮片　取供试品，粉碎成粉末（过三号筛），取约2g，精密称定，置100ml具塞锥形瓶中，加水20ml浸泡过夜，精密加丙酮40ml，称定重量，超声处理30分钟，放冷，再称定重量，用丙酮补足减失的重量，再加氯化钠约6g，精密加二氯甲烷30ml，称定重量，超声15分钟，再称定重量，用二氯甲烷补足减失的重量，静置（使分层），将有机相迅速移入装有适量无水硫酸钠的100ml具塞锥形瓶中，放置4小时，精密量取35ml，于40℃水浴上减压浓缩至近干，加少量石油醚（60～90℃），如前反复操作至二氯甲烷及丙酮除净，用石油醚（60～90℃）溶解并转移至10ml具塞刻度离心管中，加石油醚（60～90℃）精密稀释至5ml，小心加入硫酸1ml，振摇1分钟，离心（3000r/min）10分钟，精密量取上清液2ml，置具刻度的浓缩瓶（图5-5）中，连接旋转蒸发器，40℃下（或用氮气）将溶液浓缩至适量，精密稀释至1ml，即得。

2）制剂　取供试品，研成细粉（蜜丸切碎，液体直接量取），精密称取适量（相当于药材2g），以下按上述供试品溶液制备法制备，即得供试品溶液。

（6）测定法　分别精密吸取供试品溶液和与之相对应浓度的混合对照品溶液各1μl，注入气相色谱仪，按外标法计算供试品中9种有机氯农药残留量。

2. 注意事项

（1）本试验所用器皿应严格清洗（不能残存卤素离子）。

（2）供试品溶液制备时，有机相减压浓缩务必至近干，避免待测成分损失。

（3）为防止假阳性结果，可选择不同极性的色谱柱进行验证，有条件的可采用气质联用予以确认。

（4）如样品中其他成分有干扰，可适当改变色谱条件但也需进行空白验证。

（五）记录与计算

记录仪器型号，检测器及其灵敏度，色谱柱长与内径，柱填料与固定相，载气和流速，柱温，进样口与检测器的温度，供试品的预处理，供试品与对照品的称量（平行试验各2份）和配制过程，进样量，测定数据，计算式与结果；并附色谱图。标准中如规定有系统适用性试验者，应记录该试验的数据（如理论板数、分离度、校正因子的相对标准偏差等）。

（六）实例——甘草

检验依据为《中国药典》2020年版一部88页。

本品为豆科植物甘草 *Glycyrrhiza uralensis* Fisch.、胀果甘草 *Glycyrrhiza inflata* Bat. 或光果甘草 *Glycyrrhiza glabra* L. 的干燥根和根茎。春、秋二季采挖，除去须根，晒干。《中国药典》规定对其进行有机氯农药残留量测定。

[检查] 有机氯农药残留量：照农药残留量测定法（通则2341有机氯类农药残留量测定 – 第一法）测定。

含总六六六（α – BHC、β – BHC、γ – BHC、δ – BHC 之和）不得过 0.2mg/kg；总滴滴涕（p,p′ – DDE、p,p′ – DDD、o,p′ – DDT、p,p′ – DDT 之和）不得过 0.2mg/kg；五氯硝基苯不得过 0.1mg/kg。

二、第二法（有机磷类农药残留量测定法——色谱法）

（一）概述

很多有机磷类农药具有毒性，严重危及人体健康。《中国药典》2005年版一部开始收载有机磷类农药（对硫磷、甲基对硫磷、乐果、氧化乐果、甲胺磷、久效磷、二嗪农、乙硫磷、马拉硫磷、杀扑磷、敌敌畏、乙酰甲胺磷）的测定方法，通过提取、净化和富集等步骤制备供试品溶液，采用气相色谱法，氮磷检测器测定。

（二）仪器与用具

气相色谱仪［带有氮磷检测器（NPD），载气为氮气（纯度 >99.9999% 的高纯氮）］，超声仪，旋转蒸发仪，多功能真空样品处理器，活性炭小柱（120 ~400 目、石墨碳填料），氮吹仪，色谱柱，具塞锥形瓶，250ml 平底烧瓶，棕色量瓶，移液管，分析天平（分度值 0.01mg），标准筛，小型粉碎机等。

（三）试药与试液

（1）无水硫酸钠　为分析纯。

（2）乙酸乙酯、正己烷　均为农残级或分析纯试剂，经过全玻璃蒸馏装置重蒸馏，经气相色谱法确认，符合农残检测的要求。

（3）农药对照品　对硫磷、甲基对硫磷、乐果、氧化乐果、甲胺磷、久效磷、二嗪农、乙硫磷、马拉硫磷、杀扑磷、敌敌畏、乙酰甲胺磷，由中国计量科学研究院及农业部环境保护科研检测所提供，其纯度大于99%；也可以使用国际认可的、纯度要求等符合规定的进口标准物质。

（四）操作方法

1. 测定方法

（1）色谱条件与系统适用性试验　以（50%苯基）50%二甲基聚硅氧烷或（5%苯基）甲基聚硅氧烷为固定液的弹性石英毛细管柱（30m×0.25mm×0.25μm），氮磷检测器（NPD）或火焰光度检测器（FPD）。进样口温度：220℃，检测器温度300℃，不分流进样。程序升温：初始120℃，以每分钟10℃速度升至200℃，每分钟5℃速度升至240℃，保持2分钟，每分钟20℃速度升至270℃，保持0.5分钟。理论板数按敌敌畏峰计算应不低于6000，两个相邻色谱峰的分离度应大于1.5。

（2）对照品贮备液的制备　精密称取对硫磷、甲基对硫磷、乐果、氧化乐果、甲胺磷、久效磷、二嗪磷、乙硫磷、马拉硫磷、杀扑磷、敌敌畏、乙酰甲胺磷农药对照品适量，用乙酸乙酯分别制成每1ml约含100μg的溶液，即得。

（3）混合对照品贮备液的制备　分别精密量取上述各对照品贮备液1ml，置20ml棕色量瓶中，加乙酸乙酯稀释至刻度，摇匀，即得。

（4）混合对照品溶液的制备　精密量取上述混合对照品贮备液，用乙酸乙酯制成每1ml分别含0.1μg、0.5μg、1μg、2μg、5μg的浓度系列，即得。

（5）供试品溶液的制备（药材或饮片）　取供试品，粉碎成粉末（过三号筛）约5g，精密称定，加无水硫酸钠5g，加入乙酸乙酯50～100ml，冰浴超声处理3分钟，放置，取上层液滤过，药渣加入乙酸乙酯30～50ml，冰浴超声处理2分钟，放置，滤过，合并两次滤液，用少量乙酸乙酯洗涤滤纸及残渣，与上述滤液合并。取滤液于40℃下减压浓缩至近干，用乙酸乙酯转移至5ml量瓶中，并稀释至刻度；精密吸取上述溶液1ml，置石墨化炭小柱（250mg/3ml用乙酸乙酯5ml预洗）上，用正己烷-乙酸乙酯（1∶1）混合溶液5ml洗脱，收集洗脱液，置氮吹仪上浓缩至近干，加乙酸乙酯定容至1ml，涡旋使溶解，即得。

（6）测定法　分别精密吸取供试品溶液和与之相对应浓度的混合对照品溶液各1μl，注入气相色谱仪，按外标法计算供试品中12种有机磷农药残留量。

2. 注意事项

（1）所用玻璃仪器不能用含磷洗涤剂洗涤，应用洗液浸泡洗涤，使用前用丙酮荡洗并挥干溶剂。

（2）乙酸乙酯提取液减压浓缩时，水浴温度不能高于40℃，且减压浓缩务必至近干，避免待测成分损失。

（3）为防止假阳性结果，可选择不同极性的色谱柱进行验证，有条件的可采用气质联用予以确认。

（4）本项方法的加样回收率应为70%～110%。

（五）记录与计算

记录仪器型号、编号，检测器及其灵敏度，色谱柱长与内径，柱填料与固定相，载气和流速，柱温，进样口与检测器的温度，供试品的预处理，供试品与对照品的称量（平行试验各2份）和配制过程，进样量，测定数据，计算式与结果；并附色谱图。标准中如规定有系统适用性试验者，应记录该试验的数据（如理论板数、分离度、校正因子的相对标准偏差等）。

三、第三法（拟除虫菊酯类农药残留量测定法——色谱法）

（一）概述

拟除虫菊酯类农药与DDT同属轴突毒剂，其引起的中毒征象十分相似。拟除虫菊酯类农药的毒理作用迅速，比DDT复杂，严重危及人体健康。《中国药典》收载了拟除虫菊酯类农药（氯氰菊酯、氰戊菊酯、溴氰菊酯）残留量的测定方法。本法通过提取、净化和富集等步骤制备供试品溶液，采用气相色谱法，电子捕获检测器测定。

（二）仪器与用具

气相色谱仪（带有^{63}Ni-ECD电子捕获检测器，载气为高纯氮，必须安装脱氧管），超声仪，离心机，旋转蒸发仪，色谱柱或弹性石英毛细管柱（30m×0.32mm×0.25μm），具塞锥形瓶，圆底烧瓶，量瓶，移液管，分析天平（分度值0.01mg），标准筛，小型粉碎机等。

（三）试药与试液

（1）丙酮、石油醚（60～90℃）和乙醚　均为分析纯，且全部经过全玻璃蒸馏装置重蒸馏，经气相色谱法确认，符合农残检测的要求（有条件的实验室可使用进口的农残级的试剂）。

（2）无水硫酸钠、氧化铝（80～100目）、微晶纤维素为分析纯，弗罗里硅土（Florisil 80～100目）。

（3）农药对照品　氯氰菊酯，氰戊菊酯，溴氰菊酯对照品（由中国计量科学研究院提供），纯度大于98%。

（四）操作方法

1. 测定方法

（1）色谱条件与系统适用性试验　以（5%苯基）甲基聚硅氧烷为固定液的弹性石英毛细管柱（30m×0.32mm×0.25μm），^{63}Ni–ECD电子捕获检测器。进样口温度270℃，检测器温度330℃。不分流进样（或根据仪器设置最佳的分流比）。程序升温：初始160℃，保持1分钟，以每分钟10℃速度升至278℃，保持0.5分钟，每分钟1℃速度升至290℃，保持5分钟。理论板数按溴氰菊酯峰计算应不低于10^5，两个相邻色谱峰的分离度应大于1.5。

（2）对照品贮备液的制备　精密称取氯氰菊酯、氰戊菊酯及溴氰菊酯农药对照品适量，用石油醚（60~90℃）分别制成每1ml含20~25μg的溶液，即得。

（3）混合对照品贮备液的制备　精密量取上述各对照品贮备液1ml，置10ml量瓶中，用石油醚（60~90℃）稀释至刻度，摇匀，即得。

（4）混合对照品溶液的制备　精密量取上述混合对照品贮备液，用石油醚（60~90℃）制成每1L分别含0μg、4μg、8μg、40μg、200μg的溶液，即得。

（5）供试品溶液的制备（药材或饮片）　取供试品，粉碎成粉末（过三号筛），取1~2g，精密称定，置100ml具塞锥形瓶中，加石油醚（60~90℃）–丙酮（4:1）混合溶液30ml，超声处理15分钟，滤过，药渣再重复上述操作2次后，合并滤液，滤液加入适量无水硫酸钠脱水后，置100ml圆底烧瓶中，于40~45℃减压浓缩至近干，用少量石油醚（60~90℃）反复操作至丙酮除净，残渣用适量石油醚（60~90℃）溶解，置混合小柱〔从上至下依次为无水硫酸钠2g、弗罗里硅土4g、微晶纤维素1g、氧化铝1g、无水硫酸钠2g，用石油醚（60~90℃）–乙醚（4:1）混合溶液20ml预洗〕上，用石油醚（60~90℃）–乙醚（4:1）混合溶液90ml洗脱，收集洗脱液，于40~45℃减压浓缩至近干，再用石油醚（60~90℃）3~4ml重复操作至乙醚除净，用石油醚（60~90℃）溶解并转移至5ml量瓶中，并稀释至刻度，摇匀，即得。

（6）测定法　分别精密吸取供试品溶液和与之相对应浓度的混合对照品溶液各1μl，注入气相色谱仪，按外标法计算供试品中3种拟除虫菊酯农药残留量。

2. 注意事项

（1）本试验所用器皿应严格清洗（不能残存卤素离子）。

（2）供试品溶液制备时，有机相的减压浓缩务必至近干，避免待测成分损失。

（3）由于中药样品组成复杂，特殊样品要视具体情况适当改变提取、净化条件。

（4）为防止假阳性结果，可选择不同极性的色谱柱进行验证，有条件的可采用气质联用予以确认。

（五）记录与计算

记录仪器型号、编号，检测器及其灵敏度，色谱柱长与内径，柱填料与固定相，载气和流速，柱温，进样口与检测器的温度，供试品的预处理，供试品与对照品的称量（平行试验各2份）和配制过程，进样量，测定数据，计算式与结果；并附色谱图。标准中如规定有系统适用性试验者，应记录该试验的数据（如理论板数、分离度、校正因子的相对标准偏差等）。

农　药

农药喷洒到药材或土壤中，经过一段时间，由于光照、自然降解、雨淋、高温挥发、微生物分解和植物代谢等作用，绝大部分已消失，但还会有微量的残留。残留农药对病、虫和杂草无效，但对直接或间接用于治疗疾病的中药制剂却会造成影响。在农药使用范围和使用量不断扩大的情况下，控制农药残留，保证用药安全，已成为需要解决的问题。最大限度地控制农药残留可以从以下几方面入手：①合理使用农药；②安全使用农药，可按照《中药材生产质量管理规范》（GAP）等规定，预防为主、综合防治；③采取避毒措施；④进行去污处理，对残留在作物、果蔬表面的农药可作去污处理；⑤加强监管。

第九节　黄曲霉毒素测定法

PPT

>> **实例分析 5-6**

实例　日常生活中，人参、蛤蚧、黄狗鞭、蕲蛇等中药，存放过程中易霉变。若药材霉变严重，不论药材原价值多高，均应弃之不用。

问题　1. 霉变后产生何种有毒物质？

　　　　2. 黄曲霉毒素有什么危害？

　　　　3. 如何检测黄曲霉毒素是否超标？

答案解析

黄曲霉毒素可以由曲霉菌黄曲霉、寄生曲霉、集封曲霉和伪溜曲霉4种真菌产生，是一组化学结构类似的二呋喃香豆素的衍生化合物。中药在贮藏、制备、运输过程中如保存不当有受潮霉变而污染黄曲霉毒素的可能。黄曲霉毒素是目前世界上已知的毒性最强的化合物之一，其致癌性肯定。对大枣、水蛭、地龙、肉豆蔻、全蝎、决明子、麦芽、远志、陈皮、使君子、柏子仁、胖大海、莲子、桃仁、蜈蚣、槟榔、酸枣仁、僵蚕、薏苡仁等中药中的黄曲霉毒素残留量进行严格控制对保证药用安全具有重要意义。《中国药典》收载有两种方法。

一、第一法

（一）原理

本法系用高效液相色谱法测定药材、饮片及制剂中的黄曲霉毒素（以黄曲霉毒素 B_1、黄曲霉毒素 B_2、黄曲霉毒素 G_1 和黄曲霉毒素 G_2 总量计），除另有规定外，按下列方法测定。

（二）仪器与用具

高速匀浆器、振荡器、高效液相色谱系统、柱后衍生系统、光化学衍生器、离心机、超纯水处理系统、超声波提取器、黄曲霉总量（B_1、B_2、G_1、G_2）免疫亲和柱、固相萃取装置、离心管、具塞锥形瓶、刻度浓缩瓶、移液管、量瓶等。

（三）试药与试液

甲醇和乙腈（均为色谱纯）、高纯水、黄曲霉毒素混合对照品、0.05%的碘溶液等。

（四）操作方法

1. 测定方法

（1）色谱条件与系统适用性试验　以十八烷基硅烷键合硅胶为填充剂；以甲醇-乙腈-水（40∶18∶42）为流动相；采用柱后衍生法检测。①碘衍生法：衍生溶液为0.05%的碘溶液（取碘0.5g，加入甲醇100ml使溶解，用水稀释至1000ml制成），衍生化泵流速每分钟0.3ml，衍生化温度70℃。②光化学衍生法：光化学衍生器（254nm）；以荧光检测器检测，激发波长λex = 360 nm（或365nm）；发射波长λex =450nm。两个相邻色谱峰的分离度应大于1.5。

（2）混合对照品溶液的制备　精密量取黄曲霉毒素混合对照品溶液（黄曲霉毒素 B_1、黄曲霉毒素 B_2、黄曲霉毒素 G_1、黄曲霉毒素 G_2 标示浓度分别为 1.0μg/ml、0.3μg/ml、1.0μg/ml、0.3μg/ml）0.5ml，置10ml量瓶中，用甲醇稀释至刻度，作为贮备溶液。精密量取贮备溶液1ml，置25ml量瓶中，用甲醇稀释至刻度，即得。

（3）供试品溶液的制备　取供试品粉末约15g（过二号筛），精密称定，置于均质瓶中，加入氯化钠3g，精密加入70%甲醇溶液75ml，高速搅拌2分钟（搅拌速度大于11000r/min），离心5分钟（离心速度2500r/min），精密量取上清液15ml，置50ml量瓶中，用水稀释至刻度，摇匀，用微孔滤膜（0.45μm）滤过，量取续滤液20.0ml，通过免疫亲和柱，流速每分钟3ml，用水20ml洗脱，洗脱液弃去，使空气进入柱子，将水挤出柱子，再用适量甲醇洗脱，收集洗脱液，置2ml量瓶中，并用甲醇稀释至刻度，摇匀，即得。

（4）测定法　分别精密吸取上述混合对照品溶液5μl、10μl、15μl、20μl、25μl，注入液相色谱仪，测定峰面积，以峰面积为纵坐标，进样量为横坐标，绘制标准曲线。另精密吸取上述供试品溶液20～25μl，注入液相色谱仪，测定峰面积，从标准曲线上读出供试品中相当于黄曲霉毒素 B_1、黄曲霉毒素 B_2、黄曲霉毒素 G_1、黄曲霉毒素 G_2的量，计算，即得。

2. 注意事项

（1）本试验应有相应的安全、防护措施，并不得污染环境。

（2）残留有黄曲霉毒素的废液或废渣的玻璃器皿，应置于专用贮存容器（装有10%次氯酸钠溶液）内，浸泡24小时以上，再用清水将玻璃器皿冲洗干净。

（3）当测定结果超出限度时，采用第二法进行确认。

（五）记录与计算

记录仪器型号，检测器及其灵敏度，色谱柱长与内径，柱填料，流动相和流速，供试品的预处理，供试品与对照品的称量和配制过程，进样量，测定数据，计算式与结果；并附色谱图。标准中如规定有系统适用性试验者，应记录该试验的数据。

（六）结果判定

计算结果按有效数字修约规则修约，使与标准中规定限度有效数位一致，实测数值在规定范围内，判为符合规定。

二、第二法

（一）原理

本法系用高效液相色谱-串联质谱法测定药材、饮片及制剂中的黄曲霉毒素（以黄曲霉毒素 B_1、

黄曲霉毒素 B_2、黄曲霉毒素 G_1 和黄曲霉毒素 G_2 总量计），除另有规定外，按下列方法测定。

（二）仪器与用具

高效液相色谱－串联质谱系统、超纯水处理系统、移液管、量瓶等。

（三）试药与试液

10mmol/L 醋酸铵溶液、甲醇（分析纯）、高纯水、黄曲霉毒素混合对照液等。

（四）测定方法

1. 操作方法

（1）色谱、质谱条件与系统适用性试验　以十八烷基硅烷键合硅胶为填充剂；以 10mmol/L 醋酸铵溶液为流动相 A，以甲醇为流动相 B；柱温 25℃；流速每分钟 0.3ml；按表 5-4 中进行梯度洗脱。

表 5-4　梯度洗脱的时间及流动相的比例

时间（min）	流动相 A（%）	流动相 B（%）
0~4.5	65→15	35→85
4.5~6	15→0	85→100
6~6.5	0→65	100→35
6.5~10	65	35

以三重四极杆串联质谱仪检测；电喷雾离子源（ESI），采集模式为正离子模式；各化合物监测离子对和碰撞电压（CE）见表 5-5。

表 5-5　黄曲霉毒素 B_1、B_2、G_1、G_2 对照品的监测离子对、碰撞电压（CE）参考值

编号	中文名	英文名	母离子	子离子	CE（V）
1	黄曲霉毒素 G_2	Aflatoxin G_2	331.1 331.1	313.1 245.1	33 40
2	黄曲霉毒素 G_1	Aflatoxin G_1	329.1 329.1	243.1 311.1	35 50
3	黄曲霉毒素 B_2	Aflatoxin B_2	315.1 315.1	259.1 287.1	35 40
4	黄曲霉毒素 B_1	Aflatoxin B_1	313.1 313.1	241.0 285.1	50 40

（2）系列混合对照品溶液的制备　精密量取黄曲霉毒素混合对照品溶液（黄曲霉毒素 B_1、黄曲霉毒素 B_2、黄曲霉毒素 G_1、黄曲霉毒素 G_2 的标示浓度分别为 1.0μg/ml、0.3μg/ml、1.0μg/ml、0.3μg/ml）适量，用 70% 甲醇稀释成含黄曲霉毒素 B_2、G_2 浓度为 0.04~3ng/ml，含黄曲霉毒素 B_1、G_1 浓度为 0.12~10ng/ml 的系列对照品溶液，即得（必要时可根据样品实际情况，制备系列基质对照品溶液）。

（3）供试品溶液的制备　同第一法。

（4）测定法　精密吸取上述系列对照品溶液各 5μl，注入高效液相色谱－质谱仪，测定峰面积，以峰面积为纵坐标，进样浓度为横坐标，绘制标准曲线。另精密吸取上述供试品溶液 5μl，注入高效液相色谱－串联质谱仪，测定峰面积，从标准曲线上读出供试品中相当于黄曲霉毒素 B_1、黄曲霉毒素 B_2、黄曲霉毒素 G_1、黄曲霉毒素 G_2 的浓度，计算，即得。

2. 注意事项

（1）本试验应有相应的安全、防护措施，并不得污染环境。

（2）残留有黄曲霉毒素的废液或废渣的玻璃器皿，应置于专用贮存容器（装有10%次氯酸钠溶液）内，浸泡24小时以上，再用清水将玻璃器皿冲洗干净。

（五）记录与计算

记录仪器型号，检测器及其灵敏度，色谱柱长与内径，柱填料，流动相和流速，供试品的预处理，供试品与对照品的称量和配制过程，进样量，测定数据，计算式与结果；并附色谱图。标准中如规定有系统适用性试验者，应记录该试验的数据。

（六）结果判定

计算结果按有效数字修约规则修约，使与标准中规定限度有效数位一致，实测数值在规定范围内，判为符合规定。

（七）实例——大枣

检验依据为《中国药典》2020年版一部23页。

本品为鼠李科植物枣 *Ziziphus jujuba* Mill. 的干燥成熟果实。秋季果实成熟时采收，晒干。

［检查］黄曲霉毒素：照黄曲霉毒素测定法（通则2351）测定。

本品每1000g含黄曲霉毒素 B_1 不得过5μg，黄曲霉毒素 G_2、黄曲霉毒素 G_1、黄曲霉毒素 B_2 和黄曲霉毒素 B_1 的总量不得过10μg。

  知识链接

黄曲霉毒素

黄曲霉毒素（Aflatoxins）是黄曲霉和寄生曲霉代谢的一组化学结构类似的产物，特曲霉也能产生黄曲霉毒素，但产量较少，目前已分离鉴定出的黄曲霉毒素有17种，主要是黄曲霉毒素 B_1、B_2、G_1、G_2 以及由 B_1 和 B_2 在体内经过羟化而衍生成的代谢产物 M_1、M_2 等。黄曲霉毒素的基本结构为二呋喃环和香豆素，B_1 是二氢呋喃氧杂萘邻酮的衍生物，含有一个双呋喃环和一个氧杂萘邻酮（香豆素），前者为基本毒性结构，后者与致癌性有关。黄曲霉毒素是一种毒性极强的物质。黄曲霉毒素的危害性在于对人及动物肝脏组织有破坏作用，严重时可导致肝癌甚至死亡。

第十节 特殊杂质检查法

PPT

>> **实例分析 5-7**

实例 云南宾川村民食用草乌中毒事件：2015年9月8日，宾川县金牛镇一村民邀约亲戚朋友到家中煮食草乌炖猪脚，参加就餐的亲属先后出现中毒症状并导致6人死亡。根据检测结果，该县村民食用草乌中毒事件定性为乌头碱中毒。

问题 1. 乌头碱是什么物质？哪些药物含有乌头碱？

　　　2. 如何确保含乌头碱药物的安全性？

答案解析

药物除检查一般杂质外，还需检查可能存在的特殊杂质。特殊杂质系指在某药物制剂的生产和贮存过程中，由于药物本身的性质、生产方式及工艺条件可能引入的杂质。

特殊杂质的检查一般按药物和杂质在物理、化学性质上的差异，采用物理的、化学的、药理的、微生物的方法来检查。由于药物品种不同，所含的特殊杂质不同，检查方法也不同，故特殊杂质的检查方法列在有关品种的检查项下。

一、生物碱的检查

检查方法多采用色谱法，其中薄层色谱法最常用。

(一) 乌头碱类

1. 概述 乌头类药物有川乌、草乌、附子等。乌头类药物含有多种生物碱，其中乌头碱型生物碱中的羟基常和乙酸、苯甲酸生成双酯型生物碱，双酯型生物碱亲脂性强，有麻辣味，毒性大，是乌头类药物大毒的主要成分。因此，为保证用药安全有效，应对乌头类药物及其成方制剂进行乌头碱类酯型生物碱的限量检查，包括附子理中丸等几十种中药制剂。

2. 实例

实例一　附子理中丸

检验依据为《中国药典》2020 年版一部 1086 页。

[处方] 附子（制）100g　党参 200g　炒白术 150g　干姜 100g　甘草 100g

[检查] 乌头碱限量：取本品水蜜丸适量，研碎，取 25g；或取小蜜丸或大蜜丸适量，取 36g，加氨试液 4ml，拌匀，放置 2 小时，加乙醚 60ml，振摇 1 小时，放置 24 小时，滤过，滤液蒸干，残渣用无水乙醇溶解使成 1ml，作为供试品溶液。取乌头碱对照品适量，加无水乙醇制成每 1ml 含 1.0mg 的溶液，作为对照品溶液。照薄层色谱法（通则 0502）试验，吸取供试品溶液 12μl、对照品溶液 5μl，分别点于同一硅胶 G 薄层板上，以二氯甲烷（经无水硫酸钠脱水处理）－丙酮－甲醇（6∶1∶1）为展开剂，展开，取出，晾干，喷以稀碘化铋钾试液。供试品色谱中，在与对照品色谱相应位置上出现的斑点应小于对照品的斑点，或不出现斑点。

实例二　二十五味珊瑚丸

检验依据为《中国药典》2020 年版一部 454 页。

本品为藏药验方。

[处方] 珊瑚 75g　珍珠 15g　青金石 20g　珍珠母 50g　诃子 100g　木香 60g　红花 80g　丁香 35g　沉香 70g　朱砂 30g　龙骨 40g　炉甘石 25g　脑石 25g　磁石 25g　禹粮土 25g　芝麻 40g　葫芦 30g　紫菀花 45g　獐牙菜 80g　藏菖蒲 50g　榜那 45g　打箭菊 75g　甘草 75g　西红花 25g　人工麝香 2g

[检查] 乌头碱限量：取本品适量，研细，取 5g，置锥形瓶中，加氨试液 4ml 及乙醚 50ml，摇匀，超声处理（功率 250W，频率 40kHz）30 分钟，滤过，残渣同法再提取一次，滤过，合并滤液，低温挥干，残渣用 10% 甲醇（用磷酸调节 pH 至 2）溶解，转移至 10ml 量瓶中，加上述 10% 甲醇至刻度，摇匀，滤过，取续滤液作为供试品溶液。取乌头碱对照品适量，精密称定，加 10% 甲醇（用磷酸调节 pH 至 2）制成每 1ml 含 10μg 的溶液，作为对照品溶液。照高效液相色谱法（通则 0512）试验，以十八烷基硅烷键合硅胶为填充剂；以 0.04mol/L 三乙胺溶液（用磷酸调节 pH 至 3）－甲醇（60∶40）为流动相；检测波长为 235nm；柱温为 40℃。理论板数按乌头碱峰计算应不低于 4000。分别精密吸取供试品溶液与对照品溶液各 20μl，注入液相色谱仪，测定，计算。本品每 1g 含榜那以乌头碱（$C_{34}H_{47}NO_{11}$）

计，不得过 0.15mg。

实例三 小金片

检验依据为《中国药典》2020 年版一部 596 页。

[处方] 人工麝香 15g 木鳖子（去壳去油）75g 制草乌 75g 枫香脂 75g 醋乳香 37.5g 醋没药 37.5g 五灵脂（醋炒）75g 酒当归 37.5g 地龙 75g 香墨 6g

[检查] 双酯型生物碱限量：取本品适量，研细，称取 4.0g，置锥形瓶中，加氨试液 4ml，拌匀，放置 30 分钟，加无水乙醚 60ml，超声处理（功率 250W，频率 33kHz，温度不超过 25℃）40 分钟，滤过，滤液加盐酸溶液（4→100）振摇提取 3 次（20ml，15ml，15ml），合并盐酸液，盐酸液用浓氨试液调节 pH 至 9～10，加入无水乙醚振摇提取 3 次，每次 20ml，合并乙醚液，挥干，残渣加无水乙醇 1.0ml 使溶解，作为供试品溶液。另取乌头碱对照品、次乌头碱对照品、新乌头碱对照品，分别加无水乙醇制成每 1ml 含 1.0mg 的溶液，作为对照品溶液。照薄层色谱法（通则 0502）试验，吸取供试品溶液 15μl、对照品溶液各 5μl，分别点于同一硅胶 G 薄层板上，以甲苯 - 乙酸乙酯 - 二乙胺（7：2：0.5）为展开剂，预饱和 15 分钟后展开，取出，晾干，喷以稀碘化铋钾试液。供试品色谱中，在与对照品色谱相应的位置上，出现的斑点应小于对照品的斑点或不出现斑点。

（二）其他生物碱类

1. 概述 除了乌头碱类的检查外，还包括总生物碱限量（风湿定片等）、莨菪碱限量（复方苦参肠炎康片等）、士的宁限量（复方夏天无片、风寒双李拐片等）、盐酸罂粟碱和吗啡限量（咳喘宁口服液）等检查。

2. 实例——咳喘宁口服液

检验依据为《中国药典》2020 年版一部 1276 页。

[处方] 麻黄 134g 石膏 67g 苦杏仁 133g 桔梗 67g 百部 67g 罂粟壳 67g 甘草 133g

[检查] 盐酸罂粟碱和吗啡限量：取本品 25.0ml，加浓氨试液调节 pH 至 9～10，用三氯甲烷振摇提取 3 次，每次 40ml，合并三氯甲烷液，蒸干，残渣用甲醇溶解使成 10.0ml，作为供试品溶液。另取盐酸罂粟碱对照品和吗啡对照品，分别加甲醇制成每 1ml 各含 5.0mg 和 2.0mg 的溶液，作为对照品溶液。照薄层色谱法（通则 0502）试验，吸取供试品溶液 4μl、盐酸罂粟碱对照品溶液 10μl 与吗啡对照品溶液 6μl，分别点于同一用 2% 氢氧化钠溶液制备的硅胶 G 薄层板上，以甲苯 - 丙酮 - 乙醇 - 浓氨试液（20：20：3：1）为展开剂，展开，取出，晾干，喷以稀碘化铋钾试液，在日光下检视。供试品色谱中，在与对照品色谱相应的位置上，出现的斑点应小于对照品斑点。

 知识链接 --

乌 头

中药乌头因其主根呈圆锥状，似乌鸦之头，故名乌头。分川乌和草乌两种，前者为栽培而得，后者为野生，乌头的旁生块根为附子。乌头最早记载于《神农本草经》，有温热的功效，可以祛风除湿、温经止痛。但乌头又具有一定的毒性，野生草乌头毒性更剧烈，古代将其涂在箭头上射人猎兽，中箭即倒。故乌头药用时，需炮制得法和用量适宜，方能发挥良好的治疗作用。

二、土大黄苷的检查

实例分析 5-8

答案解析

实例 2016 年 1 月，邵东县食药监局负责人对外通报了一起以土大黄冒充大黄、无证经营熟地等中药材案。

问题 如何防止不法分子在大黄中掺假？

（一）概述

正品大黄含痕量或少量土大黄苷和它的土大黄苷元，土大黄苷元为二苯乙烯衍生物，属氧苷中的酚苷。劣等大黄中土大黄苷的含量高，通常认为含有土大黄苷的大黄质量较次，不少国家药典中规定大黄中不得检出土大黄苷。

《中国药典》规定对大黄药材及其制剂应检查土大黄苷，包括大黄、大黄流浸膏、大黄浸膏、九味肝泰胶囊、三黄片、致康胶囊等。

（二）实例

实例一　大黄流浸膏

检验依据为《中国药典》2020 年版一部 412 页。

本品为大黄经加工制成的流浸膏。

［检查］土大黄苷：取本品 0.2ml，加甲醇 2ml，温浸 10 分钟，放冷，取上清液 10μl，点于滤纸上，以 45% 乙醇展开，取出，晾干，放置 10 分钟，置紫外光灯（365nm）下观察，不得显持久的亮紫色荧光。

实例二　九味肝泰胶囊

检验依据为《中国药典》2020 年版一部 499 页。

［处方］三七 80g　郁金 240g　蒺藜 240g　姜黄 80g　酒大黄 128g　黄芩 160g　蜈蚣 224g　山药 720g　五味子 64g

［检查］土大黄苷：取本品内容物 0.6g，加乙酸乙酯 20ml，加热回流 30 分钟，滤过，滤液回收溶剂至干，残渣加甲醇 5ml 使溶解，作为供试品溶液。另取土大黄苷对照品，加甲醇制成每 1ml 含 0.2mg 的溶液。照薄层色谱法（通则 0502）试验，吸取上述两种溶液各 10μl，分别点于同一硅胶 G 薄层板上，以三氯甲烷 – 甲醇 – 甲酸 – 水（10∶3.5∶0.2∶0.3）为展开剂，展开，取出，晾干，在紫外光（365nm）下检视。供试品色谱中，在与对照品色谱相应的位置上，不得显相同颜色的荧光斑点。

三、猪去氧胆酸和猪胆的检查

（一）概述

天然牛黄和熊胆均含有胆酸类成分，但不含猪去氧胆酸，猪去氧胆酸是猪（羊、牛等）胆汁的主要成分。《中国药典》对含天然牛黄和熊胆的药物要进行包括猪去氧胆酸（十香返生丸、六应丸、西黄丸、安宫牛黄丸、安宫牛黄散、局方至宝散、梅花点舌丸等），猪胆（熊胆胶囊等），猪、牛、羊胆（比拜克胶囊等）等检查。检查方法多选择色谱法。

（二）实例

实例一　安宫牛黄丸

检验依据为《中国药典》2020 年版一部 930 页。

[处方] 牛黄 100g　麝香或人工麝香 25g　朱砂 100g　黄连 100g　栀子 100g　冰片 25g　水牛角浓缩粉 200g　珍珠 50g　雄黄 100g　黄芩 100g　郁金 100g

[检查] 猪去氧胆酸：取重量差异项下本品，剪碎，加入等量硅藻土，研细，加乙醇 20ml，加热回流提取 1 小时，放冷，滤过，滤液作为供试品溶液。另取猪去氧胆酸对照品，加乙醇制成每 1ml 含 0.5mg 的溶液，作为对照品溶液。照薄层色谱法（通则 0502）试验，吸取上述两种溶液各 6μl，分别点于同一硅胶 G 薄层板上，以环己烷 – 乙酸乙酯 – 醋酸 – 甲醇（20∶25∶2∶3）的上层溶液为展开剂，展开，取出，晾干，喷以 10% 硫酸乙醇溶液，在 105℃加热至斑点显色清晰。供试品色谱中，在与对照品色谱相应的位置上，不得显相同颜色的斑点。

实例二　熊胆胶囊

检验依据为《中国药典》2020 年版一部 1848 页。

[处方] 熊胆粉 50g

[检查] 猪胆：取猪去氧胆酸对照品，加乙醇制成 1ml 含 0.5mg 的溶液，作为对照品溶液。照薄层色谱法（通则 0502）试验，吸取 [鉴别]（1）项下的供试品溶液和上述对照品溶液各 4μl，分别点于同一硅胶 G 薄层板上，以异辛烷 – 异戊醚 – 正丁醇 – 冰醋酸 – 水（10∶5∶3∶5∶1）的上层溶液（临用配制）为展开剂，展开，取出，晾干，喷以 10% 硫酸乙醇溶液，在 105℃加热至斑点显色清晰，置紫外光灯（365nm）下检视。供试品色谱中，在与对照品色谱相应的位置上，不得显相同颜色的荧光斑点。

实践实训

实训十二　氯化物检查

【实训目的】

1. 掌握氯化物检查的原理和方法。

2. 学会氯化物的检查基本操作技能。

【实训依据】

1. 氯化物检查法　《中国药典》2020 年版四部通则 0801。

2. 红粉的药品质量标准　《中国药典》2020 年版一部 161 页。

【药品质量标准】

本品为红氧化汞（HgO）。

【检查】氯化物　取本品 0.5g，加水适量与硝酸 3ml，溶解后，加水稀释使至约 40ml，依法检查（通则 0801）。如显浑浊，与标准氯化钠溶液 3ml 制成的对照液比较，不得更浓（0.006%）。

【实训要求】

1. 实训预习

（1）熟悉氯化物检查法的原理和相关仪器的使用。

（2）根据实训内容，学会选用仪器、试药。

（3）制定实训步骤。

2. 实训过程

（1）玻璃仪器洗涤（干燥）。

（2）实训操作应规范。

（3）检验原始记录：应按"检验原始记录和报告书"要求记录。

3. 实训结束

（1）仪器应复原。

（2）应清洗玻璃仪器等。

（3）应清洁实训场所。

（4）检验报告书：应按"检验原始记录和报告书"要求书写。

【实训评价】

评价项目	评价内容	评价标准	分值	得分
实训预习	方法原理	正确	5	
	仪器、装置	齐全	5	
	实训步骤	合理	10	
实训过程	玻璃仪器洗涤	内壁应不挂水珠、干燥	5	
	移液管使用	应规范	15	
	称取供试品	操作规范	15	
	比浊方法	正确	15	
	检验原始记录	应符合要求	10	
实训结束	清场	干净、整洁	5	
	检验报告书	应符合要求	15	

【实训思考】

1. 进行氯化物检查的意义是什么？

2. 氯化物检查的原理是什么？

实训十三　重金属检查

【实训目的】

1. 掌握重金属检查法第一法的原理和方法。

2. 学会重金属检查第一法的基本操作技能。

【实训依据】

1. 炽灼残渣检查法　《中国药典》2020 年版四部通则 0841。

2. 重金属检查法　《中国药典》2020 年版四部通则 0821。

3. 各药品质量标准　包括注射用双黄连（冻干）、黄连上清丸、清开灵注射液。

【药品质量标准】

1. 注射用双黄连（冻干）　《中国药典》2020 年版一部 1194 页。

【处方】连翘 500g　金银花 250g　黄芩 250g

【检查】重金属　取本品 1.0g，依法（通则 0821 第二法）检查，含重金属不得过 10mg/kg。

2. 黄连上清丸　《中国药典》2020 年版一部 1593 页。

【处方】黄连 10g　栀子（姜制）80g　连翘 80g　炒蔓荆子 80g　防风 40g　荆芥穗 80g　白芷 80g　黄芩 80g　菊花 160g　薄荷 40g　酒大黄 320g　黄柏（酒炒）40g　桔梗 80g　川芎 40g　石膏 40g　旋覆花 20g　甘草 40g

【检查】重金属　取本品水丸或水蜜丸 15g，研碎，或取大蜜丸或小蜜丸 30g，剪碎。取约 1g，精密称定，照炽灼残渣检查法（通则 0841）炽灼至完全灰化。取遗留的残渣，依法检查（通则 0821 第二法），含重金属不得过 25mg/kg。

3. 清开灵注射液　《中国药典》2020 年版一部 1657 页。

【处方】胆酸 3.25g　珍珠母（粉）50.5g　猪去氧胆酸 3.75g　栀子 25.0g　水牛角（粉）25.0g　板蓝根 200.0g　黄芩苷 5.0g　金银花 60.0g

【检查】重金属　精密量取本品 1ml，置坩埚中，蒸干，再缓缓炽灼至完全灰化，放冷，照重金属检查法（通则 0821 第一法）检查，含重金属不得过 10mg/kg。

【实训要求】

1. 实训预习

（1）熟悉重金属检查法第一法、第二法的原理及相关仪器的使用。

（2）根据实训内容，学会选用仪器、试药。

（3）制定实训步骤。

2. 实训过程

（1）玻璃仪器洗涤（干燥）。

（2）实训操作应规范。

（3）检验原始记录：应按"检验原始记录和报告书"要求记录。

3. 实训结束

（1）仪器应复原。

（2）应清洗玻璃仪器等。

（3）应清洁实训场所。

（4）检验报告书：应按"检验原始记录和报告书"要求书写。

【实训评价】

评价项目	评价内容	评价标准	分值	得分
实训预习	检查原理 仪器、试药 实训步骤	正确 齐全 合理	5 5 10	
实训过程	玻璃仪器洗涤 操作过程 检验原始记录	内壁应不挂水珠 操作规范，现象观察仔细 应符合要求	5 45 10	
实训结束	清场 检验报告书	规范、合理、完整 应符合要求	5 15	

【实训思考】

1. 中药制剂进行重金属检查的意义是什么？

2. 硫代乙酰胺法和炽灼法的原理有何不同？

3. 应用硫代乙酰胺法进行重金属检查时应注意哪些问题？

实训十四　砷盐检查

标准砷溶液（As_2O_3）有剧毒，各院校在确保安全的情况下选做。

【实训目的】

1. 掌握砷盐检查法——古蔡氏法的检查原理和方法。

2. 学会砷盐检查法——古蔡氏法的基本操作步骤和技能。

【实训依据】

1. 砷盐检查法　《中国药典》2020 年版四部通则 0822 第一法。

2. 各药品质量标准　包括石膏、甘露消毒丸、黄连上清片、葶贝胶囊。

【药品质量标准】

1. 石膏　《中国药典》2020 年版一部 98 页。

本品为硫酸盐类矿物硬石膏族石膏，主含含水硫酸钙（$CaSO_4 \cdot 2H_2O$），采挖后，除去杂石及泥沙。

【检查】砷盐　取本品 1g，加盐酸 5ml，加水至 23ml，加热使溶解，放冷，依法检查（通则 0822 第二法），含砷量不得过 2mg/kg。

2. 甘露消毒丸　《中国药典》2020 年版一部 797 页。

【处方】滑石 300g　茵陈 220g　石菖蒲 120g　木通 100g　射干 80g　豆蔻 80g　连翘 80g　黄芩 200g　川贝母 100g　藿香 80g　薄荷 80g

【检查】砷盐　取本品，研细，取 0.2g，加氢氧化钙 1g，加少量水，搅匀，烘干，用小火缓缓炽灼至炭化，再在 500～600℃炽灼至完全灰化（同时做空白，留作标准砷斑用），放冷，加盐酸 7ml 使溶解，再加水 21ml，依法检查（通则 0822 第一法），含砷盐不得过 10mg/kg。

3. 黄连上清片　《中国药典》2020 年版一部 1595 页。

【处方】黄连 5g　栀子 40g　连翘 40g　炒蔓荆子 40g　防风 20g　荆芥穗 40g　白芷 40g　黄芩 40g　菊花 80g　薄荷 20g　大黄 160g　黄柏 20g　桔梗 40g　川芎 20g　石膏 20g　旋覆花 20g　甘草 20g

【检查】砷盐　取本品 10 片，除去包衣，研细，称取 1.0g，加无砷氢氧化钙 1g，加少量水，搅匀，烘干，用小火缓缓炽灼至炭化，再在 500～600℃炽灼至完全灰化（同时做空白，留作标准砷斑用），放冷，加盐酸 7ml 使溶解，再加水 21ml，依法（通则 0822 第一法）检查，含砷量不得过 2mg/kg。

4. 葶贝胶囊　《中国药典》2020 年版一部 1714 页。

【处方】葶苈子　蜜麻黄　川贝母　苦杏仁　瓜蒌皮　石膏　黄芩　鱼腥草　旋覆花　赭石　白果　蛤蚧　桔梗　甘草

【检查】砷盐　取本品内容物 2.0g，加氢氧化钙 1g，混匀，加水少量，搅匀，干燥后，缓缓炽灼至炭化，在 500～600℃炽灼至使完全灰化，放冷，缓缓加稀盐酸 5ml，搅拌 5 分钟，滤过，滤液置 50ml 量瓶中，滤渣用稀盐酸洗涤数次（注意泡沸），滤过，合并滤液，加稀盐酸至刻度，摇匀，精密量取 10ml 置 A 瓶中，加盐酸 4ml 与水 14ml，照标准砷斑的制备方法，自"再加碘化钾试液 5ml"起，依法（通则 0822 第一法）检查，含砷量不得过 5mg/kg。

【实训要求】

1. 实训预习

（1）熟悉砷盐检查法的原理和相关仪器的使用。

（2）根据实训内容，学会选用仪器、试药。

（3）制定实训步骤。

（4）查阅有关参考工具，查找各试液的制备方法。

2. 实训过程

（1）玻璃仪器洗涤（干燥）。

（2）实训操作应规范。

（3）检验原始记录：应按"检验原始记录和报告书"要求记录。

3. 实训结束

（1）仪器应复原。

（2）应清洗玻璃仪器等。

（3）应清洁实训场所。

（4）检验报告书：应按"检验原始记录和报告书"要求书写。

【实训评价】

评价项目	评价内容	评价标准	分值	得分
实训预习	检查原理	正确	5	
	仪器、试药	齐全	5	
	实训步骤	合理	10	
实训过程	玻璃仪器洗涤	内壁应不挂水珠	5	
	操作过程	操作规范，现象观察仔细	45	
	检验原始记录	应符合要求	10	
实训结束	清场	规范、合理、完整	5	
	检验报告书	应符合要求	15	

【实训思考】

1. 中药制剂进行砷盐检查的意义是什么？

2. 古蔡氏法和二乙基二硫代氨基甲酸银法的原理有何不同？

3. 应用古蔡氏法进行砷盐检查时应注意哪些问题？

目标检测

答案解析

一、单项选择题

1. 特殊杂质的检查方法列入《中国药典》（　　）检查项下

　　A. 凡例　　　　　　　　　　B. 品名目次

　　C. 正文　　　　　　　　　　D. 索引

2. 杂质限量是指药品中所含杂质的（　　）

　　A. 最大允许量　　　　　　　B. 最小允许量

C. 含量　　　　　　　　　　　　D. 含量范围

3. 下列不属于一般杂质的是（　　　）

  A. 重金属　　　　　　　　　　B. 氯化物

  C. 乌头碱　　　　　　　　　　D. 砷盐

4. 下列属于无治疗作用（信号杂质）杂质的是（　　　）

  A. 氯化物　　　　　　　　　　B. 重金属

  C. 砷盐　　　　　　　　　　　D. 水分

5. 炽灼残渣检查主要用于检查（　　　）

  A. 有机药物　　　　　　　　　B. 无机药物

  C. 有机药物中混入的无机杂质　D. 有机杂质

6. 《中国药典》对某些药材尤其是（　　　）及其制剂规定了总灰分限量检查

  A. 根类　　　　　　　　　　　B. 花类

  C. 叶类　　　　　　　　　　　D. 果实类

7. 重金属系指在试验条件下能与（　　　）或硫化钠作用显色的金属杂质

  A. 氯化钠　　　　　　　　　　B. 乙酰胺

  C. 硫酸钠　　　　　　　　　　D. 硫代乙酰胺

8. 砷盐检查法中醋酸铅棉花的作用是（　　　）

  A. 使 AsH_3 匀速通过　　　　　B. 形成砷斑

  C. 吸收除去 H_2S　　　　　　　D. 控制反应温度

9. 处方中有川乌的中药制剂需要进行的限量检查为（　　　）

  A. 乌头碱　　　　　　　　　　B. 焦袂康酸

  C. 土大黄苷　　　　　　　　　D. 蒽醌类物质

10. 大黄流浸膏需要进行的特殊杂质限量检查为（　　　）

  A. 乌头碱　　　　　　　　　　B. 挥发性碱性物质

  C. 土大黄苷　　　　　　　　　D. 蒽醌类物质

11. 农药残留测定目前最常用的方法是（　　　）

  A. GC 法　　　　　　　　　　B. TLC 法

  C. HPLC 法　　　　　　　　　D. UV 法

12. 《中国药典》收载了酸碱滴定法、气相色谱法、（　　　）分别作为第一法、第二法、第三法测定经硫磺熏蒸处理过的药材或饮片中二氧化硫的残留量

  A. 古蔡氏法　　　　　　　　　B. 薄层扫描法

  C. 离子色谱法　　　　　　　　D. 紫外－可见分光光度法

二、多项选择题

13. 《中国药典》收载的重金属检查法包括（　　　）

  A. 硫代乙酰胺法　　　　B. 炽灼法　　　　　　　C. 古蔡氏法

  D. 甲苯法　　　　　　　E. 硫化钠法

14. 《中国药典》收载的砷盐检查法包括（　　　）

A. 硫代乙酰胺法　　　　　B. 炽灼法　　　　　C. 古蔡氏法

D. 二乙基二硫代氨基甲酸银法　　　　　E. 硫化钠法

15. 下列属于特殊杂质的是（　　）

A. 乌头碱　　　　　B. 土大黄苷　　　　　C. 猪去氧胆酸

D. 氯化物　　　　　E. 砷盐

16. 农药残留量测定法中，农药包括（　　）

A. 有机氯类　　　　　B. 有机硫类　　　　　C. 有机磷类

D. 拟除虫菊酯类　　　　　E. 砷盐

三、判断题

1. 本身无毒性，也不影响药物的稳定性和疗效的物质一定不是杂质（　　）

2. 杂质限量指药物中允许杂质存在的最大量，通常用百分之几或 mg/kg 来表示（　　）

3. 酸不溶性灰分能更准确反应其中泥沙等杂质的掺杂程度（　　）

4. 氯化物广泛存在于自然界中，在药物的贮存过程中极易引入（　　）

5. 残留有黄曲霉毒素的废液或废渣的玻璃器皿，应置于专用贮存容器（装有 10% 次氯酸钠溶液）内，浸泡 8 小时以上，再用清水将玻璃器皿冲洗干净（　　）

四、简答题

1. 检查重金属时，如供试品有色应如何处理？

2. 砷盐检查过程中加入碘化钾和酸性氯化亚锡试液的作用是什么？

书网融合……

| 知识回顾 | 微课1 | 微课2 | 微课3 | 微课4 | 习题 |

学习引导

中药及其制剂均为多组分复杂体系，因此评价其质量应采用与之相适应的、能提供丰富鉴别信息的检测方法，但现行的显微鉴别、理化鉴别和含量测定等方法都不足以解决这一问题。建立中药指纹图谱和特征图谱能较为全面地反映中药及其制剂中所含化学成分的种类与数量，进而对药品质量进行整体描述和评价。那么，什么是中药指纹图谱？什么是特征图谱？如何建立中药指纹图谱和特征图谱呢？

本章将分别介绍中药指纹图谱和特征图谱的特点、分类、意义和建立的方法。

学习目标

1. **掌握**　中药指纹图谱和特征图谱概念。
2. **熟悉**　中药指纹图谱建立的意义；中药指纹图谱建立的原则和步骤。
3. **了解**　中药指纹图谱和特征图谱测定方法的种类。

中药指纹图谱和特征图谱检测是对中药及中药制剂进行综合性评价与特征性评价的检测技术，分别通过测定样品在一定光谱或色谱条件下所显示的整体特征来控制中药制剂的质量。

对于中医"整体"理论指导下的中药及中药制剂，一种活性成分并不能客观反映其所体现的整体疗效，所以要控制中药及制剂的功效，不能只针对某几种化学成分，还必须对方剂的物质群整体予以控制。采用色谱、光谱或波谱学等分析手段鉴别和测定某一组分或几种有效成分、活性成分，从而在尚不清楚中药全部化学成分的情况下，应用现代检测技术，对中药和中药制剂进行物质群体质量控制。

第一节　指纹图谱检测技术

PPT

 实例分析 6-1

实例　"香雪抗病毒口服液"是全国首创应用"中药指纹图谱技术"的口服液，广州市香雪制药股份有限公司率先在国内开展了该中药制剂指纹图谱质控技术的研究，并将其应用在中药口服液的质量管理中，同时也是抗病毒口服液国家标准编制的重要参与单位，该标准已自 2010 年版始正式纳入《中国药典》。

问题　中药指纹图谱在中药质量检测中起到什么作用？

答案解析

指纹图谱系指药材和饮片以及中药制剂经适当的处理后，采用一定的分析手段（光谱、波谱、色谱等技术），得到能够标示其组分群体特征的图谱。中药指纹图谱是一种综合的、可量化的鉴定手段，是在中药化学成分系统研究基础上建立的，主要用于衡量中药（中药材、中药饮片及中药制剂）质量的真实性、优良性和稳定性，具有整体性和模糊性两个基本属性。

《中国药典》一部收载的进行中药指纹图谱检测的药物见表6-1。

表6-1　相关药物中药指纹图谱的检测

类别	部分相关药物
药材和饮片	红曲（血脂康胶囊）
植物油脂和提取物	丹参酮提取物、丹参总酚酸提取物、银杏叶提取物
	莪术油、薄荷素油
	积雪草总苷、三七三醇皂苷、三七总皂苷
单味制剂和成方制剂	血脂康片、血塞通片、抗宫炎片
	注射用双黄连（冻干）、清开灵注射液
	三七通舒胶囊、天舒胶囊、血脂康胶囊、血栓通胶囊、血塞通胶囊、抗宫炎胶囊、复方血栓通胶囊、桂枝茯苓胶囊、诺迪康胶囊、腰痛宁胶囊
	抗宫炎颗粒、夏桑菊颗粒、血塞通颗粒
	五子衍宗丸、复方丹参滴丸
	抗病毒口服液

一、概述 微课

（一）特点

中药指纹图谱应满足专属性、重现性和实用性的技术要求，具有以下四个主要特点。

（1）通过指纹图谱的特征性分析，能有效地鉴别中药的品种、真伪、产地、中药提取物或生产企业等。

（2）通过指纹图谱主要特征峰的面积、比例及吸收峰的强度、相似度等量化指标的制定，有效控制产品的质量，确保产品质量的相对一致。

（3）具有整体中药化学成分及特征面貌。

（4）具有无法精确度量的模糊性特点。

（二）分类

1. 按测定手段分类　可分为中药化学（成分）指纹图谱和中药生物指纹图谱。

（1）中药化学（成分）指纹图谱　系指采用光谱、波谱、色谱和其他分析方法建立的用于表征中药化学成分特征的指纹图谱。

（2）中药生物指纹图谱　包括中药基因组学指纹图谱、中药蛋白质组学指纹图谱、中药DNA指纹图谱等。

2. 按研究和应用对象分类　可分为中药材指纹图谱、中药原料（包括饮片、提取物）指纹图谱、中间体指纹谱图及中药制剂指纹图谱。

（三）中药指纹图谱建立的意义

中药指纹图谱技术是当前符合中药特点的评价中药真实性、稳定性和一致性的质量控制模式之一。

通过建立中药指纹图谱，能比较全面地反映中药所含化学成分的种类和数量，尤其是在现阶段有效成分绝大多数未明确的情况下，能更好地反映中药内在质量，提高中药质量评价的技术水平和科技含量。

中药指纹图谱技术可用于鉴定中药材、中药制剂质量的优劣。中药制剂要达到"安全、有效、可控"的国际共识，中药指纹图谱质控技术是实现其走向标准化、现代化、国际化的必备保证。

中药指纹图谱通过把握药材、成方制剂中有效部位或有效组分的理化特性，直接将化学物质基础与药效相结合，既充分吸收中医用药理论精华，又蕴含现代药物活性特征，从整体综合的角度把握药物作用的针对性，为新药研发和快速筛选提供了研究思路和方法。

（四）中药指纹图谱建立的原则和步骤

1. 建立中药指纹图谱的一般原则　建立中药指纹图谱，必须以化学成分研究和药理作用研究为基础，体现系统性、特征性和稳定性三个基本原则。

（1）**系统性**　是指中药指纹图谱中反映的中药化学组分应是中药有效部位所含的大部分组分，或全部指标性组分。

如中药两头尖中抗肿瘤的有效组分为皂苷类化合物，则其指纹图谱应尽可能地反映其中的皂苷类组分；银杏叶的有效组分是黄酮类和银杏内酯类，则其指纹图谱可采用两种方法，针对这两类组分分别分析，达到系统全面的目的。

（2）**特征性**　是指中药指纹图谱中反映的化学信息应具有较强的选择性，这些信息的综合结果，能特征性地区分中药的真伪与优劣，成为中药自身的"化学条码"。

（3）**稳定性**　是指所建立的中药指纹图谱在规定的方法、条件下，应具有很好的重现性，即不同操作者、不同实验室所重复做出的指纹图谱应在所允许的误差范围内，以体现其通用性和实用性。包括样品制备、分析方法、实验过程及数据采集、处理、分析等全过程都要规范化操作。同时，还应建立相应的评价机构，对其进行客观评价。

2. 建立中药指纹图谱的一般步骤

（1）**方案设计与思路**　包括研究对象的确定、研究方法的选择和研究内容。

1）**研究对象的确定**　即分析检测目标。研究某一中药或中药制剂的指纹图谱，必须先调研有关文献、新药申报资料（质量部分和工艺部分）及其他研究结果，尽可能详尽地了解药材、中间体及成品中所含化学成分的种类及其理化性质，综合分析后找出成品中的药效组分或有效组分，作为成品和中间体指纹图谱的研究对象。例如，黄芪含黄酮、皂苷及多糖三类有效组分，则黄芪原药材的指纹图谱应把黄酮、皂苷及多糖作为研究对象，而黄芪多糖注射液及其中间体的指纹图谱则以多糖为研究对象；复方注射剂应根据君臣佐使的原则，以君药、臣药中的有效组分作为指纹图谱的主要研究对象。

2）**研究方法的选择**　应根据研究对象的物理化学性质来选择。大多数化合物可采用高效液相色谱法，例如黄芪中黄酮、皂苷、多糖等；挥发性成分应采用气相色谱法，例如鱼腥草中的鱼腥草素、土木香中的土木香内酯、异土木香内酯和二氢土木香内酯等；某些有机酸经甲酯化后亦可用气相色谱法分析。采用上述方法难以分离检测的成分，可考虑使用双波长色谱法和高效毛细管电泳法。

一个中药制剂的指纹图谱可以同时采用多种方法进行研究。选择方法时，还需考虑药品检验系统复核时的设备、技术等因素。

3）**研究内容**　根据《中药注射剂指纹图谱研究的技术要求》（暂行）的规定，主要研究内容有原药材、中间体、注射剂的指纹图谱，包括样品名称、来源、制备、测定方法、指纹图谱及技术参数等。

（2）**样品的收集**　在研究中药指纹图谱时，样品的收集应遵循以下原则。

1）原药材　尽可能固定产地（GAP 基地药材、道地药材）、采收期和炮制方法。

2）已生产使用过的药材　应结合临床使用情况有选择性地收集样品，对工艺稳定、疗效稳定、无临床不良反应的药材批次应重点选择。

3）中间产品、注射剂样品　应重点选择工艺稳定、疗效稳定、无不良反应的批次。在中药指纹图谱研究中，至少要对 10 个产地以上不同等级的样品或对同一产地的 10 个批次以上的样品进行分析和考察，从中归纳出各产地或各批次合格样品所共有、峰面积相对稳定的色谱峰或光谱峰作为指纹峰，才能保证样品的代表性和指纹图谱的有效性。

（3）供试品溶液的制备　即样品的预处理。应根据待测中药所含化学成分的理化性质，选择合适的提取分离方法，最大限度地保留该中药中的化学成分，保证该中药的主要化学成分在指纹图谱中得到体现。中药在不同方剂中所起的作用不同，实际上是不同的药效成分组在起不同的药理作用，理想的中药指纹图谱应针对该中药不同的药效成分组制订多种供试品，获得多张指纹图谱。根据各不同药效成分组的特性，分别提取、控制质量，可达到最佳疗效。

（4）参照物的选择　制订中药指纹图谱必须设立参照物或参照峰，以考察该指纹图谱的稳定性和重现性。应根据供试品中所含化学组分的性质，选择一个或几个主要的活性组分或指标性组分的对照品作为参照物。参照物主要用于指纹图谱技术参数的确定，如特征峰（共有峰）的相对保留时间，峰面积比值等，并有助于图谱的稳定性、重现性的考查。例如三七药材的指纹图谱，以三七皂苷 R_1 为参照物。如果没有对照品，也可选择适宜的内标物作为参照物。有时在无参照物的情况下，选用指纹图谱中稳定的峰作参照峰，但应说明有关的色谱或光谱行为和相关数据。

（5）实验方法和条件的选择　其目的是通过比较，从中选取相对简便易行的实验方法和条件，获取足以代表品种特征的指纹图谱，以满足指纹图谱的专属性、重现性和普遍适用性的要求。方法和条件须经过严格的方法学考察。例如稳定性试验，精密度试验，重现性试验等。

实验方法的选择主要包含测定方法、仪器、试剂盒测试条件等。建立实验方法优先考虑色谱法。方法选择应根据研究对象的实际情况和不同技术的优势和特点而定，目的是保证方法的重现性和反映产品中主要的化学组分。对于成分复杂的中药材和中药制剂，特别是中药复方注射剂，必要时应考虑采用多种不同的检测方法，建立多张指纹图谱。

当实验方法确定后，应对实验条件进行优化，使实验条件能满足指纹图谱的需要，从中选取相对简单可行的方法和条件，获取足以代表品种特征的中药指纹图谱，以满足指纹图谱的专属性、重现性和普遍适应性的要求。方法和条件必须经过严谨的方法学验证。

（6）中药指纹图谱的建立和辨认　实验条件确定后，将所获得的所有样品的指纹图谱进行逐一比较，首先找出药材图谱中具有指纹意义的各个特征峰，予以编号。然后比较药材、提取物和制剂之间的图谱，如有缺峰，则缺号，要保持特征峰编号不变，便于清楚地考察相互之间的相关性。提取物的指纹图谱与原药材的指纹图谱应有一定的相关性，即提取物指纹图谱的特征应在原药材指纹图谱中可以追溯，而原药材中的某些特征在提取物指纹图谱中允许因生产工艺关系而有规律地丢失。提取物的植物图谱与制剂的指纹图谱应有较高的相关性。

中药指纹图谱的辨认应注意指纹特征的整体性。一个品种的中药指纹图谱是由各个有指纹意义的特征峰（或斑点）组成的完整图谱构成，各个特征峰的位置（保留时间、相对保留时间或波长、波数）、大小或高度（积分面积或峰高）以及各峰之间的相对比例是指纹图谱的综合参数，比较和辨认时应从整体的角度综合考虑，注意特征峰之间的相互依存关系。

中药指纹图谱的评价指标是供试品指纹图谱与该品种下对照的指纹图谱及供试品之间的指纹图谱的相似性。中药指纹图谱的相似性应从两方面考虑：一是图谱的整体"面貌"，即有特征峰的数目、位置、数目和各特征峰的大致比例等是否相似，以判断样品的真伪性。二是供试样品与对照样品或"对照用指纹图谱"之间及不同批次样品指纹图谱之间总积分值作量化比较，以判断他们之间的相似程度。

（7）中药指纹图谱的技术参数的建立　根据检测结果，建立中药指纹图谱，建立指纹图谱分析比较的各技术参数，标示共有峰、参照物的峰或参照峰。

1）共有指纹峰的标定　根据10次以上的检测结果，标定共有指纹峰。色谱法采用保留时间或相对保留时间标定指纹峰，光谱法采用波长或波数等相关值标定指纹峰。

2）共有指纹峰面积的比值　以对照品作参照物的指纹图谱，以参照物峰面积作为1，计算各共有指纹峰面积与参照物峰面积的比值；如以内标物作为参照物的指纹图谱，则以共有指纹峰其中一个峰（要求峰积分面积相对较大、较稳定的共有峰）的峰面积作为1，计算其他各共有峰的峰面积比值。各共有峰的峰面积的比值必须相对固定，并允许有一定波动范围。未达基线分离的共有峰，应计算该组峰总面积作为峰面积，同时标定该组各峰的相对保留时间。

3）非共有峰面积　供试品图谱与对照指纹图谱比较，相对保留值（波数或波长）不同的峰。非共有峰总面积应控制在一定比例范围之内，一般中药材不能超过10%，提取物不能超过5%。

（8）指纹图谱的评价　中药指纹图谱的评价指标是以供试品的指纹图谱与该品种对照用指纹图谱之间的相似性来衡量的，这种相似性比较可以用"相似度"表达。相似度是供试品指纹图谱与对照指纹图谱的相似性的量度。中药指纹图谱相似度一般采用指纹图谱上所有峰进行计算。根据《中药注射剂指纹图谱实验研究技术指南》规定：中药指纹图谱相似度可借助国家药典委员会推荐的"中药指纹图谱计算机辅助相似度评价软件"计算，一般情况下当成品相似度在0.9~1.0（90%~100%）之间即认为符合要求。

即学即练6-1

中药指纹图谱建立过程中的技术参数有哪些（　　　）

答案解析　　A. 共有峰　　B. 参照峰　　C. 非共有峰　　D. 共有峰面积比值　　E. 相似度

二、方法

目前最主要和最常用的是中药化学指纹图谱，以下内容主要介绍中药化学指纹图谱检测的相应技术和方法。

（一）色谱法

色谱技术具有极强的分离效果和广泛的适应性，中药指纹图谱首选色谱法。

1. 薄层色谱法　薄层色谱指纹图谱是最早出现的中药指纹图谱，能提供色彩丰富、直观易认的可见光或荧光色谱图像，实用性强，同时具有快速、经济、可靠、操作简单等优点，如配合扫描或数字化处理，得到图像的同时可获得不同层次的轮廓图谱和相应的积分数据，进一步扩大薄层色谱所能提供的信息。

2. 高效液相色谱法　由于其分辨率高、重现性好、分析速度快等优点，已获得广泛普及。高效液相色谱指纹图谱对于成分复杂而指纹特征只有略微差异的中药可以发挥良好的作用，是控制中药质量、研究中药有效成分等方面的重要分析手段。高效液相色谱是目前中药及其制剂指纹图谱研究的主要手段。《中国药典》一部收载的中药制剂，凡有指纹图谱鉴别的，均采用本方法进行分析。

3. 气相色谱法　具有分离效率高、灵敏度高、分析速度快等特点，是中药指纹图谱研究的重要方法，主要用于研究含挥发性成分的中药材和中药制剂。新型气相色谱技术应用使其在中药指纹图谱分析中发挥越来越重要的作用。裂解气相色谱（PGC）可用于一些不能直接采用气相色谱分析的中药，具有操作简单、样品无需化学前处理、提供信息量大的优点。气 – 质联用技术可以在线提供指纹图谱中主要成分的化学结构信息，大大丰富了指纹图谱提供的信息。

4. 高效毛细管电泳法　适用于大部分化学成分，特别是动物类中药中生物大分子（肽和蛋白质）的分离。中药成分复杂、分子大小不一，毛细管电泳能实现大部分成分同时分析，得到的指纹图谱能够更多地反映中药的成分特征。

（二）光谱法

光谱法是指用一定的光照射和扫描中药样品，取得特定图谱和数据。

1. 紫外光谱法　中药所含成分的不饱和度不同，其紫外吸收光谱的形状、吸收峰的强度亦有所不同，在一定程度上反映了中药化学成分的差异，常用于真伪品的鉴别。但中药的紫外吸收图谱是多种化学成分特征吸收的光谱叠加的，对于一些难于区分或亲缘关系相近的中药，鉴别往往缺乏专属性，可采用多溶剂紫外光谱法（紫外谱线组法）、多阶导数光谱法等方法消除样品中的一些无关吸收，排除干扰，提高光谱的分辨率。

2. 红外光谱法　红外光谱体现的是复杂体系中各种基团谱峰叠加的结果，混合物组成的变化引起光谱整体谱图的变化，利用这种宏观指纹性，可以直接或借助计算机模式识别技术或模糊数学方法进行处理后，进行中药的鉴别和质量控制。红外光谱表征了不同化学物质的不同基团的振动吸收特征，可直接、快速、无损地测定中药材和中药制剂，并借助模式识别技术识别不同产地、生长期、野生或人工种植的药材以及不同炮制法、不同批次的中药制剂。红外光谱法中的近红外光谱、二维相关红外光谱、漫反射傅里叶变换红外光谱等，更适合中药复杂体系指纹图谱的研究与构建。

3. 荧光光谱法　荧光光谱包含激发光谱和发射光谱，应用的技术包括导数光谱、三维光谱、时间分辨光谱等。为了提高测定方法的灵敏度和选择性，常将没有或有弱荧光性的物质与某些荧光试剂作用，以得到强荧光性产物，应用于中药的鉴别和含量测定。

（三）其他方法

1. 核磁共振波谱法　核磁共振波谱表征化合物的各种氢或碳原子的化学位移、数量、偶合关系等多个结构信息。通过一定程序获取的植物类中药的特征性化学成分（或化学成分组）的总提取物，其特征化学成分的含量是相对恒定的，在规范的提取分离条件下，植物类中药的核磁共振波谱与植物种类存在严格的对应关系。图谱中的信号强弱反映了混合物中各组分的相对含量。

2. 质谱法　中药各组分分子在质谱仪中被裂解成不同的离子碎片，依据这些离子碎片，对分子的分子质量和分子结构作出合理的推断。中药特征提取物所含成分不同，所得到的质谱图显示的分子离子峰及进一步裂解离子碎片峰必然不同，可用于鉴别，因而质谱具有指纹性较强的特征。

知识链接 --

DNA 指纹图谱法

分子生物学法（DNA）利用聚合酶链反应从不同生物样品中人工合成 DNA 片断，而这种 DNA 片断的大小、数目可因不同的生物而异，故称之为 DNA 指纹图谱。该技术具有重复性好、灵敏度高的优点。限制性内切酶片段长度多态性（RFLP）是最常用的构建 DNA 指纹图谱的方法，但该法费时费力，应用受到限制。随机扩增多态 DNA（RAPD）标记，可以在特异 DNA 序列尚不清楚的情况下，检测 DNA 的多态性，这是构建中药指纹图谱的新方法，具有极好的应用前景。

（四）实例——复方丹参滴丸

检验依据为《中国药典》2020 年版一部 1311 页。

［处方］ 丹参 90g 三七 17.6g 冰片 1g

［指纹图谱］［含量测定］项下的供试品色谱中，应呈现八个与对照指纹图谱对应的特征峰，按中药色谱指纹图谱相似度评价系统计算，供试品指纹图谱与对照指纹图谱的相似度不得低于 0.90。对照指纹图谱见图 6-1。

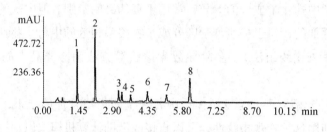

图 6-1　复方丹参滴丸的对照指纹图谱

［含量测定］ 照高效液相色谱法（通则 0512）测定。

1. 色谱条件与系统适用性试验　用 Waters Acquity UPLC™ HSS T3（柱长为 100mm，内径为 2.1mm，粒径为 1.8μm）色谱柱，以含 0.02% 磷酸的 80% 乙腈溶液为流动相 A，以 0.02% 磷酸溶液为流动相 B；按表 6-2 中的规定进行梯度洗脱；流速为每分钟 0.4ml；检测波长为 280nm；柱温为 40℃。理论塔板数按丹参素峰计算应不低于 8000。

表 6-2　洗脱条件

时间（min）	流动相 A（%）	流动相 B（%）
0~1.6	9→22	91→78
1.6~1.8	22→26	78→74
1.8~8.0	26→39	74→61
8.0~8.4	39→9	61→91
8.4~10	9	91

2. 对照品溶液的制备　取丹参素钠对照品适量，精密称定，加甲醇制成每 1ml 含 0.16mg 的溶液（相当于每 1ml 含丹参素 0.144mg），即得。

3. 供试品溶液的制备　取本品 10 丸，精密称定，置 10ml 量瓶中，加水适量，超声处理（功率 120W，频率 40kHz）15 分钟使溶解，放冷，加水至刻度，摇匀，滤过，取续滤液，即得。

4. 测定法　分别精密吸取对照品溶液与供试品溶液各 2 ~ 4μl，注入液相色谱仪，测定，即得。

本品每丸含丹参以丹参素（$C_9H_{10}O_5$）计，不得少于 0.10mg。

第二节　特征图谱检测技术

PPT

一、简述

中药特征图谱是指中药材、提取物或中药制剂经过适当的处理后，采用一定的分析手段和仪器，检测到能够标识其中各种组分群体特征的共有峰的图谱。它是一种综合的、可量化的鉴别手段，可用于鉴别中药的真伪，评价中药质量的均一性和稳定性。

《中国药典》一部收载的进行特征图谱检测的药物见表 6 – 3。

表 6 – 3　相关药物特征图谱的检测

类别	特征图谱代表药物
药材和饮片	羌活、沉香、天麻、石斛、金银花、蟾酥
植物油脂和提取物	山楂叶提取物、茵陈提取物、茶叶提取物、金银花提取物、连翘提取物
	肿节风浸膏、刺五加浸膏、颠茄流浸膏、颠茄浸膏
	人参茎叶总皂苷、人参总皂苷
	满山红油、猴头菌丝体
单味制剂和成方制剂	五子衍宗丸、消瘰丸、银黄丸、清火栀麦丸、心可舒片、心脑健片、茵栀黄泡腾片、银黄片、清火栀麦片、葛根芩连片、颠茄片、银黄片
	心脑健胶囊、枣仁安神胶囊、茵栀黄软胶囊、茵栀黄胶囊、康莱特软胶囊、清火栀麦胶囊
	枣仁安神颗粒、茵栀黄颗粒、银黄颗粒
	鱼腥草滴眼液、颠茄酊、银黄口服液、抗病毒口服液、宽胸气雾剂

中药特征图谱可分为化学（成分）特征图谱和生物特征图谱。化学（成分）特征图谱多采用色谱、光谱技术测定，反映药材化学成分组成和种类上的特征。生物特征图谱则多采用分子标记技术测定，反映药材生物遗传学上的特征。

二、方法

（一）概念和操作

中药特征图谱和中药指纹图谱在概念和实际操作上均非常近似，差别在于：特征图谱通常是指主要有效成分的特征峰谱图；指纹图谱除了主要有疗效成分的特征峰外，还包括更多内容，专一性更强。在结果判定方面，指纹图谱计算图谱的整体相似度，一般要求相似度不低于 0.9；特征图谱需计算各特征峰相对于参照物峰的相对保留时间，一般要求各特征峰的保留时间应在规定值的 ±5% 之内。

（二）实例——茵栀黄胶囊

检验依据为《中国药典》2020 年版一部 1240 页。

[处方]　茵陈提取物 60g　栀子提取物 32g　黄芩提取物（以黄芩苷计）200g　金银花提取物 40g

[特征图谱]　照高效液相色谱法（通则 0512）测定。

1. 色谱条件与系统适用性试验　以十八烷基硅烷键合硅胶为填充剂（柱长为25cm，内径为4.6mm，粒径为5μm）；以乙腈为流动相A，以0.1%甲酸溶液为流动相B，按表6-4中的规定进行梯度洗脱；柱温为30℃，检测波长为325nm。理论板数按绿原酸峰计算应不低于10000。

表6-4　洗脱条件

时间（min）	流动相A（%）	流动相B（%）	流速（ml）
0～20	5→15	95→85	0.8
20～25	15→18	85→82	0.8→1.0
25～50	18	82	1.0

2. 参照物溶液的制备　取绿原酸对照品适量，精密称定，加50%甲醇制成每1ml含30μg的溶液，即得。

3. 供试品溶液的制备　取本品内容物1.5g，研细，加50%甲醇50ml，超声处理30分钟，滤过，取续滤液，即得。

4. 测定法　分别精密吸取参照物溶液和供试品溶液各10μl，注入液相色谱仪，测定，即得。

供试品特征图谱中应有6个特征峰，与参照物峰相应的峰为S峰，计算各特征峰与S峰的相对保留时间，其相对保留时间应在规定值的±10%之内。规定值为0.72（峰1）、1.00（峰S）、1.05（峰3）、1.92（峰4）、2.05（峰5）、2.38（峰6）。对照特征图谱见图6-2。

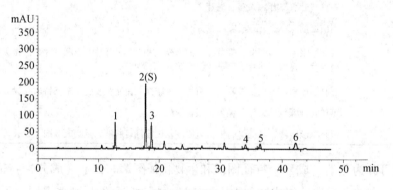

图6-2　茵栀黄胶囊的对照特征图谱

峰1：新绿原酸；峰S：绿原酸；峰3：隐绿原酸

峰4：3,4-O-二咖啡酰奎宁酸

峰5：3,5-O-二咖啡酰奎宁酸

峰6：3,5-O-二咖啡酰奎宁酸

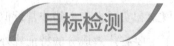

目标检测

答案解析

一、单项选择题

1. 中药指纹图谱的评价指标是（　　）

　A. 相似度　　　　　　　　　　　B. 准确度

　C. 精确度　　　　　　　　　　　D. 相同度

2. 中药指纹图谱的基本属性有（　　）

　A. 整体性　　　　　　　　　　　B. 模糊性

C. 发散性   D. A + B

3. 建立中药化学指纹图谱首选（　　　）

    A. 色谱法   B. 光谱法

    C. 核磁共振   D. 质谱法

4. 中药指纹图谱可分为中药化学（成分）指纹图谱和（　　　）

    A. 中药分子指纹图谱   B. 中药原子指纹图谱

    C. 中药生物指纹图谱   D. 中药物理指纹图谱

5. 中药指纹图谱具有整体中药化学成分及（　　　）面貌

    A. 特征   B. 特殊

    C. 整体   D. 部分

6. 中药指纹图谱具有无法精确度量的（　　　）特点

    A. 近似性   B. 模糊性

    C. 整体性   D. 准确性

7. 建立中药指纹图谱须体现的三个基本原则是（　　　）、特征性和稳定性

    A. 近似性   B. 模糊性

    C. 发散性   D. 系统性

8. 中药特征图谱是一种综合的、（　　　）的鉴别手段，可用于鉴别中药的真伪

    A. 系统化   B. 可量化

    C. 可视化   D. 结构化

9. 中药特征图谱需检测到能够标识其中各种组分群体特征的（　　　）的图谱

    A. 共有峰   B. 最高峰

    C. 最小峰   D. 最大峰

10. 化学（成分）特征图谱多采用色谱、（　　　）技术测定，反映药材化学成分组成和种类上的特征

    A. 核磁共振   B. 光谱

    C. 质谱   D. 生物学

11. 中药特征图谱需计算各特征峰相对于参照物峰的相对保留时间，一般要求各特征峰的保留时间应在规定值的（　　　）之内

    A. ±3%   B. ±4%

    C. ±5%   D. ±6%

12. 中药指纹图谱计算图谱的整体相似度，一般要求相似度在（　　　）~1.0

    A. 0.8   B. 0.85

    C. 0.9   D. 0.95

二、判断题

1. 建立指纹图谱时，原药材的采集应尽可能固定产地、采收期和炮制方法（　　　）

2. 在中药指纹图谱研究中，至少要在同一个产地收集10个样品（　　　）

3. 在中药指纹图谱研究中，参照物主要用于指纹图谱技术参数的确定，如特征峰（共有峰）的相对保留时间，峰面积比值等（　　　）

4. 特征图谱需计算整体图谱的相似度（　　　）

5. 色谱法是指用一定的光照射和扫描中药样品，取得特定图谱和数据（　　　）

6. 中药材中非共有峰总面积一般不能超过20%（　　　）

三、简答题

1. 简述中药指纹图谱建立的一般步骤。

2. 中药指纹图谱和特征图谱有何区别？

书网融合……

知识回顾　　　　微课　　　　习题

学习引导

　　含量测定是对中药制剂进行内在质量控制的重要方法，其目的是以目标成分含量为指标，客观准确地评价药品质量的优劣。尽管中药制剂产生疗效的物质基础是多种成分的协同作用，但选取起主要治疗作用的主药、贵重药、毒性药或制备过程中易损失的药物，采用灵敏、准确、专属、普及的检测方法，进行化学成分含量、生物效价或浸出物的测定，对于控制中药制剂的质量，仍然具有实际意义。那么，常用的含量测定方法有哪些？其原理和方法又如何呢？

　　本章主要介绍紫外－可见分光光度法、高效液相色谱法、气相色谱法、薄层扫描法、容量分析法等中药制剂含量测定技术的原理和方法。

📖 学习目标

　　1. **掌握**　紫外－可见分光光度法、高效液相色谱法、气相色谱法测定中药制剂含量的原理和方法。

　　2. **熟悉**　薄层扫描法、容量分析法、浸出物测定法测定中药制剂含量的原理和方法。

　　3. **了解**　挥发油测定法、氮测定法测定中药制剂含量的原理和方法。

　　中药制剂的含量测定是指用适当的化学方法或仪器分析方法对制剂中某种（些）有效成分或特征性成分进行定量分析，并以测定结果是否符合药品标准的规定来判断药品质量的优劣，是控制和评价药品质量的重要指标。

　　《中国药典》一部收载中药制剂 1610 种，其中 95% 以上的品种有含量测定指标，特别是处方中有化学药的中药制剂，则一定有含量测定项目，部分中药制剂进行了单味药的有效成分检测，也有部分中药制剂进行多味药的多成分同时检测。

　　《中国药典》一部含量测定方法应用情况见表 7－1，由于中药制剂组成复杂，所以仪器分析法更为常用。

表7-1 《中国药典》一部含量测定方法汇总表

类别	分析方法	品种数	新增品种
仪器分析法	高效液相色谱法	1462	186
	气相色谱法	68	10
	薄层扫描法	18	0
	紫外-可见分光光度法	23	4
	原子吸收分光光度法	4	1
化学分析法	滴定分析	34	4
	氮测定法	20	6

成方制剂和单味制剂的含量，除另有规定外，一般按每一计量单位（1片、1丸、1袋、1ml等）的重量计。

含量测定时，为避免出现误差，要求每份样品测定两次，并以测定平均值作为判定是否符合规定的依据。

第一节 紫外-可见分光光度法

PPT

 实例分析7-1

　　实例　某供试品规格0.2g/片，精密称取供试品片粉5.1002g，加水适量使其溶解，置100ml量瓶中，加水稀释至刻度，摇匀；精密量取溶液2ml置另一100ml量瓶中，加水稀释至刻度，摇匀；再精密量取稀释后溶液5ml置另一100ml量瓶中，加水稀释至刻度，摇匀，照紫外-分光光度法（通则0401）在361nm处测定吸光度为0.448。已知主成分的吸收系数（$E_{1cm}^{1\%}$）为460，且规定本品应为标示量的93.0%~107.0%。

　　问题　1. 本试验中采用何种材质比色皿？为什么？
　　　　　　2. 药品和饮片、植物油脂和提取物的检测方法和限度是如何规定的？

答案解析

一、概述

　　紫外-可见分光光度法（UV-Vis）是在190~800nm波长范围内测定物质的吸光度，用于鉴别、杂质检查和定量测定的方法。具有灵敏度高、准确、仪器设备简单、操作简便等优点。但本法不具分离功能，故常用于总成分的测定。

　　在中药制剂检验领域，含量测定方法一般包括对照品比较法、吸收系数法和比色法三种。

（一）对照品比较法

　　按各品种项下的方法，分别配制供试品溶液和对照品溶液，对照品溶液中所含被测成分的量应为供试品溶液中被测成分规定量的100%±10%，所用溶剂应完全一致，在规定波长处测定供试品溶液和对照品溶液的吸光度，计算药物含量。

《中国药典》采用本法测定的有灯盏细辛注射剂（总咖啡酸酯）、益气维血颗粒（铁）等。

（二）吸收系数法

按药品标准规定的方法配制供试品溶液，不需对照品，在规定波长处测定吸光度，根据药品标准规定的被测成分的百分吸收系数（$E_{1cm}^{1\%}$），计算供试品的含量。用本法测定时，吸收系数通常应大于100，并注意仪器的校正和检定。

本法在中药制剂中应用少，但在化学药品检测中常用。

（三）比色法 📱微课1

供试品本身在紫外 – 可见光区没有强吸收，或在紫外光区虽有吸收但为了避免干扰或提高灵敏度，可加入适当的显色剂，使反应产物的最大吸收移至可见光区，这种测定方法称为比色法。比色法又包括对照品比较法和标准曲线法。

1.（比色后）对照品比较法　用比色法测定时，由于显色时影响显色深浅的因素较多，应取供试品与对照品或标准品同时操作。除另有规定外，比色法所用的空白系指用同体积的溶剂代替对照品或供试品溶液，然后依次加入等量的相应试剂，并用同样方法处理。在规定的波长处测定对照品和供试品溶液的吸光度后，计算供试品浓度。《中国药典》采用本法测定的有黄杨宁片等。

2. 标准曲线法　当吸光度和浓度关系不呈良好线性时，应取数份梯度量的对照品溶液，用溶剂补充至同一体积，显色后测定各份溶液的吸光度，然后以吸光度与相应的浓度绘制标准曲线，再根据供试品的吸光度在标准曲线上查得其相应的浓度，并求出其含量。

本法主要用于总成分的含量测定，适用于批量样品的分析，当仪器和测定条件固定时，曲线可多次使用。测定成分及部分相关药物应用情况见表7 – 2。

表7 – 2　测定成分及相关药物应用情况

测定成分	有关药物
总黄酮	小儿七星茶口服液、汉桃叶片、独一味胶囊（片）、抗骨髓炎片、夏枯草口服液、垂盆草颗粒、消咳喘胶囊、消咳喘糖浆、诺迪康胶囊、排石颗粒等
（总）生物碱	小儿宝泰康颗粒、风湿骨痛胶囊、华山参片、产康复颗粒、黄杨宁片等
硫酸亚铁	复方皂矾丸、新血宝胶囊等
酸性羧甲基纤维素酶活力	猴头健胃灵片、猴头健胃灵胶囊等
姜黄素类化合物	降脂通络软胶囊等
西洋参茎叶总皂	心悦胶囊等

（1）绘制标准曲线（工作曲线）　按各品种项下规定的方法，配制一系列不同浓度（c_i）的对照品溶液（5~7份），在相同条件下分别测其吸光度（A_i），以吸光度 A 为纵坐标，浓度 c 为横坐标绘制 A – c 曲线，即得标准曲线（又称工作曲线）。

（2）测定　按各品种项下规定的方法，配制供试品溶液，在相同条件下测定供试品溶液的 A 值，从标准曲线上查出与之对应的浓度，即可求出被测成分的浓度。也可将一系列对照品溶液的浓度与相应的吸光度进行一元线性回归，求出回归方程（相关系数 $r \geqslant 0.9990$），将供试品溶液的吸光度代入回归方程，计算出被测成分的浓度。

二、方法

（一）仪器与用具

紫外 - 可见分光光度计（光源、单色器、吸收池、检测器、记录仪），分析天平（分度值 0.1mg、0.01mg、0.001mg），具塞锥形瓶，量瓶，滤纸，研钵，烧杯，量杯等。

（二）试液与试药

按各品种项下的规定准备相应的试液与试药。

（三）操作方法

1. 溶液的制备　按各品种项下规定的方法配制溶液。供试品溶液应配制 2 份，若为对照品比较法，则对照品溶液也应配制 2 份。

2. 吸光度的测定　包括仪器的校正和检定、吸光度准确度的校正、溶剂要求等。

紫外 - 可见分光光度计的操作，以型号 TU - 1800 为例。

（1）仪器接通电源，预热，完成仪器各部件自检过程。

（2）根据测定波长选择相应光源，继续预热（不同型号仪器在操作顺序上略有差别）。

（3）根据试验测定需要选择测定方式（定性：光谱扫描；定量：光度测量 Abs）。

（4）参数设置（光谱扫描：扫描区段；光度测量：测量波长）。

（5）试样设置（吸收池个数，是否需要空白校正），吸收池放入配对的相应的比色皿（石英材质或玻璃材质）。

（6）校零（光谱扫描：基线校正；光度测量："Auto Zero"）：将空白液置于相应的其中一个比色皿中，再放入吸收池中，盖上吸收池盖子，按"Auto Zero"，将供试溶液置于另一比色皿中同置吸收池中。

（7）测定（测量）：按"Start"键，记录下数据。

（8）取出比色皿，测量第二个样品光度时，只需将样品液倒入供试品比色皿中放入吸收池中，空白相同时，第一个比色皿不必变化，盖上吸收池盖子，按"Auto Zero"，再按"Start"键即可，记录数据。

（9）测定完毕，取出比色皿，关机，登记仪器使用记录。

不同型号的紫外 - 可见分光光度计操作方法与要求亦有所不同，使用前应详细阅读使用说明书或标准操作规程。

3. 注意事项　包括仪器（量瓶、移液管、吸收池）的使用、称量等。

（四）记录

除按一般药品检验记录的要求记录外，应注明仪器型号、编号，检查溶剂是否符合要求的数据，吸收池的配对情况，供试品与对照品的称量（平行试验各 2 份）、溶解和稀释情况，核对供试品溶液的最大吸收峰波长是否正确，狭缝宽度，测定波长及其吸光度值（或附仪器自动打印记录），计算公式及结果。必要时应记录仪器的波长校正情况。

（五）计算

1. 浓度计算　包括对照品比较法和吸收系数法。

（1）对照品比较法　包括对照品比较法和比色法中的对照品比较法。

$$c_{供} = c_{对} \cdot \frac{A_{供}}{A_{对}} \qquad\qquad (7-1)$$

式中，$c_{供}$ 为供试品溶液的浓度；$A_{供}$ 为供试品溶液的吸光度；$A_{对}$ 为对照品溶液的吸光度；$c_{对}$ 为对照品溶液的浓度。

（2）吸收系数法

$$c_{供} = \frac{A}{E_{1cm}^{1\%} \cdot L} \cdot 1\% \qquad\qquad (7-2)$$

式中，$c_{供}$ 为供试品溶液的浓度，g/ml；$A_{供}$ 为供试品溶液的吸光度；$E_{1cm}^{1\%}$ 为被测物质的百分吸收系数，$g/100ml$；L 为液层厚度，cm。

2. 含量计算　以固体原料、固体制剂和液体制剂为例，含量计算公式见表 7-3。本表计算公式亦适用于仪器分析法。

表 7-3　仪器分析法部分含量计算公式一览表

药物	含量计算公式及符号含义	含量表示形式
固体原料	含量 $= \dfrac{c_{供} \cdot D \cdot V}{W} \times 100\%$	百分含量（含量%）
固体制剂	含量 $= \dfrac{c_{供} \cdot D \cdot V}{W}$	每一计量单位（1g、1mg 等）的重量计
	含量 $= \dfrac{c_{供} \cdot D \cdot V}{W} \cdot \overline{W}$	每一计量单位（1片、1丸、1袋等）的重量计
	含量 $= \dfrac{\frac{c_{供} \cdot D \cdot V}{W} \cdot \overline{W}}{标示量} \times 100\%$	标示量%
液体制剂	含量 $= c_{供} \cdot D$	每一计量单位（1ml、1L 等）的重量计
	含量 $= c_{供} \cdot D \cdot \overline{V}$	每一计量单位（1支、1瓶等）的重量计
	式中，$c_{供}$ 为供试液的浓度；D 为稀释倍数；V 为固体药物由固态变成液态的体积，ml；W 为供试品取用量，g；$\overline{W}$ 为平均重量，g/丸（粒、袋等）；$\overline{V}$ 为装量体积，ml/支（瓶等）	

三、实例

（一）黄杨宁片中环维黄杨星 D 的测定

环维黄杨星 D 为甾体类生物碱，《中国药典》采用酸性染料比色法测定其含量。在 pH 6.8 缓冲液中，环维黄杨星 D 能与溴麝香草酚蓝定量地结合成有色络合物（离子对），此离子对可溶于三氯甲烷，并在 410nm 下有最大吸收，故可通过测定离子对的吸光度，计算环维黄杨星 D 的含量。

环维黄杨星D

1. 检验依据 《中国药典》2020 年版一部 1593 页。

[处方] 环维黄杨星 D 0.5g

[含量测定]

（1）对照品溶液的制备 取环维黄杨星 D 对照品约 25mg，精密称定，置 250ml 量瓶中，加甲醇 70ml 使溶解，用 0.05mol/L 磷酸二氢钠缓冲液稀释至刻度，摇匀，精密量取 10ml，置 100ml 量瓶中，用 0.05mol/L 磷酸二氢钠缓冲液稀释至刻度，摇匀，即得（每 1ml 含环维黄杨星 D 10μg）。

（2）供试品溶液的制备 取本品 20 片，精密称定，研细，精密称取适量（约相当于环维黄杨星 D 0.5mg），置 50ml 量瓶中，加 0.05mol/L 磷酸二氢钠缓冲液至近刻度，80℃ 水浴温浸 1.5 小时后取出，冷却至室温，加 0.05mol/L 磷酸二氢钠缓冲液至刻度，摇匀，离心 6 分钟（转速为 3000r/min），取上清液，即得。

（3）测定法 精密量取对照品溶液与供试品溶液各 5ml，分别置分液漏斗中，各精密加入溴麝香草酚蓝溶液（取溴麝香草酚蓝 18mg，置 250ml 量瓶中，加甲醇 5ml 使溶解，加 0.05mol/L 磷酸二氢钠缓冲液至刻度，摇匀，即得）5ml，摇匀，立即分别精密加入三氯甲烷 10ml，振摇 2 分钟，静置 1.5 小时，分取三氯甲烷层，置含 0.5g 无水硫酸钠的具塞试管中，振摇，静置，取上清液，照紫外－可见分光光度法（通则 0401），在 410nm 的波长处分别测定吸光度，计算，即得。

本品每片含环维黄杨星 D（$C_{26}H_{46}N_2O$），应为标示量的 90.0% ~ 110.0%。

[规格] （1）每片含环维黄杨星 D 0.5mg；（2）每片含环维黄杨星 D 1mg。

2. 测定 以规格为每片含环维黄杨星 D 0.5mg 为例。

（1）对照品溶液的制备 取环维黄杨星 D 对照品适量，依法操作，即得。

（2）供试品溶液的制备 取本品 20 片（每片含环维黄杨星 D 0.5mg），精密称定，计算出平均片重后，研细，精密称取适量（约相当于环维黄杨星 D 0.5mg），置 50ml 量瓶中，依法操作，即得。

用下列公式计算取样范围：

$$取样量 = \frac{主药规定量}{标示量} \times 平均片重 \times (1 \pm 10\%)$$

（3）测定溶液的制备 精密量取对照品溶液与供试品溶液各 5ml，依法进行操作，即得。

（4）A 值测定 上机操作，即得。

（5）计算 实验数据：$W_{20} = 2.1096g$、$W_{对} = 24.80mg$、$W_S = 0.1051g$、$A_{对} = 0.510$、$A_{供} = 0.476$。

$$c_{对} = \frac{24.80}{250} \times \frac{10}{100} \times 10^3 = 9.920 (\mu g/ml)$$

$$含量 = \frac{\dfrac{c_{供} \cdot D \cdot V}{W_S} \cdot \overline{W}}{标示量} \times 100\% = \frac{\dfrac{c_{对} \cdot \dfrac{A_{供}}{A_{对}} \cdot D \cdot V}{W_S} \cdot \overline{W}}{标示量} \times 100\%$$

$$= \frac{\dfrac{9.920 \times 10^{-3} \times \dfrac{0.476}{0.510} \times 1 \times 50}{0.1051} \times \dfrac{2.1096}{20}}{0.5} \times 100\% = 92.92\%$$

（二）小儿七星茶口服液中总黄酮的测定

芦丁

1. 检验依据　《中国药典》2020 年版一部 551 页。

[处方] 薏苡仁 417g　稻芽 417g　山楂 208g　淡竹叶 313g　钩藤 156g　蝉蜕 52g　甘草 52g

[含量测定] 总黄酮

（1）对照品溶液的制备　取芦丁对照品 50mg，精密称定，置 25ml 量瓶中，加 70% 乙醇 20ml，置水浴上微热使溶解，放冷，加 70% 乙醇至刻度，摇匀。精密量取 5ml，置 50ml 量瓶中，加水至刻度，摇匀，即得（每 1ml 含芦丁 0.2mg）。

（2）标准曲线的制备　精密量取对照品溶液 1.0ml、2.0ml、3.0ml、4.0ml、5.0ml 和 6.0ml，分别置 25ml 量瓶中，各加水至 6.0ml，加 5% 亚硝酸钠溶液 1ml，混匀，放置 6 分钟，加 10% 硝酸铝溶液 1ml，混匀，放置 6 分钟，加氢氧化钠试液 10ml，再加水至刻度，摇匀，放置 15 分钟，以相应的试剂作空白，照紫外－可见分光光度法（通则 0401），在 505nm 波长处测定吸光度，以吸光度为纵坐标、对照品浓度为横坐标，绘制标准曲线。

（3）测定法　取装量项下的本品，混匀，精密量取 5ml，置 50ml 量瓶中，加水至刻度，摇匀。精密量取 2ml，置 25ml 量瓶中，照标准曲线的制备项下的方法，自"加水至 6.0ml"起依法测定吸光度，从标准曲线上读出供试品溶液中芦丁的量，计算，即得。

本品每 1ml 含总黄酮以芦丁（$C_{27}H_{30}O_{16}$）计，不得少于 3.0mg。

2. 测定

（1）对照品溶液的制备　取芦丁对照品 49.86mg，依法操作，即得。

（2）标准曲线溶液的制备　精密量取对照品溶液 1ml、2ml、3ml、4ml、5ml 和 6ml，分别置 25ml 量瓶中，依法操作，即得。

（3）测定　取装量项下的本品，混匀，精密量取 5ml，置 50ml 量瓶中，加水至刻度，摇匀。精密量取 2ml，置 25ml 量瓶中，照标准曲线的制备项下的方法，自"加水至 6.0ml"起依法测定吸光度，从标准曲线上读出供试品溶液中芦丁的量，计算，即得。

（4）实验数据　$W_{对} = 49.86mg$、A_i（表 7-4）、$A_{供} = 0.486$。

$$c_{对} = \frac{49.86}{25} \times \frac{5}{50} = 0.1994 \ （mg/ml）$$

表7-4 一系列对照品溶液的浓度值及对应吸光度值

量取体积（ml）	1	2	3	4	5	6
浓度（μg/ml）	7.976	15.95	23.93	31.90	39.88	47.86
A_i	0.115	0.226	0.349	0.475	0.607	0.769

（5）绘制标准曲线 标准曲线见图7-1。

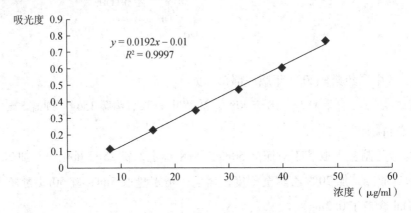

图7-1 小儿七星茶口服液标准曲线图

（6）计算

$$含量 = c_{供} \cdot D = \frac{0.486 + 0.01}{0.0192} \times \frac{25}{2} \times \frac{50}{5} \times 10^{-3} = 3.23（mg/ml）$$

第二节 薄层扫描法

PPT

一、概述

薄层扫描法（TLCS）系指用一定波长的光照射在薄层板上，对薄层色谱中可吸收紫外光或可见光的斑点，或经激发后能发射出荧光的斑点进行扫描，将扫描得到的图谱及积分数据用于中药制剂定性和定量的方法。由于直接在薄层上进行测定，故具有便捷、快速的特点。2020年版《中国药典》收载的采用本法测定的共有18种，有关品种见表7-5。

表7-5 薄层色谱扫描法应用有关品种

品名	扫描方法	定量方法	目标成分（药味）	含量（不得少于）
九分散	双波长吸收扫描	外标二点法	士的宁（马钱子）	4.5~5.5mg/袋
大山楂丸	双波长吸收扫描	外标二点法	熊果酸（山楂）	7.0mg/丸
山楂化滞丸	双波长吸收扫描	外标二点法	熊果酸（山楂）	4.5mg/丸
马钱子散	双波长吸收扫描	外标一点法	士的宁（马钱子）	7.2~8.8mg/袋
贝羚胶囊	单波长吸收扫描	外标二点法	猪去氧胆酸	85~115mg/粒
牛黄抱龙丸	单波长吸收扫描	外标二点法	胆酸（牛黄）	0.50mg/丸
丹桂香颗粒	荧光扫描	外标二点法	盐酸小檗碱（黄连）	12.0mg/袋
清胃黄连丸（大蜜丸）	荧光扫描	外标二点法	盐酸小檗碱（黄连、黄柏）	22.0mg/丸

续表

品名	扫描方法	定量方法	目标成分（药味）	含量（不得少于）
心脑欣胶囊	双波长吸收扫描	外标二点法	甜菜碱（枸杞子）	0.70mg/粒
芎菊上清丸（水丸）	荧光扫描	外标二点法	盐酸小檗碱（黄连）	0.97mg/g
血脂宁丸	双波长吸收扫描	外标二点法	熊果酸（山楂）	4.5mg/丸
灵宝护心丹	单波长吸收扫描	外标二点法	胆酸（人工牛黄）	2.5mg/g
局方至宝散	单波长吸收扫描	外标二点法	胆酸（牛黄）	2.2mg/g
枳实导滞丸	荧光扫描	外标二点法	橙皮苷（枳实）	20.0mg/g
复方扶芳藤合剂	双波长吸收扫描	外标二点法	黄芪甲苷（黄芪）	50μg/ml
珠黄散	单波长吸收扫描	外标二点法	胆酸（人工牛黄）	26.0mg/g
益母草口服液	单波长吸收扫描	外标二点法	盐酸水苏碱	0.90mg/ml
喉咽清口服液	双波长吸收扫描	外标二点法	齐墩果酸（土牛膝）	0.10mg/ml

薄层色谱扫描法根据测定方法的不同又可分为薄层吸收扫描法和薄层荧光扫描法。

1. 薄层吸收扫描法 系指用一定强度的单色光照射薄层板上的斑点，通过直接测定斑点反射光的强度或透过光的强度进行定量的方法。该法适用于在紫外－可见光区（190～800nm）有吸收的物质的测定。紫外光以氘灯为光源，可见光以钨灯为光源。根据对光测定方式的不同，分为反射法和透射法。在透射法中，由于普通玻璃板对330nm以下的紫外光有吸收，薄层厚薄及均匀程度对测定有影响，故一般常采用反射法。测光方式有单波长扫描和双波长扫描两种。根据扫描时光斑轨迹的不同，可采取线性扫描和锯齿扫描两种方式，在吸收测定法中，常采取锯齿扫描方式。

2. 薄层荧光扫描法 系指用一定强度的激发光照射薄层板上的斑点，通过直接测定斑点所发射的荧光强度进行定量的方法。该法适用于具有荧光特性或经适当处理后能产生荧光的物质的测定。激发光以汞灯或氙灯为光源，测定时，通常选择待测物质在紫外光区的最大吸收波长作为激发波长。一般采用反射法、线性扫描的方式进行测定。薄层荧光扫描法专属性强，灵敏度比吸收扫描法更高，但适用范围较窄。

3. 定量方法 照薄层色谱扫描法，按各品种项下规定的方法，制备供试品溶液和对照标准溶液，并按规定的色谱条件点样、展开、扫描测定；或将待测定色谱斑点刮下经洗脱后，再用适宜的方法测定。薄层扫描法定量可采用外标法和内标法，《中国药典》一部收载的品种仅采用外标法。

外标法系指将一定量的供试品溶液和对照品溶液分别交叉点加在同一块薄层板上，展开，显色，定位，上机扫描待测组分斑点和对照品斑点，测定相应的吸光度或荧光强度的积分值，根据所得数据计算被测成分的含量。

根据对照品标准曲线性质的不同，外标法又分为外标一点法和外标两点法。若标准曲线通过原点，采用外标一点法；若标准曲线不通过原点，采用外标两点法。所谓一点法是指在一块薄层板上对照品的浓度为一种点样浓度（图7-2），两点法则是指在一块薄层板上对照品的浓度（或质量）为两种点样浓度（或质量）（图7-3）。

《中国药典》收载的品种中，除马钱子散等个别品种采用外标一点法外，绝大多数品种采用外标二点法。

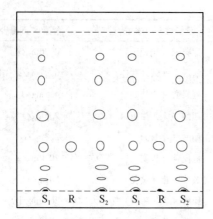

图 7-2　外标一点法点样示意图

S₁. 第一份供试品；S₂. 第二份供试品；R. 对照品

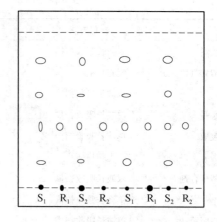

图 7-3　外标两点法点样示意图

S₁. 第一份供试品；S₂. 第二份供试品

R₁. 大质量对照品；R₂. 小质量对照品

二、方法

（一）仪器与用具

薄层扫描仪、分析天平（分度值 0.1mg）、具塞锥形瓶、量瓶、滤纸、漏斗、薄层板、定量点样器等。

（二）试药与试液

按各品种项下的规定准备相应的试液与试药。

（三）操作方法

1. 扫描前操作

（1）供试品溶液和对照品溶液的制备　按各品种项下规定的方法制备供试品溶液和对照品溶液，供试品溶液和对照品溶液均应平行制备 2 份。

（2）展开剂的制备　展开剂应临用前配制，不得重复使用。小体积的溶剂应用移液管或刻度吸管量取。

（3）薄层板准备　除另有规定外，取合适规格的市售高效薄层板，检视合格后，110℃ 活化 30 分钟，置干燥器中备用。

（4）点样　采取自动点样器点样或用微升毛细管或平头微量注射器吸取规定体积点样。

（5）展开　取展开缸，加入展开剂适量，预饱和后，放入载有供试品的薄层板，立即密闭，展开，展开至一定展距时，取出薄层板，晾干。

（6）显色　需要显色的品种，按各品种项下规定的显色剂进行显色后，在薄层板上覆盖同样大小的玻璃板，周围用胶布固定。

2. 上机扫描　包括测光方式、扫描波长以及扫描方式等参数的选择。以 CS-9301PC，采用双波长吸收扫描时为例。

（1）先开主机，将灯源打开，待自检完成后打开电脑和软件连接主机。

（2）设置控制参数　点击"scanner→parameter（扫描仪参数）"，会弹出菜单，点击"change（改变）"，选择 control parameter（控制参数），弹出控制参数对话框，勾选合适的控制参数，photo mode

（影像模式）：勾选"reflection（反射）"；lane（路径）：勾选"single（单路径扫描）"；zero set mode（设零模式）：勾选"at start（在开始扫描点设零）"；scan mode（扫描模式）：勾选"zigzag（锯齿扫描）"；lambda（波长）：勾选"dual（双波长）"。

（3）设置平台和光斑参数 点击"stage and beam parameters（平台及光斑参数）"，设定双波长扫描的"reference wave（参比波长）"和"sample wave（样品波长）"；beam size（光斑尺寸）：勾选"0.4 × 0.4"；设定光斑的"swing width（摆幅）"。

（4）设置信号处理参数 点击"single processing parameters（信号处理参数）"，选择背景扣除参数及线性拟合器参数（硅胶板一般勾选 SX3）。

（5）设置自动列参数 放进待扫描的薄层板（注意薄层板放置的方向，因为扫描时须沿展开方向进行扫描，不得横向扫描），固定好，移动薄层板，调整光斑在薄层板上的位置，并记录合适的 start X，start Y 及 end Y 的参数，将所记录的各数据输入"autolane parameter（自动列参数）"中。

（6）扫描及文件保存 在各个参数设置完成后点"OK"，在主画面中点击"start"开始扫描，扫描结束后在所弹出的对话框中先进行文件名更改（"change file name"在弹出的对话框中输入名称后点击"change"，再点击"OK"），然后保存文件。

（7）寻峰 在主菜单中点击"peak →fine peak（寻峰）"，将文件调出，会弹出峰列表，设置样品参数，记录扫描得到的各斑点吸光度的积分值，在主菜单中点击"print→plot out→"，在弹出的对话框中选择打印内容及排版格式，再点击"OK"打印。

（8）关机 先退出软件再关主机。

（9）填写仪器使用记录。

3. 系统适用性试验 用供试品和对照品对实验条件进行试验和调整，分离度和重复性应达到含量测定的要求。

（1）分离度 用于含量测定时，要求定量峰与相邻峰之间有较好的分离度（图 7-4），分离度（R）的计算公式见公式（7-3）。除另有规定外，分离度应大于 1.0。

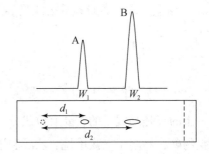

图 7-4 组分斑点分离示意图

$$R = \frac{2(d_2 - d_1)}{W_1 + W_2} \tag{7-3}$$

式中，d_2 为相邻两峰中后一峰与原点的距离；d_1 为相邻两峰中前一峰与原点的距离；W_1 为相邻两峰中前一峰的峰宽；W_2 为相邻两峰中后一峰的峰宽。

（2）重复性 同一供试液在同一块薄层板上平行点样的待测成分的峰面积，测定的相对标准偏差（RSD）应不大于 5.0%，需显色后测定的相对标准偏差应不大于 10.0%。

（3）比移值（R_f 值） 计算见公式（7-4）。除另有规定外，杂质检查时，各杂质斑点的比移值应在 0.2~0.8 之间。

$$R_f = \frac{\text{基线至展开斑点中心的距离}}{\text{基线至展开剂前沿的距离}} \tag{7-4}$$

（四）记录

除按一般药品检验记录的要求记录外，记录室温及湿度，薄层板所用的吸附剂，供试品的预处理，供试液与对照液的配制及其点样量，展开剂、展开距离、显色剂、色谱示意图，必要时计算出 R_f 值，薄层扫描仪的型号，扫描方式，供试品和对照品的称量（平行试验各 2 份），测定值等。

（五）计算

1. 浓度计算

（1）外标一点法　计算浓度或重量。

$$W_供 = W_对 \cdot \frac{A_供}{A_对} \text{ 或 } c_供 = c_对 \cdot \frac{A_供}{A_对} \tag{7-5}$$

式中，$W_供$ 为供试品扫描斑点中被测成分的重量或浓度；$W_对$ 为对照品扫描斑点的重量或浓度；$c_供$ 为供试品溶液的浓度；$c_对$ 为对照品溶液的浓度；$A_供$ 为供试品溶液的吸光度积分值；$A_对$ 对为照品溶液的吸光度积分值。

（2）外标二点法　计算浓度或重量。

$$W = f_1 \cdot A + f_2 \tag{7-6}$$

式中，f_1 为斜率；f_2 为截距；A 为吸光度积分值。

$$f_1 = \frac{W_大 - W_小}{A_大 - A_小} \tag{7-7}$$

$$f_2 = \frac{W_小 A_大 - W_大 A_小}{A_大 - A_小} \tag{7-8}$$

则重量或浓度计算公式为：

$$W_供 = f_1 \cdot A_供 + f_2 \tag{7-9}$$

2. 含量计算　含量计算公式见表 7-3。

三、实例

（一）马钱子散中士的宁的测定

士的宁是马钱子的主要有效成分，士的宁含量不足会影响疗效，过量又会引起中毒。士的宁是吲哚类生物碱，易溶于三氯甲烷、乙醇和甲醇，难溶于水，在 254nm 处有最大吸收，但无荧光性质，《中国药典》采用双波长薄层吸收扫描外标一点法，荧光淬灭显色测定其含量。

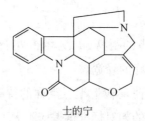

士的宁

1. 检验依据　《中国药典》2020 年版一部 607 页。

［处方］制马钱子适量（含士的宁 8.0g）　地龙（焙黄）93.5g

［含量测定］取装量差异项下的本品约 0.5g，精密称定，置具塞锥形瓶中，精密加入三氯甲烷 20ml，浓氨试液 1ml，轻轻摇匀，称定重量后，于室温放置 24 小时，再称定重量，用三氯甲烷补足减失重量，充分振摇，滤过，滤液作为供试品溶液。另取士的宁对照品，加三氯甲烷制成每 1ml 含 1mg 的溶液，作为对照品溶液。照薄层色谱法（通则 0502）试验，分别吸取供试品溶液 8μl 和对照品溶液 4μl，交叉点于同一硅胶 GF$_{254}$ 薄层板上，以甲苯 - 丙酮 - 乙醇 - 浓氨试液（16：12：1：4）的上层溶液为展开剂，展开，取出，晾干。照薄层色谱法（通则 0502 薄层色谱扫描法）进行扫描，波长：$\lambda_S = 257nm$，

$\lambda_R = 300nm$，测量供试品与对照品吸光度积分值，计算，即得。

本品每袋含马钱子以士的宁（$C_{21}H_{22}N_2O_2$）计，应为 7.2 ~ 8.8mg。

[规格]　每袋装 0.6g。

2. 测定

（1）供试品溶液的制备　取装量差异项下本品（10 袋），混合均匀，精密称定，置具塞锥形瓶中，精密加入三氯甲烷 20ml，浓氨试液 1ml，轻轻摇匀，称定重量后，于室温放置 24 小时，再称定重量，用三氯甲烷补足减失的重量，充分振摇，滤过，取滤液，即得。

（2）对照品溶液的制备　取士的宁对照品 19.98mg，置 20ml 量瓶中，加三氯甲烷溶解并稀释至刻度，即得（每 1ml 含 1mg 士的宁）。

（3）展开剂的制备　取甲苯 16.0ml、丙酮 12.0ml、乙醇 1.0ml、浓氨试液 4.0ml 置具塞锥形瓶中，静置，取上层溶液备用。

（4）硅胶 GF_{254} 薄层板　取规格为 10cm × 10cm 的市售高效薄层板，检视合格后，110℃活化 30 分钟，置干燥器中备用。

（5）点样　用微升毛细管点样，供试品溶液点样量为 8μl，对照品溶液点样量为 4μl，点样顺序可为：第 1 份供试品溶液、对照品溶液、第 2 份供试品溶液、第 1 份供试品溶液、对照品溶液、第 2 份供试品溶液。

（6）展开　取展开缸，加入展开剂 20ml，放入载有供试品的薄层板，立即密闭，展开，展开约 7cm 时，取出薄层板，晾干后，在薄层板上覆盖同样大小的玻璃板，周围用胶布固定。

（7）上机扫描　波长：$\lambda_S = 257nm$；$\lambda_R = 300nm$。

（8）计算　实验数据：$\overline{W} = 0.6012g/袋$、$W_{对} = 19.98mg$、$W_{供} = 0.5324g$、$A_{对} = 22081.26$、$A_{供} = 15659.12$。

$$含量 = \frac{c_{供} \cdot D \cdot V}{W} \cdot \overline{W} = \frac{c_{对} \cdot \dfrac{V_{对}}{V_{供}} \cdot \dfrac{A_{供}}{A_{对}} \cdot D \cdot V}{W_{供}} \cdot \overline{W}$$

$$= \frac{\dfrac{19.98}{20} \times \dfrac{4}{8} \times \dfrac{15659.12}{22081.26} \times 1 \times 20}{0.5324} \times 0.6012 = 8.00（mg/袋）$$

（二）大山楂丸中熊果酸的测定

熊果酸为山楂的指标性成分，属三萜类化合物，具酸性，易溶于乙醚、三氯甲烷和乙醇，难溶于水和石油醚，熊果酸本身无荧光性质和紫外 – 可见吸收，故需用硫酸溶液显色后，才可扫描测定。

熊果酸

1. 检验依据　《中国药典》2020 年版一部 520 页。

[处方]　山楂 1000g　六神曲（麸炒）150g　炒麦芽 150g

　　[含量测定] 取重量差异项下的本品，剪碎，混匀，取约 3g，精密称定，加水 30ml，60℃水浴温热使充分溶散，加硅藻土 2g，搅匀，滤过，残渣用水 30ml 洗涤，100℃烘干，连同滤纸一并置索氏提取器中，加乙醚适量，加热回流提取 4 小时，提取液回收溶剂至干，残渣用石油醚（30~60℃）浸泡 2 次（每次约 2 分钟），每次 5ml，倾去石油醚液，残渣加无水乙醇 – 三氯甲烷（3∶2）的混合溶液适量，微热使溶解，转移至 5ml 量瓶中，用上述混合溶液稀释至刻度，摇匀，作为供试品溶液。另取熊果酸对照品适量，精密称定，加无水乙醇制成每 1ml 含 0.5mg 的溶液，作为对照品溶液。照薄层色谱法（通则 0502）试验，分别精密吸取供试品溶液 5μl、对照品溶液 4μl 与 8μl，分别交叉点于同一硅胶 G 薄层板上，以环己烷 – 三氯甲烷 – 乙酸乙酯 – 甲酸（20∶5∶8∶0.1）为展开剂，展开，取出，晾干，喷以 10%硫酸乙醇溶液，在 110℃加热至斑点显色清晰，在薄层板上覆盖同样大小的玻璃板，周围用胶布固定，照薄层色谱法（通则 0502 薄层色谱扫描法）进行扫描，波长：$\lambda_S = 535nm$；$\lambda_R = 650nm$，测量供试品吸光度积分值与对照品吸光度积分值，计算，即得。

　　本品每丸含山楂以熊果酸（$C_{30}H_{48}O_3$）计，不得少于 7.0mg。

　　[规格] 每丸重 9g。

2. 测定

　　（1）供试品溶液的制备　取重量差异项下的本品 10 丸，剪碎，混匀，精密称定，分别置 100ml 烧杯中，依法操作，即得。

　　（2）对照品溶液的制备　称取熊果酸对照品 12.46mg，置 25ml 量瓶中，加无水乙醇适量使溶解并稀释至刻度，即得（每 1ml 含熊果酸 0.4984mg）。

　　（3）展开剂的制备　取环己烷 20.0ml、三氯甲烷 5.0ml、乙酸乙酯 8.0ml、甲酸 0.1ml 置具塞锥形瓶中，混合均匀，即得。

　　（4）硅胶 G 薄层板　取规格为 10cm×10cm 的市售高效薄层板，检视合格后，110℃活化 30 分钟，置干燥器中备用。

　　（5）点样　用微升毛细管点样，供试品溶液点样量为 5μl，对照品溶液点样量为 4μl 和 8μl，点样顺序可为：对照品溶液 4μl、对照品溶液 8μl、第 1 份供试品溶液 5μl、第 2 份供试品溶液 5μl、对照品溶液 4μl、对照品溶液 8μl、第 1 份供试品溶液 5μl、第 2 份供试品溶液 5μl。

　　（6）展开　取展开缸，加入展开剂 20ml，放入载有供试品的薄层板，立即密闭，展开，在展开约 7cm 时，将薄层板取出，晾干。

　　（7）显色　晾干后，用专用喷雾器喷以 10%硫酸乙醇溶液，在 110℃烘箱中加热至斑点显色清晰，在薄层板上覆盖同样大小的玻璃板，周围用胶布固定。

　　（8）上机扫描　波长：$\lambda_S = 535nm$；$\lambda_R = 650nm$。

　　（9）计算　实验数据：$\overline{W} = 8.9750g/丸$、$W_S = 3.1023g$、$W_{对} = 12.46mg$、$A_{供} = 5659.12$、$A_{对1} = 2057.73$、$A_{对2} = 7901.25$。

$$f_1 = \frac{W_大 - W_小}{A_大 - A_小} = \frac{0.4984 \times 8 - 0.4984 \times 4}{7901.25 - 2057.73} = 0.0003412$$

$$f_2 = \frac{W_小 \cdot A_大 - W_大 \cdot A_小}{A_大 - A_小} = \frac{0.4984 \times 4 \times 7901.25 - 0.4984 \times 8 \times 2057.73}{7901.25 - 2057.73} = 1.292$$

$$W_供 = f_1 \cdot A_供 + f_2 = 0.0003412 \times 5659.12 + 1.292 = 3.223(\mu g)$$

$$含量 = \frac{c_{供} \cdot D \cdot V}{W_s} \times \overline{W} = \frac{\dfrac{3.223}{5} \times 1 \times 5}{3.1023} \times 8.9750 = 9.32(mg/丸)$$

第三节　高效液相色谱法 微课2

一、概述

高效液相色谱法具有分离效能高、灵敏度高、选择性好、分析速度快、适用范围广等特点，适用于高沸点、大分子、强极性和热稳定性差的化合物的分析。测定法包括外标法、内标法、加校正因子的主成分自身对照法、不加校正因子的主成分自身对照法和面积归一化法。

《中国药典》一部收载的中药制剂的含量测定绝大多数采用高效液相色谱法中的外标法和内标法，其中外标法最为常用，多采用外标一点法，检测器多为紫外检测器。当采用蒸发光散射检测器时，应采用外标两点法。由于微量注射器不易精确控制进样量，当采用外标法测定时，以手动进样器定量环或自动进样器进样为宜。

外标法的定量依据是待测组分色谱峰的峰面积或峰高与其浓度或质量在一定范围内成线性关系，按药品标准方法制备供试品溶液和对照品溶液，分别精密取一定量，进样，记录色谱图，测量对照品和供试品溶液中待测物质的峰面积（或峰高），按正比关系计算供试品溶液的浓度。峰面积或峰高与浓度关系如图7-5所示。

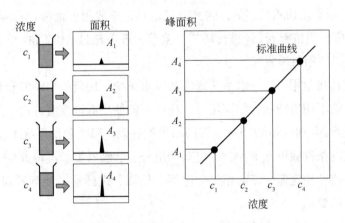

图7-5　峰面积或峰高与浓度关系示意图

《中国药典》一部收载的采用高效液相色谱法等度洗脱测定有效成分品种较多，比如黄芩苷（如柴黄片、防风通圣丸、健儿消食口服液、复方羚羊角降压片等）、大黄素和大黄酚等总量计（如黄连上清丸、复方大青叶合剂、一清胶囊、比拜克胶囊、止血复脉合剂、冰黄肤乐软膏等）；但采用高效液相色谱法梯度洗脱的品种种类和数目明显增多，比如人参（心悦胶囊、血塞通胶囊/颗粒、参芪降糖片/颗粒等）和三七（复方丹参滴丸、芪珍胶囊、康尔心胶囊、宫宁颗粒、腰痹通胶囊、豨莶通栓王等）。

高效液相色谱法的原理见色谱法（第二章第二节）

二、方法

（一）仪器与用具

高效液相色谱仪（包括输液泵、进样器、色谱柱、检测器和色谱数据处理器系统），分析天平（分度值0.01mg），超声波仪，微量注射器，研钵，量瓶，滤纸，漏斗，微孔滤膜等。

（二）试液与试药

按各品种项下的规定准备相应的试液与试药。

（三）操作方法

1. 色谱柱的选择和保存　根据实验要求和流动相的pH范围，参考色谱柱说明书，选用适宜的色谱柱。实验结束后，可按色谱柱的使用说明书，对色谱柱进行冲洗和保存。

中药分析中，多数采用反相键合相色谱，以键合非极性基团的载体为填充剂填充而成的色谱柱。在反相色谱法中，制剂中剂型的附加剂或其他干扰成分组分先流出，不会停留在柱上污染色谱柱。

常用的填充剂有十八烷基硅烷键合硅胶、辛基硅烷键合硅胶和苯基键合硅胶等，其中最常用的是十八烷基硅烷键合硅胶。

中药制剂组成复杂，测定时常在分析柱前加一预柱（保护柱）。进样前，需用滤膜抽滤或针头滤过（0.45μm），分析完毕后一般用高纯水或低浓度比例的醇洗去糖等水溶性杂质，再用甲醇等将色谱柱冲洗干净。

2. 流动相的制备　制备流动相的试剂，除另有规定外，一般用色谱纯，水应为新鲜配制的高纯水，凡规定pH的流动相，应使用精密pH计进行调节，偏差一般不超过±0.2 pH单位。配制好的流动相应通过0.45μm滤膜滤过，使用前须脱气。

反相色谱系统的流动相常用甲醇–水系统或乙腈–水系统。用紫外末端波长检测时，宜选用乙腈–水系统。流动相中尽可能不用缓冲盐，如需用时，应尽可能使用低浓度缓冲盐。用十八烷基硅烷键合硅胶柱时，流动相中有机溶剂一般不低于5%，否则易导致柱效下降、色谱系统不稳定。

品种正文项下规定的条件除填充剂种类、流动相组分、检测器类型不得改变外，其余如色谱柱内径与长度、填充剂粒径、流动相流速、流动相组分比例、柱温、进样量、检测器灵敏度等均可适当改变，以达到系统适用性试验的要求。

即学即练 7 –1

高效液相色谱法流动相常用的流速是（　　　）

答案解析　　A. 0.5ml/min　　　　B. 0.6ml/min　　　　C. 0.8ml/min　　　　D. 1.0ml/min

3. 系统适用性试验　色谱系统的适用性试验通常包括理论板数、分离度、灵敏度、重复性和拖尾因子等参数。

按各品种正文项下要求对色谱系统进行适用性试验，即用规定的对照品溶液或系统适用性试验溶液在规定的色谱系统进行试验，必要时，可对色谱系统进行适当的调整，以符合要求。

4. 供试品溶液和对照品溶液的制备　按各品种项下规定的方法制备供试品溶液和对照品溶液。供试品溶液和对照品溶液均应制备2份，供试品溶液在注入色谱仪前，应用0.45μm的滤膜滤过。

5. 高效液相色谱仪操作通法

（1）泵的操作　按下列方法操作。

1）用流动相冲洗滤器，再把滤器浸入流动相中。

2）打开泵的排放阀，用专用注射器从阀口抽出流动相约20ml，设置高流速（如5ml/min）或用冲洗键（PURGE）进行泵排气，观察出口处流动相呈连续液流后，将流速逐步回零或停止冲洗，关闭排放阀。

3）将流速调节至分析用流速，对色谱柱进行平衡，同时观察压力指示应稳定，用干燥滤纸片的边缘检查柱管各连接处应无渗漏。初始平衡时间一般需约30分钟，如果使用带有表面活性剂的流动相或使用较长色谱柱则平衡时间也会较长。如为梯度洗脱，应在程序中设置梯度程序，用初始比例的流动相对色谱柱进行平衡。

（2）紫外–可见检测器操作　高效液相色谱法色谱仪多通过色谱工作站或控制面板对检测器进行调控。打开检测器电源，检测器自检完毕后，设定检测波长、样品运行时间、灵敏度等参数。记录基线，待稳定后，符合要求后方能进行操作。

（3）进样操作　包括六通阀进样和自动进样。

1）六通阀进样器　进样手柄置采样位置（LOAD）。用供试品溶液清洗配套的进样器，再抽取适量，如用定量环（LOOP）定量，则微量注射器抽取量应不少于定量环容积的3~5倍，用微量注射器定量进样时，进样量不得多于环容积的50%。在排除气泡后方能向进样器中注入供试品溶液。

把微量进样器的平头针直插至进样器底部，注入供试溶液。

将手柄转至进样位置（INJECT），样品被流动相带入色谱柱。

2）自动进样器进样　操作人员将制备好的供试品及对照品装入专用进样瓶中，盖上带有垫片的瓶盖，顺时针方向旋紧后，放入贮样室的样品盘中，设定样品瓶的位置号和进样体积等自动进样参数，自动进样器通过工作站控制，完成自动取样、进样、清洗等一系列的操作。自动进样不仅自动化程度高、降低人工成本，而且一般自动进样的重复性优于手动进样。

（4）色谱数据的收集和处理　不同厂家的高效液相色谱仪具有不同的工作站，操作界面亦不同。现多采用色谱工作站软件进行计算机自动控制，只要将相关参数输入工作站，工作站可以进行数据采集、处理和数据分析并可自动完成。

注意：最后一峰出完后，应继续走一段基线，确认再无组分流出，方能结束记录；根据第一张预试的色谱图，适当调整衰减、记录时间等参数；定量测定中，一般峰顶不得超过记录满量程。

含量测定的对照品溶液和供试品溶液每份至少进样2次，由全部进样结果（n≥4）求得平均值，相对标准偏差（RSD）不应大于1.5%。

（5）清洗和关机

1）分析完毕先关检测器和数据处理机，再用经滤过和脱气的适当溶剂清洗色谱系统。

2）正相柱用正己烷冲洗。反相柱如使用过含盐流动相，则先用5%甲醇冲洗，然后用更高比例的甲醇–水冲洗，各种冲洗剂一般冲洗20~30分钟，特殊情况可延长冲洗时间，用过含盐尤其是含离子对试剂的柱子，有时需冲洗数小时甚至更长时间。最后用甲醇冲洗封存。

3）冲洗完毕后逐步降低流速至0，关泵。进样器也应用相应溶剂冲洗，可用进样阀所附专用冲洗接头。

4）关闭仪器及稳压器所有电源。

5）做好使用仪器的使用记录和色谱柱的使用保养记录登记。仪器的使用记录内容包括日期、检品名称、测定项目、使用起止时间、仪器冲洗时用的溶剂、仪器使用过程有无异常等。色谱柱的使用记录内容包括日期、检品名称、测定项目、使用起止时间、色谱柱的柱压、理论板数、分离度、冲洗溶剂、封存的溶剂等。

（四）记录

除按一般药品检验记录的要求记录外，应注明仪器型号，检测波长，色谱柱与柱温，流动相与流速，对照品批号和含量，供试品与对照品的称量（平行试验各2份）和溶液的配制过程，进样量，测定数据，计算式与结果；并附色谱图。如标准中规定有系统适用性试验者，应记录该试验的数据。

（五）计算

1. 浓度计算

（1）外标法

$$c_供 = c_对 \cdot \frac{A_供}{A_对} \tag{7-10}$$

式中，$c_供$ 为供试品溶液的浓度；$c_对$ 为对照品溶液的浓度；$A_供$ 为供试品的峰面积或峰高；$A_对$ 为对照品的峰面积或峰高。

（2）内标法　照气相色谱法（第七章第四节）计算。

2. 含量计算　含量计算公式见表7-3。

三、实例

（一）三黄片（小片）中大黄素和大黄酚的测定

三黄片系由大黄、盐酸小檗碱、黄芩浸膏三种物质按规定方法制成的糖衣或薄膜衣片，大黄素和大黄酚是大黄的主要有效成分，均属于蒽醌类化合物，大黄素几乎不溶于水，溶于乙醇及氢氧化钠、碳酸钠、氨水等碱液中；大黄酚微溶于冷乙醇，易溶于沸乙醇，溶于乙醚、三氯甲烷等，二者在254nm波长处有最大吸收。《中国药典》采用高效液相色谱法，以大黄素和大黄酚为指标性成分控制其中大黄的质量。

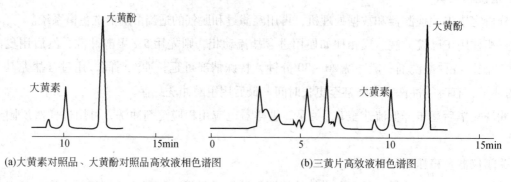

大黄素对照品、大黄酚对照品高效液相色谱图见图7-6a，三黄片高效液相色谱图见图7-6b。

(a)大黄素对照品、大黄酚对照品高效液相色谱图　　(b)三黄片高效液相色谱图

图7-6　大黄素对照品、大黄酚对照品和三黄片高效液相色谱图

1. 检验依据 《中国药典》2020 年版一部 517 页。

[处方] 大黄 300g 盐酸小檗碱 5g 黄芩浸膏 21g

[含量测定] 大黄：照高效液相色谱法（通则 0512）测定。

（1）色谱条件与系统适用性试验 以十八烷基硅烷键合硅胶为填充剂；以甲醇－0.1% 磷酸溶液（85∶15）为流动相；检测波长为 254nm。理论板数按大黄素峰计算应不低于 2000。

（2）对照品溶液的制备 取大黄素对照品和大黄酚对照品适量，精密称定，加无水乙醇－乙酸乙酯（2∶1）的混合溶液制成每 1ml 含大黄素 10μg、大黄酚 25μg 的混合液，即得。

（3）供试品溶液的制备 取本品 20 片，除去包衣，精密称定，研细（过三号筛），取约 0.26g，精密称定，置锥形瓶中，精密加入乙醇 25ml，称定重量，加热回流 1 小时，放冷，用乙醇补足减失的重量，摇匀，滤过，精密量取续滤液 10ml，置烧瓶中，蒸干，加 30% 乙醇－盐酸（10∶1）的混合溶液 15ml，置水浴中加热水解 1 小时，立即冷却，用三氯甲烷强力振摇提取 4 次，每次 15ml，合并三氯甲烷液，蒸干，残渣用无水乙醇－乙酸乙酯（2∶1）的混合溶液溶解，转移至 25ml 量瓶中，并稀释至刻度，摇匀，滤过，取续滤液，即得。

（4）测定法 分别精密吸取对照品溶液和供试品溶液各 10μl，注入液相色谱仪，测定，即得。

本品每片含大黄以大黄素（$C_{15}H_{10}O_5$）和大黄酚（$C_{15}H_{10}O_4$）的总量计，小片不得少于 1.55mg；大片不得少于 3.1mg。

[规格]（1）薄膜衣小片，每片重 0.26g；（2）薄膜衣大片，每片重 0.52g。

2. 测定

（1）流动相的配制 取甲醇（色谱纯）和 0.1% 磷酸溶液适量（依据实际需求配制），按规定比例（85∶15）配制，用 0.45μm 的滤膜过滤，超声处理 30 分钟，即得。

（2）对照品溶液的制备 分别称取大黄素对照品 20.08mg 和大黄酚对照品 50.28mg，置 20ml 量瓶中，加无水乙醇－乙酸乙酯（2∶1）的混合溶液溶解，并稀释至刻度，摇匀，精密量取 1ml，置 100ml 量瓶中，加无水乙醇－乙酸乙酯（2∶1）的混合溶液至刻度，摇匀，即得。

（3）供试品溶液的制备 取本品 20 片，用小刀除去包衣（注意勿损失内容物），精密称定，置研钵中研细（过三号筛），取约 0.26g，置锥形瓶中，依法操作，即得。

（4）测定 上机操作，即得。

（5）计算 实验数据：20 片总重量为 5.3100g；$W_{供}=0.2610g$、$W_{对(大黄素)}=0.02008g$、$W_{对(大黄酚)}=0.05028g$；$A_{供(大黄素)}=285721$、$A_{供(大黄酚)}=538079$、$A_{对(大黄素)}=463379$、$A_{对(大黄酚)}=478910$。

$$c_{对(大黄素)}=\frac{0.02008}{20}\times\frac{1}{100}\times10^6=10.04(μg/ml)$$

$$c_{对(大黄酚)}=\frac{0.05028}{20}\times\frac{1}{100}\times10^6=25.14(μg/ml)$$

$$c_{供(大黄素)}=c_{对(大黄素)}\cdot\frac{A_{供(大黄素)}}{A_{对(大黄素)}}=10.04\times\frac{285721}{463379}=6.191(μg/ml)$$

$$c_{供(大黄酚)}=c_{对(大黄酚)}\cdot\frac{A_{供(大黄酚)}}{A_{对(大黄酚)}}=25.14\times\frac{538079}{478910}=28.25(μg/ml)$$

$$含量_{(大黄素)}=\frac{c_{供(大黄素)}\cdot D\cdot V}{W_S}\times\overline{W}$$

$$=\frac{6.191\times10^{-3}\times\frac{25}{10}\times25}{0.2610}\times\frac{5.3100}{20}=0.394(mg/片)$$

$$含量_{(大黄酚)} = \frac{28.25 \times 10^{-3} \times \frac{25}{10} \times 25}{0.2610} \times \frac{5.3100}{20} = 1.796(mg/片)$$

含量 = 大黄素含量 + 大黄酚含量 = 0.393 + 1.796 = 2.19(mg/片)

(二) 双黄连口服液中黄芩苷的测定

双黄连口服液是由金银花、黄芩、连翘三味中药饮片制成的液体制剂,黄芩苷是黄芩的主要有效成分,属黄酮类化合物,具有一定极性和酸性,略溶于水、甲醇和乙醇,在274nm具有最大吸收。《中国药典》采用高效液相色谱法测定黄芩中黄芩苷的含量。

黄芩苷

黄芩苷对照品液相色谱图见图7-7a,双黄连口服液液相色谱图见图7-7b。

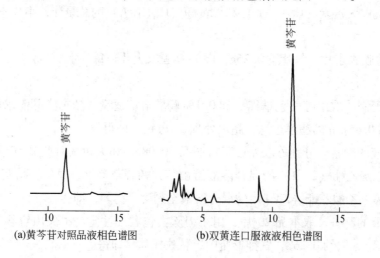

(a)黄芩苷对照品液相色谱图　　(b)双黄连口服液液相色谱图

图7-7　黄芩苷对照品和双黄连口服液液相色谱图

1. 检验依据　《中国药典》2020年版一部773页。

[处方]　金银花375g　黄芩375g　连翘750g

[含量测定]　黄芩　照高效液相色谱法(通则0512)测定。

(1) 色谱条件与系统适用性试验　以十八烷基硅烷键合硅胶为填充剂;以甲醇-水-冰醋酸(50∶50∶1)为流动相;检测波长为274nm。理论板数按黄芩苷峰计算应不低于1500。

(2) 对照品溶液的制备　取黄芩苷对照品适量,精密称定,加50%甲醇制成每1ml含0.1mg的溶液,即得。

(3) 供试品溶液的制备　精密量取本品1ml,置50ml量瓶中,加50%甲醇适量,超声处理20分钟,放置至室温,加50%甲醇稀释至刻度,摇匀,即得。

(4) 测定法　分别精密吸取对照品溶液与供试品溶液各5μl,注入液相色谱仪,测定,即得。

本品每1ml含黄芩以黄芩苷($C_{21}H_{18}O_{11}$)计,不得少于10.0mg[规格(1)、(2)]或20.0mg[规格(3)]。

［规格］每支装（1）10ml（每1ml相当于饮片1.5g）；（2）20ml（每1ml相当于饮片1.5g）；（3）10ml（每1ml相当于饮片3.0g）。

2. 测定

（1）流动相的配制　取甲醇（色谱纯）、冰醋酸（色谱纯）和高纯水适量（依据实际需求配制），按规定比例配制，用0.45μm的滤膜过滤，超声处理30分钟，即得。

（2）对照品溶液的制备　称取黄芩苷对照品20mg，精密称定，置20ml量瓶中，加50%甲醇适量溶解并稀释至刻度，混匀，精密量取1ml，置10ml量瓶中，加50%甲醇至刻度，摇匀，即得。

（3）供试品溶液的制备　取本品10支内容物，摇匀，精密量取1ml，置50ml量瓶中，加50%甲醇适量，超声处理20分钟，放置至室温，加50%甲醇稀释至刻度，摇匀，即得。

（4）测定　上机操作，即得。

（5）计算　实验数据：$W_{对}=0.02010g$、$A_{供}=38001.8$、$A_{对}=16981.7$。

$$c_{对}=\frac{0.02010\times10^3}{20}\times\frac{1}{10}=0.1005(mg/ml)$$

$$含量=c_{供}\cdot D=c_{对}\cdot\frac{A_{供}}{A_{对}}\cdot D=0.1005\times\frac{38001.8}{16981.7}\times\frac{50}{1}=11.24(mg/ml)$$

知识链接

超高效液相色谱法简介

超高效液相色谱法（ultra performance liquid chromatography，UPLC）是20世纪末发展起来的新型技术。其采用半径（dp）仅为1.7μm的新型固定相，色谱仪压力差（Δp）达140MPa（20000Psi）。可以将在普通HPLC上需要30分钟分析的样品缩短为仅需5分钟，并且色谱柱柱效可达20万片/米理论板数。同时亦使检测灵敏度得到大大提高。UPLC的灵敏度及分离度均是传统HPLC的数倍，分析速度是5~9倍，检测灵敏度是3倍。因此，在中药分析与生化分析领域受到极大关注，且有着越来越多的应用。

第四节　气相色谱法

PPT

一、概述

气相色谱法系采用气体为流动相（载气）流经色谱柱进行分离测定的色谱方法。物质或其衍生物气化后，被载气带入色谱柱进行分离，各组分先后进入检测器，用数据处理系统记录色谱信号，根据色谱信号进行定性定量分析。

气相色谱法具有分离效能高、选择性好、灵敏度高、分析速度快等特点，适用于沸点较低，且在操作温度下有良好稳定性的中小分子化合物的分析。该法在中药制剂检验中主要用于挥发油或其他挥发性成分的含量测定，也可用于水分测定、乙醇量测定、甲醇量检查和农药残留量的检测等。

气相色谱法的测定方法有内标法、外标法、面积归一化法和标准溶液加入法。《中国药典》一部多采用内标法测定含量，如西瓜霜润喉片中冰片，麝香舒活搽剂中樟脑、薄荷脑、冰片；冰硼散中冰片，十滴水软胶囊中樟脑等。

内标法是根据待测组分与内标物的峰面积或峰高与其浓度比在一定浓度范围内呈线性关系，对组分进行定量分析，对照品溶液和供试品溶液中分别加入相同量的内标溶液，在相同条件下分别测定其中被测组分和内标物的色谱峰峰面积或峰高，峰面积与浓度关系见图7-8。

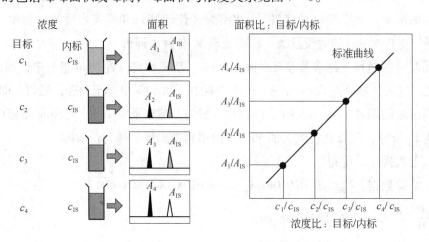

图7-8　峰面积与浓度关系示意图

内标物选择原则：理化性质要与待测物相近；在样品中不存在且不与样品中组分发生化学反应；与待测物能完全分离，但又不能相距太远；与待测物的峰面积或峰高比为 0.7 ~ 1.3 最好，因此要根据待测物的浓度确定内标物的添加量。

气相色谱法的原理见色谱法（第二章第二节）。

二、方法

（一）仪器与用具

气相色谱仪（气路系统、进样系统、分离系统、检测系统、数据处理系统），分析天平（分度值 0.01mg、0.001mg），微量注射器，超声波仪，具塞试管，量筒，量瓶，滤纸，研钵，离心机等。

（二）试液与试药

按各品种项下的规定准备相应的试液与试药。

（三）操作方法

1. 供试品溶液和对照品溶液的制备　按各品种项下规定的方法制备供试品溶液和对照品溶液。对照品溶液和供试品溶液均应分别配制 2 份。供试品溶液在注入色谱仪前，应经过 0.45μm 滤膜滤过。

2. 仪器检查　检查仪器的使用记录和状态，仪器的开关、指示灯等应正常。选好合适的色谱柱，柱的两端应堵有盲堵。装好，以不漏气为合适。换下的色谱柱，应堵上盲堵保存。开启载气钢瓶上总阀调节减压阀至规定压力。用肥皂水或其他检漏液检查各连接处，应无泄漏。

3. 系统适用性试验　除另有规定外，应符合高效液相色谱法项下的系统适用性试验的规定。

4. 气相色谱仪操作通法

（1）开启载气钢瓶总阀及分压阀，打开各部分电路开关，开启色谱工作站，设定气化室、柱温箱、检测器温度和载气流量等色谱参数，并开始加热。

（2）待各部分设定的参数恒定后，开启氢气钢瓶总阀和空气压缩机总阀，操作同载气。

（3）按下点火按钮（有些仪器在检测器温度达到一定温度后有自动点火功能），应有"扑"的点火声，用玻璃片置离子化检测器气体出口处，检视玻璃片上有水雾，表示已点着火，同时显示屏上应有响应信号。

（4）调节仪器的放大器、灵敏度等，走基线，待基线平稳度达到可以接受的范围内，即可进样分析。

（5）气相色谱常用的进样方法有手动进样、自动进样、顶空进样（多为自动进样）等。操作要求如下（针对常规液体样品）。

1）手动进样 选用合适体积尖头微量进样器，由于气相色谱法进样量一般较少（与高效液相色谱法相比），要用待测溶液充分润洗，排气泡后，快速注射，在用微量注射器手动进样时，精密度决定于操作的熟练程度，各步操作应尽量一致。

2）自动进样及顶空进样 按标准规定处理好的样品装入专用小瓶中，设定程序后仪器自动进样，精密度一般较高，顶空进样还可消除或减少样品中某些组分对被测组分的影响。

（6）仪器系统适用性试验要求同高相液相色谱法。品种项下另有规定的，执行品种项下的规定。系统适用性试验符合规定后方可正式进行样品测定。

（7）初次测定该品种时，可先经预试验以确定仪器参数，根据预试验情况适当调节。各品种项下规定的色谱条件，除检测器种类、固定液品种及特殊指定的色谱柱材料不得改变外，其余如色谱柱内径、长度、载体牌号、粒度、固定液涂布浓度、载气流速、柱温、进样量、检测器的灵敏度等，均可适当改变，以适应具体品种并符合系统适用性试验的要求。

（8）分析完毕，待各组分流出后，先关闭氢气和空气，再进行降温操作，将进样口、柱温箱、检测器以及顶空进样器的温度均设为40℃或更低，待到各组件的温度降到40℃以下时，依次关闭载气、工作站、气相色谱仪。如果要取下色谱柱，则取下后应将柱两端用盲堵堵上，放在盒内，妥善保存。

（9）填写仪器、色谱柱使用记录。

（四）记录

除按一般药品检验记录的要求记录外，应注明仪器型号，色谱柱型号、规格及批号，进样口，柱温及检测器温度，载气流速和压力，进样体积，进样方式，并附色谱图及打印结果。

（五）计算

1. 浓度计算

（1）内标法 包括校正因子的计算和浓度计算。

1）校正因子的计算 按各品种项下规定的方法制备校正因子测定用的溶液，取一定量注入气相色谱仪，记录色谱图，测定对照品和内标物的峰面积或峰高，计算校正因子（f）：

$$f = \frac{A_{内} / c_{内}}{A_{对} / c_{对}} \tag{7-11}$$

式中，$A_{内}$ 为内标物的峰面积或峰高；$c_{内}$ 为内标物的浓度；$A_{对}$ 为对照品的峰面积或峰高；$c_{对}$ 为对照品的浓度。

2）浓度计算：

$$c_{供} = f \cdot c'_{内} \cdot \frac{A_{供}}{A'_{内}} \tag{7-12}$$

式中，f 为校正因子；$A_{供}$ 为供试品的峰面积或峰高；$c'_{内}$ 为内标物的浓度；$A'_{内}$ 为内标物的峰面积或峰高。

（2）外标法 照高效液相色谱法（第七章第三节）计算。

2. 含量计算　计算公式见表 7 – 3。

三、实例——川贝枇杷糖浆中薄荷脑的测定

　　川贝枇杷糖浆由川贝母流浸膏、桔梗、枇杷叶、薄荷脑四味中药制备而成。薄荷脑具局麻作用，有薄荷的特殊香气，味初灼热后清凉，可掩盖苦味；在乙醇、三氯甲烷、乙醚中极易溶解，在水中极微溶解。《中国药典》采用挥发油测定法（通则 2204）试验，用环己烷为溶剂提取，气相色谱法测定薄荷脑含量。

薄荷脑

　　薄荷脑对照品气相色谱图见图 7 – 9a，川贝枇杷糖浆气相色谱图见图 7 – 9b。

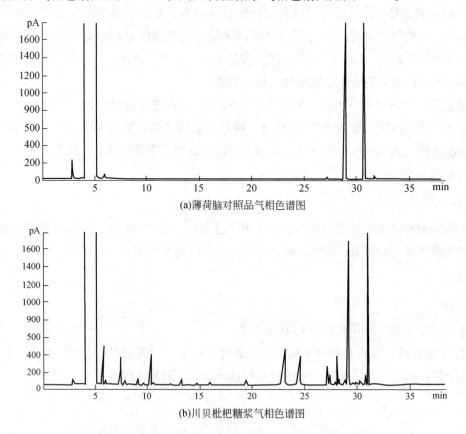

(a)薄荷脑对照品气相色谱图

(b)川贝枇杷糖浆气相色谱图

图 7 – 9　薄荷脑对照品和川贝枇杷糖浆气相色谱图

1. 检验依据　《中国药典》2020 年版一部 540 页。

　　［处方］川贝母流浸膏 45ml　桔梗 45g　枇杷叶 300g　薄荷脑 0.34g

　　［含量测定］照气相色谱法（通则 0521）测定。

　　（1）色谱条件与系统适用性试验　改性聚乙二醇毛细管柱（柱长为 30m，内径为 0.32mm，膜厚度为 0.25μm），柱温为 110℃；分流进样，分流比为 25∶1，理论板数按萘峰计算应不低于 5000。

　　（2）校正因子测定　取萘适量，精密称定，加环己烷制成每 1ml 含 15mg 的溶液，作为内标溶液。另取

薄荷脑对照品75mg，精密称定，置5ml量瓶中，用环己烷溶解并稀释至刻度，摇匀。精密量取1ml，置20ml量瓶中，精密加入内标溶液1ml，加环己烷至刻度，摇匀。吸取1μl，注入气相色谱仪，计算校正因子。

（3）测定法　精密量取本品50ml，加水250ml，照挥发油测定法（通则2204）试验，自测定器上端加水使充满刻度部分并溢流入烧瓶为止，加环己烷3ml，连接回流冷凝管，加热至沸并保持微沸4小时，放冷，将测定器中的液体移至分液漏斗中，冷凝管及挥发油测定器内壁用少量环己烷洗涤，并入分液漏斗中，分取环己烷液，水液再用环己烷提取2次，每次3ml，用铺有无水硫酸钠0.5g的漏斗滤过，合并环己烷液，置20ml量瓶中，精密加入内标溶液1ml，加环己烷至刻度，摇匀，即得。吸取1μl，注入气相色谱仪，测定，即得。

本品每1ml含薄荷脑（$C_{10}H_{20}O$）应不少于0.20mg。

2. 测定

（1）校正因子测定　精密称取萘75.15mg，置5ml量瓶中，加环己烷适量溶解并稀释至刻度，作为内标溶液。另精密称取薄荷脑对照品75.26mg，置5ml量瓶中，加环己烷溶解并稀释至刻度，摇匀。精密量取1ml，置20ml量瓶中，精密加入内标溶液1ml，加环己烷至刻度，摇匀。吸取1μl，注入气相色谱仪，计算校正因子。

（2）测定法　依法测定，即得。

（3）计算　实验数据：$W_{内} = 75.15mg$、$W_{对} = 75.26mg$、$A_{内} = 851302.0$、$A_{对} = 798023.5$、$A'_{内} = 841603.2$、$A_{供} = 814180.5$。

$$c_{内} = \frac{75.15}{5} \times \frac{1}{20} = 0.7515(mg/ml)$$

$$c_{对} = \frac{75.26}{5} \times \frac{1}{20} = 0.7526(mg/ml)$$

$$f = \frac{A_{内}/c_{内}}{A_{对}/c_{对}} = \frac{851302.0/0.7515}{798023.5/0.7526} = 1.068$$

$$c_{供} = f \cdot c'_{内} \cdot \frac{A_{供}}{A'_{内}} = 1.068 \times 0.7515 \times \frac{814180.5}{841603.2} = 0.7765(mg/ml)$$

$$含量 = c_{供} \cdot D = 0.7765 \times \frac{20}{50} = 0.311(mg/ml)$$

 知识链接

"酒驾"检查中酒精（乙醇）含量测定方法原理简介

饮酒后驾车是导致交通事故的重要危险因素，因此交警部门根据国家标准GB/T19522-2010《车辆驾驶人员血液、呼气酒精含量阈值与检验》规定，对涉嫌酒驾车司机酒精（乙醇）含量进行检查。其检测方法有三种。

（1）呼气式酒精测定仪法　目前普遍采用，它分为半导体型和燃料电池型两种。

（2）顶空气相色谱法　以叔丁醇为内标物，FID为检测器，可准确定量测定血液或组织器官中的乙醇含量的常用方法，该法具有法庭证据效力。

（3）乙醇脱氢酶法　乙醇氧化成乙醛后用分光光度计采用工作曲线法定量，该法需要先实验制得标准曲线，且酶的氧化效果对结果有直接影响，故现在一般不予采用。

第五节 容量分析法

PPT

实例 2013 年 5 月，据南方日报的报道，某公司"健体五补丸"被检测出水银（汞）含量超标，遭香港卫生署下令召回后，又被爆出旗下另外两款产品"牛黄千金散"及"小儿至宝丸"的朱砂成分含量分别是 17.3% 及 0.72%，前者超国内标准，后者则远超香港标准。某公司则称其生产的牛黄千金散、小儿至宝丸，严格按照国家药品标准加工、生产和销售，不存在朱砂超标问题，患者遵医嘱按照药品使用说明书服用是安全有效的。

问题 1. 处方中含朱砂是否就一定要测朱砂含量？

2. 该公司的回应有没有问题，为什么？

答案解析

容量分析法又称滴定分析法，系将一种已知准确浓度的滴定液加到被测物质溶液中，直到两者完全反应，根据滴定液的浓度及消耗的体积确定被测物含量的方法。

容量分析法根据滴定液与被测物发生的化学反应类型不同，可分为酸碱滴定法、沉淀滴定法、配位滴定法和氧化还原滴定法。在中药制剂的含量测定中，滴定分析法常被用来测定总生物碱的含量以及某些矿物药（如雄黄、朱砂）的含量。

一、总生物碱的测定

（一）原理

生物碱是一类含氮的有机化合物，具有一定的碱性，通常能和酸结合成盐，故可用酸碱中和法进行滴定。用于生物碱含量测定的滴定分析法有水溶液中的酸碱滴定法和非水酸碱滴定法。一般用强酸或强碱为滴定液，以直接或间接方式进行测定。

如果生物碱可溶于水或水-醇溶液中，且生物碱碱性较强（$K \cdot C \geqslant 10^{-8}$），则可用强酸滴定液直接测定；如果生物碱在水中溶解度较小，可先将其溶解在一定量过量的酸标准溶液中，再用强碱滴定液回滴剩余的酸，即用返滴定法测其含量。如北豆根片（胶囊）、止喘灵注射液、治伤胶囊中总生物碱的含量测定均采用此法。

（二）实例——北豆根片中总生物碱的测定

北豆根片是以北豆根提取物为原料制成的片剂。北豆根为防己科植物蝙蝠葛 *Mertispermum dauricum* DC. 的干燥根茎，含北豆根碱、蝙蝠葛碱、蝙蝠葛苏林碱等生物碱。《中国药典》规定用返滴定法测定北豆根片的总生物碱（蝙蝠葛碱）含量。

蝙蝠葛碱

1. 检验依据 《中国药典》2020年版一部813页。

[处方] 北豆根提取物120g（相当于总生物碱30g）

[含量测定] 总生物碱：取本品20片，除去包衣，精密称定，研细，精密称取适量（约相当于总生物碱80mg）置具塞锥形瓶中，加乙酸乙酯25ml，振摇30分钟，滤过，用乙酸乙酯10ml分三次洗涤容器及滤渣，洗液与滤液合并，置水浴上蒸干，残渣加无水乙醇10ml使溶解，精密加入硫酸滴定液（0.01mol/L）25ml与甲基红指示剂2滴，用氢氧化钠滴定液（0.02mol/L）滴定，即得。每1ml硫酸滴定液（0.01mol/L）相当于6.248mg蝙蝠葛碱（$C_{38}H_{44}N_2O_6$）。

本品含总生物碱以蝙蝠葛碱（$C_{38}H_{44}N_2O_6$）计，应为标示量的90.0%~110.0%。

[规格]（1）每片含总生物碱15mg；（2）每片含总生物碱30mg。

2. 测定

（1）计算取样量 取本品20片（每片含总生物碱30mg），除去包衣，精密称定重量为5.0010g，算出平均重量后，计算取样范围。

（2）测定方法 把上述20片研细，精密称取2份（相当于总生物碱80mg）分别置具塞锥形瓶中，依法操作，记录数据，即得。

（3）计算 实验数据：硫酸滴定液（0.01001 mol/L）、氢氧化钠滴定液（0.02008mol/L）、W_{20} = 5.0010g、W_1 = 0.7009g、W_2 = 0.7020g、V_A = 25.00ml、V_{B1} = 12.12ml、V_{B2} = 12.07ml。

$$含量_1 = \frac{\dfrac{T \cdot (F_A V_A - F_B V_B) \cdot \overline{W}}{W}}{标示量} \times 100\%$$

$$= \frac{\dfrac{6.248 \times \left(\dfrac{0.01001}{0.01} \times 25.00 - \dfrac{0.02008}{0.02} \times 12.12\right) \times \dfrac{5.0010}{20}}{0.7009}}{30} \times 100\% = 95.53\%$$

$$含量_2 = \frac{\dfrac{6.248 \times \left(\dfrac{0.01001}{0.01} \times 25.00 - \dfrac{0.02008}{0.02} \times 12.07\right) \times \dfrac{5.0010}{20}}{0.7020}}{30} \times 100\% = 95.75\%$$

$\overline{含量} = 95.6\%$

符合规定。

二、雄黄的测定

（一）原理

中药雄黄主要成分为As_2S_2，对其进行含量测定多采用直接碘量法，用硫酸将As_2S_2消化，使其转变成亚砷酸。中和后，以淀粉作为指示剂，用碘滴定液滴定至溶液显蓝色。

（二）应用实例——克痢痧胶囊中雄黄测定

1. 检验依据 《中国药典》2020年版一部993页。

[处方] 白芷51.6g 苍术25.8g 石菖蒲25.8g 细辛20.6g 荜茇15.5g 鹅不食草15.5g 猪牙皂25.8g 雄黄粉8.6g 丁香15.5g 硝石20.6g 枯矾51.6g 冰片3g

[含量测定] 雄黄：取装量差异项下的本品内容物，研细，取约2.8g，精密称定，置250ml凯氏烧

瓶中，加硫酸钾2g，硫酸铵3g与硫酸12ml，置电热套中加热至溶液呈乳白色，放冷，用水50ml分4次转移至250ml锥形瓶中，加热微沸5分钟，放冷，加酚酞指示液2滴，用氢氧化钠溶液（40→100）中和至溶液显微红色，放冷，用0.25mol/L硫酸溶液中和至褪色，加碳酸氢钠5g，摇匀后，用碘滴定液（0.05mol/L）滴定，至近终点时，加淀粉指示液2ml，滴定至溶液显紫蓝色。每1ml碘滴定液（0.05mol/L）相当于5.348mg的二硫化二砷（As_2S_2）。

本品每粒含雄黄以二硫化二砷（As_2S_2）计，应为6.3～10.8mg。

［规格］每粒装0.28g。

2. 测定

（1）测定方法　取20袋（含装量差异项下）的内容物研细，取约2.8g，精密称定2份，分别置250ml凯氏烧瓶中，依法操作，记录数据，即得。

（2）计算　实验数据：碘滴定液（0.04985mol/L）；$W_1 = 2.7891g$、$W_2 = 2.8012g$、$V_1 = 16.51ml$、$V_2 = 16.69ml$、$\overline{W} = 0.2780(g/粒)$。

$$含量_1 = \frac{T \cdot F \cdot V}{W} \cdot \overline{W} = \frac{5.348 \times \dfrac{0.04985}{0.05} \times 16.51}{2.7891} \times 0.2780 = 8.77(mg/粒)$$

$$含量_2 = \frac{5.348 \times \dfrac{0.04985}{0.05} \times 16.69}{2.8012} \times 0.2780 = 8.83(mg/粒)$$

$$\overline{含量} = 8.8(mg/粒)$$

符合规定。

三、朱砂的测定

（一）原理

中药朱砂主要成分为HgS，对其进行含量测定多采用硫氰酸盐滴定法，以硫酸铁铵或硝酸铁为指示剂，用硫氰酸铵或硫氰酸钾标准溶液滴定。滴定反应如下：

滴定反应　　　　　$Hg^{2+} + 2SCN^- \longrightarrow Hg(SCN)_2 \downarrow$（白色）

指示终点反应　　　$Fe^{3+} + SCN^- \longrightarrow [FeSCN]^{2+}$（浅棕红色）

氯离子能与汞形成配离子干扰测定，因此样品分解多选用硫酸-硝酸钾。溶液中的硝酸盐需用高锰酸钾氧化除尽以去除干扰，过量的高锰酸钾再用硫酸亚铁还原。测定时溶液温度不宜超过25℃，否则会使指示剂生成的红色减退。

（二）实例——万氏牛黄清心丸中朱砂的测定

1. 检验依据　《中国药典》2020年版一部524页。

［处方］牛黄10g　朱砂60g　黄连200g　栀子120g　郁金80g　黄芩120g

［含量测定］取重量差异项下的本品，剪碎，混匀，取约5g，精密称定，置250ml凯氏烧瓶中，加硫酸30ml与硝酸钾8g，加热待溶液至近无色，放冷，转入250ml锥形瓶中，用水50ml分次洗涤烧瓶，洗液并入溶液中，加1%高锰酸钾溶液至显粉红色且两分钟内不消失，再滴加2%硫酸亚铁溶液至红色消失后，加硫酸铁铵指示液2ml，用硫氰酸铵滴定液（0.1mol/L）滴定。每1ml硫氰酸铵滴定液（0.1mol/L）相当于11.63mg的硫化汞（HgS）。

本品每丸含朱砂以硫化汞（HgS）计，[规格（1）] 应为 69～90mg，[规格（2）] 应为 138～180mg。

[规格]（1）每丸重 1.5g；（2）每丸重 3g。

2. 测定

（1）测定方法 取重量差异项下的本品 10 丸，用剪刀剪碎，混匀，取约 5g，精密称定，置 250ml 凯氏烧瓶中，依法操作，记录数据，即得。

（2）计算 实验数据：硫氰酸铵滴定液（0.1011mol/L）；$\overline{W}$ = 3.1230（mg/丸）；W_1 = 5.0122g、W_2 = 5.0266g、V_1 = 20.08ml、V_2 = 20.19ml。

$$含量_1 = \frac{T \cdot F \cdot V}{W} \cdot \overline{W} = \frac{11.63 \times \dfrac{0.1011}{0.1} \times 20.08}{5.0122} \times 3.1230 = 147.1（mg/丸）$$

$$含量_2 = \frac{11.63 \times \dfrac{0.1011}{0.1} \times 20.19}{5.0266} \times 3.1230 = 147.5（mg/丸）$$

$$\overline{含量} = 147（mg/丸）$$

符合规定。

 知识链接

配位滴定法

配位滴定法是以配位反应为基础的滴定分析法，该法主要用于金属离子的测定。目前多采用以氨羧配位剂为滴定液的配位滴定法。氨羧配位剂是一类以氨基二羧酸 [—N（CH₂COOH）₂] 为基体的配位剂，其中以乙二胺四醋酸（EDTA）应用最广泛，实际工作中多用乙二胺四醋酸二钠。

配位滴定中多用金属指示剂来指示终点，金属指示剂是一种能与金属离子生成有色配合物的显色剂，常用的金属指示剂有铬黑T、吡啶偶氮萘酚、二甲酚橙、钙指示剂等。

配位滴定法有直接滴定法和间接滴定法两种方法。直接滴定法适用于大多数的金属离子的测定，如钙盐、镁盐、锌盐、铁盐和铜盐等；间接滴定法适合于与 EDTA 配合反应慢的或无合适指示剂的金属离子的测定，如铝盐。

第六节 浸出物测定法

PPT

 实例分析 7-3

实例 2015 年 12 月份河南省食品药品监督管理局公布的第 38 期药品质量公告显示，在监督抽验不合格药品中，包括河南省某药业有限公司等四家企业生产的茯苓榜上有名，均被检出浸出物不符合规定。《中国药典》收载的茯苓，质量标准中无含量测定。

问题 1. 药品质量标准中，什么情况下会有"含量测定"项？

2. 茯苓质量标准为什么无"含量测定"项目？

答案解析

浸出物测定系指用水或其他适宜的溶剂对药材、饮片或制剂中可溶性物质进行测定，以浸出物的量作为其质量的评价指标之一。本法适用于有效成分尚不清楚或尚无确切定量分析方法和现有含量测定方法不能够完全反映其内在质量的中药材或制剂。

《中国药典》收载了三种方法：水溶性浸出物测定法、醇溶性浸出物测定法和挥发性醚浸出物测定法。

一、水溶性浸出物测定法

本法包括冷浸法和热浸法，热浸法仅适用于不含或少含淀粉、黏液质等成分的药物测定。除另有规定外，测定用的供试品需粉碎，使能通过二号筛，并混合均匀。

《中国药典》采用本法测定的中药制剂有玉屏风袋泡茶、肾炎消肿片、暑症片等。有关品种及其含量见表7-6。

表7-6　测定水溶性浸出物的有关品种及其含量

品名	溶剂	方法	含量（不得少于）
川芎茶调袋泡茶	水	热浸法	20.0%
玉屏风袋泡茶	水	热浸法	60.0%
肾炎消肿片	水	冷浸法	90mg/片（小片）
罗布麻茶	水	热浸法	26.0%
暑症片	水	冷浸法	25.0%

（一）仪器与用具

分析天平（分度值0.1mg），药筛（二号筛），锥形瓶（100～250ml、250～300ml），移液管（20ml、25ml、50ml、100ml），蒸发皿（50ml），回流装置，干燥器（直径约30cm），电热恒温干燥箱（温度50～300℃），水浴锅（可调温）等。

（二）试液与试药

按各品种项下的规定准备相应的试液与试药。

（三）操作方法

1. 测定方法

（1）冷浸法　取供试品约4g，精密称定，置250～300ml的锥形瓶中，精密加水100ml，密塞，冷浸，前6小时内时时振摇，再静置18小时，用干燥滤器迅速滤过，精密量取续滤液20ml，置已干燥至恒重的蒸发皿中，在水浴上蒸干后，于105℃干燥3小时，置干燥器中冷却30分钟，迅速精密称定重量。除另有规定外，以干燥品计算供试品中水溶性浸出物的含量（%）。

（2）热浸法　取供试品2～4g，精密称定，置100～250ml的锥形瓶中，精密加水50～100ml，密塞，称定重量，静置1小时后，连接回流冷凝管，加热至沸腾，并保持微沸1小时。放冷后，取下锥形瓶，密塞，再称定重量，用水补足减失的重量，摇匀，用干燥滤器滤过，精密量取续滤液25ml，置已干燥至恒重的蒸发皿中，在水浴上蒸干后，于105℃干燥3小时，置干燥器中冷却30分钟，迅速精密称定重量。除另有规定外，以干燥品计算供试品中水溶性浸出物的含量（%）。

2. 注意事项

（1）供试品需过二号筛，并测定 2 份，2 份的相对平均偏差应小于 5%。

（2）凡以干燥品计算，操作同时取供试品测定水分含量，计算时扣除水分的量。除另有规定外，凡未规定水分检查的制剂，浸出物含量可不以干燥品计算。

（3）浸出物含量较高的供试品，水浴上蒸发时，应先蒸至近干，再旋转蒸发皿使之均匀平铺于蒸发皿中，最后再蒸干。

（4）玻璃蒸发皿较陶瓷蒸发皿更加容易恒重，建议试验中使用玻璃蒸发皿。

（5）仪器应干净、干燥。

（6）锥形瓶的选用应与加入水的体积相对应。

（7）称定浸出物要迅速。

（四）记录与计算

1. 记录　记录精密加水体积，冷浸、加热回流时间，精密量取续滤液体积，干燥温度、时间，蒸发皿恒重的数据，供试品称量的数据（平行试验 2 份），干燥后及干燥至恒重的数据等。

2. 含量计算

$$水溶性浸出物含量 = \frac{W}{W_S} \times 100\% \tag{7-13}$$

$$水溶性浸出物含量 = \frac{W}{W_S \cdot (1-\alpha)} \times 100\% \tag{7-14}$$

式中　W 为水溶性浸出物重量，g；W_S 为供试品重量，g；α 为供试品含水量。

（五）结果判定

计算结果按有效数字修约规则修约，使与标准中规定限度有效数位一致，其数值大于或等于限度时，判为符合规定。

（六）应用实例——暑症片中浸出物的测定

1. 检验依据　《中国药典》2020 年版一部 1720 页。

［处方］猪牙皂 80g　细辛 80g　薄荷 69g　广藿香 69g　木香 46g　白芷 23g　防风 46g　陈皮 46g 清半夏 46g　桔梗 46g　甘草 46g　贯众 46g　枯矾 23g　雄黄 57g　朱砂 57g

［浸出物］取本品，依法（通则 2201 水溶性浸出物测定法——冷浸法）测定，不得少于 25.0%。

2. 测定

（1）测定方法　称取本品细粉约 4g，精密称定两份，置 250ml 的锥形瓶中，精密加入水 100ml，密塞，冷浸，前 6 小时内时时振摇，再静置 18 小时，用干燥滤器迅速滤过，精密量取续滤液 20ml，置已干燥至恒重的蒸发皿中，在水浴蒸干后，于 105℃干燥 3 小时，置干燥器中冷却 30 分钟，迅速精密称定重量，计算，即得。

（2）计算　实验数据见表 7-7。

表 7-7　暑症片浸出物的实验数据

类别	蒸发皿重量（g）	供试品重量（g）	浸出物和蒸发皿重量（g）
第一份	31.4212	4.0133	31.6423
第二份	30.8852	4.0229	31.1087

$$水溶性浸出物含量_1 = \frac{W}{W_s} \times 100\% = \frac{31.6423 - 31.4212}{4.0133 \times \frac{20}{100}} \times 100\% = 27.55\%$$

$$水溶性浸出物含量_2 = \frac{31.1087 - 30.8852}{4.0229 \times \frac{20}{100}} \times 100\% = 27.78\%$$

$$\overline{水溶性浸出物含量} = 27.7\%$$

符合规定。

二、醇溶性浸出物测定法

照水溶性浸出物测定法，除另有规定外，以各品种项下规定浓度的乙醇代替水为溶剂。相关品种及其含量见表7-8。

表7-8　测定醇溶性浸出物的有关品种及其含量

品名	溶剂	方法	含量（不得少于）
七厘散	乙醇	热浸法	60%
女珍颗粒	乙醇	热浸法	10.0%
无烟灸条	70%乙醇	冷浸法	2.0%
代温灸膏	无水乙醇	冷浸法	$0.2g/100cm^2$
妇科止带片	60%乙醇	热浸法	30%
刺五加片	甲醇	热浸法	80mg/片
复方益肝丸	70%乙醇	热浸法	0.38g/g
复方消食茶	乙醇	热浸法	16.0%
复脉定胶囊	85%乙醇	热浸法	52.0%
消炎利胆片	无水乙醇	热浸法	36%
消络痛片	乙醇	热浸法	30mg/片
消络痛胶囊	乙醇	热浸法	60mg/粒
消眩止晕片	乙醇	热浸法	42mg/片
培元通脑胶囊	乙醇	热浸法	20%
痔宁片	无水乙醇	热浸法	45mg/片
猴耳环消炎	乙醇	热浸法	50.0mg/片
猴耳环胶囊	乙醇	热浸法	50.0mg/粒；100mg/粒
感冒清热胶囊	乙醇	热浸法	11.0%
消瘀康片	正丁醇	冷浸法	6.0%
消瘀康胶囊	正丁醇	冷浸法	6.0%
儿康宁糖浆	正丁醇		3.0%
化积口服液	正丁醇		0.60%
安神宝颗粒	正丁醇		90mg/袋
复方阿胶浆	正丁醇		0.80%
治咳川贝枇杷露	正丁醇		60mg/100ml
感冒清热口服液	正丁醇		1.5%

部分有关品种溶剂为甲醇或正丁醇。

（一）仪器与用具

分液漏斗，分析天平（分度值 0.1 mg），药筛（二号筛），锥形瓶（100～250 ml、250～300 ml），移液管（20 ml、25 ml、50 ml、100 ml），蒸发皿（50 ml），回流装置，干燥器（直径约 30 cm），电热恒温干燥箱（温度 50～300℃），水浴锅（可调温）等。

（二）试液与试药

按各品种项下的规定准备相应的试液与试药。

（三）操作方法

1. 测定方法

（1）甲、乙醇浸出物测定法　照水溶性浸出物测定法，以各品种项下规定浓度的乙醇为溶剂测定。

（2）正丁醇浸出物测定法　正丁醇提取物的测定按各品种项下规定的方法测定。

1）水溶液制剂　直接用水饱和的正丁醇提取数次，合并提取液后，置已干燥恒重的蒸发皿中，蒸干，置 105℃ 干燥 3 小时，移置干燥器中，冷却 30 分钟，迅速精密称定重量，计算供试品中正丁醇浸出物的含量（%）。

2）固体制剂　可先加水溶解，移至分液漏斗中，用水饱和的正丁醇提取数次，合并提取液，照上述方法蒸干，干燥，称定浸出物重量，计算出制剂中供试品中正丁醇浸出物的含量（%）。

2. 注意事项

（1）回流提取须在水浴上加热。

（2）蒸发皿中蒸干醇提液，应在水浴上并在通风橱中进行。

（3）有机试剂作为浸出溶剂时，过滤时动作要迅速。

（4）其他注意事项同水溶性浸出物测定法。

（四）记录与计算

1. 记录　记录精密加醇体积，加热回流时间，精密量取续滤液体积，干燥温度、时间，蒸发皿的数据，供试品称量的数据（平行试验 2 份），干燥后及干燥至恒重的数据等。

2. 计算

（1）固体制剂　同水溶性浸出物测定法，见公式 7-13 或 7-14。

（2）水溶液制剂

$$醇溶性浸出物含量 = \frac{W}{V} \times 100\% \qquad (7-15)$$

式中，W 为醇溶性浸出物重量，g；V 为供试品的体积，ml。

（五）结果判定

计算结果按有效数字修约规则修约，使与标准中规定限度有效数位一致，其数值大于或等于限度时，判为符合规定。

（六）实例

1. 七厘散中浸出物的测定

（1）检验依据　《中国药典》2020 年版一部 479 页。

[处方] 血竭 500 g　乳香（制）75 g　没药（制）75 g　红花 75 g　儿茶 120 g　冰片 6 g　人工麝香 6 g

朱砂 60g

[浸出物] 取本品约 2g，称定重量，用乙醇作溶剂，照浸出物测定法（通则 2201 醇溶性浸出物测定法——热浸法）测定。

本品含醇溶性浸出物不得少于 60%。

[规格] 每瓶装（1）1.5g；（2）3g。

（2）测定

1）测定方法　取本品约 2g，精密称定两份，分别置 250ml 的锥形瓶中，精密加入乙醇 100ml，密塞，称定重量，静置 1 小时后，连接回流冷凝管，加热至沸腾，并保持微沸 1 小时。放冷后，取下锥形瓶，密塞，再称定重量，用乙醇补足减失的重量，摇匀，用干燥滤器滤过，精密量取续滤液 25ml，置干燥至恒重的蒸发皿中，在水浴上蒸干后，于 105℃ 干燥 3 小时，置干燥器中冷却 30 分钟，迅速精密称定重量，以干燥品计算，即得。

2）计算　实验数据见表 7-9。

表 7-9　七厘散浸出物的实验数据

类别	蒸发皿重量（g）	供试品（g）	浸出物和蒸发皿重量（g）	供试品含水量（%）
第一份	33.4216	2.1566	33.7425	4.8%
第二份	34.9483	2.2007	35.2756	

$$醇溶性浸出物含量_1 = \frac{W}{W_S} \times 100\% = \frac{33.7425 - 33.4216}{2.1566 \times (1 - 4.8\%) \times \frac{25}{100}} \times 100\% = 62.5\%$$

$$醇溶性浸出物含量_2 = \frac{35.2756 - 34.9483}{2.2007(1 - 4.8\%) \times \frac{25}{100}} \times 100\% = 62.5\%$$

醇溶性浸出物含量 = 62%。

符合规定。

2. 化积口服液中浸出物的测定

（1）检验依据　《中国药典》2020 年版一部 705 页。

[处方] 茯苓（去皮）58.5g　海螵蛸 28.8g　炒鸡内金 14.9g　醋三棱 14.9g　醋莪术 14.9g　红花 8.4g　槟榔 14.9g　雷丸 14.9g　鹤虱 14.9g　使君子仁 14.9g

[正丁醇提取物] 精密量取本品 50ml，用水饱和的正丁醇振摇提取 5 次，每次 20ml，合并正丁醇提取液，置己干燥至恒重的蒸发皿中，蒸干，于 105℃ 干燥 3 小时，移置干燥器中，冷却 30 分钟，迅速精密称定重量，计算，即得。

本品含正丁醇提取物不得少于 0.60%。

（2）计算　实验数据见表 7-10。

表 7-10　化积口服液中正丁醇提取物的实验数据

类别	蒸发皿重量（g）	浸出物和蒸发皿重量（g）	供试品的体积（ml）
第一份	30.7827	31.2028	50
第二份	31.3002	31.7181	50

$$醇溶性浸出物含量_1 = \frac{W}{V} \times 100\% = \frac{31.2028 - 30.7827}{50} \times 100\% = 0.840\%$$

$$醇溶性浸出物含量_2 = \frac{31.7181 - 31.3002}{50} \times 100\% = 0.836\%$$

$$\overline{醇溶性浸出物含量} = 0.84\%$$

符合规定。

三、挥发性醚浸出物测定法

本法系以乙醚为溶剂对制剂中挥发性醚溶性成分进行提取并测定,专属性较强。供试品须过四号筛。有关品种及其含量见表 7-11。

表 7-11 测定醚溶性浸出物的有关品种及其含量

品名	溶剂	含量（不得少于）
九味羌活丸	乙醚	0.30%
安中片	乙醚	0.35mg/片；0.80mg/片
男康片	乙醚	0.25%
龟龄集	乙醚	0.25%
沉香化气丸	乙醚	0.40%

（一）仪器与用具

索氏提取器,药筛（四号筛）,剪刀,分析天平（分度值 0.1mg）,蒸发皿（50ml）,回流装置,干燥器（直径约 30cm）,电热恒温干燥箱（温度 50~300℃）,水浴锅（可调温）等。

（二）试液与试药

按各品种项下的规定准备相应的试液与试药。

（三）操作方法

1. 测定方法 取供试品（过四号筛）2~5g,精密称定,置五氧化二磷干燥器中干燥 12 小时,置索氏提取器中,加乙醚适量,除另有规定外,加热回流 8 小时,取乙醚液,置干燥至恒重的蒸发皿中,放置,挥去乙醚,残渣置五氧化二磷干燥器中,干燥 18 小时,精密称定,缓缓加热至 105℃,并于 105℃干燥至恒重。其减失重量即为挥发性醚浸出物的重量。

2. 注意事项

（1）回流加热乙醚须在水浴上进行。

（2）蒸发皿中挥去乙醚须在室温下、通风橱中进行。

（3）加热挥去浸出物中挥发性成分时,应缓缓加热至 105℃。

（4）蜜丸测定挥发性醚浸出物时,应尽量剪碎,以提高浸出效率。

（5）残渣水分较多应及时更换干燥器中的五氧化二磷干燥剂。

（四）记录与计算

1. 记录 记录精密加水体积,加热回流时间,精密量取续滤液体积,干燥温度、时间,蒸发皿恒重的数据,供试品称量的数据（平行试验 2 份）,干燥后及干燥至恒重的数据等。

2. 计算

$$挥发性醚浸出物含量 = \frac{W}{W_s} \times 100\% \qquad (7-16)$$

式中，W 为挥发性醚浸出物重量，g；W_s 为供试品重量，g。

（五）结果判定

计算结果按有效数字修约规则修约，使与标准中规定限度有效数位一致，其数值大于或等于限度时，判为符合规定。

（六）实例——九味羌活丸中挥发性醚浸出物测定

1. 检验依据　《中国药典》2020 年版一部 501 页。

［处方］羌活 150g　防风 150g　苍术 150g　细辛 50g　川芎 100g　白芷 100g　黄芩 100g　甘草 100g　地黄 100g

［浸出物］取本品粗粉 2g，用乙醚作溶剂，照浸出物测定法（通则 2201 挥发性醚浸出物测定法）测定。

本品含挥发性醚浸出物不得少于 0.30%。

2. 测定

（1）测定方法　取供试品适量，剪碎（过四号筛），混合均匀，取 2g，精密称定，置五氧化二磷干燥器中干燥 12 小时，置索氏提取器中，加乙醚适量，除另有规定外，加热回流 8 小时，取乙醚液，置干燥至恒重的蒸发皿中，放置，挥去乙醚，残渣置五氧化二磷干燥器中，干燥 18 小时，精密称定，缓缓加热至 105℃，并于 105℃ 干燥至恒重。其减失重量即为挥发性醚浸出物的重量。

（2）计算　实验数据见表 7-12。

表 7-12　九味羌活丸浸出物的实验数据

类别	供试品重量（g）	干燥前浸出物和蒸发皿重量（g）	干燥后浸出物和蒸发皿重量（g）
第一份	2.0352	26.1463	26.1382
第二份	2.0388	23.3827	23.3742

$$挥发性醚浸出物含量_1 = \frac{W}{W_s} \times 100\% = \frac{26.1463 - 26.1382}{2.0352} \times 100\% = 0.398\%$$

$$挥发性醚浸出物含量_2 = \frac{23.3827 - 23.3742}{2.0388} \times 100\% = 0.417\%$$

$$\overline{挥发性醚浸出物含量} = 0.41\%$$

符合规定。

即学即练 7-2

《中国药典》收载的醇溶性浸出物测定法，除另有规定外，所用的醇是（　　　）

答案解析　A. 甲醇　　　　　B. 乙醇　　　　　C. 丙醇　　　　　D. 正丁醇

PPT

第七节　其他分析法

一、挥发油测定法

挥发油又称芳香油或精油，是广泛存在于植物中的一类可随水蒸气蒸馏，但与水不相混溶的油状液体的总称。挥发油在常温下挥发，大部分具有香气，是中药及中药制剂中的一类重要有效成分，因此测定挥发油总含量对于控制药品质量具有重要意义。《中国药典》收载的挥发油测定法包括甲法和乙法两种测定法。

（一）仪器装置

挥发油测定仪器装置见图7-10。A为1000ml（或500ml、2000ml）的硬质圆底烧瓶，上接挥发油测定器B，B的上端连接回流冷凝管C。以上各部均用玻璃磨口连接。测定器B应具有0.1ml的刻度。全部仪器应充分洗净，并检查结合部分是否严密，以防挥发油逸出。装置中挥发油测定器的支管分岔处应与基准线平行。

（二）测定法

1. 甲法　适用于测定相对密度在1.0以下的挥发油。取供试品适量（约相当于含挥发油0.5~1.0ml），称定重量（准确至0.01g），置烧瓶中，加水300~500ml（或适量）与玻璃珠数粒，振摇混合后，连接挥发油测定器与回流冷凝管。自冷凝管上端加水使充满挥发油测定器的刻度部分，并溢流入烧瓶时为止。置电热套中或用其他适宜方法缓缓加热至沸，并保持微沸约5小时，至测定器中油量不再增加，停止加热，放置片刻，开启测定器下端的活塞，将水缓缓放出，至油层上端到达刻度0线上面5mm处为止。放置1小时以上，再开启活塞使油层下降至其上端恰与刻度0线平齐，读取挥发油量，并计算供试品中挥发油的含量（%）。

2. 乙法　适用于测定相对密度在1.0以上的挥发油。取水约300ml与玻璃珠数粒，置烧瓶中，连接挥发油测定器。自测定器上端加水使充满刻度部分，并溢流入

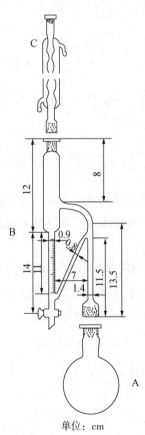

单位：cm

图7-10　挥发油测定仪装置示意图

烧瓶时为止，再用移液管加入二甲苯1ml，然后连接回流冷凝管。将烧瓶内容物加热至沸腾，并继续蒸馏，其速度以保持冷凝管的中部呈冷却状态为度。30分钟后，停止加热，放置15分钟以上，读取二甲苯的容积。然后照甲法自"取供试品适量"起，依法测定，自油层中减去二甲苯量，即为挥发油量，再计算供试品中挥发油的含量（%）。

（三）实例——满山红油胶丸中满山红油测定

1. 检验依据　《中国药典》2020年版一部1815页。

［处方］　满山红油50g

［含量测定］　满山红油：取本品40粒，照挥发油测定法（通则2204甲法）测定，所得挥发油量按相对密度为0.940计算，即得。

本品每粒含满山红油应为标示量的90.0%～110.0%。

［规格］　（1）每丸含满山红油0.05g；（2）每丸含满山红油0.1g。

2. 测定

（1）测定方法　取本品（规格为每丸含满山红油0.05g）40粒，取出内容物，置500ml烧瓶中，依法测定，读取挥发油量，即得。平行操作2份。

（2）计算　实验数据：$V_1 = 2.09ml$、$V_2 = 2.10ml$。

$$含量_1 = \frac{\frac{d \cdot V}{40}}{0.05} \times 100\% = \frac{\frac{0.940 \times 2.09}{40}}{0.05} \times 100\% = 98.23\%$$

$$含量_2 = \frac{\frac{0.940 \times 2.10}{40}}{0.05} \times 100\% = 98.70\%$$

$$\overline{含量} = 98.5\%$$

符合规定。

二、氮测定法

氮测定法系依据含氮有机物经硫酸消化后，使有机氮转为硫酸铵，生成的硫酸铵被氢氧化钠分解释放出氨，氨随水蒸气被蒸馏入硼酸液中生成硼酸铵，最后用强酸滴定，依据强酸消耗量可计算出供试品的氮含量。

《中国药典》收载了第一法（常量法）、第二法（半微量法）和第三法（定氮仪法）三种方法。常量法适用于含氮量在25～30mg的供试品，半微量法适用于含氮量在1.0～2.0mg的供试品，定氮仪法适用于常量法和半微量法。

（一）第一法（常量法）

取供试品适量（相当于含氮量25～30mg），精密称定，供试品如为固体或半固体，可用滤纸称取，并连同滤纸置干燥的500ml凯氏烧瓶中；然后依次加入硫酸钾（或无水硫酸钠）10g和硫酸铜粉末0.5g，再沿瓶壁缓缓加硫酸20ml；在凯氏烧瓶口放一小漏斗并使凯氏烧瓶成45°斜置，用直火缓缓加热，使溶液的温度保持在沸点以下，等泡沸停止，强热至沸腾，待溶液成澄明的绿色后，除另有规定外，继续加热30分钟，放冷。沿瓶壁缓缓加水250ml，振摇使混合，放冷后，加40%氢氧化钠溶液75ml，注意使沿瓶壁流至瓶底，自成一液层，加锌粒数粒，用氮气球将凯氏烧瓶与冷凝管连接；另取2%硼酸溶液50ml，置500ml锥形瓶中，加甲基红－溴甲酚绿混合指示液10滴；将冷凝管的下端插入硼酸溶液的液面下，轻轻摆动凯氏烧瓶，使溶液混合均匀，加热蒸馏，至接收液的总体积约为 250ml 时，将冷凝管尖端提出液面，使蒸气冲洗约 1 分钟，用水淋洗尖端后停止蒸馏；馏出液用硫酸滴定液（0.05mol/L）滴定至溶液由蓝绿色变为灰紫色，并将滴定的结果用空白试验校正。每 1ml 的硫酸滴定液（0.05mol/L）相当于 1.401mg 的 N。

（二）第二法（半微量法）

蒸馏装置见图 7 - 11。

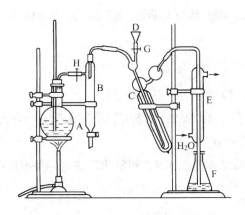

图 7 - 11 蒸馏装置示意图

A. 1000ml 圆底烧瓶；B. 安全瓶；C. 连有氮气球的蒸馏器

D. 漏斗；E. 直形冷凝管；F. 100ml 锥形瓶；G、H. 橡皮管夹

连接蒸馏装置，A 瓶中加水适量与甲基红指示液数滴，加稀硫酸使成酸性，加玻璃珠或沸石数粒，从 D 漏斗加水约 50ml，关闭 G 夹，开放冷凝水，煮沸 A 瓶中的水，当蒸汽从冷凝管尖端冷凝而出时，移去火源，关 H 夹，使 C 瓶中的水反抽到 B 瓶，开 G 夹，放出 B 瓶中的水，关 B 瓶及 G 夹，将冷凝管尖端插入约 50ml 水中，使水自冷凝管尖端反抽至 C 瓶，再抽至 B 瓶，如上法放去。如此将仪器内部洗涤 2~3 次。

取供试品适量（约相当于含氮量 1.0~2.0mg），精密称定，置干燥的 30~50ml 凯氏烧瓶中，加硫酸钾（或无水硫酸钠）0.3g 与 30% 硫酸铜溶液 5 滴，再沿瓶壁滴加硫酸 2.0ml；在凯氏烧瓶口放一小漏斗，并使烧瓶成 45° 斜置，用小火缓缓加热使溶液保持在沸点以下，等泡沸停止，逐步加大火力，沸腾至溶液成澄明的绿色后，除另有规定外，继续加热 10 分钟，放冷，加水 2ml。

取 2% 硼酸溶液 10ml，置 100ml 锥形瓶中，加甲基红 - 溴甲酚绿混合指示液 5 滴，将冷凝管尖端插入液面下。然后，将凯氏烧瓶中内容物经由 D 漏斗转入 C 蒸馏瓶中，用水少量淋洗凯氏烧瓶及漏斗数次，再加 40% 氢氧化钠溶液 10ml，用少量水再洗漏斗数次，关 G 夹，加热 A 瓶进行蒸汽蒸馏，至硼酸液开始由酒红色变为蓝绿色时起，继续蒸馏约 10 分钟后，将冷凝管尖端提出液面，使蒸汽继续冲洗约 1 分钟，用水淋洗尖端后停止蒸馏。

馏出液用硫酸滴定液（0.005mol/L）滴定至溶液由蓝绿色变为灰紫色，并将滴定的结果用空白（空白和供试品所得馏出液的容积应基本相同，70~75ml）试验校正。每 1ml 的硫酸滴定液（0.005mol/L）相当于 0.1401mg 的 N。

（三）第三法（定氮仪法）

本法适用于常量及半微量法测定含氮化合物中氮的含量。半自动定氮仪由消化仪和自动蒸馏仪组成；全自动定氮仪由消化仪、自动蒸馏仪和滴定仪组成。

根据供试品的含氮量参考常量法（第一法）或半微量法（第二法）称取样品置消化管中，依次加入适量硫酸钾、硫酸铜和硫酸，把消化管放入消化仪中，按照仪器说明书的方法开始消解〔通常150℃，5分钟（去除水分）；350℃，5分钟（接近硫酸沸点）；400℃，60～80分钟〕至溶液成澄明的绿色，再继续消化10分钟，取出，冷却。

将配制好的碱液、吸收液和适宜的滴定液分别置自动蒸馏仪相应的瓶中，按照仪器说明书的要求将已冷却的消化管装入正确位置，关上安全门，连接水源，设定好加入试剂的量、时间、清洗条件及其他仪器参数等，如为全自动定氮仪，即开始自动蒸馏和滴定。如为半自动定氮仪，则取馏出液照第一法或第二法滴定，测定氮的含量。

（四）实例——清开灵注射液中总氮测定

1. 检验依据　《中国药典》2020年版一部1657页。

〔处方〕胆酸3.25g　珍珠母（粉）50.5g　猪去氧胆酸3.75g　栀子25.0g　水牛角（粉）25.0g
板蓝根200.0g　黄芩苷5.0g　金银花60.0g

〔含量测定〕总氮量：精密量取本品0.5ml，照氮测定法（通则0704第二法）测定，即得。

本品每1ml含总氮（N）应为2.2～3.0mg。

〔规格〕（1）每支装2ml；（2）每支装10ml。

2. 测定

（1）供试品溶液的制备　取规格为每支装2ml的本品5支，倒入干净、干燥的烧杯中，混匀，精密量取0.5ml，置干燥的50ml凯氏烧瓶中，依法操作，即得。

（2）空白溶液的制备　不加样品，照供试品溶液的制备方法制备空白溶液，即得。

（3）测定方法　供试品溶液及空白溶液用硫酸滴定液（0.005mol/L）滴定至溶液由蓝绿色变为灰紫色，记录数据，即得。每1ml的硫酸滴定液（0.005mol/L）相当于0.1401mg的N。

（4）计算　实验数据：硫酸滴定液（0.004987mol/L）；$V_0 = 0.11$ml、$V_1 = 10.11$ml、$V_2 = 10.16$ml。

$$含量_1 = \frac{T \cdot F \cdot (V_s - V_0)}{V_{取样}} = \frac{0.1401 \times \frac{0.004987}{0.005} \times (10.11 - 0.11)}{0.5} = 2.79 (mg/ml)$$

$$含量_2 = \frac{0.1401 \times \frac{0.004987}{0.005} \times (10.16 - 0.11)}{0.5} = 2.81 (mg/ml)$$

$$\overline{含量} = 2.8 (mg/ml)$$

符合规定。

📱 **知识链接** --

样品的消解

消解是将样品与酸、氧化剂、催化剂等共置于回流装置或密闭装置中，加热分解并破坏有机物的方法。样品消解的目的是避免有机物对无机元素含量测定的干扰。

常用的消解方法有湿法消化、干法消化、高压消解、微波消解等。

湿法消化法（酸消化法）是用不同酸或混合酸与过氧化氢或其他氧化剂混合液，在加热状态下将含有大量有机物样品中的待测组分转化为可测定形态的方法。常用硝酸－高氯酸法、硝酸－硫酸法和硫酸－硫酸盐法三种方法。

干法消化法是将有机物灼烧灰化以达到分解的目的。消化过程中常加无水 Na_2CO_3 或轻质 MgO 等以助灰化。

高压消解是一种在高温、高压下进行的湿法消解过程，即把样品和消解液（通常为混酸或混酸＋氧化剂）置于合适的容器中，再将容器装在保护套中，在密闭情况下进行分解。

微波消解法是利用微波的穿透性和激活反应能力加热密闭容器内的试剂和样品，使制样容器内压力增加，反应温度提高。

第八节　有效成分的含量测定方法

PPT

中药生长过程中，为适应环境的变化而产生的特殊成分生物碱类、黄酮类、蒽醌类、香豆素类、萜类、挥发油、皂苷、有机酸类等，是中药及其制剂防病治病的物质基础。为保证中药及其制剂的质量，有必要对这些成分含量进行测定。中药及其制剂的含量测定方法有物理分析法、化学分析法和仪器分析法等，本节主要介绍生物碱类、黄酮类、香豆素类、皂苷等几类成分的常用含量测定方法。

一、生物碱类成分

生物碱是生物界除生物体必需的含氮化合物（如氨基酸、蛋白质和 B 族维生素等）之外的所有含氮有机化合物，大多具有碱性。

用于中药制剂中生物碱成分含量测定的方法较多，包括重量法、容量分析法、分光光度法、薄层扫描法、高效液相色谱法等分析方法，现在多采用高效液相色谱法。

（一）化学分析法

1. 重量法　《中国药典》采用本法测定的有昆仑山海棠片等。

实例　昆仑山海棠片

检验依据为《中国药典》2020 年版一部 1133 页。

[处方] 昆明山海棠 2500g

[含量测定] 取本品 60 片，除去包衣，精密称定，研细，取约 7g，精密称定，置 200ml 锥形瓶中，加硅藻土 1.4g，混匀，加乙醇 70ml，加热回流 40 分钟，放冷，滤过，滤渣加乙醇 50ml，加热回流 30 分钟，放冷，滤过，滤液合并，置水浴上蒸干，残渣加盐酸溶液（1→100）300ml，置水浴上搅拌使溶解，放冷，滤过，残渣再用盐酸溶液（1→200）同法提取 3 次（20ml、15ml、15ml），合并滤液于分液漏斗中，加氨试液使溶液呈碱性，用乙醚振摇提取 4 次（40ml、30ml、25ml、20ml），合并乙醚液，用水振摇洗涤 2 次，每次 10ml，乙醚液滤过，滤液置已在 100℃ 干燥至恒重的蒸发皿中，在低温水浴上蒸去乙醚，残渣在 100℃ 干燥至恒重，称定重量，计算，即得。

本品每片含总生物碱不得少于 1.0mg。

2. 容量分析法　《中国药典》采用本法测定的有北豆根片（胶囊）、止喘灵注射液等。

实例　见第七章第五节"北豆根片中总生物碱的测定"。

（二）紫外 - 可见分光光度法

1. 对照品比较法　含比色法中的对照品比较法。《中国药典》一部采用本法测定的有灯盏细辛注射剂（总咖啡酸酯）、产康复颗粒、华山参片等。

实例　见第七章第一节"黄杨宁片中环维黄杨星 D 的测定"。

2. 标准曲线法　《中国药典》采用本法测定的有小儿宝泰康颗粒、风湿骨痛胶囊等。

实例　小儿宝泰康颗粒

检验依据为《中国药典》2020 年版一部 568 页。

[处方]　连翘 416g　地黄 416g　滇柴胡 416g　玄参 208g　桑叶 208g　浙贝母 208g　蒲公英 208g
南板蓝根 416g　滇紫草 208g　桔梗 416g　莱菔子 416g　甘草 208g

[含量测定]

（1）对照品溶液的制备　取贝母素甲对照品 14mg，精密称定，置 50ml 量瓶中，加 0.1mol/L 盐酸溶液 5ml 和水 4ml 使溶解，加水至刻度，摇匀，即得（每 1ml 含贝母素甲 0.28mg）。

（2）标准曲线的制备　精密量取对照品溶液 0.1ml、0.3ml、0.5ml、0.7ml、0.9ml，分别置分液漏斗中，加水至 2ml，各加溴甲酚绿溶液（取溴甲酚绿 50mg 与邻苯二甲酸氢钾 1.021g，加 0.2mol/L 氢氧化钠溶液 6ml 使溶解，再加水稀释至 100ml）2ml，摇匀，再精密加入三氯甲烷 10ml，剧烈振摇约 2 分钟，静置，分取三氯甲烷液，用干燥滤纸滤过，取续滤液。另取水 2ml，同法操作，以三氯甲烷液为空白。照紫外 – 可见分光光度法（通则 0401），在 411nm 波长处测定吸光度，以吸光度为纵坐标、浓度为横坐标，绘制标准曲线。

（3）测定法　取装量差异项下的本品，混匀，取适量，研细，取约 8g，精密称定，加水 30ml，搅拌使溶解，用氨试液调节 pH 至 11，用乙醚振摇提取 4 次，每次 30ml，合并乙醚液，挥干，残渣加 0.1mol/L 盐酸溶液 0.5ml 和水 2ml，搅拌使溶解，转移至 25ml 量瓶中，加水至刻度，摇匀，滤过，取续滤液 2ml，置分液漏斗中，照标准曲线的制备项下的方法，自"加溴甲酚绿溶液 2ml"起，依法测定吸光度，从标准曲线上读出供试品溶液中贝母素甲的量，计算，即得。

本品每 1g 含浙贝母总生物碱以贝母素甲（$C_{27}H_{45}NO_3$）计，不得少于 0.15mg。

（三）色谱法

1. 薄层扫描法　《中国药典》采用本法测定的有九分散、马钱子散、清胃黄连丸（大蜜丸）、心脑欣胶囊、芎菊上清丸（水丸）、益母草口服液等。

实例　见第七章第二节"马钱子散中士的宁的测定"。

2. 高效液相色谱法　《中国药典》采用本法测定的有大补阴丸、小儿肺热平胶囊、牛黄千金散、乌梅丸、四妙丸、坤泰胶囊等。

实例　三黄片

检验依据为《中国药典》2020 年版一部 517 页。

[处方]　大黄 300g　盐酸小檗碱 5g　黄芩浸膏 21g

[含量测定]　盐酸小檗碱：照高效液相色谱法（通则 0512）测定。

（1）色谱条件与系统适用性试验　以十八烷基硅烷键合硅胶为填充剂；以乙腈 – 水（1:1）（每 1000ml 中加入磷酸二氢钾 3.4g 和十二烷基硫酸钠 1.7g）为流动相；检测波长为 265nm。理论板数按盐酸小檗碱峰计算应不低于 3000。

（2）对照品溶液的制备　取盐酸小檗碱对照品适量，精密称定，加甲醇制成每 1ml 含 0.1mg 的溶液，即得。

（3）供试品溶液的制备　取本品 10 片，除去包衣，精密称定，研细，取约 0.1g，精密称定，置具塞锥形瓶中，精密加入甲醇－盐酸（500∶1）的混合溶液 20ml，密塞，称定重量，超声处理（功率 160W，频率 40kHz）30 分钟，放冷，再称定重量，用甲醇补足减失的重量，摇匀，滤过，取续滤液，即得。

（4）测定法　分别精密吸取对照品溶液 5～10μl、供试品溶液 10μl，注入液相色谱仪，测定，即得。

本品每片含盐酸小檗碱（$C_{20}H_{17}NO_4 \cdot HCl \cdot 2H_2O$），小片应为 4.0～5.8mg；大片应为 8.0～11.5mg。

二、黄酮类成分

黄酮类化合物的母核为 2－苯基色原酮，是由中间的三个碳原子连接两个苯环（A 环和 B 环）组成的一系列 $C_6-C_3-C_6$。在植物体内大部分与糖结合成苷，部分以游离形式存在。

黄酮类化合物的含量测定可采用紫外－可见分光光度法、薄层扫描法和高效液相色谱法等。

（一）紫外－可见分光光度法（标准曲线法）

《中国药典》采用本法测定的有小儿七星茶口服液、汉桃叶片、夏枯草口服液、独一味胶囊（片）、垂盆草颗粒、消咳喘糖浆（口服液）、诺迪康胶囊、抗骨髓炎片、排石颗粒等。

实例　见第七章第一节"小儿七星茶口服液中总黄酮的测定"。

（二）色谱法

1. 薄层扫描法　《中国药典》采用本法测定的有枳实导滞丸等。

实例　枳实导滞丸

检验依据为《中国药典》2020 年版一部 1252 页。

[处方]　枳实（炒）100g　大黄 200g　黄连（姜汁炙）60g　黄芩 60g　六神曲（炒）100g　白术（炒）100g　茯苓 60g　泽泻 40g

[含量测定]　取本品适量，研细，取约 0.5g，精密称定，置索氏提取器中，加甲醇 90ml，加热回流 4 小时，趁热滤过至 100ml 量瓶中，用少量甲醇洗涤容器，洗液与滤液合并，放冷，加甲醇至刻度，摇匀，精密量取 5ml，置 25ml 量瓶中，加甲醇至刻度，摇匀，作为供试品溶液。另取橙皮苷对照品适量，精密称定，加甲醇制成每 1ml 含 50μg 的溶液，作为对照品溶液。照薄层色谱法（通则 0502）试验，精密吸取供试品溶液 5μl 对照品溶液 2μl 与 5μl 分别点于同一聚酰胺薄膜上，以甲醇为展开剂，展开，展距约 3cm，取出，晾干，喷以 1% 三氯化铝的甲醇溶液，放置 3 小时，置紫外光灯（365nm）下定位，照薄层色谱法（通则 0502 薄层色谱扫描法）进行荧光扫描。激发波长：λ = 300nm，线性扫描，测量供试品荧光强度的积分值与对照品荧光强度的积分值，计算，即得。

本品每 1g 含枳实以橙皮苷（$C_{28}H_{34}O_{15}$）计，不得少于 20.0mg。

2. 高效液相色谱法　《中国药典》采用本法测定的部分中药制剂见表 7-13。

表 7-13　高效液相色谱法测定黄酮类成分含量的部分中药制剂

测定成分	应用品种
黄芩苷	一清胶囊、二母宁嗽丸、柴黄片、防风通圣丸、健儿消食口服液、三黄片、儿童清肺丸、九味羌活口服液（丸、颗粒）、三九胃泰颗粒等
葛根素	障眼明片、心可舒片、心舒宁片、消渴丸、冠脉宁胶囊、脂脉康胶囊、脑得生胶囊、益气聪明丸、清音丸等

续表

测定成分	应用品种
橙皮苷	二陈丸、胆乐胶囊、健胃消食片、健脾糖浆、小儿肺咳颗粒、胃立康片、咳喘顺丸、香砂六君丸、香砂和中丸、香砂枳术丸、香砂胃苓丸等
柚皮苷	六合定中丸、胃苏颗粒、胃复春片、骨仙片、通幽润燥丸等
淫羊藿苷	骨疏康胶囊、骨疏康颗粒、健脑安神片、益气养血口服液、益肾灵颗粒、强阳保肾丸、活力苏口服液等

实例 见第七章第三节"双黄连口服液中黄芩苷的测定"。

三、蒽醌类成分

醌类化合物是一类具有醌式结构的化学成分，按结构可分为苯醌、萘醌、菲醌和蒽醌四种类型，其中以蒽醌及其衍生物最为多见。含蒽醌类中药中多同时含有游离蒽醌和结合蒽醌。

《中国药典》收载的中药制剂多采用高效液相色谱法测定蒽醌类成分，包括一捻金、一清胶囊、十一味能消丸、维血宁合剂（颗粒）、新清宁片、礞石滚痰丸、分清五淋丸、清宁丸、麻仁丸、麻仁润肠丸、麻仁滋脾丸、比拜克胶囊、止血复脉合剂、牛黄上清软胶囊、小儿化食口服液、六味安消散等。

实例 见第七章第三节"三黄片中大黄素和大黄酚的测定"。

四、香豆素类成分

香豆素类成分是一类具有苯并 α – 吡喃酮环结构的化合物，从结构上可看作是由顺式邻羟基桂皮酸脱水缩合而成的内酯。

《中国药典》收载的中药制剂多采用高效液相色谱法测定香豆素类成分的含量，采用本法测定的部分中药制剂见表 7 – 14。

表 7 – 14　高效液相色谱法测定香豆素类成分含量的部分中药制剂

测定成分	应用品种
欧前胡素（白芷）	都梁丸（软胶囊、滴丸）、元胡止痛片（滴丸）、前列欣胶囊、复方羊角片、通窍鼻炎片（胶囊、颗粒）、清眩丸（片）、伤痛宁片等
补骨脂素、异补骨脂素（补骨脂）	补白颗粒、白蚀丸、补肾益脑丸（片）、补脾益肠丸、青娥丸、固本咳喘片、固肾定喘丸、茴香橘核丸等
秦皮乙素（紫花地丁）	尿感宁颗粒、二丁颗粒、消炎退热颗粒、复方瓜子金颗粒等
蛇床子素（独活）	天麻丸、独活寄生丸、寄生追风酒等

实例 元胡止痛片

检验依据为《中国药典》2020 年版一部 630 页。

[处方] 醋延胡索 445g　白芷 223g

[含量测定] 白芷：照高效液相色谱法（通则 0512）测定。

（1）色谱条件与系统适用性试验　用十八烷基硅烷键合硅胶为填充剂；乙腈 – 水（47∶53）为流动相；检测波长为 300nm。理论板数按欧前胡素峰计算应不低于 6000。

（2）对照品溶液的制备　取欧前胡素对照品适量，精密称定，加甲醇制成每 1ml 含 40μg 的溶液，即得。

（3）供试品溶液的制备 取本品20片，除去包衣，研细，取约1g，精密称定，置具塞锥形瓶中，精密加入甲醇50ml，称定重量，超声处理（功率250W，频率40kHz）30分钟，放冷，再称定重量，用甲醇补足减失的重量，摇匀滤过，取续滤液25ml，蒸干，残渣加甲醇溶解，转移至5ml量瓶中，用甲醇稀释至刻度，摇匀，滤过，取续滤液，即得。

（4）测定法 分别精密吸取对照品溶液和供试品溶液各10μl，注入液相色谱仪，测定，即得。本品每片含白芷以欧前胡素（$C_{16}H_{14}O_4$）计，不得少于50μg。

五、挥发性成分

挥发性成分是指中药中一类具有芳香气并易挥发的成分，主要包括挥发油类成分和其他分子量较小、易挥发的化合物。

挥发性成分中的总挥发油的含量测定可以采用挥发油测定器，用蒸馏法测定，而挥发性单体成分的含量测定主要采用气相色谱法，此外也用到高效液相色谱法等。

（一）蒸馏法

《中国药典》采用本法测定的有满山红油胶丸、正骨水、红色正金软膏、牡荆油胶丸、云香祛风止痛酊等。

实例 见第七章第七节"满山红油胶丸中满山红油的测定"。

（二）色谱法

1. 气相色谱法

（1）内标法 《中国药典》采用本法测定的部分中药制剂见表7-15。

表7-15 气相色谱法（内标法）测定挥发性成分含量的部分中药制剂

测定成分	应用品种
冰片	牛黄上清胶囊、化痔栓、冰硼散、西瓜霜润喉片、麝香舒活搽剂、冠心苏合丸、祛伤消肿酊、通络祛痛膏、京万红软膏、骨痛灵酊、复方熊胆滴眼液、保妇康栓、活血止痛软胶囊、冠心苏合丸、桂林西瓜霜、速效救心丸、致康胶囊、脑立清丸、烫伤油、康妇软膏、紫花烧伤软膏、熊胆痔灵栓等
薄荷脑	云香祛风止痛酊、活血止痛膏、消肿止痛酊、金正油软膏、川贝枇杷糖浆、麝香舒活搽剂、祛伤消肿酊、通络祛痛膏、治咳川贝枇杷滴丸、治咳川贝枇杷露、活血止痛软胶囊等
樟脑	十滴水、云香祛风止痛酊、活血止痛膏、消肿止痛酊、金正油软膏、麝香舒活搽剂、祛伤消肿酊、关节止痛膏、克伤痛搽剂、通络祛痛膏、筋痛消酊、活血止痛软胶囊等
丁香酚	苏合香丸、克伤痛搽剂、丁香罗勒油等
桉油精	十滴水、红色正金软膏等
麝香酮	障翳散、片仔癀等
β-丁香烯	牡荆油胶丸等

实例 见第七章第四节"川贝枇杷糖浆中薄荷脑的测定"。

（2）外标法 《中国药典》采用本法测定的部分中药制剂见表7-16。

表7-16 气相色谱法（外标法）测定挥发性成分含量的部分中药制剂

测定成分	应用品种
冰片	冠心舒通胶囊、复方牛黄清胃丸、复方珍珠散、活血止痛软胶囊、清咽丸等
丁香酚	神香苏合丸、十六味冬青丸、冠心舒通胶囊、按摩软膏等
桉油精	十滴水、红色正金软膏等
麝香酮（麝香）	麝香风湿胶囊、小金丸（片、胶囊）、万灵五香膏等
薄荷脑	疏痛安涂膜剂等
莪术二酮（莪术油）	保妇康栓等
桂皮醛（肉桂）	按摩软膏等
牦牛儿酮（满山红油）	满山红油胶丸等
甲基正壬酮（鱼腥草）	鱼腥草滴眼液等
土木香内酯（土木香）	冠心苏合丸（胶囊）等
百秋李醇（广藿香）	小儿感冒口服液等

实例 神香苏合丸

检验依据为《中国药典》2020年版一部1424页。

［处方］人工麝香50g 冰片50g 水牛角浓缩粉400g 乳香（制）100g 安息香100g 白术200g 香附200g 木香200g 沉香200g 丁香200g 苏合香200g

［含量测定］照气相色谱法（通则0521）测定。

（1）色谱条件与系统适用性试验 聚乙二醇20000（PEG-20M）弹性石英毛细管柱（柱长为30m，柱内径为0.25mm或0.32mm，膜厚度为0.25μm）；柱温为程序升温，初始温度为80℃，以每分钟8℃的速率升至180℃，保持2分钟，再以每分钟10℃的速率升至200℃，保持5分钟，最后以每分钟50℃的速率升至250℃，保持5分钟；分流比为3:1。理论板数按丁香酚峰计算应不低于20000。

（2）对照品溶液的制备 取丁香酚对照品适量，精密称定，加环己烷制成每1ml含0.18mg的溶液，即得。

（3）供试品溶液的制备 取本品适量，研细，取约0.8g，精密称定，置具塞锥形瓶中，精密加入环己烷25ml，密塞，称定重量，加热回流2小时，放冷，再称定重量，用环己烷补足减失的重量，摇匀，滤过，取续滤液，即得。

（4）测定法 分别精密吸取对照品溶液与供试品溶液各2μl，注入气相色谱仪，测定，即得。

本品每1g含丁香以丁香酚（$C_{10}H_{12}O_2$）计，不得少于4.5mg。

2. 高效液相色谱法 《中国药典》采用本法测定挥发性成分含量的部分中药制剂见表7-17。

表7-17 高效液相色谱测定挥发性成分含量的部分中药制剂

测定成分	应用品种
丹皮酚（牡丹皮）	六味地黄丸、风湿定片、正骨水、归芍地黄丸、血美安胶囊、骨刺丸、杞菊地黄胶囊、骨刺消痛片等
桂皮醛（肉桂）	桂附理中丸、五苓胶囊、五苓散、桂枝茯苓丸等
桉油精（桉油）	十滴水、红色正金软膏等
丁香酚（丁香）	十香返生丸、化癥回生片等
α-香附酮（香附）	良附丸等

实例　杞菊地黄胶囊

检验依据为《中国药典》2020 年版一部 1050 页。

[处方] 枸杞子 36.7g　菊花 36.7g　熟地黄 146.8g　酒萸肉 73.4g　牡丹皮 55g　山药 73.4g　茯苓 55g　盐泽泻 55g。

[含量测定] 牡丹皮：照高效液相色谱法（通则 0512）测定。

（1）色谱条件与系统适用性试验　以十八烷基硅烷键合硅胶为填充剂，以甲醇 – 水（70 : 30）为流动相；检测波长为 274 nm。理论板数按丹皮酚峰计算应不低于 5000。

（2）对照品溶液的制备　取丹皮酚对照品适量，精密称定，加甲醇制成每 1ml 含 25μg 的溶液，即得。

（3）供试品溶液的制备　取装量差异项下的本品内容物，混匀，取约 0.5g，精密称定，置具塞锥形瓶中，精密加入甲醇 50ml，称定重量，超声处理（功率 250W，频率 40kHz）30 分钟，放冷，再称定重量，用甲醇补足减失的重量，摇匀，滤过，取续滤液，即得。

（4）测定法　分别精密吸取对照品溶液与供试品溶液各 10μl，注入液相色谱仪，测定，即得。

本品每粒含牡丹皮以丹皮酚（$C_9H_{10}O_3$）计，不得少于 0.51mg。

六、其他成分

（一）皂苷

皂苷是存在于植物界中的一类结构较为复杂的苷类化合物，多为螺甾烷类或三萜类化合物的低聚糖苷。

皂苷的含量测定可采用薄层扫描法和高效液相色谱法。

1. 薄层扫描法　主要是熊果酸成分。《中国药典》采用本法测定的有大山楂丸、山楂化滞丸、血脂宁丸、六味地黄胶囊等。

实例　见第七章第二节"大山楂丸中熊果酸的测定"。

2. 高效液相色谱法　《中国药典》采用本法测定的部分中药制剂见表 7 – 18。

表 7 – 18　高效液相色谱法测定皂苷类成分含量的部分中药制剂

测定成分	应用品种
人参皂苷	肾炎舒片、定坤丹（红参、三七）、参芍片（胶囊）（人参茎叶）、参芪降糖片（胶囊）、参松养心胶囊、参桂胶囊（红参）、胃康胶囊（三七）、活血止痛胶囊（三七）、二十七味定坤丸（西洋参）、十一味参芪片（胶囊）、三七片（三七）、骨刺宁胶囊（三七）等
甘草酸	附子理中片、参苓白术丸、珍珠胃安丸、胃脘舒颗粒、止咳喘颗粒、溃疡散胶囊、蒲元和胃胶囊、腰痛宁胶囊、痰饮丸、镇咳宁口服液（颗粒、糖浆）、七味葡萄散、八味檀香散、儿感退热宁口服液、川芎茶调丸（浓缩丸）、川芎茶调颗粒、小儿七星茶口服液（颗粒）等
熊果酸	小儿消食片（山楂）、降脂灵颗粒（山楂）、养正消积胶囊（女贞子）等
齐墩果酸	养正消积胶囊（女贞子）、喉咽清口服液（土牛膝）等
伪原薯蓣皂苷	地奥心血康胶囊等

实例　止咳喘颗粒

检验依据为《中国药典》2020 年版一部 658 页。

[处方] 满山红 556g　桔梗 167g　炙甘草 194g

［含量测定］照高效液相色谱法（通则0512）测定。

（1）色谱条件与系统适用性试验　以十八烷基硅烷键合硅胶为填充剂；以乙腈－2.5%冰醋酸（35：65）为流动相；检测波长为255nm。理论板数按甘草酸峰计算应不低于3000。

（2）对照品溶液的制备　取甘草酸铵对照品适量，精密称定，加50%甲醇制成每1ml含40μg的溶液，即得（甘草酸重量＝甘草酸铵重量/1.0207）。

（3）供试品溶液的制备　取装量差异项下的本品适量，研细，取约1g，精密称定，置具塞锥形瓶中，精密加入50%甲醇25ml，密塞，称定重量，浸泡1小时后，超声处理（功率250W，频率33kHz）40分钟，放冷，再称定重量，用甲醇补足减失的重量，摇匀，滤过，取续滤液，即得。

（4）测定法　分别精密吸取对照品溶液与供试品溶液各10μl，注入液相色谱仪，测定，即得。

本品每袋含炙甘草以甘草酸（$C_{42}H_{62}O_{16}$）计，不得少于5.0mg。

（二）有机酸类成分

有机酸类是指一些具有酸性的有机化合物。最常见的有机酸是羧酸，有机酸广泛存在于植物的叶、花、茎、果、种子、根等各部分，如中药木瓜、山楂、乌梅、川芎、五倍子、肿节风、当归等。有机酸单体成分的含量测定主要采用高效液相色谱法。《中国药典》2020年版采用高效液相色谱法测定的部分中药制剂见表7-19。

表7-19　《中国药典》2020年版采用高效液相色谱法测定有机酸含量的部分中药制剂

测定成分	应用品种
没食子酸	肠炎宁片［（糖浆）（含地锦草、金毛耳草）］、和胃止泻胶囊（铁苋菜、石榴皮）、洁白丸（诃子）、祛风止痛丸（老鹳草）、西青果茶（西青果）、消痔软膏（地榆）、肛泰软膏（地榆炭、五倍子）等
阿魏酸	调经止痛片（川芎、当归）、妇科调经片（川芎、当归）、脑安胶囊（川芎、当归）、四物颗粒（川芎、当归）、川芎茶调片［（散、颗粒）（川芎、羌活）］、天舒片［（胶囊）（川芎）］、血栓心脉宁片（川芎）、活血止痛散（当归）、速效救心丸（川芎）等
绿原酸	小儿咽扁颗粒（金银花）、苦甘颗粒（金银花）、双黄连口服液（金银花）、风热清口服液（山银花）、全杜仲胶囊（杜仲）、抗骨髓炎片（金银花、蒲公英）、金嗓开音丸（金银花、菊花）等

实例　双黄连口服液

检验依据为《中国药典》2020年版一部773页。

［处方］金银花375g　黄芩375g　连翘750g

［含量测定］金银花　照高效液相色谱法（通则0512）测定。

（1）色谱条件与系统适用性试验　以十八烷基硅烷键合硅胶为填充剂；以甲醇－水－冰醋酸（20：80：1）为流动相；检测波长为324nm。理论板数按绿原酸峰计算应不低于6000。

（2）对照品溶液的制备　取绿原酸对照品适量，精密称定，置棕色量瓶中，加水制成每1ml含40μg的溶液，即得。

（3）供试品溶液的制备　精密量取本品2ml，置50ml棕色量瓶中，加水稀释至刻度，摇匀，即得。

（4）测定法　分别精密吸取对照品溶液10μl与供试品溶液10～20μl，注入液相色谱仪，测定，即得。

本品每1ml含金银花以绿原酸（$C_{16}H_{18}O_9$）计，不得少于0.60mg［规格（1）、规格（2）］或1.20mg［规格（3）］。

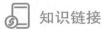

矿物药的含量测定

矿物类药材包括天然矿物、生物化石、人类加工品及纯粹化学制品，其主要成分为无机化合物。如雄黄（As_2S_2）、朱砂（HgS）、炉甘石（ZnO）、牡蛎（$CaCO_3$）等均为矿物药。

中药制剂中矿物药的含量测定主要采用滴定分析法，此外还用到重量分析法、紫外－可见分光光度法和原子吸收光谱法。滴定分析法主要用到 EDTA 法、硫氰酸铵滴定法、碘滴定法等。

《中国药典》一部收载的采用 EDTA 法测定含量的中药制剂有复方沉香胃片（氢氧化铝）、蚝贝钙咀嚼片（牡蛎）、安胃片（枯矾）等；采用硫氰酸铵滴定法测定朱砂含量的有七珍丸、一捻金、小儿金丹片、冰硼散、保妇康片、速效牛黄丸、暑症片、益元散等；采用碘滴定法测定雄黄含量的有克痢痧胶囊等。

实践实训

实训十五 含量测定（UV－Vis 之对照品比较法）

【实训目的】

1. 掌握紫外－可见分光光度法中对照品比较法测定含量的原理和方法。

2. 学会紫外－可见分光光度法中对照品比较法测定中药制剂含量的基本操作和技能。

【实训依据】

1. 紫外－可见分光光度法 《中国药典》2020 年版四部通则 0401。

2. 各药品质量标准 包括华山参片、灯盏细辛注射液。

【药品质量标准】

1. 华山参片 《中国药典》2020 年版一部 893 页。

【处方】 本品为华山参浸膏片

【含量测定】

（1）对照品溶液的制备 取硫酸阿托品，精密称定，加水制成每 1ml 相当于含莨菪碱 7μg 的溶液，即得。

（2）供试品溶液的制备 取本品 40 片，除去糖衣，精密称定，研细，精密称取适量（约相当于 12 片的重量），置具塞锥形瓶内，精密加入枸橼酸－磷酸氢二钠缓冲液（pH 4.0）25ml，振摇 5 分钟，放置过夜，用干燥滤纸滤过，取续滤液，即得。

（3）测定法 精密量取供试品溶液与对照品溶液各 2ml，分别置分液漏斗中，各精密加枸橼酸－磷酸氢二钠缓冲液（pH 4.0）10ml，再精密加入用上述缓冲液配制的 0.04% 溴甲酚绿溶液 2ml，摇匀，用 10ml 三氯甲烷振摇提取 5 分钟，待溶液完全分层后，分取三氯甲烷液，用三氯甲烷湿润的滤纸滤入 25ml 量瓶中，再用三氯甲烷提取 3 次，每次 5ml，依次滤入量瓶中，并用三氯甲烷洗涤滤纸，滤入量瓶中，加三氯甲烷至刻度。照紫外－可见分光光度法（通则 0401）分别在 415nm 的波长处测定吸光度，计算，即得。

本品含生物碱以莨菪碱（$C_{17}H_{23}NO_3$）计，应为标示量的 80.0% ~120.0%。

【规格】0.12mg。

2. 灯盏细辛注射液 《中国药典》2020 年版一部 923 页。

【处方】灯盏细辛 800g

【含量测定】**总咖啡酸酯**

（1）对照品溶液的制备 取 1,3 - O - 二咖啡酰奎宁酸对照品约 10mg，精密称定，置 10ml 量瓶中，加 0.01mol/L 碳酸氢钠溶液 2ml，超声处理（功率 120W，频率 40kHz）3 分钟，放冷，加水至刻度，摇匀；精密量取 1ml，置 100ml 量瓶中，加水至刻度，摇匀，即得（每 1ml 含 1,3 - O - 二咖啡酰奎宁酸 10μg）。

（2）供试品溶液的制备 精密量取本品 1ml，置 200ml 量瓶中，加水稀释至刻度，摇匀，即得。

（3）测定法 分别取对照品溶液和供试品溶液，照紫外 - 可见分光光度法（通则 0401），在 305nm 波长处测定吸光度，计算，即得。

本品每 1ml 含总咖啡酸酯以 1,3 - O - 二咖啡酰奎宁酸（$C_{25}H_{24}O_{12}$）计，应为 2.0 ~3.0mg。

【规格】每支装（1）2ml；（2）10ml。

【实训要求】

1. 实训预习

（1）熟悉对照品比较法含量测定的原理和紫外 - 可见分光光度计的使用。

（2）检查紫外 - 可见分光光度仪的运行状态，所用器皿是否完全等。

（3）制定实训步骤。

2. 实训过程

（1）玻璃仪器洗涤（干燥）。

（2）实训操作应规范。

（3）检验原始记录：应按"检验原始记录和报告书"要求记录。

3. 实训结束

（1）仪器应复原。

（2）应清洗玻璃仪器等。

（3）应清洁实训场所。

（4）检验报告书：应按"检验原始记录和报告书"要求书写。

【实训评价】

评价项目	评价内容	评价标准	分值	得分
实训预习	对照品比较法测定原理	明确	5	
	仪器状态、试药种类	完好、齐全	5	
	实训步骤	合理、正确	10	
实训过程	配制实训用试液	配制正确，操作规范	10	
	对照品溶液制备	精密称量、定容	10	
	供试品溶液制备	制备过程认真、规范	10	
	吸光度测定	操作规范、正确	10	
	计算浓度、含量	方法正确，结果准确	10	
	结果判断	根据药品标准判断	5	
	检验原始记录	应符合要求	5	
实训结束	清场	规范、合理、完整	5	
	检验报告书	应符合要求	15	

【实训思考】

1. 测定时应选用光源和比色皿应如何配对？

2. 对照品比较法测定药品含量应注意哪些问题？

实训十六　含量测定（UV – Vis 之标准曲线法）

【实训目的】

1. 掌握紫外 – 可见分光光度法中标准曲线法测定含量的原理和方法。

2. 学会紫外 – 可见分光光度法中标准曲线法测定中药制剂含量的基本操作和技能。

【实训依据】

1. 紫外 – 可见分光光度法　《中国药典》2020 年版四部通则 0401。

2. 各药品质量标准　包括汉桃叶片、新血宝胶囊、排石颗粒。

【药品质量标准】

1. 汉桃叶片　《中国药典》2020 年版一部 853 页。

【处方】汉桃叶 3000g

【含量测定】

（1）对照品溶液的制备　取无水芦丁对照品约 50mg，精密称定，置 50ml 量瓶中，加 60% 乙醇 35ml，微热使溶解，放冷，用 60% 乙醇稀释至刻度，摇匀。精密量取 10ml，置 50ml 量瓶中，加水至刻度，摇匀，即得（每 1ml 中约含无水芦丁 0.2mg）。

（2）标准曲线的制备　精密量取对照品溶 1ml、2ml、3ml、4ml、5ml、6ml，分别置 25ml 量瓶中，加水至 6ml，加 5% 亚硝酸钠溶液 1ml，混匀，放置 6 分钟；加 10% 硝酸铝溶液 1ml，摇匀，放置 6 分钟；加氢氧化钠试液 10ml，再加水至刻度，摇匀，放置 15 分钟。以相应的试剂作空白，照紫外 – 可见分光光度法（通则 0401），在 500nm 波长处测定吸光度，以吸光度为纵坐标、浓度为横坐标，绘制标准曲线。

（3）测定法　取本品 20 片，除去包衣，精密称定，研细，取约 4 片量，精密称定，置 100ml 量瓶中，加 60% 乙醇 70ml，80℃ 加热 30 分钟，并时时振摇，放冷，加 60% 乙醇至刻度，摇匀，滤过。精密吸取续滤液 1ml，置 25ml 量瓶中，照标准曲线制备项下的方法，自"加水至 6ml"起，依法操作，另精密吸取续滤液 1ml，加水稀释至 25ml，摇匀，作空白，依法测定吸光度，从标准曲线上读出供试品中无水芦丁的量，计算，即得。

本品每片含总黄酮以无水芦丁（$C_{27}H_{30}O_{16}$）计，不得少于 14mg。

2. 排石颗粒　《中国药典》2020 年版一部 1604 页。

【处方】连钱草 1038g　盐车前子 156g　木通 156g　徐长卿 156g　石韦 156g　忍冬藤 260g　滑石 260g　瞿麦 156g　茼麻子 156g　甘草 260g

【含量测定】**总黄酮**

（1）对照品溶液的制备　取无水芦丁对照品约 20mg，精密称定，置 100ml 量瓶中，加 50% 甲醇适量，振摇使溶解，并稀释至刻度，摇匀，即得（每 1ml 含无水芦丁 0.2mg）。

（2）标准曲线的制备　精密量取对照品溶液 1ml、2ml、3ml、4ml、5ml，分别置 10ml 量瓶中，各加50%甲醇至5ml，加5%亚硝酸钠溶液0.3ml，摇匀，放置6分钟，加10%硝酸铝溶液0.3ml，摇匀，放置6分钟，加氢氧化钠试液4ml，再加50%甲醇至刻度，摇匀；以相应的溶液为空白。照紫外 – 可见分光光度法（通则0401），在510nm的波长处测定吸光度，以吸光度为纵坐标、浓度为横坐标，绘制标准曲线。

（3）测定法　取装量差异项下的本品，研细，取约5g或约1g（无蔗糖），精密称定，置具塞锥形瓶中，精密加入甲醇100ml，密塞，称定重量，加热回流提取20分钟，放冷，再称定重量，用甲醇补足减失的重量，摇匀，滤过，精密量取续滤液25ml，置50ml量瓶中，加水至刻度，摇匀。精密量取2ml，置10ml量瓶中，加50%甲醇至刻度，摇匀，作为空白对照。另精密量取2ml，置10ml量瓶中，照标准曲线制备项下的方法，自"加50%甲醇至5ml"起，依法立即测定吸光度，从标准曲线上读出供试品溶液中无水芦丁的量，计算，即得。

本品每袋含总黄酮以无水芦丁（$C_{27}H_{30}O_{16}$）计，不得少于0.12g。

【规格】（1）每袋装20g；（2）每袋装5g（无蔗糖）。

3. 新血宝胶囊　《中国药典》2020年版一部1812页。

【处方】鸡血藤373g　黄芪227g　大枣63g　当归45g　白术73g　陈皮20g　硫酸亚铁57g

【含量测定】硫酸亚铁

（1）对照品溶液的制备　取硫酸亚铁对照品0.4g，精密称定，置100ml量瓶中，加硫酸溶液（1→20）1ml和水80ml使溶解，加水至刻度，摇匀，精密量取2ml，置100ml量瓶中，加水至刻度，摇匀，即得（每1ml中含硫酸亚铁80μg）（临用配制）。

（2）标准曲线的制备　精密量取对照品溶液1ml、2ml、4ml、6ml、8ml，分别置25ml量瓶中，加水10ml，再加1%盐酸羟胺溶液1ml及0.2% 2,2 – 联吡啶乙醇溶液1ml，混匀，加水至刻度，摇匀；以相应的溶液为空白。照紫外 – 可见分光光度法（通则0401），在522nm的波长处测定吸光度，以吸光度为纵坐标、浓度为横坐标，绘制标准曲线。

（3）测定法　取装量差异项下的本品内容物，混匀，取0.5g，精密称定，置500ml量瓶中，加硫酸溶液（1→20）5ml和水200ml，混匀，加水至刻度，摇匀，滤过，精密量取续滤液1ml，置25ml量瓶中，照标准曲线的制备项下的方法，自"加水10ml"起，依法测定吸光度，从标准曲线上读出供试品溶液中硫酸亚铁的量，计算，即得。

本品每粒含硫酸亚铁（$FeSO_4 \cdot 7H_2O$）应为48～71mg。

【规格】每粒装0.25g。

【实训要求】

1. 实训预习

（1）熟悉标准曲线法测定含量的原理和相关仪器的使用。

（2）根据实训内容，学会选用仪器、试药。

（3）制定实训步骤。

2. 实训过程

（1）玻璃仪器洗涤（干燥）。

（2）实训操作应规范。

（3）检验原始记录：应按"检验原始记录和报告书"要求记录。

3. 实训结束

（1）仪器应复原。

（2）应清洗玻璃仪器等。

（3）应清洁实训场所。

（4）检验报告书：应按"检验原始记录和报告书"要求书写。

【实训评价】

评价项目	评价内容	评价标准	分值	得分
实训预习	测定原理	正确理解	5	
	仪器状态、试药种类	状态完好，种类齐全	5	
	实训步骤安排	合理、正确	10	
实训过程	配制实训用试液	配制正确，操作规范	5	
	对照品溶液制备	按规定精密称量、定容	10	
	标准曲线的制备	制备过程认真、规范	10	
	供试品溶液制备	认真、正确	10	
	测定吸光度	操作规范、正确	10	
	计算含量	方法正确、结果准确	5	
	结果判断	根据药品标准判断	5	
	检验原始记录	应符合要求	5	
实训结束	清场	规范、合理、完整	5	
	检验报告书	应符合要求	15	

【实训思考】

1. 本实验为什么选择芦丁作为对照品？

2. 标准曲线法测定中药制剂的含量应注意哪些问题？

3. 供试品溶液进行显色要注意什么问题？

实训十七　含量测定（TLCS——外标两点法）

【实训目的】

1. 掌握薄层色谱扫描法的原理和方法。

2. 学会薄层色谱扫描法中外标两点法测定中药制剂含量的基本操作和技能。

【实训依据】

1. 薄层扫描法　《中国药典》2020 年版四部通则 0502。

2. 各药品质量标准　包括珠黄散、清胃黄连丸（大蜜丸）。

【药品质量标准】

1. 珠黄散　《中国药典》2020 年版一部 1426 页。

【处方】人工牛黄 500g　珍珠 500g

【含量测定】胆酸　取本品 0.1g，精密称定，置索氏提取器中，加乙醇适量，加热回流提取 2 小时，提取液蒸干，残渣加乙醇使溶解，转移至 10ml 量瓶中，用乙醇稀释至刻度，摇匀，离心（转速为每分钟 4000 转）10 分钟，取上清液作为供试品溶液。另取胆酸对照品适量，精密称定，加乙醇制成每 1ml 含 0.2mg 的溶液，作为对照品溶液。照薄层色谱法（通则 0502）试验。精密吸取供试品溶液 5μl、对照品溶液 2μl 与 10μl，分别交叉点于同一硅胶 G 薄层板上，以环己烷 – 乙酸乙酯 – 甲醇 – 醋酸（20：25：3：2）10℃以下分层的上层溶液为展开剂，展距 7cm，展开 2 次，取出，晾干，喷以 10% 硫酸乙醇溶液，在 105℃加热至斑点显色清晰，取出，在薄层板上覆盖同样大小的玻璃板，周围用胶布固定，照薄层色谱法（通则 0502 薄层色谱扫描法）进行扫描，波长：λs = 460nm，测量供试品吸光度积分值与对照品吸光度积分值，计算，即得。

本品每 1g 含人工牛黄以胆酸（$C_{24}H_{40}O_5$）计，不得少于 26.0mg。

2. 清胃黄连丸（大蜜丸）　　《中国药典》2020 年版一部 1674 页。

【处方】 黄连 80g　石膏 80g　桔梗 80g　甘草 40g　知母 80g　玄参 80g　地黄 80g　牡丹皮 80g　天花粉 80g　连翘 80g　栀子 200g　黄柏 200g　黄芩 200g　赤芍 80g

【含量测定】 取重量差异项下的本品，剪碎（直径 2mm 以下），取约 0.3g，精密称定，置具塞锥形瓶中，精密加盐酸 – 甲醇（1：100）的混合溶液 25ml，密塞，称定重量，浸渍 10 小时以上，超声处理（功率 250W，频率 33kHz）45 分钟，放冷，再称定重量，用甲醇补足减失的重量，摇匀，滤过，取续滤液作为供试品溶液。另取盐酸小檗碱对照品适量，精密称定，加盐酸 – 甲醇（1：100）的混合溶液制成每 1ml 含 20μg 的溶液，作为对照品溶液。照薄层色谱法（通则 0502）试验，精密吸取供试品溶液 2~3μl，对照品溶液 2μl 与 4μl，分别交叉点于同一硅胶 G 薄层板上，以环己烷 – 乙酸乙酯 – 甲醇 – 异丙醇 – 浓氨试液（12：6：3：3：1）为展开剂，放入展开缸一侧的槽内，另槽加入等体积的浓氨试液，预平衡数分钟后，展开，取出，挥干溶剂后，照薄层色谱法（通则 0502 薄层色谱扫描法）进行荧光扫描，激发波长：λ = 334nm，测量供试品吸光度积分值与对照品吸光度积分值，计算，即得。

本品每丸含黄连、黄柏以盐酸小檗碱（$C_{20}H_{17}NO_4 \cdot HCl$）计，不得少于 22.0mg。

【规格】 每丸重 9g。

【实训要求】

1. 实训预习

（1）熟悉外标两点法含量测定的原理和薄层扫描仪的使用。

（2）根据实训内容，学会选用仪器、试药。

（3）制定实训步骤。

2. 实训过程

（1）玻璃仪器洗涤（干燥）。

（2）实训操作应规范。

（3）检验原始记录：应按"检验原始记录和报告书"要求记录。

3. 实训结束

（1）仪器应复原。

（2）应清洗玻璃仪器等。

（3）应清洁实训场所。

（4）检验报告书：应按"检验原始记录和报告书"要求书写。

第七章　中药制剂的含量测定技术

【实训评价】

评价项目	评价内容	评价标准	分值	得分
实训预习	测定原理 仪器状态、试药种类 实训步骤安排	正确理解 状态完好，种类齐全 合理、正确	5 5 10	
实训过程	配制实训用试液 供试品溶液制备 对照品溶液制备 点样、展开、显色 扫描、测定吸光度积分值 浓度、含量的计算 结果判断 检验原始记录	配制正确，操作规范 制备过程认真、规范 按规定精密称量、定容 点样准确、规范 自下而上扫描，准确测定 方法正确，结果准确 根据药品标准判断 应符合要求	5 10 5 10 10 10 5 5	
实训结束	清场 检验报告书	规范、合理、完整 应符合要求	5 15	

【实训思考】

1. 外标两点法的测定原理是什么？

2. 10%硫酸乙醇的薄层显色机制是什么？

3. 测定生物碱时展开缸为什么要用浓氨试液预平衡？

实训十八　含量测定（HPLC——外标法）

【实训目的】

1. 掌握高效液相色谱法——外标法测定含量的原理和方法。

2. 学会高效液相色谱法——外标法测定中药制剂含量的基本操作和技能。

【实训依据】

1. 高效液相色谱法　《中国药典》2020年版四部通则0512。

2. 各药品质量标准　包括牛黄解毒片、香砂枳术丸、橘红颗粒。

【药品质量标准】

1. 牛黄解毒片　《中国药典》2020年版一部694页。

【处方】人工牛黄5g　雄黄50g　石膏200g　大黄200g　黄芩150g　桔梗100g　冰片25g　甘草50g

【含量测定】照高效液相色谱法（通则0512）测定。

（1）色谱条件与系统适用性试验　以十八烷基硅烷键合硅胶为填充剂；以甲醇-水-磷酸（45∶55∶0.2）为流动相；检测波长为315nm。理论板数按黄芩苷峰计算应不低于3000。

（2）对照品溶液的制备　取黄芩苷对照品适量，精密称定，加甲醇制成每1ml含30μg的溶液，即得。

（3）供试品溶液的制备　取本品20片（包衣片除去包衣），精密称定，研细，取约0.6g，精密称定，置具塞锥形瓶中，加70%乙醇30ml，超声处理（功率250W，频率33kHz）20分钟，放冷，滤过，滤液置100ml量瓶中，用少量70%乙醇分次洗涤容器和残渣，洗液滤入同一量瓶中，加70%乙醇至刻

279

度，摇匀，精密量取 2ml，置 10ml 量瓶中，加 70% 乙醇至刻度，摇匀，滤过，即得。

（4）测定法　分别精密吸取对照品溶液 5μl 与供试品溶液 10μl，注入液相色谱仪，测定，即得。

本品每片含黄芩以黄芩苷（$C_{21}H_{18}O_{11}$）计，小片不得少于 3.0mg；大片不得少于 4.5mg。

2. 香砂枳术丸　《中国药典》2020 年版一部 1295 页。

【处方】木香 150g　麸炒枳实 150g　砂仁 150g　白术（麸炒）150g

【含量测定】照高效液相色谱法（通则 0512）测定。

（1）色谱条件与系统适用性试验　以十八烷基硅烷键合硅胶为填充剂；以乙腈 - 0.3% 磷酸溶液（20：80）为流动相；检测波长为 283nm。理论板数按橙皮苷峰计算应不低于 2000。

（2）对照品溶液的制备　取橙皮苷对照品适量，精密称定，加甲醇制成每 1ml 含 40μg 的溶液，即得。

（3）供试品溶液的制备　取本品适量，研细，取约 0.3g，精密称定，精密加入甲醇 50ml，称定重量，置水浴上加热回流 1 小时，放冷，再称定重量，用甲醇补足减失的重量，摇匀，滤过，精密量取续滤液 5ml，置 25ml 量瓶中，加甲醇至刻度，摇匀，即得。

（4）测定法　分别精密吸取对照品溶液 10μl 与供试品溶液 5～10μl，注入液相色谱仪，测定，即得。

本品每 1g 含麸炒枳实以橙皮苷（$C_{28}H_{34}O_{15}$）计，不得少于 10.0mg。

【规格】每袋装 10g

3. 橘红颗粒　《中国药典》2020 年版一部 1864 页。

【处方】化橘红 70.8g　陈皮 47.2g　法半夏 35.4g　茯苓 47.2g　甘草 23.6g　桔梗 35.4g　苦杏仁 47.2g　炒紫苏子 35.4g　紫菀 35.4g　款冬花 23.6g　瓜蒌皮 47.2g　浙贝母 47.2g　地黄 47.2g　麦冬 47.2g　石膏 47.2g

【含量测定】照高效液相色谱法（通则 0512）测定。

（1）色谱条件与系统适用性试验　以十八烷基硅烷键合硅胶为填充剂；以甲醇 - 醋酸 - 水（33：2：65）为流动相；检测波长为 283nm。理论板数按柚皮苷峰计算应不低于 2000。

（2）对照品溶液的制备　取柚皮苷对照品适量，精密称定，加 40% 甲醇制成每 1ml 含 50μg 的溶液，即得。

（3）供试品溶液的制备　取装量差异项下的本品，研细，取约 0.4g，精密称定，置 100ml 锥形瓶中，精密加入 40% 甲醇 10ml，称定重量，超声处理（功率 140W，频率 42kHz）30 分钟，放冷，再称定重量，用 40% 甲醇补足减失的重量，摇匀，滤过，取续滤液，即得。

（4）测定法　分别精密吸取对照品溶液与供试品溶液各 10μl，注入液相色谱仪，测定，即得。

本品每袋含化橘红以柚皮苷（$C_{27}H_{32}O_{14}$）计，不得少于 8.8mg。

【规格】每袋装 11g。

【实训要求】

1. 实训预习

（1）熟悉外标法含量测定的原理和高效液相色谱仪的使用。

（2）根据实训内容，学会选用仪器、试药。

（3）制定实训步骤。

2. 实训过程

（1）玻璃仪器洗涤（干燥）。

（2）实训操作应规范。

（3）检验原始记录：应按"检验原始记录和报告书"要求记录。

3. 实训结束

（1）仪器应复原。

（2）应清洗玻璃仪器等。

（3）应清洁实训场所。

（4）检验报告书：应按"检验原始记录和报告书"要求书写。

【实训评价】

评价项目	评价内容	评价标准	分值	得分
实训预习	测定原理 仪器状态、试药种类 实训步骤安排	正确理解 状态完好，种类齐全 合理、正确	5 5 10	
实训过程	配制实训用试液 对照品溶液制备 供试品溶液制备 色谱条件与系统适用性试验 进样 计算浓度、含量 结果判断 检验原始记录	配制正确，操作规范 按规定精密称量、定容 制备过程认真、规范 测定结果符合要求 操作规范、正确 方法正确，结果准确 根据药品标准判断 应符合要求	5 5 10 10 10 10 5 5	
实训结束	清场 检验报告书	规范、合理、完整 应符合要求	5 15	

【实训思考】

1. 外标法的测定原理是什么？

2. 外标法为什么要保证进样的准确性？

3. 每份对照品溶液和供试品溶液进样至少几次？

实训十九　含量测定（GC——内标法）

【实训目的】

1. 掌握气相色谱法——内标法测定含量的原理和方法。

2. 学会气相色谱法——内标法测定中药制剂含量的基本操作和技能。

【实训依据】

1. 气相色谱法　《中国药典》2020 年版四部通则 0521 。

2. 各药品质量标准　包括十滴水软胶囊、正金油软膏、桂林西瓜霜。

【药品质量标准】

1. 十滴水软胶囊　《中国药典》2020 年版一部 470 页。

【处方】樟脑 62.5g　干姜 62.5g　大黄 50g　小茴香 25g　肉桂 25g　辣椒 12.5g　桉油 31.25ml

【含量测定】照气相色谱法（通则 0521）测定。

（1）色谱条件与系统适用性试验　改性聚乙二醇 20000（PEG－20M）毛细管柱（柱长为 30m，内径为 0.53mm，膜厚度为 1μm）；柱温为程序升温，初始温度为 65℃，以每分钟 2.5℃的速率升温至 102℃，再以每分钟 6℃的速率升温至 173℃；分流进样。理论板数按桉油精峰计算应不低于 10000。

（2）校正因子测定　取环己酮适量，精密称定，加无水乙醇制成每 1ml 含 12.5mg 的溶液，作为内标溶液。分别取樟脑对照品约 25mg、桉油精对照品约 10mg，精密称定，置同一 10ml 量瓶中，精密加入内标溶液 1ml，加无水乙醇至刻度，摇匀。吸取 1μl，注入气相色谱仪，计算校正因子。

（3）测定法　取装量差异项下的本品内容物，混匀，取约 0.8g，精密称定，置具塞试管中，用无水乙醇振摇提取 5 次，每次 4ml，分取乙醇提取液，转移至 25ml 量瓶中，加无水乙醇至刻度，摇匀，精密量取 5ml，置 10ml 量瓶中，精密加入内标溶液 1ml，加无水乙醇至刻度，摇匀，作为供试品溶液。吸取 1μl，注入气相色谱仪，测定，即得。

本品每粒含樟脑（$C_{10}H_{16}O$）应为 53.0 ~ 71.8mg；含桉油精（$C_{10}H_{18}O$）不得少于 15.7mg。

【规格】每粒装 0.425g。

2. 正金油软膏　《中国药典》2020 年版一部 792 页。

【处方】薄荷脑 150g　薄荷素油 120g　樟脑 80g　樟油 80g　桉油 30g　丁香罗勒油 30g

【含量测定】照气相色谱法（通则 0521）测定。

（1）色谱条件与系统适用性试验　聚乙二醇 20000（PEG－20M）毛细管柱（柱长为 30m，内径为 0.32mm，膜厚度为 0.25μm），柱温为程序升温：起始温度 80℃，以每分钟 10℃的速率升温至 220℃，保持 1 分钟；载气流速为每分钟 1ml；分流进样，分流比为 10：1。理论板数按萘峰计算应不低于 15000；樟脑、薄荷脑、萘的分离度应符合要求。

（2）校正因子测定　取萘适量，精密称定，加无水乙醇制成每 1ml 含 1mg 的溶液，作为内标溶液。另取樟脑对照品约 10mg、薄荷脑对照品约 20mg，精密称定，精密加入内标溶液 25ml 使溶解，摇匀，吸取 1μl，注入气相色谱仪，计算校正因子。

（3）测定法　取本品约 60mg，精密称定，置具塞离心管中，精密加入内标溶液 10ml，超声处理（功率 250W，频率 33kHz）30 分钟，取出，摇匀，于冰浴中放置 30 分钟，取出，离心（转速为 3000r/min）10 分钟，吸取上清液 1μl，注入气相色谱仪，测定，即得。

本品每 1g 含樟脑（$C_{10}H_{16}O$）应为 0.060 ~ 0.10g，含薄荷脑（$C_{10}H_{20}O$）应为 0.16 ~ 0.22g。

【规格】每盒装（1）3g；（2）4g。

3. 桂林西瓜霜　《中国药典》2020 年版一部 1438 页。

【处方】西瓜霜 50g　煅硼砂 30g　黄柏 10g　黄连 10g　山豆根 20g　射干 10g　浙贝母 10g　青黛 15g　冰片 20g　无患子果（炭）8g　大黄 5g　黄芩 20g　甘草 10g　薄荷脑 8g

【含量测定】冰片　照气相色谱法（通则 0521）测定。

（1）色谱条件与系统适用性试验　改性聚乙二醇 20000（PEG－20M）毛细管柱（柱长为 30m，内径为 0.53mm，膜厚度为 1μm）；柱温为程序升温，初始温度为 60℃，保持 4 分钟，以每分钟 2℃的速率升温至 100℃，再以每分钟 10℃的速率升温至 140℃，保持 4 分钟；分流进样。理论板数按环己酮峰计算应不低于 5000。

（2）校正因子测定　取环己酮适量，精密称定，加无水乙醇制成每 1ml 含 2mg 的溶液，作为内标溶液。另取龙脑对照品 20mg，精密称定，置 10ml 量瓶中，用内标溶液溶解并稀释至刻度，摇匀，吸取 1μl，注入气相色谱仪，计算校正因子，即得。

（3）测定法　取本品约 0.5g，精密称定，置具塞锥形瓶中，精密加入内标溶液 10ml，密塞，称定重量，超声处理（功率 500W，频率 40kHz）20 分钟，放冷，再称定重量，用无水乙醇补足减失的重量，摇匀，离心，吸取上清液 1μl，注入气相色谱仪，测定，即得。

本品每 1g 含冰片以龙脑（$C_{10}H_{18}O$）计，不得少于 30.0mg。

【规格】　每瓶装（1）1g；（2）2g；（3）2.5g；（4）3g。

【实训要求】

1. 实训预习

（1）熟悉内标法含量测定的原理和气相色谱仪的使用。

（2）根据实训内容，学会选用仪器、试药。

（3）制定实训步骤。

2. 实训过程

（1）玻璃仪器洗涤（干燥）。

（2）实训操作应规范。

（3）检验原始记录：应按"检验原始记录和报告书"要求记录。

3. 实训结束

（1）仪器应复原。

（2）应清洗玻璃仪器等。

（3）应清洁实训场所。

（4）检验报告书：应按"检验原始记录和报告书"要求书写。

【实训评价】

评价项目	评价内容	评价标准	分值	得分
	测定原理	正确理解	5	
实训预习	仪器状态、试药种类	状态完好，种类齐全	5	
	实训步骤安排	合理、正确	10	
	配制实训用试液	配制正确，操作规范	5	
	供试品溶液制备	制备过程认真、规范	5	
	测定校正因子用对照溶液制备	按规定精密称量、定容	5	
	色谱条件与系统适用性试验	测定结果符合规定	10	
实训过程	校正因子测定	正确进样测定	10	
	供试品进样、测定	按规范操作、测定	10	
	记录色谱图，计算浓度、含量	方法正确，结果准确	5	
	结果判断	根据药品标准判断	5	
	检验原始记录	应符合要求	5	
实训结束	清场	规范、合理、完整	5	
	检验报告书	应符合要求	15	

【实训思考】

1. 内标法的测定原理是什么？

2. 各实训采用的是填充柱还是毛细管柱，柱温为恒温控制还是程序升温？

3. 内标测定法为什么要应用校正因子？

目标检测

一、单项选择题

1. 紫外 – 可见分光光度计测定总成分含量时，适用于批量样品的分析的定量方法是（　　）

   A. 内标法　　　　　　　B. 外标法　　　　　　　C. 吸收系数法　　　　　D. 工作曲线法

2. 紫外 – 可见分光光度法定量测定时，一般供试品溶液的吸光度读数，以（　　）为宜

   A. 0.2 ~ 0.5　　　　　B. 0.2 ~ 0.7　　　　　C. 0.3 ~ 0.7　　　　　D. 0.3 ~ 0.8

3. 薄层荧光扫描法系指用一定强度的激发光照射薄层板上的斑点，通过直接测定斑点所发射的荧光强度进行定量的方法。激发光以（　　）或氙灯为光源

   A. 汞灯　　　　　　　　B. 氘灯　　　　　　　　C. 钨灯　　　　　　　　D. 氚灯

4. 高效液相色谱法（HPLC）或气相色谱法（GC）用于中药制剂的含量测定时，定量的参数是（　　）

   A. 峰面积或峰高　　　B. 保留时间　　　　　C. 分离度　　　　　　　D. 理论塔板数

5. 中药制剂中，采用 HPLC 法进行含量测定，最常用的色谱柱是（　　）

   A. 十八烷基键合硅胶柱　　　　　　　　　　B. 八烷基键合硅胶柱

   C. 氨基柱　　　　　　　　　　　　　　　　D. 氰基柱

6. 气相色谱法（GC）法主要适用于（　　）的分析

   A. 含挥发油成分及其他挥发性成分的制剂　　B. 含矿物类成分的制剂

   C. 含苷类成分的制剂　　　　　　　　　　　D. 含生物碱类成分的制剂

7. 气相色谱法（GC）法应用最广泛的检测器是（　　）

   A. 热导检测器（TCD）　　　　　　　　　B. 火焰离子化检测器（FID）

   C. 火焰光度检测器（FPD）　　　　　　　D. 氮磷检测器（NPD）

8. 麝香中麝香酮的定量方法最常用的是（　　）

   A. 紫外分光光度法　　　　　　　　　　　　B. 薄层扫描法

   C. 高效液相色谱法　　　　　　　　　　　　D. 气相色谱法

9. 总生物碱含量测定多采用（　　）

   A. 络合滴定法　　　　B. 酸碱滴定法　　　　C. 碘量法　　　　　　　D. 沉淀滴定法

10. 下列矿物药中含元素汞的是（　　）

   A. 朱砂　　　　　　　　B. 雄黄　　　　　　　　C. 胆矾　　　　　　　　D. 赭石

11. 挥发性醚浸出物的测定，除另有规定外，采用的提取溶剂是（　　）

   A. 石油醚　　　　　　　B. 乙醇　　　　　　　　C. 乙醚　　　　　　　　D. 甲醚

12. 乙法测定挥发油时，挥发油测定管中加入的试剂是（　　）

   A. 乙醚　　　　　　　　B. 二甲苯　　　　　　　C. 甲苯　　　　　　　　D. 石油醚

13. 总氮测定法中采用（　　）吸收氨蒸气

   A. 稀盐酸　　　　　　　B. 稀硫酸　　　　　　　C. 硼酸　　　　　　　　D. 醋酸

14. 中药制剂中有机酸类的含量测定最常用的方法是（　　）

   A. 紫外分光光度法　　　　　　　　　　　　B. 薄层扫描法

C. 气相色谱法　　　　　　　　　　　　D. 高效液相色谱法

15. 中药制剂中冰片的含量测定，常采用（　　　）方法
    A. UV – Vis　　　　　B. HPLC　　　　　C. GC　　　　　D. TLC

二、综合题

1. 某中药片剂总蒽醌含量测定。取本品 10 片，除去包衣，精密称定，总重量为 3.1500g，研细，精密称定 25mg，加混合酸溶液回流 15 分钟，放凉，用乙醚提取 3 次，合并提取液，用水洗涤 2 次，弃去水层，再用混合碱溶液萃取 3 次，合并碱液置 100ml 量瓶中，加混合碱液至刻度，摇匀，分取约 20ml 置 100ml 锥形瓶中，称定重量，水浴回流 15 分钟，放凉，再称重，用氨试液补足减失重量，混匀，得供试液，置分光光度计中，在 525nm 处测量吸光度（$A = 0.325$）；对照液（每 1ml 含 1,8 – 二羟基蒽醌 $10\mu g$ 的碱水液）在相同波长处测量吸光度（$A = 0.520$）。计算该药品总蒽醌的含量（现行版《中国药典》规定，每片总蒽醌以 1,8 – 二羟基蒽醌计，不得少于 7.0mg），并回答以下问题。

   （1）本药品采用的是分光光度法哪种定量方法？

   （2）光源应选择钨灯还是氙灯，比色皿用什么材质的？

   （3）计算总蒽醌的含量。

2. 刺五加片浸出物测定。取本品 10 片，除去包衣，精密称定，总重量为 2.5023g，研细，取适量（约相当于刺五加浸膏 0.75g），精密称定，置 250ml 的锥形瓶中，精密加入甲醇 50ml，塞紧，称定重量，静置 1 小时后，连接回流冷凝管，水浴加热至沸腾，并保持微沸 1 小时。放冷后，取下锥形瓶，密塞，称定重量，用甲醇补足减失的重量，摇匀，用干燥滤器滤过。弃去初滤液，精密量取续滤液 25ml，置已干燥至恒重的蒸发皿中，在水浴上蒸干后，于 105℃ 干燥 3 小时，移置干燥器中，冷却 30 分钟，迅速精密称定重量，其实验数据见下表。计算浸出物的含量，并判断是否符合规定（《中国药典》规定每片含醇溶性浸出物不得少于 80mg）。

刺五加片浸出物的实验数据

样品	蒸发皿重量（g）	供试品重量（g）	浸出物和蒸发皿重量（g）
第一份	33.102	1.253	33.308
第二份	34.581	1.250	34.788

书网融合……

知识回顾　　　　微课 1　　　　微课 2　　　　习题

学习引导

药品直接关系到人们的身体健康甚至生命存亡，其质量不得有半点马虎。我们必须确保药品的安全、有效、均一、稳定。我国药品种类繁多，作为保证药品质量的法典，《中华人民共和国药典》2020 版分为四部。不管是中药材及饮片，还是化学药品、生物制品，理化检测都是药品质量标准中必备的检测项目。那么，理化检测具体都包含哪些项目？其检测方法是什么？

本章主要介绍丸剂和糖浆剂的理化检测项目，并简单介绍化学药品理化检测项目和生物制品的有关概念。

学习目标

1. **掌握**　丸剂、糖浆剂理化检测项目和方法。

2. **熟悉**　化学药品理化检测的项目和方法；药品含量的计算方法；生物制品常用术语、名称及其分类。

3. **了解**　生物制品质量检定的基本内容。

《中国药典》2020 年版由一部、二部、三部、四部及其增补本组成。一部收载药材和饮片、植物油脂和提取物、成方制剂和单味制剂等；二部收载化学药品、抗生素、生化药品以及放射性药品等；三部收载生物制品及相关通用技术要求；四部收载通用技术要求和药用辅料。

第一节　中药典型剂型的理化检测

PPT

 实例分析 8−1

实例　江西省药品监督管理局 2020 年第三期药品监督抽检信息公告显示某药业股份有限公司生产的栀子金花丸（每袋装 9g）水分和装量差异不符合规定。

问题　1. 为什么丸剂要控制水分和装量差异？

2. 两者分别对药品质量有什么影响？

答案解析

《中国药典》收载有 38 种剂型，而中药制剂剂型主要包括丸剂、胶囊剂、片剂、颗粒剂、膏剂、酊剂、酒剂、口服液、合剂、露剂、注射剂、喷雾剂、气雾剂等，按物理状态分为固体、半固体、液体及气体制剂。本节以固体制剂（丸剂）和液体制剂（糖浆剂）为例重点介绍常见两种典型剂型理化检测。

一、丸剂

丸剂系指原料药物与适宜的辅料制成的球形或类球形固体制剂。中药丸剂包括蜜丸、水蜜丸、水丸、糊丸、蜡丸、浓缩丸、滴丸和糖丸等，是中药的四大传统剂型之一，在生产与贮藏期间应符合有关规定。

（一）丸剂的质量要求

丸剂质量要求包括性状、水分、重量差异（装量差异或装量）、溶散时限、微生物限度等方面。

1. 性状　丸剂外观应圆整，大小、色泽应均匀，无粘连现象。蜡丸表面应光滑无裂纹，丸内不得有蜡点与颗粒。滴丸表面应无冷凝介质黏附。

2. 水分　除另有规定外，大蜜丸、小蜜丸和浓缩蜜丸中含水分不得超过 15.0%；水蜜丸、浓缩水蜜丸不得超过 12.0%；水丸、糊丸和浓缩水丸不得超过 9.0%；微丸、糖丸按所属丸剂类型的规定制定；蜡丸不检查水分。

3. 重量差异、装量差异和装量　丸剂通常要进行重量差异检查；除糖丸外，单剂量包装的丸剂则进行装量差异检查；多剂量包装的丸剂（以重量标示的）的装量则按照最低装量检查法检查。重量差异、装量差异和装量均应符合《中国药典》的相关规定。包糖衣丸剂应检查丸芯的重量差异并符合规定，包糖衣后不再检查重量差异，其他包衣丸剂应在包衣后检查重量差异并符合规定。凡进行装量差异检查的单剂量包装的丸剂及进行含量均匀度检查的丸剂，一般不再进行重量差异检查。

4. 溶散时限　丸剂应做溶散时限检查（蜡丸做崩解时限检查），并符合《中国药典》的相关规定。小蜜丸、水蜜丸和水丸应在 1 小时内全部溶散；浓缩水丸、浓缩蜜丸、浓缩水蜜丸和糊丸应在 2 小时内全部溶散；滴丸不加挡板检查，应在 30 分钟内全部溶散；包衣滴丸应在 1 小时内全部溶散。除另有规定外，大蜜丸及研碎、嚼碎后或用开水、黄酒等分散后服用的丸剂不检查溶散时限。

5. 微生物限度　除另有规定外，照非无菌产品微生物限度检查：微生物计数法（通则 1105）和控制菌检查法（通则 1106）及非无菌药品微生物限度标准（通则 1107）检查，应符合规定。

（二）丸剂质量检测的特点

丸剂的质量检测除以上的一般质量要求外，还包括鉴别、杂质检查和含量测定。中药制剂生产中的中药原料药物系指饮片、植物油脂、提取物、有效成分或有效部位，丸剂也不例外，组成复杂，故样品一般需要预处理。

（三）实例——二妙丸的理化检测

二妙丸是以炒制的苍术、黄柏按照 1:1 的比例粉碎后，按照传统水泛丸的工艺制成的中药成方制剂。方中以黄柏为君药，取其寒以胜热，苦以燥湿，且善祛下焦之湿热。湿自脾来，故臣以苍术燥湿健脾，使湿邪去而不再生。两药相合，清流节源，标本兼顾，使湿热得除，诸证自解。

1. 质量标准　《中国药典》2020 年版一部 458 页。

二妙丸

Ermiao Wan

［处方］苍术（炒）500g　黄柏（炒）500g

［制法］以上二味，粉碎成细粉，过筛，混匀，用水泛丸，干燥，即得。

［性状］本品为黄棕色的水丸；气微香，味苦涩。

［鉴别］

（1）取本品，置显微镜下观察：草酸钙针晶细小，长10～32μm，不规则地充塞于薄壁细胞中（苍术）。纤维束鲜黄色，周围细胞含草酸钙方晶，形成晶纤维，含晶细胞壁木化增厚（黄柏）。

（2）取本品2g，研细，加乙醚15ml，超声处理15分钟，滤过，滤液挥去乙醚，残渣加乙酸乙酯1ml使溶解，作为供试品溶液。另取苍术对照药材0.25g，同法制成对照药材溶液。照薄层色谱法（通则0502）试验，吸取上述两种溶液各5μl，分别点于同一硅胶G薄层板上，以石油醚（60～90℃）－乙酸乙酯（10∶1）为展开剂，展开，展距4cm，取出，晾干，再以环己烷为展开剂，展开，展距7cm，取出，晾干，喷以5%对二甲氨基苯甲醛的10%硫酸乙醇溶液，在80℃加热至斑点显色清晰。供试品色谱中，在与对照药材色谱相应的位置上，显相同颜色的斑点。

（3）取本品0.1g，研碎，加甲醇5ml，加热回流15分钟，滤过，滤液补加甲醇使成5ml，作为供试品溶液。另取黄柏对照药材0.1g，同法制成对照药材溶液。再取盐酸小檗碱对照品，加甲醇制成每1ml含0.5mg的溶液，作为对照品溶液。照薄层色谱法（通则0502）试验，吸取上述三种溶液各1μl，分别点于同一硅胶G薄层板上，以甲苯－乙酸乙酯－异丙醇－甲醇－浓氨试液（12∶6∶3∶3∶1）为展开剂，置氨蒸气预饱和的展开缸内展开，取出，晾干，置紫外光灯（365nm）下检视。供试品色谱中，在与对照药材色谱和对照品色谱相应的位置上，显相同的黄色荧光斑点。

［检查］应符合丸剂项下有关的各项规定（通则0108）。

［含量测定］照高效液相色谱法（通则0512）测定。

（1）色谱条件与系统适用性试验　以十八烷基硅烷键合硅胶为填充剂；以乙腈－0.05mol/L磷酸二氢钾溶液（50∶50）（每100ml中加十二烷基硫酸钠0.4g，再以磷酸调节pH至4.0）为流动相；检测波长为345nm。理论板数按盐酸小檗碱峰计算应不低于5000。

（2）对照品溶液的制备　取盐酸小檗碱对照品适量，精密称定，加甲醇制成每1ml含80μg的溶液，即得。

（3）供试品溶液的制备　取本品适量，研细，混匀，取约0.1g，精密称定，置具塞锥形瓶中，精密加入盐酸－甲醇（1∶100）混合溶液25ml，称定重量，85℃水浴中加热回流40分钟，放冷，再称定重量，用盐酸－甲醇（1∶100）混合溶液补足减失的重量，摇匀，离心，取上清液，滤过，取续滤液，即得。

（4）测定法　分别精密吸取对照品溶液与供试品溶液各5μl，注入液相色谱仪，测定，即得。

本品每1g含黄柏以盐酸小檗碱（$C_{20}H_{17}NO_4 \cdot HCl$）计，不得少于3.0mg。

［功能与主治］燥湿清热，用于湿热下注，足膝红肿热痛，下肢丹毒，白带，阴囊湿痒。

［用法与用量］口服。一次6～9g，一日2次。

［贮藏］密封。

2. 检测方法试析

（1）性状　包括剂型、颜色、气、味。

二妙丸应为黄棕色的水丸；气微香，味苦涩。

茅苍术气香特异，味微甘、辛、苦；北苍术香气较淡，味辛、苦。苍术粉末为棕色。黄柏，气微，味极苦，粉末为鲜黄色。

（2）鉴别 包括显微鉴别和薄层色谱鉴别。

1）显微鉴别 《中国药典》采用显微鉴别法鉴别苍术（炒）和黄柏（炒）。苍术（炒）和黄柏（炒）均为细粉入药，因此可用显微鉴别法进行鉴别，《中国药典》选用能相互区别、互不干扰且能表明苍术（炒）存在的草酸钙针晶和黄柏（炒）存在的草酸钙方晶的显微特征作为鉴定依据。

2）薄层色谱鉴别 鉴别苍术（炒）和黄柏（炒）。其中，苍术含苍术醇、苍术酮、胡萝卜素、维生素B等成分，《中国药典》采用对照药材对照法；黄柏含小檗碱等生物碱，《中国药典》采用对照药材和对照品双对照法。

（3）检查 应符合丸剂项下有关的各项规定。二妙丸应检查水分、装量差异、溶散时限和微生物限度。

（4）含量测定 测定盐酸小檗碱含量。中药分析首选君药，二妙丸的君药为黄柏，含小檗碱1.4%～5.8%（川黄柏含量较高），但在制剂的百分含量很微，故《中国药典》选择灵敏度高、专属性强、具有分离和分析双重功能的高效液相色谱法。

3. 理化检测准备

（1）仪器 显微镜、研钵、超声波提取器、条带点样器、展开缸、烘箱、分析天平（分度值0.1mg、分度值0.01mg）、干燥器、升降式崩解仪、高效液相色谱仪、紫外光灯、酸度计等。

（2）试药 水合氯醛、甘油、乙醚、乙酸乙酯、石油醚（60～90℃）、对二甲氨基苯甲醛、硫酸、乙醇、甲醇（分析纯、色谱纯）、甲苯、异丙醇、浓氨水、乙腈、磷酸二氢钾、十二烷基硫酸钠、磷酸、环己烷等。

（3）试液的制备 均应符合通则的规定或按照通则的规定制备。

1）水合氯醛试液 取水合氯醛50g，加水15ml与甘油10ml使溶解，即得。

2）稀甘油 取甘油33ml，加水稀释使成100ml，再加樟脑一小块或液化苯酚1滴，即得。

3）5%对二甲氨基苯甲醛的10%硫酸乙醇溶液 取5g对二甲氨基苯甲醛和5.7ml硫酸，加入乙醇使溶解，并用乙醇稀释至100ml，即得。

4）0.05mol/L磷酸二氢钾溶液 取磷酸二氢钾6.80g，加水溶解使成1000ml，即得。

5）石油醚（60～90℃）－乙酸乙酯（10：1） 分别量取石油醚（60～90℃）20.0ml、乙酸乙酯2.0ml，置具塞锥形瓶内，摇匀，即得。

6）甲苯－乙酸乙酯－异丙醇－甲醇－浓氨试液（12：6：3：3：1） 分别量取甲苯24.0ml、乙酸乙酯12.0ml、异丙醇6.0ml、甲醇6.0ml和浓氨水2.0ml，置具塞锥形瓶中，摇匀，即得。

4. 检验原始记录和检验报告书

（1）检验原始记录

编号：××

品 名	二妙丸	规 格	每袋装6g	收检日期	××年××月××日
批 号	××	批 量	××	检验日期	××年××月××日
来 源	××车间	检品数量	××	检验项目	理化检验
检验依据	《中国药典》2020年版一部458页				
检验项目	检验记录				结论
性 状	取1袋，除去外包装、打开内包装，其后将内容物倒在白纸，为黄棕色的水丸；外观圆整，大小、色泽均匀，无粘连现象。气微香，味苦涩				符合规定

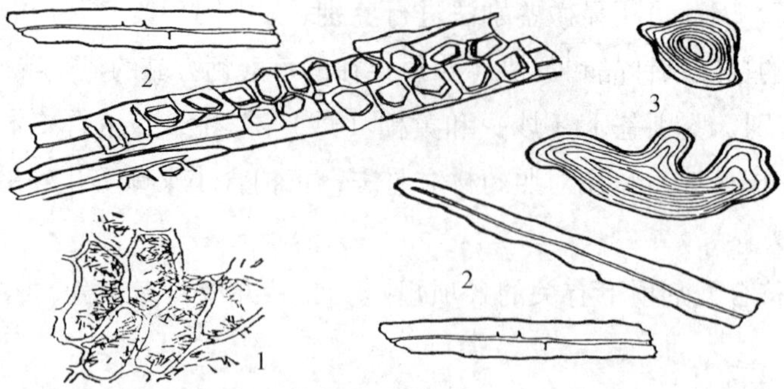

		取本品，置显微镜下观察（图8-1）：①草酸钙针晶细小，长10~32μm，不规则地充塞于薄壁细胞中（苍术）。②纤维束鲜黄色，大多成束，周围细胞含草酸钙方晶，形成晶纤维，含晶细胞壁木化，增厚（黄柏）	
	显微鉴别	图8-1 二妙丸显微特征图 1. 草酸钙小针晶；2. 晶纤维；3. 分枝状石细胞	符合规定
鉴别	薄层色谱鉴别	室温（T）：××℃　　　相对湿度（RH）：××% 供试品溶液：取本品2g，研细，加乙醚15ml，超声处理15分钟，滤过，滤液挥去乙醚，残渣加乙酸乙酯1ml使溶解 对照药材溶液：苍术对照药材0.25g，同法制成对照药材溶液 薄层板：硅胶G薄层板 点样：5μl，条带状点样，条带宽度为8mm，条带间距为5mm。原点距底边10mm 展开剂：石油醚（60~90℃）-乙酸乙酯（10：1）10ml，环己烷10ml 展开缸：双槽展开缸，5cm×10cm 展开：展开缸预平衡15分钟，两次上行展开，石油醚（60~90℃）-乙酸乙酯（10：1）为展开剂，展距为4cm，取出，晾干，再以环己烷为展开剂，展距为7cm 显色：喷以5%对二甲氨基苯甲醛的10%硫酸乙醇溶液，在80℃加热至斑点显色清晰 检视：置可见光下检视 结果：供试品色谱中，在与对照药材色谱相应的位置上，显相同颜色的斑点。薄层色谱图见图8-2 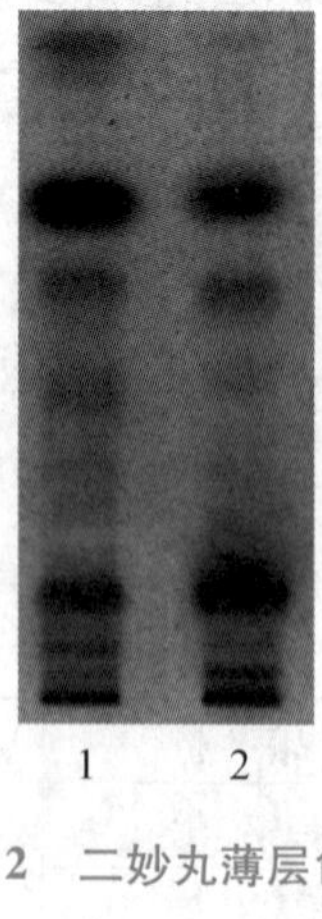 图8-2 二妙丸薄层色谱图 1. 二妙丸；2. 苍术对照药材	符合规定

鉴别	薄层色谱鉴别	室温（T）：××℃　　　相对湿度（RH）：××% 供试品溶液：取本品0.1g，研碎，加甲醇5ml，加热回流15分钟，滤过，滤液补加甲醇使成5ml 对照药材溶液：黄柏对照药材0.1g，同法制成对照药材溶液 对照品溶液：盐酸小檗碱对照品12.52mg，置25ml量瓶中，加甲醇溶解并稀释至刻度 薄层板：高效硅胶G预制薄层板 点样：1μl，点状点样，间距10mm，原点距底边10mm 展开剂：甲苯-乙酸乙酯-异丙醇-甲醇-浓氨试液（12：6：3：3：1），10ml 展开缸：双槽展开缸，10cm×10cm 展开：展开缸预平衡15分钟，上行展开，展距为8cm 检视：置紫外光灯（365nm）下检视 结果：供试品色谱中，在与对照药材色谱和对照品色谱相应的位置上，显相同的黄色荧光斑点。薄层色谱图见图8-3 图8-3　二妙丸薄层色谱图 1. 二妙丸；2. 黄柏对照药材；3. 小檗碱对照品	符合规定
检查	水分	限度：不得过9.0% 室温（T）：××℃　　　相对湿度（RH）：××% 天平型号：××　　　　　分度值：0.1mg 干燥箱型号：××　　　　干燥温度：××℃ 取扁形称量瓶两支于100～105℃干燥3小时，干燥器中冷却30分钟，精密称重，再在同样条件下干燥1小时，冷却，精密称重。数据如下： 第一次干燥后称量瓶重　　　　1#17.2478g　　　2#17.4634 第二次干燥后称量瓶重　　　　17.2476g　　　　17.4632g 差值不超过0.3mg　　　　　　0.0002g　　　　　0.0002g 取混合均匀的二妙丸约3g置扁形称量瓶中，精密重量，于100～105℃干燥5小时，冷却，称重，再在相同的条件下干燥1小时，冷却，称重。数据如下： 供试品+称量瓶重　　　　　1#20.3443g　　　2#20.5936g 第一次干燥后供试品+称量瓶重　20.1851g　　　20.4282g 第二次干燥后供试品+称量瓶重　20.1826g　　　20.4251g 差值不超过5mg　　　　　　　0.0025g　　　　0.0031g 结果： $$水分 = \frac{20.3443 - 20.1826}{20.3443 - 17.2476} \times 100\% = 5.22\%$$ $$水分 = \frac{20.5936 - 20.4251}{20.5936 - 17.4632} \times 100\% = 5.38\%$$ $$\overline{水分} = 5.3\%$$	符合规定
	装量差异	室温（T）：××℃　　　相对湿度（RH）：××% 天平型号：××　　　　　分度值：1mg 装量差异限度为±6% 5.862g　5.954g　5.981g　5.887g　6.216g　6.145g　6.332g　6.193g　6.034g　6.061g 限度范围5.64～6.36g 超出装量差异限度：0袋	符合规定

续表

检查	溶散时限	限度：应在1小时内溶散完全 崩解仪型号：×× 筛网孔径：×× mm 烧杯内水温（T）：×× ℃ 介质：纯化水 取6丸，分别置吊篮的玻璃管中，加挡板，启动崩解仪进行检查，9∶50 开始崩解，10∶35分观察全部溶解 结果：45分钟	符合规定
含量测定		标准规定：每1g含黄柏以盐酸小檗碱（$C_{20}H_{17}NO_4 \cdot HCl$）计，应不得少于3.0mg 室温（T）：×× ℃ 相对湿度（RH）：×× % 天平型号：×× 分度值：0.1/0.01mg 仪器型号：×× 高效液相色谱仪 检测器：紫外检测器 色谱柱：C18 色谱柱（250mm×4.6mm×5μm） 检测波长345nm；流速1.0ml/min；流动相为乙腈 – 0.05mol/L磷酸二氢钾溶液（50∶50）（每100ml中加十二烷基硫酸钠0.4g，再以磷酸调节pH至4.0） 对照品溶液的制备：对照品$\xrightarrow{甲醇}$100ml量瓶，取5ml$\xrightarrow{甲醇}$10ml量瓶 盐酸小檗碱对照品重（g）：（1）0.01624g；（2）0.01618g $$c_{对1} = \frac{0.01624 \times 10^6 \times 5}{100 \times 10} = 81.20（\mu g/ml）$$ $$c_{对2} = \frac{0.01618 \times 10^6 \times 5}{100 \times 10} = 80.90（\mu g/ml）$$ 供试品溶液的制备： 供试品$\xrightarrow{研细}$具塞锥形瓶$\xrightarrow{盐酸 - 甲醇（1:100），25ml}$称重$\xrightarrow{85℃水浴}$加热回流40分钟→放冷→称重$\xrightarrow{盐酸 - 甲醇（1:100）}$补足减失重量$\xrightarrow{离心}$取上清液→滤过→续滤液 供试品重（g）：（1）$W_1 = 0.1023$；（2）$W_2 = 0.1036$ 峰面积：$A_{对1-1} = 18973.11$；$A_{对1-2} = 18956.53$；$\overline{A}_{对1} = 18964.82$ $A_{对2-1} = 18683.44$；$A_{对2-2} = 18601.03$；$\overline{A}_{对2} = 18662.83$ $A_{供1-1} = 3375.12$；$A_{供1-2} = 3299.87$；$\overline{A}_{供1} = 3337.49$ $A_{供2-1} = 3455.16$；$A_{供2-2} = 3405.24$；$\overline{A}_{供1} = 3430.20$ 1 – 1供试品含量 $= \dfrac{c_{对1} \cdot \dfrac{\overline{A}_{供}}{\overline{A}_{对1}} \cdot D \cdot V}{W_1} = \dfrac{81.20 \times \dfrac{3337.49}{18964.82} \times 1 \times 25 \times 10^{-3}}{0.1023} = 3.49（mg/g）$ 1 – 2供试品含量 $= \dfrac{80.90 \times \dfrac{3337.49}{18662.83} \times 1 \times 25 \times 10^{-3}}{0.1023} = 3.53（mg/g）$ 2 – 1供试品含量 $= \dfrac{81.20 \times \dfrac{3430.20}{18964.82} \times 1 \times 25 \times 10^{-3}}{0.1036} = 3.54（mg/g）$ 2 – 2供试品含量 $= \dfrac{80.90 \times \dfrac{3430.20}{18662.83} \times 1 \times 25 \times 10^{-3}}{0.1036} = 3.58（mg/g）$ $\overline{含量} = 3.5（mg/g）$	符合规定

检验者：×× 日期 复核者：×× 日期

附色谱图：图8-4

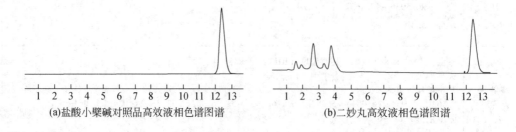

(a)盐酸小檗碱对照品高效液相色谱图谱　　　　　(b)二妙丸高效液相色谱图谱

图8-4 盐酸小檗碱对照品和二妙丸高效液相色谱图谱

（2）检验报告书

品　　名	二妙丸				
规　　格	每袋装6g	批　　量	××	收检日期	××年××月××日
批　　号	××	检品数量	××	报告日期	××年××月××日
来　　源	××车间	检验目的	成品检验	检验项目	部分检验
检验依据	《中国药典》2020年版一部				

检验项目	标准规定	检验结果
【性状】	本品应为黄棕色的水丸；气微香，味苦涩	为黄棕色的水丸；气微香，味苦涩
【鉴别】		
（1）显微特征	应具标准规定的显微特征	具标准规定的显微特征
（2）薄层色谱	应检出与苍术对照药材相应的斑点	检出与苍术对照药材相应的斑点
（3）薄层色谱	应检出盐酸小檗碱对照品和黄柏对照药材相应的斑点	检出盐酸小檗碱对照品和黄柏对照药材相应的斑点
【检查】		
水分	应不得过9.0%	5.3%
装量差异	应符合规定	符合规定
溶散时限	应在60分钟内完全溶散	45分钟
【含量测定】	本品每1g含黄柏以盐酸小檗碱（$C_{20}H_{17}NO_4 \cdot HCl$）计，不得少于3.0mg	3.5mg/g
结论	本品按《中国药典》2020年版一部检验上述项目，结果符合规定	

审核者：××　　日期　　　　复核者：××　　日期　　　　检验者：××　　日期

二、糖浆剂

糖浆剂系指含有原料药物的浓蔗糖水溶液。蔗糖含量不得低于45%（g/ml）。糖浆剂亦是中药的传统剂型，糖浆剂在生产与贮藏期间应符合有关规定。

（一）糖浆剂的质量要求

糖浆剂质量要求包括性状、相对密度、pH、装量差异（或装量）、微生物限度等方面。

1. 性状　除另有规定外，糖浆剂应澄清。在贮存期间不得有发霉、酸败、产生气体或其他变质现象，允许有少量摇之易散的沉淀。

2. 相对密度　与制剂中的含糖量及制剂中可溶性物质的总量有关，因此，糖浆剂一般应进行相对密度检查，如儿康宁糖浆的相对密度应不低于1.24。

3. pH　糖浆剂的pH有时与制剂本身的稳定性及防腐剂的抑菌能力关系密切，因此，一般应对其作出规定，如儿康宁糖浆pH应为4.0～5.0，急支糖浆的pH应为4.0～5.5。

4. 装量差异或装量　单剂量灌装的糖浆剂应进行装量差异检查；多剂量灌装的糖浆剂应进行最低装量检查。

单剂量灌装的糖浆剂，照下述方法检查应符合规定：取供试品5支，将内容物分别倒入经标化洁净干燥的量入式量筒内，尽量倾净。在室温下检视，每支装量与标示装量相比较，少于标示装量的不得多于1支，并不得少于标示装量的95%。

多剂量灌装的糖浆剂，照最低装量检查法（通则0942）检查，应符合规定。

5. 微生物限度　除另有规定外，照非无菌产品微生物限度检查：微生物计数法（通则1105）和控制菌检查法（通则1106）及非无菌药品微生物限度标准（通则1107）检查，应符合规定。

《中国药典》规定：糖浆剂，需氧菌总数不得超过10^2cfu/ml，霉菌、酵母菌数不得超过10^1cfu/ml，不得检出大肠埃希菌（1ml）。

（二）糖浆剂质量检测的特点

糖浆剂因含有较多的蔗糖，溶液较为黏稠，给分析工作带来困难，在分析前常需进行分离、净化处理。分离、净化的方法有溶剂萃取法、柱色谱法等。

（三）实例——消咳喘糖浆（无醇糖浆）的理化检测

消咳喘糖浆是将满山红通过温浸法制备而成的糖浆剂，按其制备工艺不同，可分为含醇糖浆和无醇糖浆两种，现以无醇糖浆为例进行分析。

1. 消咳喘糖浆质量标准　《中国药典》2020 年版一部 1533 页。

消咳喘糖浆

Xiaokechuan Tangjiang

［处方］满山红 200g

［制法］

（1）含醇糖浆　取满山红，加 40% 乙醇 950ml，密闭，温浸（30~40℃）7 天，每日搅拌 2~3 次，滤过，药渣压榨，榨出液与滤液合并，静置，滤过，加蔗糖 350g，加热搅拌使溶解，煮沸 30 分钟，冷却至 30℃，加 40% 乙醇至 1000ml，混匀，静置，滤过，即得。

（2）无醇糖浆　取满山红，加 40% 乙醇 950ml 及 1.9ml 聚乙二醇 400，密闭，温浸（30~40℃）7 天，每日搅拌 2~3 次，滤过，药渣压榨，榨出液与滤液合并，回收乙醇，静置，滤过，加蔗糖 600g，加热搅拌使溶解，煮沸 30 分钟，冷却至 30℃，加入山梨酸钾 3g、薄荷脑 0.1g，搅拌使溶解，加水至 1000ml，混匀，静置，滤过，即得。

［性状］本品为红褐色的液体；气香，味甜、辛、苦。

［鉴别］取本品 25ml，加乙醚振摇提取 2 次，每次 15ml，合并乙醚液，蒸干，残渣分 3 次加 40% 乙醇各 10ml，加热溶解，趁热滤过，合并滤液，蒸去乙醇，水溶液加乙醚振摇提取 2 次，每次 15ml，合并乙醚液，蒸干，残渣加三氯甲烷 1ml 使溶解，作为供试品溶液。另取满山红对照药材 5g，加乙醚 50ml，超声处理 15 分钟，滤过，滤液蒸干，残渣加 40% 乙醇 30ml，同法制成对照药材溶液。照薄层色谱法（通则 0502）试验，吸取上述两种溶液各 5μl，分别点于同一硅胶 G 薄层板上，以正己烷–乙酸乙酯–甲醇（5:5:0.2）为展开剂，展开，取出，晾干，置紫外光灯（365nm）下检视。供试品色谱中，在与对照药材色谱相应的位置上，显相同颜色的荧光斑点。

［检查］

（1）乙醇量　取本品含醇糖浆，依法测定（通则 0711），含乙醇量应为 20%~28%。

（2）相对密度　应不低于 1.08（通则 0601）。

（3）其他　应符合糖浆剂项下有关的各项规定（通则 0116）。

［含量测定］

（1）总黄酮

1）对照品溶液的制备　取芦丁对照品适量，精密称定，加 60% 乙醇制成每 1ml 含芦丁 60μg 的溶液，即得。

2）标准曲线的制备　精密量取对照品溶液 0.5ml、1ml、2ml、3ml、4ml 与 5ml，分别置 10ml 量瓶中，各加 0.1mol/L 三氯化铝溶液 2ml、1mol/L 醋酸钾溶液 3ml，加 60% 乙醇至刻度，摇匀，放置 30 分钟；以相应试剂为空白。照紫外–可见分光光度法（通则 0401），在 420nm 波长处测定吸光度，以吸光度为纵坐标、浓度为横坐标，绘制标准曲线。

3）测定法　精密量取本品 2ml，置 50ml 量瓶中，加 60% 乙醇至刻度，摇匀，精密量取 1ml，置 10ml 量瓶中，照标准曲线的制备项下的方法，自"加 0.1mol/L 三氯化铝溶液"起依法操作，制成供试品溶液。另精密量取本品 2ml，置 50ml 量瓶中，加 60% 乙醇稀释至刻度，精密量取 1ml，置 10ml 量瓶中，加 60% 乙醇至刻度，摇匀，作空白，依法测定吸光度，从标准曲线上读出供试品溶液中芦丁的重量，计算，即得。

本品每 1ml 含总黄酮以芦丁（$C_{27}H_{30}O_{16}$）计，不得少于 2.0 mg。

（2）杜鹃素　照高效液相色谱法（通则 0512）测定。

1）色谱条件与系统适用性试验　以十八烷基硅烷键合硅胶为填充剂；以甲醇 – 水（60：40）为流动相；检测波长为 295nm。理论板数按杜鹃素峰计算应不低于 3000。

2）对照品溶液的制备　取杜鹃素对照品适量，精密称定，加甲醇制成每 1ml 含 10μg 的溶液，即得。

3）供试品溶液的制备　精密量取本品 3ml，置 25ml 量瓶中，加甲醇至刻度，摇匀，滤过，取续滤液，即得。

4）测定法　分别精密吸取对照品溶液与供试品溶液各 20μl，注入液相色谱仪，测定，即得。

本品每 1ml 含满山红以杜鹃素（$C_{17}H_{16}O_5$）计，不得少于 50μg。

［功能与主治］止咳，祛痰，平喘。用于寒痰阻肺所致的咳嗽气喘、咯痰色白；慢性支气管炎见上述证候者。

［用法与用量］口服。一次 10ml，一日 3 次；小儿酌减。

［规格］每瓶装（1）50ml；（2）100ml。

［贮藏］密封。

2. 检测方法试析

（1）性状　包括形态、颜色、气、味。除另有规定外，糖浆剂应澄清。本品应为红褐色的液体；气香，味甜、辛、苦。

（2）鉴别　薄层色谱鉴别。满山红含鞣质、还原性物质、强心苷、黄酮类、树脂、油脂和挥发油等。叶中含多种黄酮类，包括杜鹃素、杜鹃乙素、金丝桃苷、萹蓄苷和二氢槲皮素等。《中国药典》采用薄层色谱法鉴别满山红，对照药材对照法。

（3）检查　应符合糖浆剂项下有关的各项规定，包括相对密度、装量和微生物限度。

（4）含量测定　包括总黄酮的测定和杜鹃素的测定。满山红中含有多种黄酮类成分，《中国药典》采用紫外 – 可见分光光度法测定总黄酮的含量，其中杜鹃素为满山红治疗气管炎的主要有效成分，采用高效液相色谱法测定其含量。

3. 理化检测准备

（1）仪器　水浴锅、超声波提取器、紫外光灯、比重瓶、紫外 – 可见分光光度计、分析天平（分度值 0.1mg、0.01mg）、高效液相色谱仪等。

（2）试药与试液　乙醚、无水乙醇、三氯甲烷、正己烷、乙酸乙酯、甲醇（分析纯、色谱纯）、三氯化铝、醋酸钾等。

（3）试液的制备　均应符合通则的规定或按照通则的规定制备。

1）1mol/L 醋酸钾溶液　取醋酸钾 9.814g，加水溶解，使成 100ml，即得。

2）0.1mol/L 三氯化铝溶液　取三氯化铝 1.3334g，加水溶解，使成 1000ml，即得。

3）正己烷 – 乙酸乙酯 – 甲醇（5∶5∶0.2）　分别量取正己烷25.0ml、乙酸乙酯25.0ml和甲醇1.0ml，置具塞锥形瓶内，摇匀，即得。

4. 检验原始记录和检验报告书

（1）检验原始记录

编号：××

品　　名	消咳喘糖浆	规　　格	每瓶装50ml	收检日期	××年××月××日
批　　号	××	批　　量	××	检验日期	××年××月××日
来　　源	××车间	检品数量	××	检验项目	理化检验

检验依据	《中国药典》2020年版一部1533页		
检验项目	检验记录		结论
性　　状	取本品置无色透明烧杯内，目视、口尝、鼻闻，为红褐色的澄清液体；气香，味甜、辛、苦		符合规定

| 鉴别 | 薄层色谱 | 室温（T）：××℃　　　相对湿度（RH）：××%
供试品溶液：取本品25ml，加乙醚振摇提取2次，每次15ml，合并乙醚液，蒸干，残渣分3次加40%乙醇各10ml，加热溶解，趁热滤过，合并滤液，蒸去乙醇，水溶液加乙醚振摇提取2次，每次15ml，合并乙醚液，蒸干，残渣加三氯甲烷1ml使溶解
对照药材溶液：满山红对照药材5g，加乙醚50ml，超声处理15分钟，滤过，滤液蒸干，残渣加40%乙醇30ml，同法制成对照药材溶液
薄层板：硅胶G薄层板
点样：5μl，条带状点样，条带宽度为8mm，条带间距为5mm。原点距底边10mm
展开剂：正己烷 – 乙酸乙酯 – 甲醇（5∶5∶0.2），10ml
展开缸：双槽展开缸，20cm×20cm
展开：展开缸预平衡15分钟，上行展开，展距为10cm
检视：置紫外光灯（365nm）下检视
结果：供试品色谱中，在与对照药材色谱相应的位置上，显相同颜色的荧光斑点。薄层色谱图见图8–5

图8–5　消咳喘糖浆薄层色谱图
1，8. 满山红对照药材；2~7. 消咳喘糖浆 | | 符合规定 |

| 检查 | 相对密度 | 标准规定：应不低于1.08
天平型号：××　　　分度值：0.1 mg
室温：××℃　　　相对湿度：××%
25ml比重瓶（毛细孔塞）
空比重瓶重：　　　　　　　　14.245g
比重瓶充满供试品后总重：　　50.577g
比重瓶充满水后总重：　　　　44.004g
供试品相对密度$= \dfrac{50.577 - 14.245}{44.004 - 14.245} = 1.22$ | | 符合规定 |
| | 装量 | 标准规定：平均装量不少于标示装量，每个容器装量不少于标示装量的95%（即不少于45ml）
室温：25℃　　　相对湿度：52%　　　标示装量：50ml/瓶
仪器：100ml洁净、干燥的量筒（量入型）
取供试品5瓶，将内容物分别倒入经标化的100ml洁净干燥量筒中，读数分别为50.3ml、49.3ml、51.1ml、52.2ml、49.8ml
平均装量为50.5ml | | 符合规定 |

续表

含量测定	总黄酮	标准规定：每1ml含总黄酮以芦丁（$C_{27}H_{30}O_{16}$）计，应不得少于2.0mg 室温（T）：××℃　　相对湿度（RH）：××% 仪器型号：××型紫外-可见分光光度计 天平型号：××　　分度值：0.01 mg 对照品溶液：取芦丁对照品15.09mg，置50ml量瓶中，加60%乙醇适量使溶解并稀释至刻度，摇匀。精密量取10ml，置50ml量瓶中，加60%乙醇至刻度，摇匀，即得 $$c_{对} = \frac{0.01509 \times 10^6}{50} \times \frac{10}{50} = 60.36 \text{（μg/ml）}$$ 标准曲线：精密量取对照品溶液0.5、1ml、2ml、3ml、4ml与5ml，分别置10ml量瓶中，各加0.1mol/L三氯化铝溶液2ml、1mol/L醋酸钾溶液3ml，加60%乙醇至刻度，摇匀，放置30分钟；以相应试剂为空白。在420nm波长处测定吸光度，以吸光度为纵坐标、浓度为横坐标，绘制标准曲线。相关数据见表8-1，标准曲线图见图8-6	符合规定

表8-1　对照品溶液的浓度值及对应吸光度值

量取体积（ml）	0.5	1	2	3	4	5
浓度（μg/ml）	3.018	6.036	12.07	18.11	24.14	30.18
吸光度	0.091	0.186	0.365	0.564	0.734	0.924

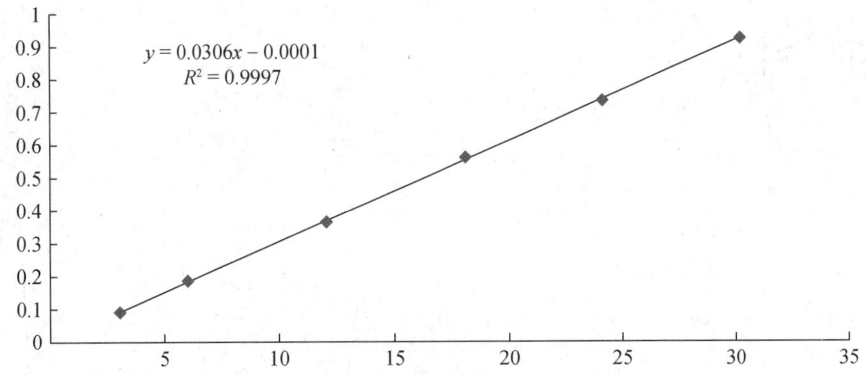

图8-6　消咳喘糖浆标准曲线图

供试品溶液的测定：精密量取本品2ml，置50ml量瓶中，加60%乙醇至刻度，摇匀，精密量取1ml，置10ml量瓶中，照标准曲线制备项下的方法，自"加0.1mol/L三氯化铝溶液"起依法操作，制成供试品溶液。另精密量取本品2ml，置50ml量瓶中，加60%乙醇稀释至刻度，精密量取1ml，置10ml量瓶中，加60%乙醇至刻度，摇匀，作空白，依法测定吸光度

供试品溶液的吸光度：$A_1 = 0.356$　　$A_2 = 0.358$

计算公式：

$$含量 = \frac{A + 0.0001}{0.0306} \times \frac{50}{2} \times \frac{10}{1} \times 10^{-3}$$

$$含量_1 = c \cdot D = \frac{0.356 + 0.0001}{0.0306} \times \frac{50}{2} \times \frac{10}{1} \times 10^{-3} = 2.91 \text{（mg/ml）}$$

$$含量_2 = c \cdot D = \frac{0.358 + 0.0001}{0.0306} \times \frac{50}{2} \times \frac{10}{1} \times 10^{-3} = 2.93 \text{（mg/ml）}$$

$$\overline{含量} = 2.9 \text{（mg/ml）}$$

	杜鹃素	标准规定：本品每1ml含满山红以杜鹃素（$C_{17}H_{16}O_5$）计，应不得少于50μg 室温（T）：××℃　　相对湿度（RH）：××% 天平型号：××　　分度值：0.1/0.01 mg 仪器型号：××高效液相色谱仪 检测器：紫外检测器 色谱柱：C_{18}柱（250mm×4.6mm×5μm） 检测波长295nm；流速1.0ml/min；流动相为甲醇-水（60:40）对照品溶液制备：对照品$\xrightarrow{甲醇}$100ml 棕色量瓶；取5ml$\xrightarrow{甲醇}$100ml棕色量瓶 杜鹃素对照品重（g）：（1）0.02018；（2）0.02012 $$c_{对1} = \frac{0.02018}{100} \times \frac{5}{100} \times 10^6 = 10.09 \text{（μg/ml）}$$	符合规定

续表

检项			结论
含量测定	杜鹃素	$c_{对2} = \dfrac{0.02012}{100} \times \dfrac{5}{100} \times 10^6 = 10.06$（$\mu$g/ml） 供试品溶液制备：精密量取 3ml $\xrightarrow{\text{甲醇}}$ 25ml 量瓶→摇匀→滤过→续滤液 峰面积：$A_{对1-1} = 82582.14$；$A_{对1-2} = 82491.46$；$\bar{A}_{对1} = 82536.80$ $A_{对2-1} = 81987.64$；$A_{对2-2} = 81873.98$；$\bar{A}_{对2} = 81930.81$ $A_{供1-1} = 62071.65$；$A_{供1-2} = 61799.21$；$\bar{A}_{供1} = 61935.43$ $A_{供2-1} = 61806.15$；$A_{供2-2} = 61418.31$；$\bar{A}_{供2} = 61612.23$ $1-1$ 供试品含量 $= c \cdot D = c_{对1} \cdot \dfrac{\bar{A}_{供1}}{\bar{A}_{对1}} \cdot D = 10.09 \times \dfrac{61935.43}{82536.80} \times \dfrac{25}{3} = 63.0$（$\mu$g/ml） $1-2$ 供试品含量 $= 10.06 \times \dfrac{61935.43}{81930.81} \times \dfrac{25}{3} = 63.3$（$\mu$g/ml） $2-1$ 供试品含量 $= 10.09 \times \dfrac{61612.23}{82536.80} \times \dfrac{25}{3} = 62.8$（$\mu$g/ml） $2-2$ 供试品含量 $= 10.06 \times \dfrac{61612.23}{81930.81} \times \dfrac{25}{3} = 63.1$（$\mu$g/ml） $\overline{含量} = 63\mu$g/ml	符合规定

检验者：××   日期   复核者：××   日期

附色谱图：图 8-7。

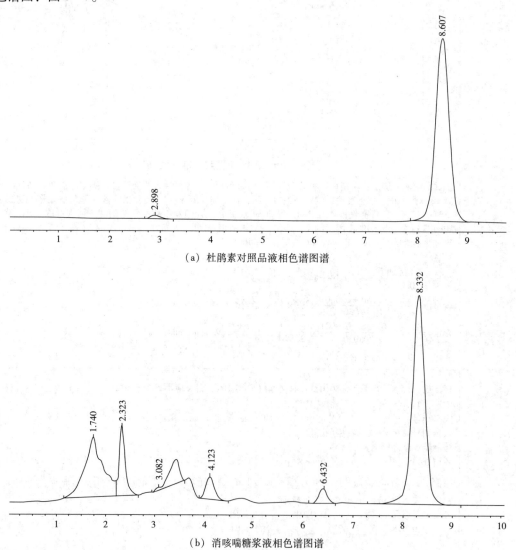

（a）杜鹃素对照品液相色谱图谱

（b）消咳喘糖浆液相色谱图谱

图 8-7 杜鹃素对照品与消咳喘糖浆液相色谱图谱

（2）检验报告书

编号：×××××××

品　　名	消咳喘糖浆				
规　　格	每瓶装 50ml	批　　量	××	收检日期	××年××月××日
批　　号	××	检品数量	××	报告日期	××年××月××日
来　　源	××车间	检验目的	成品检验	检验项目	理化检验
检验依据	《中国药典》2020 年版一部				

检验项目	标准规定	检验结果
【性状】	本品应为红褐色的液体；气香，味甜、辛、苦	为红褐色的液体；气香，味甜、辛、苦
【鉴别】 薄层色谱	应检出与满山红对照药材相应的荧光斑点	检出与满山红对照药材相应的荧光斑点
【检查】 相对密度 装量	应不低于 1.08 应符合规定	1.22 符合规定
【含量测定】 总黄酮 杜鹃素	本品每 1ml 含总黄酮以芦丁（$C_{27}H_{30}O_{16}$）计，不得少于 2.0 mg 本品每 1ml 含满山红以杜鹃素（$C_{17}H_{16}O_5$）计，不得少于 50μg	2.9mg/ml 63μg/ml
结论	本品按《中国药典》2020 年版一部检验上述项目，结果符合规定。	

审核者：××　　　日期　　　　复核者：××　　　日期　　　　检验者：××　　　日期

 知识链接

片剂的一般质量要求

片剂系指原料药物或与适宜的辅料制成的圆形或异形的片状固体制剂。

片剂在生产与贮藏期间应符合相应规定。

片剂的质量要求包括性状、重量差异、崩解时限、微生物限度等方面。

性状：片剂外观应完整光洁，色泽均匀，有适宜的硬度和耐磨性，以免包装、运输过程中发生磨损或破碎，除另有规定外，非包衣片应符合《中国药典》片剂脆碎度检查法（通则 0923）的要求。

重量差异：糖衣片的片芯应检查重量差异并符合规定，包糖衣后不再检查重量差异。薄膜衣片应在包薄膜衣后检查重量差异并符合规定。凡规定检查含量均匀度的片剂，一般不再进行重量差异检查。

崩解时限：除另有规定外，口服普通片、含片的溶化性、舌下片、口崩片均照《中国药典》崩解时限检查法（通则 0921）检查，应符合规定。阴道片照融变时限检查法（通则 0922）检查，应符合规定。凡规定检查溶出度、释放度的片剂，一般不再进行崩解时限检查。咀嚼片不进行崩解时限检查。

发泡量：《中国药典》规定阴道泡腾片要进行发泡量的检查。

分散均匀性：《中国药典》规定分散片要进行分散均匀性的检查。

微生物限度：规定检查杂菌的生物制品片剂，可不进行微生物限度检查。

第二节　化学药品理化检测技术

PPT

化学药品是通过合成或者半合成的方法制得的原料药及其制剂；天然物质中提取或者通过发酵提取的新的有效单体及其制剂；用拆分或者合成等方法制得的已知药物中的光学异构体及其制剂。化学药品分析系指利用现代分析的方法与手段，对化学药品的原料药及其制剂进行全面检测与质量控制的技术，从而保证化学药物的质量。

化学药品检验的内容包括性状、鉴别、检查和含量测定等。

一、性状 🅔微课

性状是指药物外观、臭、味、溶解度以及物理常数等方面的规定。药物的性状反映了其特有的物理性质，一般包括药物的外观性状、溶解度以及物理常数等。

1. 外观性状观测 外观性状是指药物的色泽和外表感观。包括药品的聚集状态、晶型、色泽以及臭、味等性质。药物的外观在一定程度上反映了其内在质量，根据外观可对药物质量作出初步评价。

2. 溶解度 是药物的一种物理性质，在一定程度上反映了药品的纯度。药品的溶解度既可供精制或制备溶液时参考，也可根据药品在特定溶剂中的溶解性能作质量控制。《中国药典》采用"极易溶解、易溶、溶解、略溶、微溶、极微溶解、几乎不溶或不溶"来描述药品在不同溶剂中的溶解性能。

3. 物理常数测定 包括相对密度、馏程、熔点、比旋度、吸收系数等。

（1）熔点 系指一种物质按照规定的方法测定其由固态熔化成液态，或熔融同时分解的温度或在熔化自初熔至全熔的一段温度，它是多数固体有机药物的重要物理常数。

（2）比旋度 分子中含有不对称元素（通常为不对称碳原子）的有机化合物具有旋光性，其旋转的度数称为旋光度。偏振光透过长 1dm 且每 1ml 中含有旋光性物质 1g 的溶液，在一定波长与温度下测得的旋光度称为比旋度。比旋度是反映手性药物特性及其纯度的主要指标，除了用于药物的鉴别、纯度检查外，还可用于药物的含量测定。

（3）吸收系数 系指在给定波长、溶剂和温度等条件下，吸光物质在单位浓度、单位液层厚度时的吸光度。百分吸收系数法是《中国药典》收载的方法，是指在一定波长下，当溶液浓度为1%（g/ml），液层厚度为1cm时的吸光度，用$E_{1cm}^{1\%}$表示，它是吸光物质的重要物理常数。不仅可用于药物的鉴别，同时可作为紫外–可见分光光度法测定药物含量的依据。

二、鉴别

鉴别是根据药物的某些物理、化学或生物学等特性所进行的试验，以判断药物的真伪。

（一）化学法

1. 一般鉴别试验 是根据某一类药物化学结构的特征及其理化性质，通过化学反应来鉴别其真伪的方法。无机药物的鉴别是根据其组成中阴离子和阳离子的特殊反应；有机药物的鉴别则大都采用典型的官能团反应。

一般鉴别试验属于药物类别的鉴别试验，它只能证实是某一类药物，而不能证实是哪一种药物。《中国药典》收载的一般鉴别试验包括丙二酰脲类、托烷生物碱类、芳香第一胺类、有机氟化物、无机金属盐类、有机酸盐和无机酸盐等。

例如芳香第一胺类：取供试品约50mg，加稀盐酸1ml，必要时缓缓煮沸使溶解，加0.1mol/L亚硝酸钠溶液数滴，加与0.1mol/L亚硝酸钠溶液等体积的1mol/L脲溶液，振摇1分钟，滴加碱性β–萘酚试液数滴，视供试品不同，生成橙黄色至猩红色沉淀。

例如钙盐：①取铂丝，用盐酸湿润后，蘸取供试品，在无色火焰中燃烧，火焰即显砖红色；②取供试品溶液（1→20），加甲基红指示液2滴，用氨试液中和，再滴加盐酸至恰呈酸性，加草酸铵试液，即生成白色沉淀；分离，沉淀不溶于醋酸，但可溶于盐酸。

2. 专属鉴别试验 是根据药物化学结构的差异及其理化特性的不同，选择特有且灵敏的定性反应，来鉴别药物真伪的方法。它是在一般鉴别试验的基础上，利用各种药物化学结构的差异，来区分同类药物或具有某些相同化学结构的各药物单体，达到最终确证药物真伪的目的。

例如丙二酰脲是巴比妥类药物的母核，不同的巴比妥类药物在5位和2位的取代基不同（苯巴比妥含有苯环，司可巴比妥含有双键，硫喷妥钠含有硫原子），使它们各有不同的专属性反应，可以利用这些专属性反应进行鉴别。

（二）光谱法

分光光度法是光谱法的重要组成部分，是通过测定被测物质在特定波长处或一定波长范围内的吸光度或发光强度，对该物质进行定性和定量分析的方法。包括紫外－可见分光光度法、红外分光光度法、荧光分光光度法和原子吸收分光光度法等，常用的鉴别方法有紫外－可见分光光度法、红外分光光度法。

1. 紫外－可见分光光度法 主要有以下六种方法。

（1）对比吸收光谱的一致性 例如地蒽酚软膏［鉴别］（2）：取含量测定项下的溶液，照紫外－可见分光光度法（通则0401）测定，供试品溶液在440～470nm波长范围内的吸收光谱应与对照品溶液的吸收光谱一致。

（2）对比最大吸收波长和相应吸光度（或对比最大吸收波长和吸收系数）的一致性 例如丙酸倍氯米松［鉴别］（2）：取本品，精密称定，加乙醇溶解并定量稀释制成每1ml中约含20μg的溶液，照紫外－可见分光光度法（通则0401）测定，在239nm的波长处有最大吸收，吸光度为0.57～0.60；在239nm与263nm的波长处的吸光度比值应为2.25～2.45。

（3）对比吸收系数的一致性 例如艾司唑仑［性状］项下的吸收系数：取本品，精密称定，加盐酸溶液（9→1000）溶解并定量稀释制成每1ml中约含10μg的溶液，照紫外－可见分光光度法（通则0401），在271nm的波长处测定吸光度，吸收系数（$E_{1cm}^{1\%}$）为349～367。

（4）对比最大吸收波长（或对比最大、最小吸收波长）的一致性 例如二甲双胍格列本脲片（I）［鉴别］（2）：取含量测定盐酸二甲双胍项下的供试品溶液，照紫外－可见分光光度法（通则0401）测定，在233mn的波长处有最大吸收。

（5）对比最大、最小吸收波长和相应吸光度比值的一致性 例如维生素B_{12}注射液的［鉴别］：取含量测定项下的供试品溶液，照紫外－可见分光光度法（通则0401）测定，在361nm与550nm的波长处有最大吸收；361nm波长处的吸光度与550nm波长处的吸光度的比值应为3.15～3.45。

（6）对比衍生物的吸收光谱特征 例如苯妥英钠［鉴别］（2）：取本品约10mg，加高锰酸钾10mg、氢氧化钠0.25g与水10ml，小火加热5分钟，放冷，取上清液5ml，加正庚烷20ml，振摇提取，静置分层后，取正庚烷提取液，照紫外－可见分光光度法（通则0401）测定，在248nm的波长处有最大吸收。

2. 红外分光光度法 《中国药典》二部广泛使用红外分光光度法并结合其他方法，鉴别药物的真伪。《中国药典》采用标准图谱对照法，即供试品的红外光吸收图谱与国家药典委员会编订的《药品红外光谱集》的图谱进行比对，要求峰位、峰形、相对强度应一致。

（1）图谱测定 通常采用压片法、糊法、膜法、溶液法和气体吸收法等进行测定。对于吸收特别强烈或不透明表面上的覆盖物等供试品，可采用如衰减全反射、漫反射和发射等红外光谱方法。对于极微量或需微区分析的供试品，可采用显微红外光谱方法测定。

1）压片 除另有规定外，通常采用溴化钾压片法，如供试品为盐酸盐且制样时又易发生离子交换现象，则应采用氯化钾压片法。如制样（研磨和压片）时易发生晶型变化，则应采用石蜡糊法或其他适宜制样法。

压片法系取供试品约1mg，置玛瑙研钵中，加入干燥的溴化钾或氯化钾细粉约200mg，充分研磨混匀，移置于直径为13mm的压模中（也可用其他制剂的压模制片，样品与分散剂的用量可相应调整以制得浓度合适的片），使铺布均匀，抽真空约2分钟后，加压至$0.8 \sim 1$GPa，保持$2 \sim 5$分钟，除去真空，取出制成的供试片，目视检查应均匀透明、无明显颗粒。

2）测定图谱 将供试品置于仪器的样品光路中，并扣除用同法制成的空白溴化钾或氯化钾片背景，绘制光谱图。要求空白片的光谱图基线应大于75%透光率；除在3440cm^{-1}及1630cm^{-1}附近因残留或附着水而呈现一定的吸收峰外，其他区域不应出现大于基线3%透光率的吸收谱带。

（2）鉴别 包括原料药和制剂的鉴别。

1）原料药 除另有规定外，应按照国家药典委员会编订的《药品红外光谱集》各卷收载的各光谱图所规定的方法制备样品。具体操作技术参见《药品红外光谱集》的说明。

例如，头孢拉定［鉴别］(3)：取本品适量，加甲醇适量使溶解，于室温挥发至干，取残渣照红外分光光度法（通则0402）测定，本品的红外光吸收图谱应与对照的图谱（光谱集722图）一致。

2）制剂 品种鉴别项下应明确规定制剂的前处理方法，通常采用溶剂提取法。提取时应选择适宜的溶剂，以尽可能减少辅料的干扰，避免导致可能的晶型转变。提取的样品再经适当干燥后依法进行红外光谱鉴别。

例如，青蒿素哌喹片［鉴别］(3)：取本品细粉适量（约相当于青蒿素60mg），加丙酮2ml，振摇使溶解，滤过，滤液置60℃水浴蒸干，在80℃干燥30分钟，照红外分光光度法（通则0402）测定。除在1574cm^{-1}处的一组小吸收峰外，本品的红外光吸收图谱应与对照的图谱（光谱集220图）一致。

（三）色谱法

色谱鉴别法是利用不同物质在相同色谱条件下产生各自的特征色谱行为（R_f值或保留时间）进行的鉴别试验。同一种药物在相同条件下的色谱行为是相同的，据此进行药物真伪的判断。

常用的方法有薄层色谱法、高效液相色谱法、气相色谱法。色谱鉴别法的相关内容见色谱法（第三章第五节）。

三、检查

检查是对药物的安全性、有效性、均一性和纯度四个方面所进行的试验性分析。包括反映药物安全性和有效性的试验方法与限度、反映药物制备工艺的均一性和纯度的要求等内容。药物的检查包括杂质检查和常规检查。

（一）杂质检查

1. 杂质来源 化学药品中杂质主要来源于两个方面，即由生产过程引入和贮存过程中产生。

2. 杂质分类 按杂质的来源，药品中的杂质可分为一般杂质和特殊杂质。

（1）一般杂质 指在自然界广泛分布，多数药物生产或贮存过程中容易引入的杂质。

（2）特殊杂质 指在特定药物的生产和贮存过程中引入的杂质，亦称为有关物质，包括该药物中残存的化学反应的前体、中间体、副产物、降解产物和异构体等。有关物质只与药物生产及贮存时的理化特性有关，列在该特定药物的检查项下。

3. 杂质检查 亦称纯度检查，是控制药物纯度、保证药品质量、确保安全有效用药的重要措施。化学药品与中药制剂中的杂质检查方法相同，一般有三种方法：对照法、灵敏度法、含量测定法，相关内容见第五章第一节。

药品标准中规定的各种杂质检查项目，均是指药品在按既定工艺进行生产和正常贮藏过程中可能含有或产生并需要控制的杂质（如残留溶剂、有关物质等）。药品质量标准中的杂质不包括变更生产工艺或变更原辅料而产生的新的杂质，也不包括掺入或污染的外来物质。

即学即练 8 - 1

下列哪项属于四环素类药物中的特殊杂质（ ）

答案解析   A. 四环素   B. 异四环素   C. 罗红霉素   D. 青霉素

（二）常规检查

药物制剂均需符合《中国药典》中该剂型常规检查项目下的规定等。此处仅介绍溶出度与释放度测定法中的溶出度测定法和含量均匀度检查法。

1. 溶出度与释放度测定法 溶出度系指活性药物从片剂、胶囊剂或颗粒剂等普通制剂在规定条件下溶出的速率和程度，在缓释制剂、控释制剂、肠溶制剂及透皮贴剂等制剂中也称释放度。

凡检查溶出度与释放度的制剂，不再进行崩解时限的检查。

《中国药典》收载的溶出度与释放度测定法有七种，分别是第一法（篮法）、第二法（桨法）、第三法（小杯法）、第四法（桨碟法）、第五法（转筒法）、第六法（流池法）和第七种（往复筒法）。下面只介绍普通制剂的第一法、第二法和第三法。

（1）仪器装置

1）第一法（篮法） 包括转篮、溶出杯等。

①转篮 分篮体与篮轴两部分，均为不锈钢或其他惰性材料制成，其形状及尺寸见图 8 - 8。篮体 A 由方孔筛网（丝径为 0.28mm ± 0.03mm，网孔为 0.40mm ± 0.04mm）制成，呈圆柱形，转篮内径为 20.2mm ± 1.0mm，上下两端都有封边。篮轴 B 的直径为 9.75mm ± 0.35mm，轴的末端连一圆盘，作为转篮的盖；盖上有一通气孔（孔径为 2.0mm ± 0.5mm）；盖边系两层，上层直径与转篮外径相同，下层直径与转篮内径相同；盖上的 3 个弹簧片与中心呈 120°角。

②溶出杯 一般由硬质玻璃或其他惰性材料制成的底部为半球形的 1000ml 杯状容器，内径为 102mm ± 4mm（圆柱部分内径最大值和内径最小值之差不得大于 0.5mm），高为 185mm ± 25mm；溶出杯配有适宜的盖子，盖上有适当的孔，中心孔为篮轴的位置，其他孔供取样或测量温度用。溶出杯置恒温水浴或其他适当的加热装置中。

篮轴与电动机相连，由速度调节装置控制电动机的转速，使篮轴的转速在各品种项下规定转速的 ±4% 范围之内。运转时整套装置应保持平稳，均不能产生明显的晃动或振

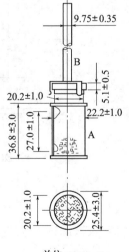

单位: mm

图 8 - 8 转篮结构

动（包括装置所处的环境）。转篮旋转时，篮轴与溶出杯的垂直轴在任一点的偏离均不得大于 2mm，转篮下缘的摆动幅度不得偏离轴心 1.0mm。

仪器一般配有 6 套以上测定装置。

2）第二法（桨法）　除将转篮换成搅拌桨外，其他装置和要求与第一法相同。

搅拌桨的下端及桨叶部分可涂适当的惰性材料（如聚四氟乙烯），其形状及尺寸见图 8 - 9。桨杆对称度（即桨轴左侧距桨叶左边缘距离与桨轴右侧距桨叶右边缘距离之差）不得超过 0.5mm，桨轴和桨叶垂直度 90°±0.2°；桨杆旋转时，桨轴与溶出杯的垂直轴在任一点的偏差均不得大于 2mm；搅拌桨旋转时 A、B 两点的摆动幅度不得超过 0.5mm。

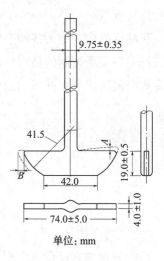

图 8 - 9　搅拌桨结构

3）第三法（小杯法）　包括搅拌桨、溶出杯等。

①搅拌桨　形状及尺寸见图 8 - 10。桨杆上部直径为 9.75mm ± 0.35mm，桨杆下部直径为 6.0mm ±0.2mm；桨杆对称度（即桨轴左侧距桨叶左边缘距离与桨轴右侧距桨叶右边缘距离之差）不得超过 0.5mm，桨轴和桨叶垂直度 90°±0.2°；桨杆旋转时，桨轴与溶出杯的垂直轴在任一点的偏差均不得大于 2mm；搅拌桨旋转时，A、B 两点的摆动幅度不得超过 0.5mm。

②溶出杯　一般由硬质玻璃或其他惰性材料制成的底部为半球形的 250ml 杯状容器，其形状及尺寸见图 8 - 11。内径为 62mm ± 3mm（圆柱部分内径最大值和内径最小值之差不得大于 0.5mm），高为 126mm ±6mm，其他要求同第一法。

桨杆与电动机相连，转速应在各品种项下规定转速的 ±4% 范围之内。其他要求同第二法。

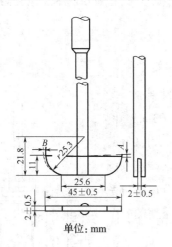

图 8 - 10　小杯法搅拌桨装置图

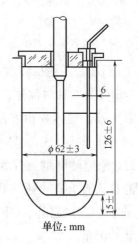

图 8 - 11　小杯法溶出杯装置

（2）测定法　以第一法（篮法）和第二法（桨法）的普通制剂为例说明。

1）仪器调试　测定前，应对仪器装置进行必要的调试，使转篮或桨叶底部距溶出杯的内底部 25mm ±2mm。

2）溶出介质　分别量取溶出介质置各溶出杯内，实际量取的体积与规定体积的偏差应在 ±1% 范围之内，待溶出介质温度恒定在 37℃ ±0.5℃。

3）溶出 取供试品 6 片（粒、袋），依法操作。

如为第一法，分别投入 6 个干燥的转篮内，将转篮降入溶出杯中；如为第二法，分别投入 6 个溶出杯内（当品种项下规定需要使用沉降篮时，可将胶囊剂先装入规定的沉降篮内；品种项下未规定使用沉降篮时，如胶囊剂浮于液面，可用一小段耐腐蚀的细金属丝轻绕于胶囊外壳。沉降篮的形状及尺寸见图 8 - 12）。注意避免供试品表面产生气泡，立即按各品种项下规定的转速启动仪器，计时。

4）取样 至规定的取样时间（实际取样时间与规定时间的差异不得过 ±2%），吸取溶出液适量。取样位置应在转篮或桨叶顶端至液面的中点，距溶出杯内壁 10mm 处；需多次取样时，所量取溶出介质的体积之和应在溶出介质的 1% 之内，如超过总体积的 1% 时，应及时补充相同体积的温度为 37℃ ±0.5℃ 的溶出介质，或在计算时加以校正。

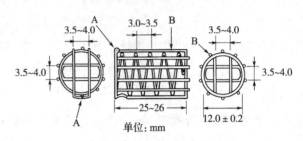

图 8 - 12 沉降篮结构
A. 耐酸金属卡；B. 耐酸金属支架

5）过滤 立即用适当的微孔滤膜滤过，自取样至滤过应在 30 秒内完成。

6）测定 取澄清滤液，照该品种项下规定的方法测定，计算每片（粒、袋）的溶出量。

7）分析方法 包括紫外 - 可见分光光度法、荧光分析法或高效液相色谱法等，紫外 - 可见分光光度法或荧光分析法应记录测定波长与吸光度或荧光强度，用对照品时，应记录称取量与稀释倍数；高效液相色谱法应记录色谱条件与峰面积或峰高，对照品的称取量与稀释倍数。

其中紫外 - 可见分光光度法最为常用。

8）计算 以紫外 - 可见分光光度法为例。

溶出量以相当于标示量的百分数表示，计算每个溶出量，必要时计算其平均值。

$$溶出量 = \frac{溶出质量}{标示量} \times 100\% \tag{8-1}$$

采用吸收系数（$E_{1cm}^{1\%}$）时的计算：

$$溶出量 = \frac{\dfrac{A}{E_{1cm}^{1\%} \cdot L} \cdot 1\% \cdot D \cdot V}{标示量} \times 100\% \tag{8-2}$$

式中，A 为吸光度；D 为稀释倍数；V 为溶出介质的体积，ml。

采用对照品时的计算：

$$溶出量 = \frac{A \cdot D \cdot V \cdot W_R}{A_R \cdot D_R \cdot V_R \cdot W} \times 100\% \tag{8-3}$$

式中，A 为供试品的吸光度；A_R 为对照品的吸光度；D 为供试品的稀释倍数；D_R 为对照品的稀释倍数；V 为供试品溶出介质的体积，ml；V_R 为对照品的溶解体积，ml；W 为供试品的标示量，mg；W_R 为对照品的取样量，mg。

自身对照法的计算：

$$溶出量 = \frac{A \cdot D \cdot V \cdot W_R}{A_R \cdot D_R \cdot V_R \cdot W} \times 100\% \tag{8-4}$$

式中，A 为供试品的吸光度；A_R 为自身对照溶液的吸光度；D 为供试品的稀释倍数；D_R 为自身对照溶液的稀释倍数；V 为供试品溶出介质的体积，ml；V_R 为自身对照溶液的体积，ml；W 为供试品的平均片重或平均装量，g；W_R 为自身对照的取用量（即约相当于平均片重或平均装量的供试品的量），g。

（3）结果判断　符合下述条件之一者，可判为符合规定。

1）6片（粒、袋）中，每片（粒、袋）的溶出量按标示量计算，均不低于规定限度（Q）。

2）6片（粒、袋）中，如有1~2片（粒、袋）低于Q，但不低于Q~10%，且其平均溶出量不低于Q。

3）6片（粒、袋）中，有1~2片（粒、袋）低于Q，其中仅有1片（粒、袋）低于Q-10%，但不低于Q-20%，且其平均溶出量不低于Q时，应另取6片（粒、袋）复试；初、复试的12片（粒、袋）中有1~3片（粒、袋）低于Q，其中仅有1片（粒、袋）低于Q-10%，但不低于Q-20%，且其平均溶出量不低于Q。

以上结果判断中所示的10%、20%是指相对于标示量的百分率（%）。

（4）溶出条件和注意事项　包括以下方面。

1）溶出度仪的适用性及性能确认试验　除仪器的各项机械性能应符合规定外，还应用溶出度标准片对仪器进行性能确认试验，按照标准片的说明书操作，试验结果应符合标准片的规定。

2）溶出介质　应使用各品种项下规定的溶出介质，除另有规定外，室温下体积为900ml，并应新鲜配制和经脱气处理；如果溶出介质为缓冲液，当需要调节pH时，一般调节pH至规定pH±0.05之内。

3）取样时间　应按照品种各论中规定的取样时间取样，自6杯中完成取样的时间应在1分钟内。

4）除另有规定外，颗粒剂或干混悬剂的投样应在溶出介质表面分散投样，避免集中投样。

5）如胶囊壳对分析有干扰，应取不少于6粒胶囊，除尽内容物后，置一个溶出杯内，按该品种项下规定的分析方法测定空胶囊的平均值，作必要的校正。如校正值大于标示量的25%，试验无效。如校正值不大于标示量的2%，可忽略不计。

（5）实例——磷酸川芎嗪胶囊

1）检验依据　《中国药典》2020年版二部1848页。

［检查］溶出度：取本品，照溶出度与释放度测定法（通则0931 第一法）测定。

①溶出条件　以水900ml为溶出介质，转速为100r/min，依法操作，经20分钟时取样。

②测定法　取溶液10ml滤过，精密量取续滤液3ml，置10ml量瓶中，用水稀释至刻度，摇匀，在295nm的波长处测定吸光度，按 $C_8H_{12}N_2 \cdot H_3PO_4 \cdot H_2O$ 的吸收系数（$E_{1cm}^{1\%}$）为326计算每粒的溶出量。

③限度　标示量的70%，应符合规定。

［规格］50mg。

2）测定　依法测定，六粒的吸光度：0.423、0.418、0.413、0.415、0.431、0.428。

$$溶出量_1 = \frac{\dfrac{A}{E_{1cm}^{1\%} \cdot L} \cdot 1\% \cdot D \cdot V}{标示量} \times 100\% = \frac{\dfrac{0.423}{326 \times 1} \times 1\% \times \dfrac{10}{3} \times 900}{50 \times 10^{-3}} \times 100\% = 77.9\%$$

同法算出其余五粒的溶出量：76.9%、76.0%、76.4%、79.3%、78.8%。

结果：符合规定（规定限度为标示量的70%）。

2. 含量均匀度检查法　含量均匀度是指单剂量的固体、半固体和非均相液体制剂含量符合标示量的程度。《中国药典》规定含量均匀度检查法和含量测定要互相配合，同时进行，以便全面控制以上制剂的质量，确保用药的安全和有效。

除另有规定外，片剂、硬胶囊剂、颗粒剂或散剂等，每一个单剂标示量小于 25mg 或主药含量小于每一个单剂重量 25% 者；药物间或药物与辅料间采用混粉工艺制成的注射用无菌粉末；内充非均相溶液的软胶囊；单剂量包装的口服混悬液、透皮贴剂和栓剂等品种项下规定含量均匀度应符合要求的制剂，均应检查含量均匀度。复方制剂仅检查符合上述条件的组分，多种维生素或微量元素一般不检查含量均匀度。

凡检查含量均匀度的制剂，一般不再检查重（装）量差异；当全部主成分均进行含量均匀度检查时，复方制剂一般亦不再检查含量均匀度。

（1）操作方法　包括初试和复试，其中初试 10 个，复试 20 个。

除另有规定外，取供试品 10 个，照各品种项下规定的方法，分别测定每一个单剂的响应值（如吸光度或峰面积或峰高等）或含量。

注意事项如下。

1）供试品的主药必须溶解完全，必要时可用研钵研磨或超声处理，促使溶解，并定量转移至量瓶中。

2）测定时溶液必须澄清，如过滤不清，可离心后，取澄清液测定。

3）用紫外-可见分光光度法测定含量均匀度时，所用溶剂需一次配够，当用量较大时，即使是同批号的溶剂，也应混合均匀后使用。

（2）结果记录与计算　应记录所用检测方法，所用仪器型号（或编号），以及每一个单剂测得的响应值或含量等数据。

根据测得的响应值或含量，分别计算出每一个单剂以标示量为 100 的相对含量 x_i，求其均值 $\overline{X}$ 和标准差 S $\left(S = \sqrt{\dfrac{\sum_{i=1}^{n}(x_i - \overline{X})^2}{n-1}}\right)$ 以及标示量与均值之差的绝对值 A（$A = |100 - \overline{X}|$）。

（3）结果判断　按下列规定判断。

1）若 $A + 2.2S \leq L$，则供试品的含量均匀度符合规定。

2）若 $A + S > L$，即判为不符合规定。

3）若 $A + 2.2S > L$，且 $A + S \leq L$，则应另取 20 个复试。

根据初、复试结果，计算 30 个的均值 $\overline{X}$、标准差 S 和标示量与均值之差的绝对值 A。再按下述公式计算并判定。

当 $A \leq 0.25L$ 时，若 $A^2 + S^2 \leq 0.25L^2$，则供试品的含量均匀度符合规定；若 $A^2 + S^2 > 0.25L^2$，则不符合规定。

当 $A > 0.25L$ 时，若 $A + 1.7S \leq L$，则供试品的含量均匀度符合规定；若 $A + 1.7S > L$，则不符合规定。

式中，L 为规定值。除另有规定外，$L = 15.0$；单剂量包装的口服混悬液、内充非均相溶液的软胶囊、胶囊型或泡囊型粉雾剂及单剂量包装的眼用、耳用、鼻用混悬剂、固体或半固体制剂 $L = 20.0$；透皮贴剂、栓剂 $L = 25.0$。

如该品种项下规定含量均匀度的限度为 ±20% 或其他数值时，$L = 20.0$ 或其他相应的数值。

当各品种正文项下含量限度规定的上下限的平均值（T）大于 100.0（%）时，若 $\overline{X} < 100.0$，则 $A = 100 - \overline{X}$；若 $100.0 \le \overline{X} \le T$，则 $A = 0$；若 $\overline{X} > T$，则 $A = \overline{X} - T$。同上法计算，判定结果，即得。当 $T < 100.0$（%）时，应在各品种正文中规定 A 的计算方法。

当含量测定与含量均匀度检查所用检测方法不同时，而且含量均匀度未能从响应值求出每一个单剂含量情况下，可取供试品 10 个，照该品种含量均匀度项下规定的方法，分别测定，得仪器测得的响应值 Y_i（可为吸光度、峰面积或峰高等），求其均值 $\overline{Y}$。另由含量测定法测得以标示量为 100 的含量 X_A，由 X_A 除以响应值的均值 $\overline{Y}$，得比例系数 K（$K = X_A / \overline{Y}$）。将上述诸响应值 Y_i 与 K 相乘，求得每一个单剂以标示量为 100 的相对含量（%）x_i（$x_i = K \cdot Y_i$），同上法求 $\overline{X}$ 和 S 以及 A，计算，判定结果，即得。如需复试，应另取供试品 20 个，按上述方法测定，计算 30 个单剂的均值 $\overline{Y}$、比例系数 K、相对含量（%）x_i、标准差 S 和 A，判定结果，即得。

（4）实例——艾司唑仑片（以规格为 1mg 为例）

1）检验依据　《中国药典》2020 年版二部 142 页。

［检查］含量均匀度：取艾司唑仑片 1 片，置 100ml（1mg 规格）或 200ml（2mg 规格）量瓶中，加盐酸溶液（9→1000）适量，充分振摇使艾司唑仑溶解，用盐酸溶液（9→1000）稀释至刻度，摇匀，滤过，取续滤液作为供试品溶液，照含量测定项下的方法测定含量，应符合规定（通则 0941）。

［含量测定］照紫外 – 可见分光光度法（通则 0401）测定。

①供试品溶液　取本品 30 片，精密称定，研细，精密称取适量（约相当于艾司唑仑 10mg），置 100ml 量瓶中，加盐酸溶液（9→1000）60ml，充分振摇使艾司唑仑溶解，用盐酸溶液（9→1000）稀释至刻度，摇匀，滤过，精密量取续滤液 5ml，置 50ml 量瓶中，用盐酸溶液（9→1000）稀释至刻度，摇匀。

②测定法　取供试品溶液，在 268nm 的波长处测定吸光度，按 $C_{16}H_{11}ClN_4$ 的吸收系数（$E_{1cm}^{1\%}$）为 352 计算。

2）测定　10 片的吸光度分别为 0.355、0.349、0.356、0.352、0.355、0.354、0.350、0.349、0.352、0.356。

$$x = \frac{\dfrac{A}{E_{1cm}^{1\%} \cdot L} \cdot 1\% \cdot D \cdot V}{\text{标示量}} \times 100 = \frac{\dfrac{0.355}{352 \times 1} \times 1\% \times 1 \times 100}{1 \times 10^{-3}} \times 100 = 100.9$$

同法算出其余 9 片的相对含量：99.1、101.1、100.0、100.9、100.6、99.4、99.1、100.0、101.1。

$$\overline{X} = \frac{100.9 + 99.1 + 101.1 + 100.0 + 100.9 + 100.6 + 99.4 + 99.1 + 100.0 + 101.1}{10} = 100.2$$

$$S = \sqrt{\frac{\sum_{i=1}^{n}(x_i - \overline{X})^2}{n-1}} = \sqrt{\frac{(100.9 - 100.2)^2 + \cdots + (101.1 - 100.2)^2}{10 - 1}} = 0.81$$

$A = |100 - \overline{X}| = |100 - 100.2| = 0.2$

$A + 2.2S = 0.2 + 2.2 \times 0.81 = 1.98 < 15.0$

符合规定。

四、含量测定

　　实例　某学生进行蚝贝钙咀嚼片（蚝贝钙片）含量测定，其质量标准如下：取本品 20 片，精密称定，研细，取约 0.1g，精密称定，加稀盐酸 2.5ml，摇匀，至泡沸停止，加水 20ml，摇匀，弱火加热，微沸约 2 分钟，放冷，加水 100ml、氢氧化钠试液 20ml 及钙紫红素指示剂少许，摇匀，用乙二胺四醋酸二钠滴定液（0.05mol/L）滴定至溶液由紫红色转为纯蓝色，即得。每 1ml 的乙二胺四醋酸二钠滴定液（0.05mol/L）相当于 2.004mg 的钙。

　　本品每片含钙（Ca）量不得少于 300mg。

　　该学生的部分检验数据如下：20 片重量（32.2g）；样品精密称定重量（0.09g）；消耗乙二胺四醋酸二钠滴定液的体积（10.5ml）。

　　问题　1. 该学生的实验数据记录是否正确？

　　　　　　2. 该学生的操作可能存在的问题有哪些？

答案解析

　　药物的含量测定是指采用物理学、化学或生物学及微生物学的方法测定药物中所含主成分的量。《中国药典》含量测定项下规定的试验方法，用于测定原料药及制剂中有效成分的含量，一般可采用化学、仪器或生物测定方法。

　　本部分内容主要讨论基于化学或物理学原理的"含量测定"，即化学分析法、仪器分析法。

　　1. 化学原料药　因纯度较高、所含杂质少，多数具有特征结构或取代基的原料药可不经特殊处理，使用适宜溶剂溶解后，直接采用容量分析法、光谱法或色谱法测定。

　　原料药的含量（%），除另有规定外，均按重量计。

　　2. 制剂　药物制剂则因组分复杂、干扰物质多，且含量限度要求一般较宽，所以强调方法的灵敏度与专属性或选择性，其含量测定方法多采用色谱分析法，若辅料不干扰测定也可选用光谱分析法。

　　《中国药典》规定，制剂在生产中应按标示量 100% 投料。

　　3. 干扰物的排除　药物进行定量分析前，一般需要采用适当的方法进行处理，使待测成分纯化或转化为适宜测定的形式，以满足分析方法对测试样品的要求。被测成分的理化性质不同、剂型不同，其样品前处理方法也各有不同，如片剂需要排除糖类、硬脂酸镁等的干扰，注射剂需要消除溶剂、附加剂等的干扰。

（一）容量分析法

　　容量分析法又称滴定分析法，系将一种已知准确浓度的滴定液加到被测物质溶液中，直到两者完全反应，根据滴定液的浓度及消耗的体积确定被测物含量的方法。药物分析中，应用较多的容量分析方法主要有酸碱滴定法、沉淀滴定法、配位滴定法、氧化还原滴定法、非水溶液滴定法、电位滴定法和永停滴定法。用容量分析法测定药物的含量时，滴定方式有直接滴定法和间接滴定法两种。

　　容量分析法操作简单、结果准确、方法耐用性高，被广泛应用于化学原料药的含量测定，但方法缺乏专属性，较少应用于药物制剂的含量测定。

　　1. 有关术语

　　（1）滴定度（*T*）　每 1ml 规定浓度的滴定液所相当的被测药物的质量。《中国药典》用毫克

（mg）表示，在含量测定项下以"每 1ml ×× 滴定液（×× mol/L）相当于 ×× mg 的某物质，如"每 1ml 硝酸银滴定液（0.1mol/L）相当于 5.844mg 的 NaCl"。

（2）浓度校正因子（F）　滴定液的实际浓度与规定浓度之比。

《中国药典》中的滴定液的浓度是滴定液的规定浓度，但在实际操作中，所配制的滴定液的浓度与滴定液的规定浓度不可能一致，此时就需要将滴定度乘以浓度校正因子 F（F = 实际浓度/规定浓度）换算成实际的滴定度 T'（$T' = T \cdot F$）。

（3）标示量　即规格量，指该剂型单位剂量的制剂中规定的主药含量。

2. 原料药含量计算

（1）直接滴定　用标准溶液（滴定液）直接滴定被测药物。

1）无需空白试验校正的直接滴定法　含量计算公式见表 8 - 2。

2）需空白试验校正的直接滴定法　含量计算公式见表 8 - 2。

（2）间接滴定法含量计算公式见表 8 - 2。

表 8 - 2　容量法测定原料药的含量计算公式

容量分析法		含量计算公式或符号含义
直接滴定法	不需校正	含量 = $\dfrac{T \cdot F \cdot V}{W} \times 100\%$ 式中，V 为供试品溶液消耗滴定液体积，ml 　　　F 为浓度校正因子 　　　T 为滴定度，mg/ml 　　　W 为供试品取用量，g
	需校正	含量 = $\dfrac{T \cdot F \cdot (V_S - V_0)}{W} \times 100\%$ 式中，V_S 为供试品溶液消耗滴定液体积，ml 　　　V_0 为空白试验消耗滴定液体积，ml 　　　其他同上
间接滴定法	不需校正	含量 = $\dfrac{T \cdot (F_A V_A - F_B V_B)}{W} \times 100\%$ 式中，F_A 为定量过量 A 滴定液的浓度校正因子 　　　V_A 为所加的定量过量 A 滴定液体积，ml 　　　F_B 为 B 滴定液浓度校正因子 　　　V_B 为消耗 B 滴定液体积，ml 　　　其他同上
	需校正	含量 = $\dfrac{T \cdot F \cdot (V_0 - V_S)}{W} \times 100\%$ 式中，V_0 为空白试验消耗滴定液体积，ml 　　　V_S 为供试品溶液消耗滴定液体积，ml 　　　其他同上

（3）实例

实例一　维生素 C

检验依据为《中国药典》2020 年版二部 1480 页。

本品为 L - 抗坏血酸。含 $C_6H_8O_6$ 不得少于 99.0%。

［含量测定］取本品约 0.2g，精密称定，加新沸过的冷水 100ml 与稀醋酸 10ml 使溶解，加淀粉指示液 1ml，立即用碘滴定液（0.05mol/L）滴定至溶液显蓝色并在 30 秒钟内不褪。每 1ml 碘滴定液

（0.05mol/L）相当于 8.806mg 的 $C_6H_8O_6$。

已知：$V = 23.04$ml，$W = 0.2026$g，$c = 0.05012$mol/L，$T = 8.806$mg/ml。

$$含量 = \frac{T \cdot F \cdot V}{W} \times 100\% = \frac{8.806 \times \dfrac{0.05012}{0.05} \times 23.04 \times 10^{-3}}{0.2026} \times 100\% = 100.38\%$$

实例二 乙琥胺

检验依据为《中国药典》2020 年版二部 7 页。

本品为 3 - 甲基 - 3 - 乙基 - 2,5 - 吡咯烷二酮。按无水物计算，含 $C_7H_{11}NO_2$ 不得少于 98.0%。

［含量测定］取本品约 0.2g，精密称定，加二甲基甲酰胺 30ml 使溶解，加偶氮紫指示液 2 滴，在氮气流中，用甲醇钠滴定液（0.1mol/L）滴定至溶液显蓝色，并将滴定的结果用空白试验校正。每 1ml 甲醇钠滴定液（0.1mol/L）相当于 14.12mg 的 $C_7H_{11}NO_2$。

已知：$V_S = 20.56$ml，$V_0 = 6.38$ml，$W = 0.2014$g，$c = 0.09989$mol/L，$T = 14.12$mg/ml，$\alpha = 0.4\%$（水分）。

$$含量 = \frac{T \cdot F \cdot (V_S - V_0)}{W} \times 100\%$$

$$= \frac{14.12 \times \dfrac{0.09989}{0.1} \times (20.56 - 6.38) \times 10^{-3}}{0.2014 \times (1 - 0.4\%)} \times 100\% = 99.70\%$$

实例三 氢氧化铝

检验依据为《中国药典》2020 年版二部 935 页。

本品为以氢氧化铝为主要成分的混合物，可含有一定量的碳酸盐，含氢氧化铝［$Al(OH)_3$］不得少于 76.5%。

［含量测定］取本品约 0.6g，精密称定，加盐酸与水各 10ml，煮沸溶解后，放冷，定量转移至 250ml 量瓶中，用水稀释至刻度，摇匀。精密量取 25ml，加氨试液中和至恰析出沉淀，再滴加稀盐酸至沉淀恰溶解为止，加醋酸 - 醋酸铵缓冲液（pH 6.0）10ml，再精密加乙二胺四醋酸二钠滴定液（0.05mol/L）25ml，煮沸 3~5 分钟，放冷，加二甲酚橙指示液 1ml，用锌滴定液（0.05mol/L）滴定至溶液自黄色转变为红色，并将滴定的结果用空白试验校正。每 1ml 乙二胺四醋酸二钠滴定液（0.05mol/L）相当于 3.900mg 的 $Al(OH)_3$。

已知：$V_S = 10.65$ml，$V_0 = 23.41$ml，$W = 0.6027$g，$c = 0.04995$mol/L，$T = 3.900$mg/ml。

$$含量 = \frac{T \cdot F \cdot (V_0 - V_S)}{W} \times 100\%$$

$$= \frac{3.900 \times \dfrac{0.04995}{0.05} \times (23.41 - 10.65) \times 10^{-3}}{0.6027 \times \dfrac{25}{250}} \times 100\% = 82.49\%$$

3. 制剂含量计算

（1）固体制剂 计算相当于标示量的多少（也有特殊的，如氢氧化铝片为"每片中含氢氧化铝［$Al(OH)_3$］不得少于 0.207g"）。含量计算公式见公式（8 - 5）和表 8 - 3。

$$含量 = \frac{实测单剂含量}{标示量} \times 100\% \tag{8 - 5}$$

表 8 −3 容量法测定固体制剂的含量计算公式

容量分析法		含量计算公式或符号含义
直接滴定法	不需校正	$含量 = \dfrac{\dfrac{T \cdot F \cdot V}{W} \cdot \overline{W}}{标示量} \times 100\%$ 式中，V 为供试品溶液消耗滴定液体积，ml F 为浓度校正因子 T 为滴定度，mg/ml W 为供试品取用量，g $\overline{W}$ 为每片（丸、粒、袋等）重量，g/片（丸、粒、袋等）
	需校正	$含量 = \dfrac{\dfrac{T \cdot F \cdot (V_S - V_0)}{W} \cdot \overline{W}}{标示量} \times 100\%$ 式中，V_S 为供试品溶液消耗滴定液体积，ml V_0 为空白试验消耗滴定液体积，ml 其他同上
间接滴定法	不需校正	$含量 = \dfrac{\dfrac{T \cdot (F_A V_A - F_B V_B)}{W} \cdot \overline{W}}{标示量} \times 100\%$ 式中，F_A 为定量过量 A 滴定液浓度校正因子 V_A 为所加的定量过量 A 滴定液体积，ml F_B 为 B 滴定液浓度校正因子 V_B 为消耗 B 滴定液体积，ml 其他同上
	需校正	$含量 = \dfrac{\dfrac{T \cdot F \cdot (V_0 - V_S)}{W} \cdot \overline{W}}{标示量} \times 100\%$ 式中，V_0 为空白试验消耗滴定液体积，ml V_S 为供试品溶液消耗滴定液体积，ml 其他同上

实例 维生素 C 片

检验依据为《中国药典》2020 年版二部 1480 页。

本品含维生素 C（$C_6H_8O_6$）应为标示量的 93.0% ~107.0%。

[含量测定] 取本品 20 片，精密称定，研细，精密称取适量（约相当于维生素 C 0.2g）置 100ml 量瓶中，加新沸过的冷水 100ml 与稀醋酸 10ml 的混合液适量，振摇使维生素 C 溶解并稀释至刻度，摇匀，迅速滤过，精密量取续滤液 50ml，加淀粉指示液 1ml，立即用碘滴定液（0.05mol/L）滴定，至溶液显蓝色并持续 30 秒钟不褪。每 1ml 碘滴定液（0.05mol/L）相当于 8.806mg 的 $C_6H_8O_6$。

已知：$V = 10.84$ml，$W = 0.2016$g，$c = 0.04984$mol/L，$T = 8.806$mg/ml，$\overline{W} = 0.1062$g/片，标示量 = 100mg/片。

$$含量 = \frac{\dfrac{T \cdot F \cdot V}{W} \cdot \overline{W}}{标示量} \times 100\% = \frac{\dfrac{8.806 \times \dfrac{0.04984}{0.05} \times 10.84}{0.2016 \times \dfrac{50}{100}} \times 0.1062}{100} \times 100\% = 100.25\%$$

（2）液体制剂 计算相当于标示量的多少。含量计算公式见式（8 −6）和表 8 −4。

$$含量 = \frac{实测单剂含量}{标示量} \times 100\% = \frac{实测浓度}{理论浓度} \times 100\% \qquad (8-6)$$

表 8 － 4　容量法测定液体制剂的含量计算公式

容量分析法		含量计算公式或符号含义
直接滴定法	不需校正	$$含量 = \frac{\dfrac{T \cdot F \cdot V}{V_供}}{标示量} \times 100\%$$ 式中，V 为供试品溶液消耗滴定液体积，ml F 为浓度校正因子 T 为滴定度，mg/ml $V_供$ 为供试品取用量，ml
	需校正	$$含量 = \frac{\dfrac{T \cdot F \cdot (V_S - V_0)}{V_供}}{标示量} \times 100\%$$ 式中，V_S 为供试品溶液消耗滴定液体积，ml V_0 为空白试验消耗滴定液体积，ml 其他同上
间接滴定法	不需校正	$$含量 = \frac{\dfrac{T \cdot (F_A V_A - F_B V_B)}{V_供}}{标示量} \times 100\%$$ 式中，F_A 为定量过量 A 滴定液浓度校正因子 V_A 为所加的定量过量 A 滴定液体积，ml F_B 为 B 滴定液浓度校正因子 V_B 为消耗 B 滴定液体积，ml 其他同上
	需校正	$$含量 = \frac{\dfrac{T \cdot F \cdot (V_0 - V_S) \cdot \overline{W}}{V_供}}{标示量} \times 100\%$$ 式中，V_0 为空白试验消耗滴定液体积，ml V_S 为供试品溶液消耗滴定液体积，ml 其他同上

实例　维生素 C 注射液

检验依据为《中国药典》2020 年版二部 1482 页。

本品为维生素 C 的灭菌水溶液。含维生素 C（$C_6H_8O_6$）应为标示量的 93.0% ~ 107.0%。

［含量测定］精密量取本品适量（约相当于维生素 C 0.2g），加水 15ml 与丙酮 2ml，摇匀，放置 5 分钟，加稀醋酸 4ml 与淀粉指示液 1ml，用碘滴定液（0.05mol/L）滴定，至溶液显蓝色并持续 30 秒钟不褪。每 1ml 碘滴定液（0.05mol/L）相当于 8.806mg 的 $C_6H_8O_6$。

已知：$V = 23.12$ml，$V_供 = 0.40$ml，$C = 0.04986$mol/L，$T = 8.806$mg/ml，注射液规格为 2ml：1g。

$$含量 = \frac{\dfrac{T \cdot F \cdot V}{V_供}}{标示量} \times 100\% = \frac{\dfrac{8.806 \times \dfrac{0.04986}{0.05} \times 23.12 \times 10^{-3}}{0.40}}{1/2} \times 100\% = 101.51\%$$

（二）仪器分析法

《中国药典》收载的仪器分析法有光谱法和色谱法，光谱法包括紫外 – 可见分光光度法、原子吸收分光光度法、荧光分析法等，其中常用的是紫外 – 可见分光光度法；色谱法包括高效液相色谱法、气相色谱法、离子色谱法等。本部分内容只介绍紫外 – 可见分光光度法、高效液相色谱法和气相色谱法中的内标法和外标法。相关方法的原理见第二章。

1. 浓度计算

（1）紫外－可见分光光度法　可测定含量的包括对照品比较法、吸收系数法和比色法三种，其中比色法又分为对照品比较法和标准曲线法。浓度计算公式见表8－5。

标准曲线法，按各品种项下规定的方法配制供试品溶液，在绘制标准曲线相同的条件下，测定供试品溶液的 A 值，从标准曲线上查出与之对应的浓度，即可求出被测成分的浓度。

表8－5　紫外－可见分光光度法的浓度计算公式

定量方法	浓度计算公式或符号含义
对照品比较法	$c_供 = c_对 \cdot \dfrac{A_供}{A_对}$
吸收系数法	$c_供 = \dfrac{A}{E_{1cm}^{1\%} \cdot L} \cdot 1\%$ 式中，$c_供$ 为供试品溶液的浓度 $c_对$ 为对照品溶液的浓度 $A_供$ 为供试品溶液的吸光度 $A_对$ 为对照品溶液的吸光度 $E_{1cm}^{1\%}$ 为被测物质的百分吸收系数 L 为液层厚度，cm

（2）色谱法　高效液相色谱法和气相色谱法中的内标法及外标法，其浓度计算公式见表8－6。

表8－6　色谱法的浓度计算公式

色谱法		浓度计算公式或符号含义
外标法		$c_供 = c_对 \cdot \dfrac{A_供}{A_对}$ 式中，$c_供$ 为供试品溶液的浓度 $c_对$ 为对照品溶液的浓度 $A_供$ 为供试品溶液的峰面积或峰高 $A_对$ 为对照品溶液的峰面积或峰高
内标法	校正因子计算	$f = \dfrac{A_内 / c_内}{A_对 / c_对}$ 式中，$A_内$ 为内标物的峰面积或峰高 $c_内$ 为内标物的浓度 $A_对$ 为对照品溶液的峰面积或峰高 $c_对$ 为对照品溶液的浓度
	浓度计算	$c_供 = f \cdot c'_内 \cdot \dfrac{A_供}{A'_内}$ 式中，f 为校正因子 $c_供$ 为供试品溶液的浓度 $A_供$ 为供试品溶液的峰面积或峰高 $c'_内$ 为内标物的浓度 $A'_内$ 为内标物的峰面积或峰高

2. 含量计算　以固体原料、固体制剂和液体制剂为例，含量计算公式见表8－7。

表 8 - 7　光谱法、色谱法的含量计算公式

药物	含量计算公式或符号含义
固体原料	$含量 = \dfrac{c_供 \cdot D \cdot V}{W} \times 100\%$
固体制剂	$含量 = \dfrac{\dfrac{c_供 \cdot D \cdot V}{W} \cdot \overline{W}}{标示量} \times 100\%$
液体制剂	$含量 = \dfrac{c_供 \cdot D}{标示量} \times 100\%$ 式中，$c_供$ 为供试品溶液的浓度 　　　D 为稀释倍数 　　　V 为固体制剂由固态变成液态的体积 　　　W 为供试品取用量，g 　　　$\overline{W}$ 为每片（丸、粒、袋等）重量，g/片（丸、粒、袋等）

3. 实例

实例一　对乙酰氨基酚

检验依据为《中国药典》2020 年版二部 386 页。

本品为 4′ - 羟基乙酰苯胺。按干燥品计算，含 $C_8H_9NO_2$ 应为 98.0% ~ 102.0% 。

［含量测定］照紫外 - 可见分光光度法（通则 0401）测定。

（1）供试品溶液　取本品约 40mg，精密称定，置 250ml 量瓶中，加 0.4% 氢氧化钠溶液 50ml 溶解后，用水稀释至刻度，摇匀，精密量取 5ml，置 100ml 量瓶中，加 0.4% 氢氧化钠溶液 10ml，用水稀释至刻度，摇匀。

（2）测定法　取供试品溶液，在 257nm 的波长处测定吸光度，按 $C_8H_9NO_2$ 的吸收系数（$E_{1cm}^{1\%}$）为 715 计算。

已知：$W = 40.12$mg，$A = 0.564$，$E_{1cm}^{1\%} = 715$，$V = 250$ml，$\alpha = 0.2\%$ 。

$$含量 = \frac{c_供 \cdot D \cdot V}{W} \times 100\% = \frac{\dfrac{A}{E_{1cm}^{1\%} \cdot L} \cdot 1\% \cdot D \cdot V}{W} \times 100\%$$

$$= \frac{\dfrac{0.564}{715 \times 1} \times 1\% \times \dfrac{100}{5} \times 250 \times 10^3}{40.12(1 - 0.2\%)} \times 100\% = 98.50\%$$

实例二　盐酸氯丙嗪片

检验依据为《中国药典》2020 年版二部 1305 页。

本品含盐酸氯丙嗪（$C_{17}H_{19}ClN_2S \cdot HCl$）应为标示量的 93.0% ~ 107.0% 。

［含量测定］照紫外 - 可见分光光度法（通则 0401）测定。避光操作。

（1）供试品溶液　取本品 10 片，除去包衣后，精密称定，研细，精密称取适量（约相当于盐酸氯丙嗪 10mg），置 100ml 量瓶中，加盐酸溶液（9→1000）70ml，振摇使盐酸氯丙嗪溶解，用盐酸溶液（9→1000）稀释至刻度，摇匀，滤过，精密量取续滤液 5ml，置 100ml 量瓶中，加盐酸溶液（9→1000）稀释至刻度，摇匀。

（2）测定法　取供试品溶液，在 254mn 波长处测定吸光度，按 $C_{17}H_{19}ClN_2S \cdot HCl$ 的吸收系数

（$E_{1cm}^{1\%}$）为 915 计算。

已知：盐酸氯丙嗪片的规格为 50mg/片，$A = 0.442$，$V = 100ml$，$W = 0.04990g$，$E_{1cm}^{1\%} = 915$，$L = 1cm$，$\overline{W} = 0.2509g$（g/片）。

$$\text{含量} = \dfrac{\dfrac{c_{供} \cdot D \cdot V}{W} \cdot \overline{W}}{\text{标示量}} \times 100\% = \dfrac{\dfrac{\dfrac{A}{E_{1cm}^{1\%} \cdot L} \cdot 1\% \cdot D \cdot V}{W} \times \overline{W}}{\text{标示量}} \times 100\%$$

$$= \dfrac{\dfrac{\dfrac{0.442}{915 \times 1} \times 1\% \times \dfrac{100}{5} \times 100}{0.04990} \times 0.2509}{50 \times 10^{-3}} \times 100\% = 97.15\%$$

实例三　甲硝唑葡萄糖注射液

检验依据为《中国药典》2020 年版二部 256 页。

本品为甲硝唑与葡萄糖的灭菌水溶液。含甲硝唑（$C_6H_9N_3O_3$）与葡萄糖（$C_6H_{12}O_6 \cdot H_2O$）均应为标示量的 95.0% ~ 105.0%。

[含量测定] 甲硝唑：照高效液相色谱法（通则 0512）测定。

（1）供试品溶液　精密量取本品适量，用流动相定量稀释制成每 1ml 中约含甲硝唑 0.25mg 的溶液。

（2）对照品溶液　取甲硝唑对照品适量，精密称定，加流动相溶解并定量稀释制成每 1ml 中约含 0.25mg 的溶液。

（3）色谱条件　用十八烷基硅烷键合硅胶为填充剂；以甲醇–水（20：80）为流动相；检测波长为 320nm；进样体积 10μl。

（4）系统适用性要求　理论板数按甲硝唑峰计算不低于 2000。

（5）测定法　精密量取供试品溶液与对照品溶液，分别注入液相色谱仪，记录色谱图。按外标法以峰面积计算。

已知，本品规格为 100ml：甲硝唑 0.2g 与葡萄糖 5g；供试品溶液的配制方法：精密量取本品 2.5ml，置 20ml 量瓶中，用流动相稀释至刻度，摇匀，即得。$A_{供} = 2486.8$，$A_{对} = 2463.7$，$c_{对} = 0.2516mg/ml$。

$$\text{含量} = \dfrac{c_{供} \cdot D}{\text{标示量}} \times 100\% = \dfrac{c_{对} \cdot \dfrac{A_{供}}{A_{对}} \cdot D}{\text{标示量}} \times 100\%$$

$$= \dfrac{0.2516 \times 10^{-3} \times \dfrac{2486.8}{2463.7} \times \dfrac{20}{2.5}}{\dfrac{0.2}{100}} \times 100\% = 101.58\%$$

 实例分析 8－3

实例　2020 年，国家药品监督管理局公布了多批次药品不符合规定的通告，其中涉及多个省区、多家药厂的化学药品。不符合规定项目包括性状、含量测定、微生物限度等项目。

问题　1. 化学药品的质量检验包括哪些项目？

　　　2. 出现不合格项目的原因有哪些？

答案解析

PPT

第三节 生物制品简介

实例分析 8 - 4

实例 2016 年 3 月的疫苗事件中，警方查封疫苗 12 种、免疫球蛋白 2 种、治疗性生物制品 1 种。12 种疫苗分别为冻干人用狂犬病疫苗（Vero 细胞）、脊髓灰质炎灭活疫苗、b 型流感嗜血杆菌结合疫苗、乙型脑炎减毒活疫苗、腮腺炎减毒活疫苗、冻干乙型脑炎灭活疫苗（Vero 细胞）、重组乙型肝炎疫苗（CHO 细胞、汉逊酵母）、A 群 C 群脑膜炎球菌结合疫苗、ACYW135 群脑膜炎球菌多糖疫苗、水痘减活疫苗、口服轮状病毒活疫苗、甲型肝炎灭活疫苗（人二倍体细胞）；2 种免疫球蛋白分别为狂犬病人免疫球蛋白、乙型肝炎人免疫球蛋白；1 种治疗性生物制品，为细菌溶解物。

答案解析

问题 1. 疫苗是药品吗？
2. 什么是药品？

生物制品发展迅速，除用于临床治疗和诊断以外，还用于健康人特别是儿童的预防接种。

一、生物制品有关术语

1. 生物制品（biological products） 指以微生物、细胞、动物或人源组织和体液等为起始原材料，用生物学技术制成，用于预防、治疗和诊断人类疾病的制剂，如疫苗、血液制品、生物技术药物、微生态制剂、免疫调节剂、诊断制品等。

2. 联合疫苗（combined vaccines） 指两种或两种以上不同病原的抗原按特定比例混合，制成预防多种疾病的疫苗，如吸附百白破联合疫苗、麻腮风联合减毒活疫苗等。

3. 双价疫苗及多价疫苗（divalent vaccines，polyvalent vaccines） 指由同种病原的两个或两个以上群或型别的抗原成分组成的疫苗，分别称为双价疫苗或多价疫苗，如双价肾综合征出血热灭活疫苗、23 价肺炎球菌多糖疫苗等。

4. 重组 DNA 蛋白制品（recombinant DNA protein products，rDNA protein products） 系采用遗传修饰，将所需制品的编码 DNA 通过一种质粒或病毒载体，引入适宜的宿主细胞表达的蛋白质，再经提取和纯化制得。

5. 血液制品（blood products） 指源自人类血液或血浆的治疗产品，如人血白蛋白、人免疫球蛋白、人凝血因子等。

6. 生物制品标准物质（standard substances of biologies） 指用于生物制品效价、活性、含量测定或特性鉴别、检查的生物标准品和生物参考品。

7. 原材料（raw materials，source materials） 指生物制品生产过程中使用的所有生物材料和化学材料，不包括辅料。

8. 辅料（excipients） 指生物制品在配制过程中所使用的辅助材料，如佐剂、稳定剂、赋形剂等。

9. 包装材料（packaging materials） 指成品内、外包装的物料，标签，防伪标志和药品说明书。

10. 血液（或称全血）（blood，whole blood） 指采集于含有抗凝剂溶液中的血液。抗凝溶液中可含或不含营养物，如葡萄糖或腺嘌呤等。

11. 血浆（plasma） 指血液采集于含有抗凝剂的接收容器中，分离血细胞后保留的液体部分；或在单采血浆过程中抗凝血液经连续过滤或离心分离后的液体部分。

12. 单采血浆术（plasmapheresis） 指用物理学方法由全血分离出血浆，并将其余组分回输给供血浆者的操作技术。

13. 载体蛋白（carrier protein） 指用化学方法与细菌多糖抗原共价结合后，以增强抗原 T 细胞依赖性免疫应答的蛋白质，如破伤风类毒素、白喉类毒素等。

14. 载体（vector） 系一种 DNA 片段，它可在宿主细胞内指导自主复制，其他 DNA 分子可与之连接从而获得扩增。很多载体是细菌质粒，在某些情况下，一种载体在导入细胞后可与宿主细胞染色体整合，并在宿主细胞生长和繁殖过程中保持其整合模式。

15. 质粒（plasmid） 系一种能自主复制的环状额外染色体 DNA 元件。它通常携带一定数量的基因，其中有些基因可对不同抗生素产生抗性，该抗性常作为依据，以辨别是否含有此种质粒而识别生物体。

16. 减毒株（attenuated strains） 系一种细菌或病毒，其对特定宿主的毒力已被适当减弱或已消失。

17. 种子批系统（seed lot system） 系指特定菌株、病毒或表达目标产物的工程细胞的贮存物，通常包括原始种子/细胞种子、主种子批/主细胞库和工作种子批/工作细胞库，建立种子批系统旨在保证制品生产的一致性。

18. 原始种子（original seed） 系指细菌、病毒分离株经适应性培养、传代后，经生物学特性、免疫原性和遗传稳定性等特性研究鉴定，可用于生物制品生产的种子。原始种子用于主种子批的制备。

19. 主种子批（master seed lot） 系由原始种子传代扩增至特定代次，并经一次制备获得的同质和均一的悬液分装于容器制备而成。主种子批用于制备工作种子批。

20. 工作种子批（working seed lot） 系由主种子批传代扩增至特定代次，并经一次制备获得的同质和均一的悬液分装于容器制备而成。

21. 细胞基质（cell substrates） 指用于生物制品生产的细胞。

22. 原代细胞培养物（primary cell culture） 指直接取自一个或多个动物个体的组织或器官制备的细胞培养物。

23. 细胞系（cell line） 系由原代细胞群经系列传代培养获得的细胞群。该细胞群通常是非均质的，且具有明确的特性，可供建库用。

24. 连续传代细胞系（continuous cell lines，CCL） 系在体外能无限倍增的细胞群，但不具有来源组织的细胞核型特征和细胞接触抑制特性。

25. 二倍体细胞株（diploid cell strains） 系在体外具有有限生命周期的细胞群，在培养一定代次后细胞会进入衰老期；其染色体具有二倍性，且具有与来源物种一致的染色体核型特征，生长具有接触抑制性。

26. 细胞库系统（cell bank system） 系通过培养细胞用以连续生产多批制品的细胞系统，这些细胞来源于经充分鉴定并证明无外源因子的一个细胞种子和（或）一个主细胞库。从主细胞库中取一定数量容器的细胞制备工作细胞库。

27. 细胞种子（cell seed） 指来源于人或动物的单一组织或均一细胞以及基因工程构建的均一细

胞、经过充分鉴定的一定数量的细胞。这些细胞是由一个原始细胞群体发展成传代稳定的细胞群体，或经过克隆培养而形成的均一细胞群体，通过检定证明适用于生物制品生产或检定。细胞种子用于主细胞库的制备。

28. 主细胞库（master cell bank，MCB） 系由细胞种子培养至特定倍增水平或传代水平，并经一次制备获得的同质和均一的悬液分装于容器制备而成。主细胞库用于工作细胞库的制备。

29. 工作细胞库（working cell bank，WCB） 系由主细胞库的细胞经培养至特定倍增水平或传代水平，并经一次制备获得的同质和均一的悬液分装于容器制备而成。

30. 成瘤性（tumorigenicity） 系指细胞接种动物后在注射部位和（或）转移部位由接种细胞本身形成肿瘤的能力。

31. 致瘤性（oncogenicity） 系指细胞裂解物中的化学物质、病毒、病毒核酸或基因以及细胞成分接种动物后，导致被接种动物的正常细胞形成肿瘤的能力。

32. 外源因子（adventitious agents） 系经无意中引入于接种物、细胞基质和（或）生产制品所用的原材料及制品中的、可复制或增殖的污染物，包括细菌、真菌、支原体和病毒等。

33. 封闭群动物（closed colony animals） 也称远交群动物（outbred stock animals），系以非近亲交配方式进行繁殖生产的一个实验动物种群，在不从外部引人新个体的条件下，至少连续繁殖 4 代以上的群体。

34. 单次收获物（single harvest） 指在单一轮生产或一个连续生产时段中，用同一病毒株或细菌株接种于基质（一组动物或一组鸡胚或细胞或一批培养基）并一起培养和收获的一定量病毒或细菌悬液。

35. 原液（bulk） 指用于制造最终配制物（final formulation）或半成品（final bulk）的均一物质。

36. 半成品（final bulk） 指由一批原液经稀释和（或）配制成均一的用于分装至终容器的中间产物。

37. 成品（final products） 指半成品分装（或经冻干）、以适宜方式封闭于最终容器后，再经目检、贴签、包装后的制品。

38. 批（batch） 指在同一生产周期中，用同一批原料、同一方法生产所得的一定数量、均一的一批制品。

39. 亚批（sub lot） 指一批均一的半成品分装于若干个中间容器中或通过多个分装机进行分装或使用不同的冻干机进行冻干，即形成不同亚批。亚批是批的一部分。

40. 规格（strength） 指每支（瓶）主要有效成分的效价（或含量及效价）或含量及装量（或冻干制剂复溶时加入溶剂的体积）。

41. 有效期（validity period） 指由国务院药品监督管理部门许可用以签发制品供临床使用的最大有效期限（天数、月数或年数）。该有效期是根据在产品开发过程中进行稳定性研究获得的贮存寿命而确定。

42. 抗原性（antigenicity） 指在免疫学反应中抗原与特异性抗体或 T 淋巴细胞受体结合的能力。

43. 免疫原性（immunogenicity） 指抗原诱导机体产生体液免疫和（或）细胞免疫应答的能力。疫苗生产用菌毒种免疫原性特指其诱导机体产生体液免疫和（或）细胞免疫应答使机体免受相应传染源感染的能力。

44. 均一性（homogeneity） 指具有相同或相似的质量属性。

45. 效价（效力）（potency） 指用适当的定量生物测定法确定的生物活性的量度。该生物量度是基于产品相关的生物学属性。

46. 药品生产质量管理规范（good manufacture practices，GMP） 系质量管理体系的一部分，是药品生产管理和质量控制的基本要求，旨在最大限度地降低药品生产过程中污染、交叉污染以及混淆、差错等风险，确保持续稳定地生产出符合预定用途和注册要求的药品。

47. 细胞消化批（cell dissociation batch） 指在用于疫苗生产的原代细胞制备过程中，使用一只或同一批动物/胚蛋来源的组织或器官，收集至单一的适宜容器中采用适宜的分散细胞方法制成的一瓶细胞悬液。

48. 细胞批（production cell batch） 指取自用于疫苗生产的同一工作细胞库的一支或多支细胞，经适宜的代数扩增至一定数量的细胞培养物；也指采用同一天、同一批动物来源制成的多个消化批细胞合并后再分装至一定数量细胞培养容器的一批细胞。

49. 对照细胞（vaccine production control cell） 指取用于疫苗生产的同一细胞批的细胞，按一定比例留取样品，不接种目标病毒，与接种目标病毒的其他细胞采用相同的培养基成分，并在同一培养温度和培养场地下，平行培养至规定的时间。采用规定的方法，通过对对照细胞系外源因子检测情况的判定，评估该细胞批的外源因子污染情况。

50. 近交系（inbred strain） 指任何个体基因组中99%以上的等位位点为纯合的动物群体。

二、分类

（一）按制备方法分类

1. 人用疫苗 疫苗是以病原微生物或其组成成分、代谢产物为起始材料，采用生物技术制备而成，用于预防、治疗人类相应疾病的生物制品。人体接种疫苗后可刺激免疫系统产生特异性体液免疫和（或）细胞免疫应答，从而获得对相应病原微生物的免疫力。

人用疫苗，按其组成成分和生产工艺可分为以下类型。

（1）灭活疫苗 是指病原微生物经培养、增殖，用理化方法灭活后制成的疫苗，如百日咳疫苗、甲型肝炎灭活疫苗等。

（2）减毒活疫苗 是指采用病原微生物的自然弱毒株或经培养传代等方法减毒处理后获得致病力减弱、免疫原性良好的病原微生物减毒株制成的疫苗，如皮内注射用卡介苗、麻疹减毒活疫苗等。

（3）亚单位疫苗 是指病原微生物经培养后，提取、纯化其主要保护性抗原成分制成的疫苗，如A群脑膜炎球菌多糖疫苗、流感亚单位疫苗等。

（4）基因工程重组蛋白疫苗 是指采用基因重组技术将编码病原微生物保护性抗原的基因重组到细菌（如大肠埃希菌）、酵母或细胞，经培养、增殖后，提取、纯化所表达的保护性抗原制成的疫苗，如重组乙型肝炎疫苗等。

（5）其他类疫苗 由不同病原微生物抗原混合制成的疫苗为联合疫苗，如吸附百白破联合疫苗、麻腮风联合减毒活疫苗；由同种病原微生物不同血清型的抗原混合制成的疫苗为多价疫苗，如A群C群脑膜炎球菌多糖疫苗、双价肾综合征出血热灭活疫苗；由病原微生物的保护性抗原组分与蛋白质载体结合制成的疫苗为结合疫苗，如A群C群脑膜炎球菌多糖结合疫苗。

2. 人用重组DNA蛋白制品 是采用重组DNA技术，对编码所需蛋白质的基因进行遗传修饰，利用质粒或病毒载体将目的基因导入适当的宿主细胞，表达并翻译成蛋白质，经过提取和纯化等步骤制备而成的具有生物学活性的蛋白质制品，用于疾病的预防和治疗。

3. 人用重组单克隆抗体制品　系指采用各种单克隆抗体筛选技术、重组 DNA 技术及细胞培养技术制备的单克隆抗体治疗药物，包括完整免疫球蛋白、具有特异性靶点的免疫球蛋白片段、基于抗体结构的融合蛋白、抗体耦联药物等。其作用机制是通过与相应抗原的特异性结合，从而直接发挥中和或阻断作用，或者间接通过 Fc 效应子发挥包括抗体依赖和补体依赖细胞毒作用等生物学功能。

4. 微生态活菌制品　系由人体内正常菌群成员或具有促进正常菌群生长和活性作用的无害外籍细菌，经培养、收集菌体、干燥成菌粉后，加入适宜辅料混合制成。用于预防和治疗因菌群失调引起的相关症状和疾病。

微生态活菌制品必须由非致病的活细菌组成，无论在生产过程、制品贮存和使用期间均应保持稳定的活菌状态。它可由一株、多株或几种细菌制成单价或多价联合制剂。根据其不同的使用途径和方法可制备成片剂、胶囊剂、颗粒剂或散剂等多种剂型。

（二）按用途分类

《中国药典》根据生物制品的用途，将其分为预防类、治疗类、诊断类（体内诊断类、体外诊断类）。

1. 预防类　指用于预防各种传染病的疫苗，如吸附破伤风疫苗、皮内注射用卡介疫苗、乙型脑炎减毒活疫苗、流感全病毒灭活疫苗等。

2. 治疗类　包括抗毒素及抗血清、血液制品、生物技术制品等，用于各种疾病的治疗。

（1）抗毒素及抗血清　抗毒素（或抗毒血清）是指用细菌类毒素或毒素免疫马或其他大型动物所取得的免疫血清。如白喉抗毒素、狂犬病人免疫球蛋白、肉毒抗毒素、破伤风抗毒素等。

抗菌（或抗病毒）血清是指用细菌或病毒本身免疫马或其他大型动物所取得的免疫血清。如抗狂犬病血清、抗银环蛇毒血清等。

（2）血液制品　是指由健康人血浆或经特异免疫的人血浆分离、提纯或由重组 DNA 技术制成的血浆蛋白组分，以及血液细胞有形成分统称为血液制品。如人血白蛋白、人凝血因子、人免疫球蛋白等。

3. 诊断类　诊断制品类指用于疾病诊断、检测机体免疫状况及鉴别病原微生物的各种诊断试剂。

（1）体内诊断类　包括结核菌素纯蛋白衍生物、卡介菌纯蛋白衍生物、布氏菌纯蛋白衍生物和锡克试验毒素等。

（2）体外诊断类　如乙型肝炎病毒表面抗原诊断试剂盒（酶联免疫法）、人类免疫缺陷病毒抗体诊断试剂盒（酶联免疫法）等。

三、检定

生物制品的检定按检查对象不同，包括菌毒种和主要原材料的检定、半成品（包括原液）的检定和成品检定三个方面。

（一）菌毒种和主要原材料的检定

用于生产的菌、毒种，在投产前必须按照药典或有关规定要求，进行毒力、特异性和培养特异性试验，检查其生物学特性是否存在异常。用于血液制品的血液，采血前必须对采血者进行严格的体检和血样化验，采集血后还必须进行复查，以防止将含有病原物质（如 HBV、HCV 和 HIV 等）的血液投入生产。

（二）半成品（包括原液）检定

生产过程中主要检查对活菌、活毒或毒素的处理是否完善，半成品是否有杂菌或有害物质的污染，所加灭活剂、防腐剂是否过量等。若发现问题要及时处理，避免更多的损失。

人用疫苗的半成品应依据生产工艺和疫苗特性设定检测项目，如无菌检查、细菌内毒素检查、残留有机溶剂、防腐剂等项目，铝佐剂疫苗应进行吸附率和铝含量检测。

微生态活菌制品的菌粉检定包括外观、目的菌检查、杂菌检查、干燥失重和活菌数测定等，其半成品则必须进行杂菌检查。

（三）成品检定

生物制品的成品检定一般包括鉴别试验、理化检定、杂质检查、效力测定、安全性试验（如无菌、细菌内毒素、异常毒性检查）等项目。

1. 鉴别试验 根据制品特性，选择理化、生物和（或）免疫化学中的一种或一种以上的检测方法进行鉴别试验。通常可以采用免疫双扩散法、免疫电泳法、免疫印迹法或酶联免疫法等对生物制品进行鉴别，如冻干人用狂犬病疫苗（Vero 细胞）采用酶联免疫法进行鉴别；狂犬病人免疫球蛋白则采用免疫双扩散法进行鉴别。

2. 理化检定 通过物理化学方法对生物制品进行检定，一般包括外观、pH、渗透压摩尔浓度、装量或装量差异、不溶性微粒、可见异物、水分、崩解时限、粒度等项目的检查。

3. 杂质检查 生物制品的杂质检查主要包括一般杂质检查和特殊杂质检查。

（1）一般杂质　一般杂质与化学药物中一般杂质检查相同。

（2）特殊杂质　按生物制品生产工艺特点和产品稳定性可分为生物污染物、产品相关杂质和工艺添加剂三大类。生物污染物包括微生物污染、外源性 DNA、培养基成分（如牛血清白蛋白）、细胞成分[宿主细胞（菌）蛋白]、产品制备和纯化过程中残留的有关大分子物质（如单克隆抗体）等；产品相关杂质包括脱氨或氧化产物和突变物、二聚体和多聚体等；工艺添加剂包括残余抗生素、佐剂氢氧化铝、蛋白分离剂聚乙二醇、产品稳定剂（辛酸钠和肝素）、防腐剂（苯酚、硫柳汞和三氯甲烷）等。《中国药典》2020 年版中收载的外源性 DNA 的测定方法有 DNA 探针杂交法和荧光染色法两种；宿主细胞（菌）蛋白残留量检查法采用酶联免疫法。

4. 效力测定 生物制品的效力通常采用生物学方法测定，此法是利用生物体测定待检品的生物活性或效价的一种方法，即通过在一定条件下，比较待检品和相应标准品或对照品所产生的特定生物反应剂量间的差异，来测定待检品的效价。主要效力试验包括免疫力试验、活菌疫苗的效力测定、抗毒素和类毒素的单位测定、血清学试验和其他有关效力的检定和评价。

5. 安全性试验 主要包括无菌检查、异常毒性检查、细菌内毒素检查等。

✏ **实践实训**

实训二十　半夏天麻丸的理化检测

【实训目的】

1. 掌握半夏天麻丸理化检测的原理和方法。

2. 学会半夏天麻丸理化检测的操作方法和技能。

【实训依据】

1. 丸剂通则　《中国药典》2020 年版四部通则 0108。

2. 半夏天麻丸质量标准　《中国药典》2020 年版一部 853 页。

【药品质量标准】

半夏天麻丸

Banxia Tianma Wan

【处方】法半夏 360g　天麻 180g　炙黄芪 360g　人参 30g　苍术（米泔炙）36g　炒白术 80g　茯苓 126g　陈皮 360g　泽泻 36g　六神曲（麸炒）69g　炒麦芽 39g　黄柏 54g

【制法】以上十二味，粉碎成细粉，过筛，混匀。取生姜，榨汁（每 100g 粉末用生姜 3g），药渣加水煎煮，煎液滤过，与汁合并，泛丸，干燥，即得。

【性状】本品为浅黄色至棕黄色的水丸；味苦、微甘。

【鉴别】

（1）取本品，置显微镜下观察：纤维成束或散离，壁厚，表面有纵裂纹，两端断裂成帚状或较平截（炙黄芪）。草酸钙方晶成片存在于薄壁组织中（陈皮）。纤维束鲜黄色，周围细胞含草酸钙方晶，形成晶纤维，含晶细胞壁木化增厚（黄柏）。草酸钙针晶成束，长 32～144μm，存在于黏液细胞中或散在（法半夏）。

（2）取本品，研细，加甲醇 20ml，加热回流提取 20 分钟，滤过，滤液浓缩至约 1ml，作为供试品溶液。另取陈皮对照药材 0.3g，同法制成对照药材溶液。再取橙皮苷对照品，加甲醇制成饱和溶液，作为对照品溶液。照薄层色谱法（通则 0502）试验，吸取上述三种溶液各 2μl，分别点于同一用 0.5% 氢氧化钠溶液制备的硅胶 G 薄层板上，以乙酸乙酯 – 甲醇 – 水（100∶17∶13）为展开剂，展开 12cm，取出，晾干，喷以三氯化铝试液，置紫外光灯（365nm）下检视。供试品色谱中，在与对照药材色谱和对照品色谱相应的位置上，显相同颜色的荧光斑点。

（3）另取黄柏对照药材 1g，加甲醇 10ml，同［鉴别］（2）项下供试品溶液制备方法制成对照药材溶液。再取盐酸小檗碱对照品，加甲醇制成每 1ml 含 0.5mg 的溶液，作为对照品溶液。照薄层色谱法（通则 0502）试验，吸取［鉴别］（2）项下的供试品溶液及上述两种溶液各 1μl，分别点于同一硅胶 G 薄层板上，以乙酸乙酯 – 甲醇 – 水（5∶1∶1）为展开剂，展开，取出，晾干，置紫外光灯（365nm）下检视。供试品色谱中，在与对照药材色谱和对照品色谱相应的位置上，显相同的黄色荧光斑点。

【检查】应符合丸剂项下有关的各项规定（通则 0108）。

【含量测定】照高效液相色谱法（通则 0512）测定。

1. 色谱条件与系统适用性试验　以十八烷基硅烷键合硅胶为填充剂；以乙腈 – 水（20∶80）为流动相；检测波长为 283nm。理论板数按橙皮苷峰计算应不低于 3000。

2. 对照品溶液的制备　取橙皮苷对照品适量，精密称定，加甲醇制成每 1ml 含 0.1mg 的溶液，即得。

3. 供试品溶液的制备　取本品适量，研细，取约 0.25g，精密称定，置具塞锥形瓶中，精密加入 70% 甲醇 50ml，密塞，称定重量，加热回流 1 小时，放冷，再称定重量，用 70% 甲醇补足减失的重量，摇匀，滤过，取续滤液，即得。

4. 测定法 分别精密吸取对照品溶液与供试品溶液各 10μl，注入液相色谱仪，测定，即得。

本品每 1g 含陈皮以橙皮苷（$C_{28}H_{34}O_{15}$）计，不得少于 10.0mg。

【功能与主治】 健脾祛湿，化痰息风。用于脾虚湿盛、痰浊内阻所致的眩晕、头痛、如蒙如裹、胸脘满闷。

【用法和用量】 口服。一次 6g，一日 2~3 次。

【注意】 忌食生冷油腻。

【规格】 每 100 丸重 6g

【贮藏】 密封。

【实训要求】

1. 实训预习

（1）熟悉半夏天麻丸理化检测各项目的原理和方法及相关仪器的使用。

（2）制定实训步骤。

2. 实训过程

（1）玻璃仪器洗涤（干燥）。

（2）实训操作应规范。

（3）检验原始记录：应按"检验原始记录和报告书"要求记录。

3. 实训结束

（1）仪器应复原。

（2）应清洗玻璃仪器等。

（3）应清洁实训场所。

（4）检验报告书：应按"检验原始记录和报告书"要求书写。

【实训评价】

评价项目	评价内容	评价标准	分值	得分
实训预习	方法原理	正确	5	
	仪器、装置	齐全	5	
	实训步骤	合理	10	
实训过程	准备工作	充分	10	
	［性状］	操作规范	5	
	［鉴别］	操作规范	10	
	［检查］	操作规范	10	
	［含量测定］	操作规范	15	
	检验原始记录	记录原始真实，内容完整齐全，书写清晰整洁	10	
实训结束	清场	干净、整洁	5	
	检验报告书	依据准确，数据无误，结论明确，文字简洁，书写清晰，格式规范	15	

【实训思考】

1. 鉴别（2）和鉴别（3）的对照方式分别是什么？为什么？

2. 含量测定（总生物碱）为什么没有规定上限，只规定了下限？

实训二十一 止喘灵注射液的理化检测

【实训目的】

1. 掌握止喘灵注射液理化检测的原理和方法。

2. 学会止喘灵注射液理化检测的操作方法和技能。

【实训依据】

1. 注射剂通则 《中国药典》2020 年版四部通则 0102。

2. 止喘灵注射液质量标准 《中国药典》2020 年版一部 660 页。

【药品质量标准】

止喘灵注射液

Zhichuanling Zhusheye

【处方】 麻黄 150g 洋金花 30g 苦杏仁 150g 连翘 150g

【制法】 以上四味，加水煎煮两次，第一次 1 小时，第二次 0.5 小时，合并煎液，滤过，滤液浓缩至约 150ml，用乙醇沉淀处理两次，第一次溶液中含醇量为 70%，第二次为 85%，每次均于 4℃冷藏放置 24 小时，滤过，滤液浓缩至约 100ml，加注射用水稀释至 800ml，测定含量，调节 pH，滤过，加注射用水至 1000ml，灌封，灭菌，即得。

【性状】 本品为浅黄色的澄明液体。

【鉴别】

（1）取本品 20ml，加氨试液使成碱性，用三氯甲烷提取 2 次，每次 10ml，合并三氯甲烷液，取三氯甲烷液 4ml，分置 2 支试管中，一管加氨制氯化铜试液与二硫化碳各 5 滴，振摇，静置，三氯甲烷层显黄色至黄棕色；另一管为空白，以三氯甲烷 5 滴代替二硫化碳，振摇后三氯甲烷层应无色或显微黄色。

（2）取［鉴别］（1）项下的三氯甲烷液 2ml，置水浴上浓缩至近干，置载玻片上，挥干，加 0.5% 三硝基苯酚溶液 1 滴，置显微镜下观察，可见众多淡黄色油滴状物质。

（3）取［鉴别］（1）项下的三氯甲烷液 10ml，浓缩至 1ml，加甲醇 1ml，充分振摇，滤过，滤液作为供试品溶液。另取盐酸麻黄碱对照品，加甲醇制成每 1ml 含 1mg 的溶液，作为对照品溶液。照薄层色谱法（通则 0502）试验，吸取上述两种溶液各 5μl，分别点于同一硅胶 G 薄层板上，以三氯甲烷 - 甲醇 - 浓氨试液（20：5：0.5）为展开剂，展开，取出，晾干，喷以茚三酮试液，在 105℃加热 5 分钟。供试品色谱中，在与对照品色谱相应的位置上，显相同的红色斑点。

【检查】

1. **pH** 应为 4.5 ~ 6.5（通则 0631）。

2. **有关物质** 按中药注射剂有关物质检查法（通则 2400）检查，应符合规定。

3. **异常毒性** 取本品，加灭菌生理盐水制成每 1ml 含 0.1ml 药液的溶液，依法检查（通则 1141）。按腹腔注射法给药，应符合规定。

4. **其他** 应符合注射剂项下有关的各项规定（通则 0102）。

【含量测定】

1. **总生物碱** 精密量取本品 10ml，加 1mol/L 氢氧化钠溶液 0.5ml，用三氯甲烷提取 4 次（10ml、

10ml、5ml、5ml），合并三氯甲烷液，置具塞锥形瓶中，精密加硫酸滴定液（0.01mol/L）10ml 及新沸过的冷水 10ml，充分振摇，加茜素磺酸钠指示液 1~2 滴，用氢氧化钠滴定液（0.02mol/L）滴定至淡红色，并将滴定结果用空白试验校正。每 1ml 硫酸滴定液（0.01mol/L）相当于 3.305mg 的麻黄碱（$C_{10}H_{15}NO$）。

本品每 1ml 含总生物碱以麻黄碱（$C_{10}H_{15}NO$）计，应为 0.50~0.80mg。

2. 洋金花 照高效液相色谱法（通则 0512）测定。

（1）色谱条件与系统适用性试验 以十八烷基硅烷键合硅胶为填充剂；以乙腈 – 0.07mol/L 磷酸钠溶液（含 17.5mol/L 十烷基硫酸钠，用磷酸调 pH 至 6.0）（30∶60）为流动相；检测波长为 216nm，理论板数按氢溴酸东莨菪碱峰计算，应不低于 3000。

（2）对照品溶液的制备 取溴酸东莨菪碱对照品适量，精密称定，用 0.07mol/L 磷酸钠溶液（用磷酸调 pH 至 6.0）溶解，制成每 1ml 含 0.2mg 的溶液，即得（东莨菪碱重量 = 氢溴酸东莨菪碱/1.445）。

（3）供试品溶液的制备 精密量取本品 20ml，加 2mol/L 盐酸溶液调 pH 至 2，用三氯甲烷振摇提取次，弃去三氯甲烷液，酸水层用浓氨试液调 pH 至 9，用三氯甲烷振摇提取 5 次，每次 20ml，合并三氯甲烷液，置温水浴上回收三氯甲烷至干，残渣用 0.07mol/L 磷酸钠溶液（用磷酸调 pH 至 6.0）溶解，转移至 5ml 量瓶中，并稀释至刻度，摇匀，即得。

（4）测定法 分别精密吸取对照品溶液与供试品溶液各 20μl，注入液相色谱仪，测定，即得。

本品每 1ml 含洋金花以东莨菪碱（$C_{17}H_{21}NO_4$）计，不得少于 15μg。

【功能与主治】 宣肺平喘，祛痰止咳。用于痰浊阻肺、肺失宣降所致的哮喘、咳嗽、胸闷、痰多；支气管哮喘、喘息性支气管炎见上述证候者。

【用法和用量】 肌注注射。一次 2ml，一日 2~3 次；七岁以下儿童酌减。1~2 周为 1 疗程。或遵医嘱。

【注意】 青光眼患者禁用；严重高血压、冠心病、前列腺肥大、尿潴留患者在医生指导下使用。

【规格】 每支装 2ml

【贮藏】 遮光、密闭。

【实训要求】

1. 实训预习

（1）熟悉止喘灵注射液理化检测各项目的原理和方法及相关仪器的使用。

（2）制定实训步骤。

2. 实训过程

（1）玻璃仪器洗涤（干燥）。

（2）实训操作应规范。

（3）检验原始记录：应按"检验原始记录和报告书"要求记录。

3. 实训结束

（1）仪器应复原。

（2）应清洗玻璃仪器等。

（3）应清洁实训场所。

（4）检验报告书：应按"检验原始记录和报告书"要求书写。

【实训评价】

评价项目	评价内容	评价标准	分值	得分
实训预习	方法原理	正确	5	
	仪器、装置	齐全	5	
	实训步骤	合理	10	
实训过程	准备工作	充分	10	
	[性状]	操作规范	5	
	[鉴别]	操作规范	10	
	[检查]	操作规范	10	
	[含量测定]	操作规范	15	
	检验原始记录	记录原始真实，内容完整齐全，书写清晰整洁	10	
实训结束	清场	干净、整洁	5	
	检验报告书	依据准确，数据无误，结论明确，文字简洁，书写清晰，格式规范	15	

【实训思考】

1. 为什么没有显微鉴别？

2. 含量测定为什么规定了上限和下限？

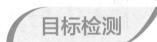

目标检测

答案解析

一、单项选择题

1. 中药丸剂中无需检查水分的是（　　　）

   A. 蜜丸　　　　　　　　　　　　B. 蜡丸

   C. 糊丸　　　　　　　　　　　　D. 浓缩丸

2. 中药丸剂的检测项目不包括（　　　）

   A. 性状　　　　　　　　　　　　B. 水分

   C. 重（装）量差异　　　　　　　D. 崩解时限

3. 某药物，规格为3g/丸，测重量差异时应取样多少丸（　　　）

   A. 100　　　　　　　　　　　　 B. 20

   C. 10　　　　　　　　　　　　　D. 3

4. 《中国药典》规定糊丸的溶散时限度应在（　　　）溶散完全

   A. 30 分钟　　　　　　　　　　 B. 15 分钟

   C. 1 小时　　　　　　　　　　　D. 2 小时

5. 有关糖浆剂，下列说法错误的是（　　　）

   A. 含糖量不低于45%　　　　　　B. 不得产生气体

   C. 不得有摇之易散的沉淀　　　　D. 应澄清

6. 药物的鉴别是（　　　）

   A. 判断药物的纯度　　　　　　　B. 判断已知药物的真伪

   C. 判断药物的均一性　　　　　　D. 判断药物的有效性

7. 含量均匀度系指单剂量的固体、半固体和非均相液体制剂的每片（个）含量符合（　　　）的程度

A. 标示量
B. 平均含量
C. 平均片（丸）重
D. 含量均匀度

8. 用紫外分光光度法鉴别药物时，若两种药物在同一条件下测得的紫外吸收光谱完全一致，则（　　　）

A. 二者肯定是同一种药物
B. 二者可能是同一种药物，还需进一步鉴别
C. 二者肯定不是同一种药物
D. 无法判断

9. 以下不属于溶出度测定方法的是（　　　）

A. 转筒法
B. 桨碟法
C. 吊篮法
D. 篮法

10. 每 1ml 规定浓度的滴定液所相当的被测药物的质量，被称为（　　　）

A. 摩尔当量
B. 摩尔质量
C. 摩尔浓度
D. 滴定度

11. 以下药物属于生物制品的是（　　　）

A. 阿司匹林片
B. 人用狂犬疫苗
C. 牛黄解毒丸
D. 地西泮

二、多项选择题

1. 下列哪些丸剂重量差异检查时取样量为 20 丸（　　　）

A. 滴丸
B. 糖丸
C. 糊丸
D. 蜡丸
E. 浓缩丸

2. 中药制剂的鉴别包括（　　　）

A. 性状鉴别
B. 显微鉴别
C. 理化鉴别
D. 杂质检查
E. 生物鉴别

3. 下列剂型中需要进行 pH 检测的有（　　　）

A. 煎膏剂
B. 糖浆剂
C. 合剂
D. 注射剂
E. 洗剂

三、综合题

1. 硫鸟嘌呤片的溶出度测定。取硫鸟嘌呤片（25mg 规格），照溶出度与释放度测定法（通则 0931 第二法），以水 900ml 为溶出介质，转速为每分钟 50 转，依法操作，经 45 分钟时，取溶出液 10ml，滤过，精密量取续滤液 2ml，置 10ml 量瓶中，用盐酸溶液（9 →1000）稀释至刻度，摇匀，照紫外 - 可见分光光度法（通则 0401），在 348nm 的波长处测定吸光度，按 $C_5H_5N_5S$ 的吸收系数（$E_{1cm}^{1\%}$）为 1240 计算每片的溶出量。限度为标示量的 75%，应符合规定。

实验数据如下：取 6 片，依法测定，吸光度分别为 0.511、0.536、0.529、0.520、0.508、0.561。请计算每片的溶出量和平均溶出量，并判断该片剂的溶出度是否符合规定。

2. 硫鸟嘌呤片的含量均匀度测定。取硫鸟嘌呤片 1 片（25mg 规格），置 100ml 量瓶中，加 0.1mol/L 氢氧化钠溶液 10ml，振摇 15 分钟使硫鸟嘌呤溶解，用 0.1mol/L 盐酸溶液稀释至刻度，摇匀，滤过，精密量取续滤液 2ml，置 100ml 量瓶中，用 0.1mol/L 盐酸溶液稀释至刻度，摇匀，照紫外 - 可见分光光度法（通则 0401），在 348nm 的波长处测定吸光度，按 $C_5H_5N_5S$ 的吸收系数（$E_{1cm}^{1\%}$）为 1240 计算每片的含量，应符合规定（通则 0941）。

实验数据如下：取 10 片，依法测定，吸光度分别为 0.635、0.628、0.652、0.609、0.615、

0.637、0.625、0.617、0.650、0.636，判断该片剂的含量均匀度是否符合规定。

3. 阿司匹林含量测定。取本品约 0.4g，精密称定，加中性乙醇（对酚酞指示液显中性）20ml 溶解后，加酚酞指示液 3 滴，用氢氧化钠滴定液（0.1mol/L）滴定。每 1ml 氢氧化钠滴定液（0.1mol/L）相当于 18.02mg 的 $C_9H_8O_4$。

（1）取样范围为多少？

（2）如何配制中性乙醇？

（3）若取样量 $W = 0.3689g$，$c_{NaOH} = 0.1014mol/L$，$V_{NaOH} = 20.16ml$，试计算其含量。

4. 对乙酰氨基酚含量测定。取本品约 40mg，精密称定（39.86mg），置 250ml 量瓶中，加 0.4% 氢氧化钠溶液 50ml 溶解后，加水至刻度，摇匀，精密量取 5ml，置 100ml 量瓶中，加 0.4% 氢氧化钠溶液 10ml，加水至刻度，摇匀，照紫外 - 可见分光光度法（通则 0401），在 257nm 的波长处测定吸光度为 0.569。已知 $C_8H_9NO_2$ 的吸收系数（$E_{1cm}^{1\%}$）为 715，试计算对乙酰氨基酚含量。

5. 盐酸氯丙嗪片含量测定。避光操作。取标示量为 25mg 的盐酸氯丙嗪片 10 片，除去包衣后，精密称定，研细，精密称取适量（约相当于盐酸氯丙嗪 10mg），置 100ml 量瓶中，加溶剂［盐酸溶液（9→1000）］70ml，振摇使盐酸氯丙嗪溶解，用溶剂稀释至刻度，摇匀，滤过，精密量取续滤液 5ml，置 100ml 量瓶中，加溶剂稀释至刻度，摇匀，照紫外 - 可见分光光度法（通则 0401），在 254nm 的波长处测定吸光度，按 $C_{17}H_{19}ClN_2S \cdot HCl$ 的吸收系数（$E_{1cm}^{1\%}$）为 915 计算，即得。完成下列问题。

（1）若 10 片的总重量为 1.2098g，求应取的细粉量。

（2）若取样量为 0.04702g，测得的吸光度为 0.480，计算其含量。

6. 甲氧苄啶注射液含量测定。精密量取本品 1ml，置 25ml 量瓶中，用稀醋酸稀释至刻度，摇匀，精密量取 1ml，置 100ml 量瓶中，用稀醋酸稀释至刻度，摇匀，照紫外 - 可见分光光度法（通则 0401），在 271nm 的波长处测得供试液的吸光度为 0.586。另取甲氧苄啶对照品适量，精密称定 0.2018g，置 100ml 量瓶中，用稀醋酸稀释至刻度，摇匀，精密量取 1ml，置 100ml 量瓶中，用稀醋酸稀释至刻度，摇匀，作为对照品溶液，同法测得其吸光度为 0.601，试计算甲氧苄啶注射液的含量。（已知甲氧苄啶注射液的规格是 2ml∶0.1g）

书网融合……

知识回顾

微课

习题

附录

附录1

常用试液的配制

一氯化碘试液　取碘化钾0.14g与碘酸钾90mg，加水125ml使溶解，再加盐酸125ml，即得。本液应置玻璃瓶内，密闭，在凉处保存。

N－乙酰－L－酪氨酸乙酯试液　取N－乙酰－L－酪氨酸乙酯24.0mg，加乙醇0.2ml使溶解，加磷酸盐缓冲液（取0.067mol/L磷酸二氢钾溶液38.9ml与0.067mol/L磷酸氢二钠溶液61.6ml，混合，pH为7.0）2ml，加指示液（取等量的0.1%甲基红的乙醇溶液与0.05%亚甲蓝的乙醇溶液，混匀）1ml，用水稀释至10ml，即得。

乙醇制对二甲氨基苯甲醛试液　取对二甲氨基苯甲醛1g，加乙醇9.0ml与盐酸2.3ml使溶解，再加乙醇至100ml，即得。

乙醇制氢氧化钾试液　可取用乙醇制氢氧化钾滴定液（0.5mol/L）。

乙醇制氨试液　取无水乙醇，加浓氨试液使100ml中含NH_3 9~11g，即得。本液应置橡皮塞瓶中保存。

乙醇制硝酸银试液　取硝酸银4g，加水10ml溶解后，加乙醇使成100ml，即得。

乙醇制硫酸试液　取硫酸57ml，加乙醇稀释至1000ml，即得。本液含H_2SO_4应为9.5%~10.5%。

乙醇制溴化汞试液　取溴化汞2.5g，加乙醇50ml，微热使溶解，即得。本液应置玻璃塞瓶内，在暗处保存。

二乙基二硫代氨基甲酸钠试液　取二乙基二硫代氨基甲酸钠0.1g，加水100ml溶解后，滤过，即得。

二乙基二硫代氨基甲酸银试液　取二乙基二硫代氨基甲酸银0.25g，加三氯甲烷适量与三乙胺1.8ml，加三氯甲烷至100ml，搅拌使溶解，放置过夜，用脱脂棉滤过，即得。本液应置棕色玻璃瓶中，密塞，置阴凉处保存。

二苯胺试液　取二苯胺1g加硫酸100ml使溶解，即得。

二盐酸二甲基对苯二胺试液　取二盐酸二甲基对苯二胺0.1g，加水10ml即得。需新鲜少量配制，于冷处避光保存，如试液变成红褐色，不可使用。

二氨基萘试液　取2,3－二氨基萘0.1g与盐酸羟胺0.5g，加0.1mol/L盐酸溶液100ml，必要时加热使溶解，放冷滤过，即得。本液应临用新配，避光保存。

二硝基苯试液　取间二硝基苯2g，加乙醇使溶解成100ml，即得。

二硝基苯甲酸试液　取3,5－二硝基苯甲酸1g，加乙醇使溶解成100ml，即得。

二硝基苯肼试液　取2,4－二硝基苯肼1.5g，加硫酸溶液（1→2）20ml，溶解后，加水使成100ml，滤过，即得。

二硝基苯肼乙醇试液　取2,4－二硝基苯肼1g，加乙醇1000ml使溶解，再缓缓加入盐酸10ml，摇匀，即得。

稀二硝基苯肼试液　取 2,4 - 二硝基苯肼 1.5g，加含硫酸 0.15ml 的无醛乙醇 100ml 使溶解，即得。

三硝基苯酚试液　本液为三硝基苯酚的饱和水溶液。

三氯化铁试液　取三氯化铁 9g，加水使溶解成 100ml，即得。

三氯化铝试液　取三氯化铝 1g，加乙醇使溶解成 100ml，即得。

三氯化锑试液　本液为三氯化锑饱和的三氯甲烷溶液。

水合氯醛试液　取水合氯醛 50g，加水 15ml 与甘油 10ml 使溶解，即得。

甘油乙醇试液　取甘油、稀乙醇各 1 份，混合，即得。

甘油醋酸试液　取甘油、50% 醋酸与水各 1 份，混合，即得。

甲醛试液　取用"甲醛溶液"。

甲醛硫酸试液　取硫酸 1ml，滴加甲醛试液 1 滴，摇匀，即得。本液应临用新制。

四苯硼钠试液　取四苯硼钠 0.1g，加水使溶解成 100ml，即得。

对二甲氨基苯甲醛试液　取对二甲氨基苯甲醛 0.125g，加无氮硫酸 65ml 与水 35ml 的冷混合液溶解后，加三氯化铁试液 0.05ml，摇匀，即得。本液配制后在 7 天内应用。

亚铁氰化钾试液　取亚铁氰化钾 1g，加水 10ml 使溶解，即得。本液应临用新制。

亚硝基铁氰化钠试液　取亚硝基铁氰化钠 1g，加水使溶解成 20ml，即得。本液应临用新制。

亚硝酸钠试液　取亚硝酸钠 1g，加水使溶解成 100ml，即得。

亚硝酸钠乙醇试液　取亚硝酸钠 5g，加 60% 乙醇使溶解成 1000ml，即得。

亚硝酸钴钠试液　取亚硝酸钴钠 10g，加水使溶解成 50ml，滤过，即得。

过氧化氢试液　取浓过氧化氢溶液（30%），加水稀释成 3% 的溶液，即得。

苏丹Ⅲ试液　取苏丹Ⅲ 0.01g，加 90% 乙醇 5ml 溶解后，加甘油 5ml，摇匀，即得。本液应置棕色的玻璃瓶内保存，在 2 个月内应用。

吲哚醌试液　取 α,β - 吲哚醌 0.1g，加丙酮 10ml 溶解后，加冰醋酸 1ml，摇匀，即得。

钌红试液　取 10% 醋酸钠溶液 1~2ml，加钌红适量使呈酒红色，即得。本液应临用新制。

间苯三酚试液　取间苯三酚 0.5g，加乙醇使溶解成 25ml，即得。本品应置玻璃塞瓶中，在暗处保存。

间苯三酚盐酸试液　取间苯三酚 0.1g，加乙醇 1ml，再加盐酸 9ml，混匀。本液应临用新制。

茚三酮试液　取茚三酮 2g，加乙醇使溶解成 100ml，即得。

钒酸铵试液　取钒酸铵 0.25g，加水使溶解成 100ml，即得。

变色酸试液　取变色酸钠 50mg，加硫酸与水的冷混合液（9:4）100ml 使溶解，即得。本液应临用新制。

草酸铵试液　取草酸铵 3.5g，加水使溶解成 100ml，即得。

茴香醛试液　取茴香醛 0.5ml，加醋酸 50ml 使溶解，加硫酸 1ml，摇匀，即得。本液应临用新制。

品红亚硫酸试液　取碱式品红 0.2g，加热水 100ml 溶解后，放冷，加亚硫酸钠溶液（1→10）20ml、盐酸 2ml，用水稀释至 200ml，加活性炭 0.1g，搅拌并迅速滤过，放置 1 小时以上，即得。本液应临用新制。

钨酸钠试液　取钨酸钠 25g，加水 72ml 溶解后，加磷酸 2ml，摇匀，即得。

氢氧化钙试液　取氢氧化钙 3g，置玻璃瓶内，加水 1000ml，密塞。时时猛力振摇，放置 1 小时，即得。用时倾取上清液。

氢氧化钠试液　取氢氧化钠 4.3g，加水溶解成 100ml，即得。

氢氧化钡试液　取氢氧化钡，加新沸过的冷水使成饱和溶液，即得。本液应临用新制。

氢氧化钾试液　取氢氧化钾 6.5g，加水使溶解成 100ml，即得。

香草醛试液　取香草醛 0.1g，加盐酸 10ml 使溶解，即得。

香草醛硫酸试液　取香草醛 0.2g，加硫酸 10ml 使溶解，即得。

重铬酸钾试液　取重铬酸钾 7.5g，加水使溶解成 100ml，即得。

重氮对硝基苯胺试液　取对硝基苯胺 0.4g，加稀盐酸 20ml 与水 40ml 使溶解，冷却至 15℃，缓缓加入 10% 亚硝酸钠溶液，至取溶液 1 滴能使碘化钾淀粉试纸变为蓝色，即得。本液应临用新制。

重氮苯磺酸试液　取对氨基苯磺酸 1.57g，加水 80ml 与稀盐酸 10ml，在水浴上加热溶解后，放冷至 15℃，缓缓加入亚硫酸钠溶液（1→10）6.5ml，随加随搅拌，再加水稀释至 100ml，即得。本液应临用新制。

盐酸羟胺试液　取盐酸羟胺 3.5g，加 60% 乙醇使溶解成 100ml，即得。

盐酸羟胺乙醇试液　取盐酸羟胺溶液（34.8→100）1 份，醋酸钠 – 氢氧化钠试液 1 份和乙醇 4 份，混合。

钼硫酸试液　取钼酸铵 0.1g，加硫酸 10ml 使溶解，即得。

钼酸铵试液　取钼酸铵 10g，加水使溶解成 100ml，即得。

钼酸铵硫酸试液　取钼酸铵 2.5g，加硫酸 15ml，加水使溶解成 100ml，即得。本液配制后两周内应用。

铁氰化钾试液　取铁氰化钾 1g，加水 10ml 使溶解，即得。本液应临用新制。

氨试液　取浓氨溶液 400ml，加水使成 1000ml，即得。

浓氨试液　取用"浓氨溶液"。

氨制硝酸银试液　取硝酸银 1g，加水 20ml 溶解后，滴加氨试液，随加随搅拌，至初起的沉淀将近全溶，滤过，即得。本液应置棕色瓶内，在暗处保存。

氨制氯化铜试液　取氯化铜 22.5g，加水 200ml 溶解后，加浓氨试液 100ml，摇匀，即得。

高氯酸试液　取 70% 高氯酸 13ml，加水 500ml，用 70% 高氯酸精确调至 pH 0.5，即得。

高氯酸铁试液　取 70% 高氯酸 10ml，缓缓分次加入铁粉 0.8g，微热使溶解，放冷，加无水乙醇稀释至 100ml，即得。用时取上液 20ml，加 70% 高氯酸 6ml，用无水乙醇稀释至 500ml。

高锰酸钾试液　可取用高锰酸钾滴定液（0.02mol/L）。

α – 萘酚试液　取 15% 的 α – 萘酚乙醇溶液 10.5ml，缓缓加硫酸 6.5ml，混匀后再加乙醇 40.5ml 及水 4ml，混匀，即得。

硅钨酸试液　取硅钨酸 10g，加水使溶解成 100ml，即得。

硝铬酸试液　取硝酸 10ml，加入 100ml 水中，混匀。取三氧化铬 10g，加水 100ml 使溶解。用时将两液等量混合，即得。

硝酸汞试液　取黄氧化汞 40g，加硝酸 32ml 与水 15ml 使溶解，即得。本液应置玻璃塞瓶中，在暗处保存。

硝酸银试液　可取用硝酸银滴定液（0.1mol/L）。

硫化钠试液　取硫化钠 1g，加水使溶解成 10ml，即得。本液应临用新制。

硫化氢试液　本液为硫化氢的饱和水溶液。本液置棕色瓶中，在暗处保存。本液如无明显的硫化氢臭，或与等容的三氯化铁试液混合时不能生成大量的硫黄沉淀，即不适用。

硫代乙酰胺试液　取硫代乙酰胺 4g，加水使溶解成 100ml，置冰箱中保存。临用前取 1.0ml，加入混合液（由 1mol/L 氢氧化钠溶液 15ml、水 5.0ml 及甘油 20ml 组成）5.0ml，置水浴上加热 20 秒钟，冷却，立即使用。

硫代硫酸钠试液　可取用硫代硫酸纳滴定液（0.1mol/L）。

硫脲试液　取硫脲 10g，加水使溶解成 100ml，即得。

硫氰酸汞铵试液　取硫氰酸铵 5g 与二氯化汞 4.5g，加水使溶解成 100ml，即得。

硫氰酸铵试液　取硫氰酸铵 8g，加水使溶解成 100ml，即得。

硫酸亚铁试液　取硫酸亚铁结晶 8g，加新沸过的冷水 100ml 使溶解，即得。本液应临用新制。

硫酸汞试液　取黄氧化汞 5g，加水 40ml 后，缓缓加硫酸 20ml，随加随搅拌，再加水 40ml，搅拌使溶解，即得。

硫酸铜试液　取硫酸铜 12.5g，加水使溶解成 100ml，即得。

硫酸镁试液　取未风化的硫酸镁结晶 12g，加水使溶解成 100ml，即得。

紫草试液　取紫草粗粉 10g，加 90% 乙醇 100ml，浸渍 24 小时后，滤过，滤液中加入等量的甘油，混合，放置 2 小时，滤过，即得。本液应置棕色玻璃瓶中，在 2 个月内应用。

氯试液　本液为氯的饱和水溶液。本液应临用新制。

氯化亚锡试液　取氯化亚锡 1.5g，加水 10ml 与少量的盐酸使溶解，即得。本液应临用新制。

氯化金试液　取氯化金 1g，加水 35ml 使溶解，即得。

氯化钙试液　取氯化钙 7.5g，加水使溶解成 100ml，即得。

氯化钠明胶试液　取明胶 1g 与氯化钠 10g，加水 100ml，置不超过 60℃ 的水浴上微热使溶解。本液应临用新制。

氯化钡试液　取氯化钡的细粉 5g，加水使溶解成 100ml，即得。

氯化铵试液　取氯化铵 10.5g，加水使溶解成 100ml，即得。

氯化铵镁试液　取氯化镁 5.5g 与氯化铵 7g，加水 65ml 溶解后，加氨试液 35ml，置玻璃瓶中，放置数日后，滤过，即得。本液如显浑浊，应滤过后再用。

氯化锌碘试液　取氯化锌 20g，加水 10ml 使溶解，加碘化钾 2g 溶解后，再加碘使饱和，即得。本液应置棕色玻璃瓶中保存。

氯酸钾试液　本液为氯酸钾的饱和硝酸溶液。

稀乙醇　取乙醇 529ml，加水稀释至 1000ml，即得。本液在 20℃ 时含 C_2H_5OH 应为 49.5%~50.5%（ml/m1）。

稀甘油　取甘油 33ml，加水稀释使成 100ml，再加樟脑一小块或液化苯酚 1 滴，即得。

稀盐酸　取盐酸 234ml，加水稀释至 1000ml，即得。本液含 HCl 应为 9.5%~10.5%。

稀硝酸　取硝酸 105ml，加水稀释至 1000ml，即得。本液含 HNO_3 应为 9.5%~10.5%。

稀硫酸　取硫酸 57ml，加水稀释至 1000ml，即得。本液含 H_2SO_4 应为 9.5%~10.5%。

稀醋酸　取冰醋酸 60ml，加水稀释至 1000ml，即得。

碘试液　可取用碘滴定液（0.05mol/L）。

碘化汞钾试液　取二氯化汞 1.36g，加水 60ml 使溶解；另取碘化钾 5g，加水 10ml 使溶解。将两液混合，加水稀释至 100ml，即得。

碘化钾试液 取碘化钾16.5g，加水使溶解成100ml，即得。本液应临用新制。

碘化钾碘试液 取碘0.5g与碘化钾1.5g，加水25ml使溶解，即得。

碘化铋钾试液 取次硝酸铋/碱式硝酸铋0.85g，加冰醋酸10ml与水40ml溶解后，加碘化钾溶液（4→10）20ml，摇匀，即得。

改良碘化铋钾试液 取碘化铋钾试液1ml，加0.6mol/L盐酸溶液2ml，加水至10ml，即得。

稀碘化铋钾试液 取次硝酸铋/碱式硝酸铋0.85g，加冰醋酸10ml与水40ml溶解后，即得。临用前取5ml，加碘化钾溶液（4→10）5ml，再加冰醋酸20ml，用水稀释至100ml，即得。

硼酸试液 本液为硼酸饱和的丙酮溶液。

溴试液 取溴2~3ml，置用凡士林涂塞的玻璃瓶中，加水100ml，振摇使成饱和的溶液，即得。本液应置暗处保存。

溴百里香酚蓝试液 取溴百里香酚蓝试液0.3g，加1mol/L氢氧化钠溶液5ml使溶解，加水稀释至1000ml，即得。

酸性氯化亚锡试液 取氯化亚锡20g，加盐酸使溶解成50ml，滤过，即得。本液配成后3个月即不适用。

碱式醋酸铅试液 取一氧化铅14g，加水10ml，研磨成糊状，用水10ml洗入玻璃瓶中，加含醋酸铅22g的水溶液70ml，用力振摇5分钟后，时时振摇，放置7天，滤过，加新沸过的冷水使成100ml，即得。

碱性三硝基苯酚试液 取1%三硝基苯酚溶液20ml，加5%氢氧化钠溶液10ml，用水稀释至100ml，即得。本液应临用新制。

碱性盐酸羟胺试液 取氢氧化钠12.5g，加无水甲醇使溶解成100ml。取盐酸羟胺12.5g，加无水甲醇100ml，加热回流使溶解。用时将两液等量混合，滤过，即得。本液应临用新制，配制后4小时内应用。

碱性酒石酸铜试液 取硫酸铜结晶6.93g，加水使溶解成100ml。取酒石酸钾钠结晶34.6g与氢氧化钠10g，加水使溶解100ml。用时将两液等量混合，即得。

碱性β-萘酚试液 取β-萘酚0.25g，加氢氧化钠溶液（1→10）10ml使溶解，即得。本液应临用新制。

碱性碘化汞钾试液 取碘化钾10g，加水10ml溶解后，缓缓加入二氯化汞的饱和水溶液，随加随搅拌，至生成的红色沉淀不再溶解，加氢氧化钾30g，溶解后，再加二氯化汞的饱和水溶液1ml或1ml以上，并用适量的水稀释使成200ml，静置，使沉淀，即得。用时倾取上层的澄明液应用。

［检查］取本液2ml，加入含氨0.05mg的水50ml中，应即时显黄棕色。

碳酸钠试液 取一水合碳酸钠12.5g或无水碳酸钠10.5g，加水使溶解成100ml，即得。

碳酸氢钠试液 取碳酸氢钠5g，加水使溶解成100ml，即得。

碳酸铵试液 取碳酸铵20g与氨试液20ml，加水使溶解成100ml，即得。

醋酸汞试液 取醋酸汞5g，研细，加温热的冰醋酸使溶解成100ml，即得。本液应置棕色玻璃瓶内，密闭保存。

醋酸铅试液 取醋酸铅10g，加新沸过的冷水溶解后，滴加醋酸使溶液澄清，再加新沸过的冷水使成100ml，即得。

醋酸氧铀锌试液 取醋酸氧铀10g，加冰醋酸5ml与水50ml，微热使溶解，另取醋酸锌30g，加冰醋酸 3ml 与水 30ml，微热使溶解，将两液混合，放冷，滤过，即得。

醋酸铵试液　取醋酸铵 10g，加水使溶解成 100ml，即得。

磷钨酸试液　取磷钨酸 1g，加水使溶解成 100ml，即得。

磷钼钨酸试液　取钨酸钠 100g、钼酸钠 25g，加水 700ml 使溶解，加盐酸 100ml、磷酸 50ml，加热回流 10 小时，放冷，再加硫酸锂 150g、水 50ml 和溴 0.2ml，煮沸除去残留的溴（约 15 分钟），冷却，加水稀释至 1000ml，滤过，即得。本液不得显绿色（如放置后变为绿色，可加溴 0.2ml，煮沸除去多涂的溴即可）。

磷钼酸试液　取磷钼酸 5g，加无水乙醇使溶解成 100ml，即得。

磷酸氢二钠试液　取磷酸氢二钠结晶 12g，加水使溶解成 100ml，即得。

镧试液　取氧化镧（La_2O_3）5g，用水润湿，缓慢加盐酸 25ml 使溶解，并用水稀释成 100ml，静置过夜，即得。

糠醛试液　取糠醛 1ml，加水使溶解成 100ml，即得。本液应临用新制。

鞣酸试液　取鞣酸 1g，加乙醇 1ml，加水溶解并稀释至 100ml，即得。本液应临用新制。

附录 2

常用试纸的配制

二氯化汞试纸　取滤纸条浸入二氯化汞的饱和溶液中，1 小时后取出，在暗处以 60℃ 干燥，即得。

三硝基苯酚试纸　取滤纸条浸入三硝基苯酚的饱和水溶液中，湿透后，取出，阴干，即得。临用时，浸入碳酸钠溶液（1→10）中，使均匀湿润。

红色石蕊试纸　取滤纸条浸入石蕊指示液中，加极少量的盐酸使成红色，取出，干燥，即得。

［检查］灵敏度　取 0.1mol/L 氢氧化钠溶液 0.5ml，置烧杯中，加新沸过的冷水 100ml 混合后，投入 10～12mm 宽的红色石蕊试纸一条，不断搅拌，30 秒钟内，试纸应即变色。

姜黄试纸　取滤纸条浸入姜黄指示液中，湿透后，置玻璃板上，在 100℃ 干燥，即得。

硝酸汞试纸　取硝酸汞的饱和溶液 45ml，加硝酸 1ml，摇匀，将滤纸条浸入此溶液中，湿透后，取出晾干，即得。

蓝色石蕊试纸　取滤纸条浸入石蕊指示液中，湿透后，取出，干燥，即得。

［检查］灵敏度　取 0.1mol/L 盐酸溶液 0.5ml，置烧杯中，加新沸过的冷水 100ml 混合后，投入 10～12mm 宽的蓝色石蕊试纸一条，不断搅拌，45 秒钟内，试纸应即变色。

碘化钾淀粉试纸　取滤纸条浸入含有碘化钾 0.5g 的新制的淀粉指示液 100ml 中，湿透后，取出干燥，即得。

溴化汞试纸　取滤纸条浸入乙醇制溴化汞试液中，1 小时后取出，在暗处干燥，即得。

醋酸铅试纸　取滤纸条浸入醋酸铅试液中，湿透后，取出，在 100℃ 干燥，即得。

醋酸铜联苯胺试纸　取醋酸联苯胺的饱和溶液 9ml，加水 7ml 与 0.3% 醋酸铜溶液 16ml，将滤纸条浸入此溶液中，湿透后，取出晾干，即得。

附录 3

常用缓冲液的配制

邻苯二钾酸氢钾 – 氢氧化钠缓冲液（pH 5.0） 取 0.2mol/L 的邻苯二钾酸氢钾溶液 100ml，用 0.2mol/L 氢氧化钠溶液约 50ml 调节 pH 至 5.0，即得。

枸橼酸 – 磷酸氢二钠缓冲液（pH 4.0） 甲液：取枸橼酸 21g 或无水枸橼酸 19.2g，加水使溶解成 1000ml，置冰箱内保存。乙液：取磷酸氢二钠 71.63g，加水使溶解成 1000ml。取上述甲液 61.45ml 与乙液 38.55ml，混合，摇匀，即得。

氨 – 氯化铵缓冲液（pH 8.0） 取氯化铵 1.07g，加水使溶解成 100ml，再加稀氨溶液（1→30）调节 pH 至 8.0，即得。

氨 – 氯化铵缓冲液（pH 10.0） 取氯化铵 5.4g，加水 20ml 溶解后，加浓氨溶液 35ml，再加水稀释至 100ml，即得。

醋酸盐缓冲液（pH 3.5） 取醋酸铵 25g，加水 25ml 溶解后，加 7mol/L 盐酸溶液 38ml，用 2mol/L 盐酸溶液或 5mol/L 氨溶液准确调节 pH 至 3.5（电位法指示），用水稀释至 100ml，即得。

醋酸 – 醋酸钠缓冲液（pH 3.7） 取无水醋酸钠 20g，加水 300ml 溶解后，加溴酚蓝指示液 1ml 及冰醋酸 60～80ml，至溶液从蓝色转变为纯绿色，再加水稀释至 1000ml，即得。

醋酸 – 醋酸钠缓冲液（pH 4.5） 取醋酸钠 18g，加冰醋酸 9.8ml，再加水稀释至 1000ml，即得。

醋酸 – 醋酸钠缓冲液（pH 6.0） 取醋酸钠 54.6g，加 1mol/L 醋酸溶液 20ml 溶解后，加水稀释至 500ml，即得。

醋酸 – 醋酸铵缓冲液（pH 4.5） 取醋酸铵 7.7g，加水 50ml 溶解后，加冰醋酸 6ml 与适量的水使成 100ml，即得。

醋酸 – 醋酸铵缓冲液（pH 4.8） 取醋酸铵 77g，加水约 200ml 使溶解，加冰醋酸 57ml，再加水至 1000ml，即得。

醋酸 – 醋酸铵缓冲液（pH 6.0） 取醋酸铵 100g，加水 300ml 使溶解，加冰醋酸 7ml，摇匀，即得。

磷酸盐缓冲液（pH 6.8） 取 0.2mol/L 磷酸二氢钾溶液 250ml，加 0.2mol/L 氢氧化钠溶液 118ml，用水稀释至 1000ml，即得。

磷酸盐缓冲液（含胰酶）（pH 6.8） 取磷酸二氢钾 6.8g，加水 500ml 使溶解，用 0.1mol/L 氢氧化钠溶液调节 pH 至 6.8，另取胰酶 10g，加水适量使溶解，将两液混合后，加水稀释至 1000ml，即得。

磷酸盐缓冲液（pH 7.6） 取磷酸二氢钾 27.22g，加水使溶解成 1000ml，取 50ml，加 0.2mol/L 氢氧化钠溶液 42.4ml，再加水稀释至 200ml，即得。

附录 4

常用指示剂与指示液的配制

二苯胺磺酸钠指示液 取二苯胺磺酸钠 0.2g，加水 100ml 使溶解，即得。

二苯偕肼指示液 取二苯偕肼 1g，加乙醇 100ml 使溶解，即得。

儿茶酚紫指示液 取儿茶酚紫 0.1g，加水 100ml 使溶解，即得。变色范围 pH 6.0 ~ 7.0 ~ 9.0（黄→紫→紫红）。

双硫腙指示液 取双硫腙 50mg，加乙醇 100ml 使溶解，即得。

石蕊指示液 取石蕊粉末 10g，加乙醇 40ml，回流煮沸 1 小时，静置，倾去上清液，再用同一方法处理 2 次，每次用乙醇 30ml，残渣用水 10ml 洗涤，倾去洗液，再加水 50ml 煮沸，放冷，滤过，即得。变色范围 pH 4.5 ~ 8.0（红→蓝）。

甲基红指示液 取甲基红 0.1g，加 0.05mol/L 氢氧化钠溶液 7.4ml 使溶解，再加水稀释至 200ml，即得。变色范围 pH 4.2 ~ 6.3（红→黄）。

甲基红 – 亚甲蓝混合指示液 取 0.1% 甲基红的乙醇溶液 20ml，加 0.2% 亚甲蓝溶液 8ml，摇匀，即得。

甲基红 – 溴甲酚绿混合指示液 取 0.1% 甲基红的乙醇溶液 20ml，加 0.2% 溴甲酚绿的乙醇溶液 30ml，摇匀，即得。

甲基橙指示液 取甲基橙 0.1g，加水 100ml 使溶解，即得。变色范围 pH 3.2 ~ 4.4（红→黄）。

甲基橙 – 二甲苯蓝 FF 混合指示液 取甲基橙与二甲苯蓝 FF 各 0.1g，加乙醇 100ml 使溶解，即得。

甲基橙 – 亚甲蓝混合指示液 取甲基橙指示液 20ml，加 0.2% 亚甲蓝溶液 8ml，摇匀，即得。

甲酚红指示液 取甲酚红 0.1g，加 0.05mol/L 氢氧化钠溶液 5.3ml 使溶解，再加水稀释至 100ml，即得。变色范围 pH 7.2 ~ 8.8（黄→红）。

甲酚红 – 麝香草酚蓝混合指示液 取甲酚红指示液 1 份与 0.1% 麝香草酚蓝溶液 3 份，混合，即得。

邻二氮菲指示液 取硫酸亚铁 0.5g，加水 100ml 使溶解，加硫酸 2 滴与邻二氮菲 0.5g，摇匀，即得。本液应临用新制。

茜素磺酸钠指示液 取茜素磺酸钠 0.1g，加水 100ml 使溶解，即得。变色范围 pH 3.7 ~ 5.2（黄→紫）。

荧光黄指示液 取荧光黄 0.1g，加乙醇 100ml 使溶解，即得。

钙黄绿素指示剂 取钙黄绿素 0.1g，加氯化钾 10g，研磨均匀，即得。

钙紫红素指示剂 取钙紫红素 0.1g，加无水硫酸钠 10g，研磨均匀，即得。

姜黄指示液 取姜黄粉末 20g，用水浸渍 4 次，每次 100ml，除去水溶性物质后，残渣在 100℃ 干燥，加乙醇 100ml，浸渍数日，滤过，即得。

结晶紫指示液 取结晶紫 0.5g，加冰醋酸 100ml 使溶解，即得。

酚酞指示液 取酚酞 1g，加乙醇 100ml 使溶解，即得。变色范围 pH 8.3 ~ 10.0（无色→红）。

铬黑 T 指示剂 取铬黑 T 0.1g，加氯化钠 10g，研磨均匀，即得。

淀粉指示液 取可溶性淀粉 0.5g，加水 5ml 搅匀后，缓缓倾入 100ml 沸水中，随加随搅拌，继续煮沸 2 分钟，放冷，倾取上清液，即得。本液应临用新制。

硫酸铁铵指示液 取硫酸铁铵 8g，加水 100ml 使溶解，即得。

碘化钾淀粉指示液 取碘化钾 0.2g，加新制的淀粉指示液 100ml 使溶解，即得。

溴酚蓝指示液 取溴酚蓝 0.1g，加 0.05mol/L 氢氧化钠溶液 3.0ml 使溶解，再加水稀释至 200ml，即得。变色范围 pH 2.8 ~ 4.6（黄→蓝绿）。

溴麝香草酚蓝指示液 取溴麝香草酚蓝 0.1g，加 0.05mol/L 氢氧化钠溶液 3.2ml 使溶解，再加水稀释至 200ml，即得。变色范围 pH 6.0 ~ 7.6（黄→蓝）。

麝香草酚酞指示液 取麝香草酚酞 0.1g，加乙醇 100ml 使溶解，即得。变色范围 pH 9.3 ~ 10.5（无色→蓝）。

麝香草酚蓝指示液 取麝香草酚蓝 0.1g，加 0.05mol/L 氢氧化钠溶液 4.3ml 使溶解，再加水稀释至 200ml，即得。变色范围 pH 1.2 ~ 2.8（红→黄）；pH 8.0 ~ 9.6（黄→紫蓝）。

附录 5

常用滴定液的配制及其标定

1. 亚硝酸钠滴定液（0.1mol/L）

NaNO$_2$ = 69.00   6.900g→1000ml

【配制】取亚硝酸钠7.2g，加无水碳酸钠（Na$_2$CO$_3$）0.10g，加水适量使溶解成1000ml，摇匀。

【标定】取在120℃干燥至恒重的基准对氨基苯磺酸约0.5g，精密称定，加水30ml与浓氨试液3ml，溶解后，加盐酸（1→2）20ml，搅拌，在30℃以下用本液迅速滴定；滴定时将滴定管尖端插入液面下约2/3处，随滴随搅拌；至近终点时，将滴定管尖端提出液面，用少量水洗涤尖端，洗液并入溶液中，继续缓缓滴定，用永停滴定法（通则0701）指示终点。每1ml亚硝酸钠滴定液（0.1mol/L）相当于17.32mg的对氨基苯磺酸。根据本液的消耗量与对氨基苯磺酸的取用量，算出本液的浓度，即得。

如需用亚硝酸钠滴定液（0.05mol/L）时，可取亚硝酸钠滴定液（0.1mol/L）加水稀释制成。必要时标定浓度。

【贮藏】置玻璃塞的棕色玻瓶中，密闭保存。

2. 氢氧化钠滴定液（1mol/L、0.5mol/L或0.1mol/L）

NaOH = 40.00   40.00g→1000ml；20.00g→1000ml；4.000g→1000ml

【配制】取氢氧化钠液适量，加水振摇使溶解成饱和溶液，冷却后，置聚乙烯塑料瓶中，静置数日，澄清后备用。

（1）氢氧化钠滴定液（1mol/L）　取澄清的氢氧化钠饱和溶液56ml，加新沸过的冷水使成1000ml，摇匀。

（2）氢氧化钠滴定液（0.5mol/L）　取澄清的氢氧化钠饱和溶液28ml，加新沸过的冷水使成1000ml。

（3）氢氧化钠滴定液（0.1mol/L）　取澄清的氢氧化钠饱和溶液5.6ml，加新沸过的冷水使成1000ml。

【标定】

（1）氢氧化钠滴定液（1mol/L）　取在105℃干燥至恒重的基准邻苯二甲酸氢钾约6g，精密称定，加新沸过的冷水50ml，振摇，使其尽量溶解；加酚酞指示液2滴，用本液滴定；在接近终点时，应使邻苯二甲酸氢钾完全溶解，滴定至溶液显粉红色。每1ml氢氧化钠滴定液（1mol/L）相当于204.2mg的邻苯二甲酸氢钾。根据本液的消耗量与邻苯二甲酸氢钾的取用量，算出本液的浓度，即得。

（2）氢氧化钠滴定液（0.5mol/L）　取在105℃干燥至恒重的基准邻苯二甲酸氢钾约3g，照上法标定。每1ml氢氧化钠滴定液（0.5mol/L）相当于102.1mg的邻苯二甲酸氢钾。

（3）氢氧化钠滴定液（0.1mol/L）　取在105℃干燥至恒重的基准邻苯二甲酸氢钾约0.6g，照上法标定。每1ml氢氧化钠滴定液（0.1mol/L）相当于20.42mg的邻苯二甲酸氢钾。

如需用氢氧化钠滴定液（0.05mol/L、0.02mol/L或0.01mol/L）时，可取氢氧化钠滴定液（0.1mol/L）加新沸过的冷水稀释制成。必要时，可用盐酸滴定液（0.05mol/L、0.02mol/L或0.01mol/L）标定浓度。

【贮藏】置聚乙烯塑料瓶中，密封保存；塞中有 2 孔，孔内各插入玻璃管 1 支，1 管与钠石灰管相连，1 管供吸出本液使用。

3. 盐酸滴定液（1mol/L、0.5mol/L、0.2mol/L 或 0.1mol/L）

$HCl = 36.46$ 36.46g→1000ml；18.23g→1000ml；7.292g→1000ml；3.646g→1000ml

【配制】盐酸滴定液（1mol/L）取盐酸 90ml，加水适量使成 1000ml，摇匀。

盐酸滴定液（0.5mol/L、0.2mol/L 或 0.1mol/L）照上法配制，但盐酸的取用量分别为 45ml、18ml 或 9.0ml。

【标定】

（1）盐酸滴定液（1mol/L）　取在 270～300℃ 干燥至恒重的基准无水碳酸钠约 1.5g，精密称定，加水 50ml 使溶解，加甲基红－溴甲酚绿混合指示液 10 滴，用本液滴定至溶液由绿色转变为紫红色时，煮沸 2 分钟，冷却至室温，继续滴定至溶液由绿色变为暗紫色。每 1ml 盐酸滴定液（1mol/L）相当于 53.00mg 的无水碳酸钠。根据本液的消耗量与无水碳酸钠的取用量，算出本液的浓度，即得。

（2）盐酸滴定液（0.5mol/L）　照上法标定，但基准无水碳酸钠的取用量改为约 0.8g。每 1ml 盐酸滴定液（0.5mol/L）相当于 26.50mg 的无水碳酸钠。

（3）盐酸滴定液（0.2mol/L）　照上法标定，但基准无水碳酸钠的取用量改为约 0.3g，每 1ml 盐酸滴定液（0.2mol/L）相当于 10.60mg 的无水碳酸钠。

（4）盐酸滴定液（0.1mol/L）　照上法标定，但基准无水碳酸钠的取用量改为约 0.15g。每 1ml 盐酸滴定液（0.1mol/L）相当于 5.30mg 的无水碳酸钠。

如需用盐酸滴定液（0.05mol/L、0.02mol/L 或 0.01mol/L）时，可取盐酸滴定液（1mol/L 或 0.1mol/L）加水稀释制成。必要时标定浓度。

4. 硝酸银滴定液（0.1mol/L）

$AgNO_3 = 169.87$ 16.99g→1000ml

【配制】取硝酸银 17.5g，加水适量使溶解成 1000ml，摇匀。

【标定】取在 110℃ 干燥至恒重的基准氯化钠约 0.2g，精密称定，加水 50ml 使溶解，再加糊精溶液（1→50）5ml，碳酸钙 0.1g 与荧光黄指示液 8 滴，用本液滴定至浑浊液由黄绿色变为微红色。每 1ml 硝酸银滴定液（0.1mol/L）相当于 5.844mg 的氯化钠。根据本液的消耗量与氯化钠的取用量，算出本液的浓度，即得。

如需用硝酸银滴定液（0.01mol/L）时，可取硝酸银滴定液（0.1mol/L）在临用前加水稀释制成。

【贮藏】置玻璃塞的棕色玻瓶中，密闭保存。

5. 硫氰酸铵滴定液（0.1mol/L）

$NH_4SCN = 76.12$ 7.612g→1000ml

【配制】取硫氰酸铵 8.0g，加水使溶解成 1000ml，摇匀。

【标定】精密量取硝酸银滴定液（0.1mol/L）25ml，加水 50ml，硝酸 2ml 与硫酸铁铵指示液 2ml，用本液滴定至溶液微显淡棕红色，经剧烈振摇后仍不褪色，即为终点。根据本液的消耗量算出本液的浓度，即得。

硫氰酸钠滴定液（0.1mol/L）或硫氰酸钾滴定液（0.1mol/L）均可作为本液的代用品。

6. 硫酸滴定液（0.5mol/L、0.25mol/L、0.1mol/L 或 0.05mol/L）

$H_2SO_4 = 98.08$ 49.04g→1000ml；24.52g→1000ml；9.81g→1000ml；4.904g→1000ml

【配制】硫酸滴定液（0.5mol/L）取硫酸 30ml，缓缓注入适量水中，冷却至室温，加水稀释至 1000ml，摇匀。

硫酸滴定液（0.25mol/L、0.1mol/L 或 0.05mol/L）照上法配制，但硫酸的取用量分别为 15ml、6.0ml 及 3.0ml。

【标定】照盐酸滴定液（1mol/L、0.5mol/L、0.2mol/L 或 0.1mol/L）项下的方法标定，即得。

如需用硫酸滴定液（0.01mol/L）时，可取硫酸滴定液（0.5mol/L、0.1mol/L 或 0.05mol/L）加水稀释制成。必要时，标定浓度。

7. 碘滴定液（0.05mol/L）

$I_2 = 253.81$ 12.69g→1000ml

【配制】取碘 13.0g，加碘化钾 36g 与水 50ml 溶解后，加盐酸 3 滴与水适量使成 1000ml，摇匀，用垂熔玻璃滤器滤过。

【标定】精密量取本液 25ml，置碘瓶中，加水 100ml 与盐酸溶液（9→100ml）1ml，轻摇混匀，用硫代硫酸钠滴定液（0.1mol/L）滴定至近终点时，加淀粉指示液 2ml，继续滴定至蓝色消失。根据硫代硫酸钠滴定液（0.1mol/L）的消耗量，算出本液的浓度，即得。

如需用碘滴定液（0.025mol/L）时，可取碘滴定液（0.05mol/L）加水稀释制成。

【贮藏】置玻璃塞的棕色玻瓶中，密闭，在凉处保存。

参考文献

［1］国家药典委员会．中华人民共和国药典［S］.2020 年版．北京：中国医药科技出版社，2020.

［2］国家药典委员会．中国药品检验标准操作规范［M］.2019 年版．北京：中国医药科技出版社，2019.

［3］国家药典委员会．《中国药典分析检测技术指南》［M］.2017 年版．北京：中国医药科技出版社，2019.

［4］国家药典委员会．中药材薄层色谱彩色图谱集（第一册）［M］.北京：人民卫生出版社，2009.

［5］国家药典委员会．中药材薄层色谱彩色图谱集（第二册）［M］.北京：人民卫生出版社，2009.

［6］梁生旺．中药制剂分析［M］.北京：中国中医药出版社，2013.

［7］陶定澜．中药制剂分析技术［M］.北京：化学工业出版社，2010.

［8］柳文媛．药物分析进展［M］.南京：江苏科学技术出版社，2008.

［9］李发美．分析化学［M］.北京：人民卫生出版社，2010.

［10］高文远．现代中药质量控制及技术［M］.北京：科学出版社，2010.

［11］丁明洁．仪器分析［M］.北京：化学工业出版社，2008.

［12］王锋．现代仪器分析［M］.北京：中国轻工业出版社，2008.

［13］周玉新．中药指纹图谱研究技术［M］.北京：化学工业出版社，2002.

［14］杭太俊．药物分析［M］.北京：人民卫生出版社，2011.

［15］刘波，李菁．药物分析［M］.北京：化学工业出版社，2013.